Medizingeschichte: Aufgaben, Probleme, Perspektiven

Norbert Paul, Dr. rer. medic., ist wissenschaftlicher Assistent am Institut für Geschichte der Medizin der Heinrich-Heine-Universität, Düsseldorf.
Thomas Schlich, Dr. med., ist Privatdozent und wissenschaftlicher Mitarbeiter am Institut für Geschichte der Medizin der Albert-Ludwigs-Universität, Freiburg i. Br.

Norbert Paul, Thomas Schlich (Hg.)

Medizingeschichte: Aufgaben, Probleme, Perspektiven

Unter Mitarbeit von Stefanie Kuhne

Campus Verlag
Frankfurt/New York

Gedruckt mit finanzieller Unterstützung der Robert Bosch Stiftung GmbH.

Die Deutsche Bibliothek – CIP-Einheitsaufnahme

Medizingeschichte: Aufgaben, Probleme, Perspektiven / Norbert Paul;
Thomas Schlich (Hg.). Unter Mitarb. von Stefanie Kuhne. –
Frankfurt/Main; New York: Campus Verlag, 1998
  ISBN 3-593-35943-X

Das Werk einschließlich aller seiner Teile ist urheberrechtlich geschützt. Jede Verwertung ist ohne Zustimmung des Verlags unzulässig. Das gilt insbesondere für Vervielfältigungen, Übersetzungen, Mikroverfilmungen und die Einspeicherung und Verarbeitung in elektronischen Systemen.
Copyright © 1998 Campus Verlag GmbH, Frankfurt/Main
Redaktion: Stefanie Kuhne, Düsseldorf
Umschlaggestaltung: Atelier Warminski, Büdingen
Druck und Bindung: KM-Druck, Groß-Umstadt
Gedruckt auf säurefreiem und chlorfrei gebleichtem Papier.
Printed in Germany

Inhalt

Zu diesem Buch 7

Norbert Paul/ Thomas Schlich
Einführung: Medizingeschichte – Aufgaben, Probleme, Perspektiven 9

Francisca Loetz
Theorie und Empirie in der Geschichtsschreibung:
Eine notwendige Wechselbeziehung 22

Volker Roelcke
Medikale Kultur: Möglichkeiten und Grenzen der Anwendung eines
kulturwissenschaftlichen Konzepts in der Medizingeschichte 45

Michael Stolberg
Heilkundige: Professionalisierung und Medikalisierung 69

Norbert Paul
Struktur und Erfahrung: Zur Vereinbarkeit historiographischer
Außen- und Innenansichten 87

Thomas Schlich
Wissenschaft: Die Herstellung wissenschaftlicher Fakten als Thema
der Geschichtsforschung 107

Volker Hess
Gegenständliche Geschichte?
Objekte medizinischer Praxis – die Praktik medizinischer Objekte 130

Karl-Heinz Leven
Krankheiten: Historische Deutung versus retrospektive Diagnose 153

Christoph auf der Horst
Vorstellungen, Ideen, Begriffe: Intellectual History in der
Medizingeschichtsschreibung am Beispiel des Naturbegriffs 186

Cay-Rüdiger Prüll
Disziplinen: Entwicklungsmöglichkeiten der Medizingeschichte
als Disziplinen- und Wissenschaftsgeschichte 216

Christoph Gradmann
Leben in der Medizin: Zur Aktualität von Biographie und
Prosopographie in der Medizingeschichte 243

Lutz Sauerteig
Vergleich: Ein Königsweg auch für die Medizingeschichte?
Methodologische Fragen komparativen Forschens 266

Jörg Vögele
Historische Demographie, Epidemiologie und Medizingeschichte 292

Eberhard Wolff
Perspektiven der Patientengeschichtsschreibung 311

Andreas-Holger Maehle
Werte und Normen: Ethik in der Medizingeschichte 335

Hans-Uwe Lammel
Historizität: Das Fach »Medizingeschichte« und die historischen
Wissenschaften 355

Über die Autorinnen und Autoren 371
Personenregister 377

Zu diesem Buch

Der vorliegende Band ist aus der Idee heraus entstanden, ein Arbeitsbuch für die Medizingeschichte vorzulegen, in dem Gegenstände und Methoden der neueren Medizinhistoriographie diskutiert werden. Zum einen soll er Anregungen und Handreichungen für alle an der Medizingeschichte Interessierten anbieten. Zum anderen verstehen sich die Einzelbeiträge als Bausteine für die Diskussion von Problemen und Perspektiven der gegenwärtigen Medizingeschichtsschreibung, ihrer Methoden und wissenschaftlichen Standards.

Die Notwendigkeit dieser Diskussion ergibt sich für die Medizingeschichtsschreibung – vielleicht mehr als in den allgemeinen Geschichtswissenschaften als ihrer *einen* Bezugsdisziplin – aufgrund besonderer Charakteristika des Fachs. Es vertritt die geisteswissenschaftliche Dimension der Medizin und ist gegenüber ihrer *anderen* Bezugsdisziplin – der Medizin – in die permanente und besondere Pflicht gestellt, seine Relevanz für das »Mutterfach« nachzuweisen. In Zeiten der molekularen Medizin fällt es häufig nicht leicht, diesen Nachweis zu führen. Die 1997 auf universitärer und ministerieller Ebene geführte Debatte um die Funktion der Medizingeschichte in der ärztlichen Ausbildung hat dies deutlich gezeigt. Bevor jedoch die Relevanzfrage allein durch eine (vorschnelle) Ausweitung des Faches in Richtung der medizinischen Ethik beantwortet wird, gilt es, die grundlegenden Methoden der Medizingeschichte kritisch zu revidieren und weiterzuentwickeln. Nur so kann die potentielle Leistungsfähigkeit, Reichweite und Relevanz wissenschaftlich-medizinhistorischen Arbeitens ausgelotet werden. In diesem Sinne versteht sich dieser Sammelband auch als *ein* Anstoß zu einer beginnenden Diskussion um Aufgaben und Perspektiven des Faches Medizingeschichte. Diese ist sicherlich – auch im Hinblick auf das Verhältnis von Geschichte, Theorie und Ethik der Medizin – fortzuführen.

Dem Buchprojekt vorausgegangen war eine Autorentagung, die im Dezember 1996 im Tagungszentrum der *Werner Reimers Stiftung* in Bad Homburg v.d.H. stattfand. Diese diskussions- und ergebnisreiche Tagung, die für uns essentielle Voraussetzung der Realisierung des Buchprojekts war, wurde großzügig durch die *Werner Reimers Stiftung*, Bad Homburg, und die *Robert Bosch Stiftung*, Stuttgart, finanziert. Die *Robert Bosch Stiftung* hat darüber hinaus die Druckkosten dieses Bandes übernommen. Hierfür sei ihr besonders gedankt.

Viele Gespräche mit den Autoren haben bei der Realisierung des Buchprojekts unseren Ideen »auf die Sprünge« geholfen. Aber auch eine ganze Reihe von Kollegen, die hier nicht mit einem Beitrag vertreten sind, haben sich mit wohlwollender und konstruktiver Kritik zu Wort gemeldet. Dieses Engagement müssen wir jedem hoch anrechnen.

»Last not least«: Bei der Vorbereitung der Autorentagung und ihrer Durchführung, bei der Durchsicht der Beiträge und schließlich der redaktionellen Überarbeitung des Bandes bis hin zur Publikationsreife verdanken wir Vieles *Stefanie Kuhne*, Düsseldorf. Sie hat durch unermüdlichen Einsatz, durch erfrischenden Humor und dadurch, daß sie durch gelegentliche Strenge für den nötigen »Druck in den Segeln« gesorgt hat, als Mitarbeiterin großen Anteil an diesem Projekt.

Norbert Paul, Düsseldorf   *Thomas Schlich, Freiburg*

Norbert Paul, Thomas Schlich

Einführung: Medizingeschichte – Aufgaben, Probleme, Perspektiven

Das Forschungsfeld »Geschichte der Medizin« umfaßt ein weites Spektrum von Themen, methodischen Zugängen und Sichtweisen. Die Medizingeschichte – in Deutschland als Disziplin an den Medizinischen Fakultäten beheimatet – besitzt eine eigene Tradition mit eigenen Fragestellungen und Interessengebieten.[1] In jüngerer Zeit öffnet sie sich jedoch mehr und mehr Anliegen, Methoden und Fragestellungen, die für eine ganze Reihe, z.T. untereinander sehr verschiedener Wissenschaftsbereiche relevant sind. Damit überschreitet die heutige Medizinhistoriographie die traditionellen Sichtweisen des überkommenen Geschichtsbildes.[2] Sie ist dabei sowohl inhaltlich als auch methodisch vor neue Herausforderungen gestellt. Solche Herausforderungen ergeben sich aus der aktuellen Erschließung der Medizingeschichte als heterogenem Feld der geistes-, kultur- und sozialwissenschaftlichen Auseinandersetzung mit der Medizin, ihren Rahmenbedingungen und Grundlagen. Nicht zuletzt aufgrund dieser breiten Anlage der Perspektive betätigen sich in der Medizingeschichte

---

1 Vgl. hierzu demnächst Bröer, Ralf/Eckart, Wolfgang U. (Hg.) (1998), *Medizinhistoriographie in der Neuzeit,* Pfaffenweiler. Einen groben Überblick über ausgewählte Strömungen in der Medizingeschichte der letzten 50 Jahre bietet Roelcke, Volker (1994), »Die Entwicklung der Medizingeschichte seit 1945«, in: *NTM, Internationale Zeitschrift für Geschichte und Ethik der Naturwissenschaften, Technik und Medizin* 2, S. 193-216.

2 Für eine Zusammenfassung neuerer, vornehmlich sozialhistorischer Ansätze in der Medizingeschichte vgl. Labisch, Alfons/Spree, Reinhard (1997a), »Neuere Entwicklungen und aktuelle Trends in der Sozialgeschichte der Medizin in Deutschland – Rückschau und Ausblick (Teil 1)«, in: *Vierteljahrschrift für Sozial- und Wirtschaftsgeschichte* 84 (2), 171-210; Labisch, Alfons/Spree, Reinhard (1997b), »Neuere Entwicklungen und aktuelle Trends in der Sozialgeschichte der Medizin in Deutschland – Rückschau und Ausblick (Teil 2)«, in: *Vierteljahrschrift für Sozial- und Wirtschaftsgeschichte* 84 (3), 305-321. Zur Sozialgeschichte der Medizin: Jütte, Robert (1991), »Sozialgeschichte der Medizin: Inhalte – Methoden – Ziele«, in: Medizin, Gesellschaft und Geschichte (= Jahrbuch des Instituts für Geschichte der Medizin der Robert Bosch Stiftung) 9, S. 149-164.

sowohl als Fach wie auch als Themenbereich Mediziner, Wissenschafts- und Sozialhistoriker, Philosophen/Ethiker und andere Forscher unterschiedlicher fachlicher Herkunft.

Verankert in der Medizin, hat die Medizingeschichte seit Jahrzehnten ein eigenständiges thematisches Spektrum ausgebildet, aus dem sie ihre Untersuchungsschwerpunkte bezieht. Spezifische Gegenstände wie Gesundheit, Krankheit und Körper nehmen hierin einen festen Platz ein. Profunde Erkenntnisse über die allgemeine Entstehung und Verbreitung von medizinischem Wissen, über die Bedingungen und Folgen heilkundlichen Handelns in allen Bereichen der Gesellschaft sowie über den Wandel von Praxis und Theorie der wissenschaftlichen Medizin wurden gewonnen.

Bei der Erschließung dieser Themenfelder hat die Medizingeschichte inzwischen von der Theorie- und Methodendiskussion der allgemeinen Geschichtswissenschaft, der Sozial- sowie der Kulturwissenschaften profitiert. Deren Ansätze treten nunmehr ergänzend neben andere, traditionell konstitutive Bereiche der Medizingeschichte. Umgekehrt beschäftigen sich Historiker auch außerhalb der eigentlichen Medizingeschichte in zunehmendem Maße mit Themen wie Gesundheit, Krankheit, Körperlichkeit und Heilung. Sie können ihrerseits von den bereits gesammelten Erkenntnissen, aber auch von den vielleicht ungewohnten Perspektiven einer sich weiterentwickelnden Medizingeschichte profitieren. Denn mit ihrem speziellen Gegenstandsbereich nimmt gerade die Medizingeschichte vermeintliche Selbstverständlichkeiten oder Naturgegebenheiten in den Blick der historischen Forschung. In den Bereichen von Körperlichkeit, Natur und Kultur, der Beziehung von Menschen zu Gegenständen (Objekten) oder Lebewesen eröffnen sich im Hinblick auf die augenscheinlichen »Naturgegebenheiten« menschlicher Existenz neue interessante Fragestellungen. Vor allem die Herangehensweise, nicht nur Gesellschaft und Kultur historisch zu betrachten, sondern auch diejenigen Bereiche, die uns von Medizin und Naturwissenschaft als »Faktisches der Natur« – und damit als ahistorisch vorliegende Determiniertheit menschlicher Existenz – präsentiert werden, verspricht interessante Erkenntnisse. Deren potentieller Nutzen liegt auf unterschiedlichen Ebenen: Die historische Wissenschaft könnte ihren bisher meist unkritischen Umgang mit naturwissenschaftlichen und medizinischen Fakten ablegen. Die Medizin und diejenigen, die über sie diskutieren, könnten sich bewußt machen, daß auch vermeintliche Sachzwänge, angeblich natürliche Gegebenheiten, selbstverständlich erscheinende medizinische Praktiken viel mehr mit menschlichen Vorentscheidungen zu tun haben, als ihnen klar ist. Es gibt demnach zwei grobe Zielrichtungen: Die Medizingeschichte kann zum einen mehr als bisher zur Geschichtswissenschaft beitragen, blinde Flecke beseitigen und neue Gegenstandsbereiche eröffnen. Zum anderen kann sie gegenwärtigen inner- und außermedizinischen Reflektionen über Methoden, Ziele, Handlungsmöglichkeiten und Risiken der modernen Medizin ein tragfähigeres Fundament geben.

Einen Teil des möglichen Spektrums von Gegenständen und Herangehensweisen, die mit diesen Zielrichtungen verknüpft sind, repräsentiert dieser Band. Jeweils bezogen auf Beispiele, spiegeln die Beiträge die Methoden- und Theoriediskussionen des jeweiligen Themenbereichs wider und markieren Standards medizinhistorischen Arbeitens. Sie bieten einerseits Anknüpfungspunkte für interdisziplinären Austausch mit der Geschichtswissenschaft sowie den Kultur- und Sozialwissenschaften. Andererseits zeigen sie die gegenwärtige Medizin aus einer historischen Perspektive, sind also durchaus auch als Beiträge zum Verstehen der modernen Medizin und ihrer Probleme aufzufassen.

Mit Absicht wurden die Beiträge so konzipiert, daß jeweils nur *eine* bestimmte grundsätzliche Fragestellung, *eine* Aufgabenstellung oder *ein* Gegenstandsbereich der Medizingeschichte im Vordergrund steht. Dies ist geschehen, um einen Überblick über den derzeitigen Erkenntnisstand im jeweiligen medizinhistorischen Forschungsfeld zu vermitteln, die Ansätze und Zugangsweisen zu bewerten und deren Anwendungsmöglichkeiten kritisch zu diskutieren. Ferner enthalten die Einzelbeiträge nach Möglichkeit einen Ausblick auf noch zu lösende Probleme. Im Gegensatz zu den Aufsätzen anderer Bände oder den in Fachzeitschriften veröffentlichten Artikeln dienen die hier versammelten Beiträge daher nicht primär der Präsentation neuer Forschungsergebnisse. Vielmehr besteht ein Hauptziel darin, beim Leser ein Bewußtsein für die Probleme medizinhistorischer Forschung zu wecken. Jeder Beitrag kann ohne weiteres für sich gelesen werden; es gibt aber auch mannigfaltige Querverbindungen. Obwohl keinerlei Anspruch auf eine vollständige Erfassung des Forschungsgebietes »Medizingeschichte« erhoben wird, entfaltet sich doch entlang dieser Querverbindungen das Feld der modernen Medizingeschichte in seiner Breite und Tiefe.

Eine gemeinsame Linie der Beiträge liegt darin, daß gerade diejenigen Phänomene, die ansonsten meist als selbstevident und nicht erklärungsbedürftig erscheinen, zum Problem der Betrachtung gemacht werden. Von einer scheinbaren Selbstevidenz sind die drei Gegenstandsbereiche »Medizin«, »Krankheit« und »Gesundheit« in besonderer Weise betroffen. Sie sind stabilisiert durch moderne Wertvorstellungen,[3] sie werden gestützt durch die Autorität und Deutungsmacht der Wissenschaft und bilden zudem oft einen fraglosen Bestandteil des täglichen Lebens. Außerdem sind sie vielfach mit ökonomischen, sozialen und politischen Interessen verbunden. Hier kann das Infragestellen scheinbarer Selbstverständlichkeiten durch die historische Betrachtung zum Begreifen heutiger Phänomene führen. Falsche Mythen können aufgedeckt, das Urteilsvermögen gestärkt und das Bewußtsein der gegenseitigen Abhängigkeit von Krankheit, Medizin und Kultur geweckt werden. Die Geschichte bietet – so verstanden – einen Ausgangspunkt, um zu einem tiefergehenden Verständnis des Gegenstandsbereichs Medizin, Krankheit, Gesundheit auch in der Gegenwart zu gelangen.[4] Moderne Medizingeschichtsschreibung bietet damit besondere Chancen, die Grundlagen für eine informierte Diskussion der sozialen und ethischen Implikationen der aktuellen Medizin zu schaffen.[5]

Ein weiterer gemeinsamer Nenner der Einzelbeiträge ist die Betonung der historischen Kontingenz der Entwicklung der Heilkunde. Diese Entwicklung wird nicht mehr – wie früher häufig geschehen[6] – als eine quasi zielgerichtete Fortschrittsgeschichte, als sukzessive Verwirklichung eines in der Natur und im Menschen angelegten Ideals, interpretiert. Die heutige Medizin mit dem Arztberuf und der spezifischen Arzt-Patienten-Beziehung, inklusive ihres Wissens sowie ihrer Konzeptualisierung von Gesundheit und Krankheit läßt sich auch, ganz im Gegenteil, als eine Art historischer Sonderfall verstehen.

---

3 Labisch, Alfons (1992), *Homo hygienicus. Gesundheit und Medizin in der Neuzeit*, Frankfurt a.M. u.a.

4 Seidler, Eduard (1975), »Gedanken zur Funktion der historischen Methode in der Medizin«, in: *Medizinische Klinik* 70 (1975), S. 726-731; Tröhler, Ulrich (1981), »Medizin mit oder ohne Geschichte?«, in: *Schweizerische Rundschau für Medizin* 70, S. 2-4.

5 Vgl. hierzu auch Toellner, Richard/Wiesing, Urban (Hg.) (1997), *Geschichte und Ethik in der Medizin. Von den Schwierigkeiten einer Kooperation*. Stuttgart.

6 Vgl. hierzu Ackerknecht, Erwin H. (1959), *Geschichte der Medizin*, Stuttgart (jetzt: 7. Aufl., überarbeitet und ergänzt von Axel H. Murken, 1992). Diese in den 50er Jahren verfaßte Einführung in die Medizingeschichte wird kurioserweise noch heute als gültiges Lehrbuch verkauft.

Medizin, wie wir sie kennen und, je nach dem, schätzen oder ablehnen, erscheint in der historischen Betrachtung nicht in der Natur der Sache angelegt. Damit ist klar, daß Begriffe und Kategorien der Gegenwart nicht unhinterfragt in die Vergangenheit zurückprojiziert werden dürfen. Die Ablehnung dieser Art von Präsentismus – die »whiggish history« der Briten[7] – ist ein weiterer Grundkonsens der Beiträge des Bandes. Dies mag banal klingen, für den Gegenstandsbereich Medizin ist solch ein Konsens jedoch keineswegs selbstverständlich. Um hier naive Rückprojektionen im Sinne der »whiggisch history« zu vermeiden, bedarf es nämlich einer eingehenden analytischen Beschäftigung mit den als »natürlich« und selbstevident hingenommenen Begriffen und Kategorien wie Medizin, Wissenschaft, Fachdisziplin, Krankheit, Natur, Körper. Dies geschieht in der Mehrzahl der Einzelbeiträge. So entsteht in der Gesamtschau des Sammelbandes ein Bild von den Grenzen, die etwa zwischen Medizin und Nicht-Medizin, Experten- und Laienwissen, Natur und Kultur, Körper und Geist in konkreten historischen Situationen gezogen wurden. Damit sind auch *aktuelle* Grenzziehungen ein gemeinsames Thema vieler Beiträge: Es geht um empirisch-historisch entstandene Differenzen zwischen verschiedenen Krankheitsauffassungen oder zwischen Disziplinen, zwischen rational und irrational, zwischen medikal und nicht-medikal, zwischen moralisch gut oder moralisch schlecht.

Wenn auch die Begriffe und Kategorien der historischen Akteure dabei meist eine wichtige Rolle spielen, einem »Neo-Historismus«[8] oder einer *historistischen* Kulturwissenschaft[9] wird hier nicht das Wort geredet. Lediglich die Quellen sprechen zu lassen, birgt die Gefahr der Beliebigkeit und der bloßen Quellenwiedergabe.[10] Vor allem aber liegt in jedem Falle eine unwillkürliche, unbemerkte, implizite Interpretation vor. Sie ist schon allein durch die Wahl des Themas und der Quellen gegeben. Bei aller Sensibilität für Deutungen

---

7 Nach Butterfield, Herbert (1931), *The Whig Interpretation of History*, London.
8 Vgl. zum Problem des Historismus in den Geschichtswissenschaften u.a. Scholtz, Gunter (Hg.) (1997), *Historismus am Ende des 20. Jahrhunderts. Eine internationale Diskussion*. Berlin.
9 Vgl. Oexle, Otto Gerhard (1996a), *Geschichtswissenschaft im Zeichen des Historismus. Studien zur Problemgeschichte der Moderne*. Göttingen.; Oexle, Otto Gerhard et al. (Hg.) (1996), *Historismus in den Kulturwissenschaften. Geschichtskonzepte, historische Einschätzungen, Grundlagenprobleme*. Köln.
10 Vgl. die Beiträge von Francisca Loetz und Norbert Paul in diesem Band.

von Spuren der Vergangenheit dürfen wird uns nicht täuschen: Ausgangspunkt und Maßstab der Historiographie ist immer die jeweilige Gegenwart des Historikers. Man bedient sich zwangsläufig bestimmter analytischer Kategorien, geht von bestimmten theoretischen Prämissen aus, wendet Maßstäbe an. Die Vergangenheit selbst gibt uns diese nicht vor, denn ihre Kategorien entstammen einem andersartigen Sinnhorizont, der an sich für uns unerreichbar ist. Der Historiker kann lediglich auf der Basis gegenwärtiger Sichtweisen versuchen, derartige vergangene Sinnhorizonte in Teilen zu rekonstruieren. Dabei wird er aber immer – gewollt oder nicht gewollt – von der Sinnhaftigkeit des Historischen in der eigenen Gegenwart ausgehen. Die Voraussetzungen solcher historiographischen Sichtweisen müssen explizit gemacht werden und von anderen Perspektiven abgegrenzt werden.

Deshalb ist der Beitrag von *Francisca Loetz* allen anderen vorangestellt. Unter der Überschrift »Theorie und Empirie in der Geschichtsschreibung: Eine notwendige Wechselbeziehung« wird anhand medizinhistorischer Beispiele gezeigt, wie die Medizingeschichtsschreibung Theorie und Empirie ins rechte Verhältnis bringen kann und soll. Dieser Beitrag führt an die Basis historischen Handwerks und ist vor allem für Leser ohne fachhistorische Kenntnisse interessant. Die hier geschilderten Grundregeln wissenschaftlichen Vorgehens werden in den folgenden Beiträgen konkretisiert, erweitert und teils auch modifiziert.

Ein Bewußtsein für die impliziten theoretischen Voraussetzungen medizinhistorischen Arbeitens ist schon bei der Wahl des Forschungsgebietes gefordert. Im Falle der Medizingeschichte ist also die Klärung des Begriffs »Medizin« unerläßlich. Medizin, wie wir sie kennen, ist *nicht* von sich aus – nicht quasi aus der Natur der Sache – ein notwendig gegebenes Handlungsfeld. Die Tatsache, daß wir die Medizin als ein eigenes Wissens- und Tätigkeitsgebiet kennen, ist die Folge bestimmter sozialer und kultureller Strukturen und Vorgänge,[11] die als solche nur in historischer Perspektive transparent werden. Wenn man Medizin, ihre Begriffe und Techniken, ihr Wissen und ihre Institutionen nicht als vorgebene und von anderen menschlichen Aktivitäten klar abtrennbare Entitäten versteht, wie kann man dann überhaupt Medizingeschichte betreiben? In dieser Frage kann die Kategorie »Kultur« weiterhelfen. *Volker*

---

11 Wright, Peter/Treacher, Andrew (Hg.) (1982), *The Problem of Medical Knowledge: Examining the Social Construction of Medicine*, Edinburgh, S. 9-11.

Roelcke stellt anhand des Begriffes einer »medikalen Kultur« dar, wie die »Medizin« verschiedener Zeiten und Gesellschaften auf der Grundlage eines ethnologischen Kulturbegriffs untersucht werden kann. Dabei evaluiert er kritisch den Nutzen bestehender Interpretationsansätze. Insbesondere betont er, daß man sich als Forscher darüber im Klaren sein muß, mit dem Begriff »medikale Kultur« ein vorläufiges Konstrukt quasi als ein Werkzeug zu verwenden, das selbst in einer historischen Situation geschaffen wurde und bereits entsprechende Vorentscheidungen enthält.

Neben »Medizin« erscheinen auch andere Erklärungskategorien der Medizinhistoriographie je nach Perspektive und Fragestellung als vielschichtig. Man kann von »außen« oder »oben« – das heißt aus einer Makroperspektive – bestimmten Fragen nachgehen oder von »innen« oder »unten« die Mikroperspektive wählen. Während makrohistorische Arbeiten eher Aufschluß über große Tendenzen und große Strukturänderungen geben können, die den Spielraum für den einzelnen Akteur eingrenzen, liegt die Stärke der Mikrohistorie auf einem anderen Gebiet. Sie führt näher an diejenigen Dimensionen von Bedeutungen und Wahrnehmungen heran, die historische Akteure im Handlungsrahmen ihrer Zeit erfahren haben mögen.

Entgegen einer radikalen Tendenz der jüngsten Sozialgeschichtsschreibung, das historische Subjekt, die individuelle Erfahrung zu historisieren, demonstriert der Beitrag von *Michael Stolberg*, daß es sehr wohl nützlich sein kann, nach den machtpolitischen oder ideologischen Absichten und Effekten, die sich jeweils zeitspezifisch mit Medizin und Gesundheit verbanden, zu fragen und sie *theoriegeleitet* in größere Entwicklungsstränge wie den der Medikalisierung und der ärztlichen Professionalisierung einzuordnen. Mit diesen Ordnungsprinzipien sind große Strukturen und Entwicklungen zu analysieren, in die sich Zeugnisse der Vergangenheit interpretativ einordnen lassen.

Neben die an längeren Entwicklungslinien von Strukturen orientierten Analyse tritt gerade in der sogenannten »postmodernen Geschichtsschreibung«[12] die Dimension der »Bedeutung«. Bedeutung erschließt sich aus einer eher kulturgeschichtlichen Perspektive.[13] Wenn man etwa den Begriff »medikale

---

12 Vgl. einführend Conrad, Christoph/Kessel, Martina (Hg.) (1994), *Geschichte schreiben in der Postmoderne. Beiträge zur aktuellen Diskussion*. Stuttgart.
13 Vgl. Hardtwig, Wolfgang/Wehler, Hans-Ulrich (1996), *Kulturgeschichte heute* (= Geschichte und Gesellschaft, Sonderheft 16), Göttingen.

Kultur« verwendet, so erscheint die Medizin als eine Gruppierung von Phänomenen, die dadurch zusammengehalten wird, daß sie in unterschiedlichen lebensweltlichen Kontexten eine gemeinsame, spezifische Bedeutung zugewiesen bekommt. Ein Weg, sich der Vergangenheit anzunähern, wäre also die Untersuchung der in der historischen Situation gelebten und erfahrenen Bedeutungen, die sich mit den als medizinisch aufgefaßten Handlungen oder Denkinhalten verbanden. Diese Bedeutungen können sich aufgrund ihrer Subjektgebundenheit selbst bei ein und demselben Phänomen je nach Ort und Zeit radikal unterscheiden.[14]

Norbert Paul greift die Kritik postmoderner Geschichtsansätze auf und führt diese Überlegungen in einer anderen Richtung fort. Ausgangspunkt sind theoretische Anmerkungen zur Bildung von Modellen und zur Repräsentation von Erfahrung. Auf dieser Grundlage kontrastiert Paul die verschiedenen Ansätze der historischen Sozialwissenschaften, der Alltags- und Erfahrungsgeschichte sowie der neuen Kulturgeschichte gegeneinander und analysiert ihre unterschiedliche Reichweite in einem Aussagebereich zwischen historischen Strukturen und Erfahrungen. Als Beispiel dient ihm das moderne Krankenhaus, an dem er verdeutlicht, welches Potential für die Medizinhistoriographie insgesamt in einer Synthese von theoriegeleiteter strukturbezogener Deutung und Rekonstruktion von Alltagserfahrung ruht.

Es ist klar, daß hierbei auf ein gegenüber dem traditionellen, eingeschränkten Kulturbegriff erweitertes Kulturverständnis Bezug genommen wird. Im Gegensatz zu einem Kulturbegriff, der lediglich die geistige und künstlerische Produktion umfaßte, umfaßt Kultur nunmehr alle Lebensbereiche. In seiner medizinhistorischen Anwendung schließt dieser Kulturbegriff notwendigerweise den Bereich der Naturwissenschaften ein. Nach dieser gegenstandsbezogenen Erweiterung sind Patient und Arzt, »Alltagswelt« und Wissenschaft, Krankenbett und Labor gleichermaßen Untersuchungsgegenstand kulturhistorischer Studien in der Medizingeschichte.

Wie auch die naturwissenschaftlichen Fakten – und zwar sowohl die heute verschütteten Alternativen, verdrängten Irrtümer als auch die nach wie vor gültigen Tatsachen – in diesen Kulturbegriff einbezogen werden und als historische Phänomene nach dem Vorbild der Science Studies erforscht werden können, beschreibt *Thomas Schlich*. Damit betrifft die historische Kontingenz

---

14 Wright/Treacher (1982: 9, 12-13).

auch die kognitive Dimension der Medizin, und dies schließt ausdrücklich die naturwissenschaftlich orientierte Medizin und ihre herausgehobenen Diskussionszusammenhänge ein. Auch dieser Wissensbereich ist ein historisch bedingtes Phänomen, und zwar unabhängig davon, ob die Wissensinhalte nach dem heutigen Wissensstand richtig sind oder falsch. Das medizinische Wissen der Gegenwart ist also nicht mehr Ausgangspunkt und Basis der medizinhistorischen Darstellung, sondern es ist einer der zu untersuchenden Gegenstände.[15]

Daß in diesem Zusammenhang auch Objekte einen zentralen Platz in der historischen Entwicklung der Medizin einnehmen, legt *Volker Hess* dar. Sein Beitrag zum »Fieberthermometer« macht klar, daß diejenigen Historiker, die sich auf das »Soziale« der Geschichte, also auf die Menschen und ihre Beziehungen untereinander, beschränken und die Beziehung von Menschen zu nichtmenschlichen Objekten oder Lebewesen ausklammern, auf eine entscheidende Erklärungs- und Verstehensmöglichkeit verzichten. Zudem wird deutlich, welch begrenzte Reichweite das in letzter Zeit beliebte Konzept der »sozialen Konstruktion von Krankheit« in einem Themenbereich wie der Medizin hat. »Akteure«, die keine Menschen sind – einfache Gegenstände, Technologien, Körper und Körperteile als Objekte, Seuchen etc. –, erhalten in einer objektbezogenen Medizingeschichte die Bedeutung, die ihnen für das Verständnis der Medizin zukommt. Die Beiträge von Hess und Schlich zeigen damit zugleich, in welcher Weise das vieldeutige und mißverständliche Konzept der »sozialen Konstruktion von Krankheit« expliziert, präzisiert und erweitert werden muß.

Ein grundlegender Teil medizinischen Wissens sind Krankheitsauffassungen.

---

15 Jordanova, Ludmilla (1995), »The Social Construction of Medical Knowledge«, in: *Social History of Medicine* 8, S. 361-380, hier S. 375-377. Abzugrenzen von dieser Perspektive sind medizintheoretische Ansätze, deren Programm nicht empirisch deskriptiv, sondern analytisch-normativ ausgerichtet ist. Zu dieser Form von Theorie der Medizin vgl. zentral Wieland, Wolfgang (1975), *Diagnose. Überlegungen zur Medizintheorie*, Berlin. Vgl. darüber hinaus zusammenfassend Hucklenbroich, Peter (1995), »Theorie und Praxis in der Medizin. Ein medizintheoretischer Klärungsversuch«, in: P. Kröner et al. (Hg.), *Ars medica – verlorene Einheit der Medizin*, Stuttgart, S. 133-155; Paul, Norbert (1996), »Der Hiatus theoreticus der naturwissenschaftlichen Medizin. Vom schwierigen Umgang mit Wissen in der Humanmedizin der Moderne«, in: C. Borck (Hg.), *Anatomien medizinischen Wissens*, Frankfurt a.M., S. 171-200.

Begriffe von Krankheit sind für die Medizingeschichte deshalb von zentraler Bedeutung, weil sie legitimatorische Kategorien der Medizin darstellen, durch die das Terrain sozial erwünschter und zulässiger medizinischer Intervention festgelegt wird.[16] *Karl-Heinz Leven* verdeutlicht, wie sehr auch hier unser Bild vergangener Realitäten durch die Sichtweise des jeweiligen Erzählers gefärbt ist. Sein Thema ist die »retrospektive Diagnose« – eine weit verbreitete Praktik, historische Zeugnisse nach dem heutigen medizinischen Wissen zu beurteilen und historischen Personen oder bestimmten Epidemien der Vergangenheit moderne Diagnosen zuzuordnen. Leven zeigt, daß gerade hier die Sichtweise der jeweiligen Historiographen den Spuren der Vergangenheit häufig in geradezu gewalttätiger Weise übergestülpt wird. In seiner exemplarischen Studie macht er deutlich, daß die in den Quellen vorkommenden Auffassungen von Krankheiten nur im Kontext der jeweiligen Zeit und vor dem Hintergrund der vorherrschenden Medizinkonzepte zu betrachten sind.

Konzepte, aber auch Wissen und Auffassungen manifestieren sich unter anderem in Begriffen und Ideen. Ein seit langem gepflegter Zugriff zu der Dimension der Bedeutung ist die Begriffs- und Ideengeschichte. *Christoph auf der Horst* demonstriert am Beispiel des Begriffs »Natur« in der Naturheilkunde, wie stark (komplementäre) Medizinkonzepte von zeitbedingten Begriffs- und Ideenzusammenhängen abhängig sind. Neben anderen, eher gegenstandsbezogenen Beiträgen im Band weist auch dieser auf die Abhängigkeit der Historiographie vom untersuchten Objekt hin.

Ein anderer, in Fragestellung und Resultat wiederum spezifischer Zugriff auf einen Gegenstand ergibt sich, wenn man die Mediziner und Naturwissenschaftler in den Blick nimmt und dabei vor allem ihre Zugehörigkeit zu einer Fachdizziplin untersucht. *Cay-Rüdiger Prüll* widmet sich dem in der Medizingeschichte traditionsreichen Genre der Disziplinengeschichte und zeigt auf, wie diese Sichtweise – auf eine neue Art angewendet – hilft, die frühere und heutige naturwissenschaftlich orientierte Medizin zu verstehen.

Auch »Disziplin« erweist sich dabei als ein Begriff, der einem ständigen Prozeß des Wandels unterworfen ist, so wie sich in den Beiträgen immer wieder zeigt, daß die Beschreibungskategorien und Gegenstände der Medizingeschichte weder gegeben noch stabil sind: Krankheiten, wissenschaftliche

---

16 Vgl. Labisch, Alfons/Paul, Norbert (1998), »Medizin: Zum Problemstand«, in: W. Korff u.a. (Hg.), *Lexikon der Bioethik*, Gütersloh (im Druck).

Fakten, Disziplinen, selbst historische Persönlichkeiten treten erst in Erscheinung, wenn sie in den historischen Zeugnissen auftauchen und wenn sie vom Historiker als solche verstanden und dargestellt, also in gewisser Weise »konstruiert« werden. Für den Gegenstand der Person und damit der historischen Biographie zeigt dies der Beitrag von *Christoph Gradmann*. Das in der Medizingeschichte von jeher beliebte Genre der Biographie birgt nach wie vor große Chancen für die Medizinhistoriographie, solange die Gefahren einer naiven Fortschrittsgeschichte gemieden werden. Gradmann zeigt Wege, wie biographische Forschung nicht nur zu einer »Identifikationsgeschichte«, sondern zu einem kritisch-historischen Verständnis der historischer Akteure und ihrer Handlungsbedingungen führen kann.

Es gibt eine Reihe von Möglichkeiten, historische Phänomene wie Begriffe, Disziplinen usw. zu untersuchen. Von zentraler Bedeutung ist der Vergleich. Zwar wird in der Geschichtsschreibung oft verglichen – in gewisser Weise impliziert jede Historiographie einen Vergleich, nämlich den zwischen früher und heute –, dies geschieht jedoch meist unbewußt und unreflektiert. Wie *Lutz Sauerteig* klar macht, nimmt der Forscher beim Vergleich eine spezifische Perspektive ein, um bestimmte Fragen zu beantworten. Er zeigt, wie die Medizingeschichte von einer gezielten und methodisch ausgereiften Anwendung des Vergleichs profitieren kann.

Geradezu klassisch ist der Vergleich von Zahlen. Zahlen wiederum vermitteln eine ganz bestimmte Perspektive auf die Vergangenheit. Die einschlägige Zählwissenschaft für den Bereich Gesundheit, Krankheit, Medizin ist die historische Demographie. *Jörg Vögele* stellt deren quantifizierenden Ansatz zur Analyse historischer Entwicklungen der menschlichen Bevölkerung und ihrer Gesundheitsverhältnisse vor. Dabei bietet Vögele gleichermaßen eine didaktische Einführung in diesen in der deutschsprachigen Medizingeschichte vernachlässigten Bereich wie auch eine kritische Auslotung der Art und Weise, wie die historische Demographie und Epidemiologie versucht, sich der Realität zu nähern. Möglichkeiten und Grenzen dieser speziellen Sichtweise werden dabei transparent.

Im Gegensatz zu einer quantitativen Beschreibung der Realität steht der qualitative Ansatz des Verstehens. Hermeneutische Ansätze spielen in weiten Teilen der Historiographie – wie etwa in der Ideengeschichte oder der Biographik – eine große Rolle. Neben solchen traditionellen Themen des medizinhistorischen Kanons hat sich die Forschung in den letzten Jahren speziell denjenigen Aspekten der Medizingeschichte zugewandt, die bis dahin unsichtbar geblieben waren. Besonders der Kranke wurde als aktiver Teilnehmer an der Heilkunde der Vergangenheit entdeckt. Die Patientenperspektive, so wird allenthalben gefordert, solle erforscht werden. Dieses Thema wird von *Eberhard Wolff* bearbeitet, der in seinem Beitrag klärt, was es überhaupt heißt, Patientengeschichte zu schreiben. Ähnlich unsichtbar wie der Patient waren über lange Zeit auch Geschlechterdifferenzen in der Medizingeschichte. Genau wie Krankheit und Gesundheit in historisch kontingenter Weise konzipiert werden, sind auch Weiblichkeit und Männlichkeit Zuschreibungen, die jeweils zeitspezifisch vorgenommen und im Verlauf der Geschichte in zunehmendem Maße naturwissenschaftlich begründet wurden. Leider wurde ein geplanter Beitrag über die Rolle von Medizin und Naturwissenschaft in diesem Zusammenhang das Opfer einer Verkettung unglücklicher Umstände. Die Publikation dieses Beitrags ist daher in einer nächsten Auflage dieses Bandes vorgesehen.

Die Patientengeschichte wie auch die Geschlechtergeschichte kamen zu einer Zeit auf, als die moderne Medizin in besonderer Weise neu betrachtet wurde. Beides ist eng mit dem medizinkritischen, antiautoritären Impetus der 1970er und 1980er Jahre verbunden, in deren Gefolge die Selbstbestimmung des medizinischen Laien gegenüber der Deutungsmacht der Medizin eine höhere Bewertung erfuhr. Daß die Gegenwart des Historikers sozusagen den Startpunkt für die Erforschung der Vergangenheit ausmacht, wird dann besonders deutlich, wenn man die Normen und Werte der Vergangenheit zum Thema macht, sprich, wenn man sich mit der Geschichte der Ethik in der Medizin beschäftigt. Dieser Gegenstandsbereich wird von *Andreas-Holger Maehle* in verschiedenen Richtungen ausgeleuchtet.

Die Skizzierung der Einzelbeiträge macht noch einmal deutlich, daß eines der Hauptziele des vorliegenden Bandes darin besteht, implizite Vorannahmen bei der Erforschung und Darstellung der Medizingeschichte offenzulegen. Dies wird auch im letzten Beitrag von *Hans-Uwe Lammel* über die Geschichte der Medizingeschichtsschreibung klar. Hier schließt sich der Kreis zum ersten Beitrag, denn es wird gezeigt, wie unterschiedliche Fragestellungen und Interessen in der Vergangenheit zu einer jeweils unterschiedlichen Medizingeschichtschreibung geführt haben und wie wichtig es daher ist, sich als Historiker immer wieder Rechenschaft über die eigenen Methoden, Hypothesen, Fragestellungen und vor allem über die damit verfolgten Interessen abzulegen.

Mit dem vorliegenden Band wird weder eine Einführung in die Geschichte der Medizin[17] als Gegenstand[18] noch eine Erläuterung des grundlegenden Handwerkszeugs des Medizinhistorikers[19] angestrebt. Vielmehr soll hier eine immer deutlicher hervortretende Lücke in der deutschsprachigen Forschungsliteratur geschlossen werden:[20] Der Band behandelt vorrangig *aktuelle* wissenschaftliche Probleme und darauf aufbauende Perspektiven der Medizingeschichte. Im Sinne einer Einführung in den gegenwärtigen Wissenschaftsdiskurs über Theorien, Methoden und Gegenstände ist er als Arbeits- und Diskussionsbuch konzipiert. Er dient als Sammlung propädeutischer Bausteine für Studenten, Forscher und Interessierte und erschließt gleichzeitig entlang der abgehandelten Themen das Feld der Medizingeschichte.

---

17 Vgl. u.a. Ackerknecht (1959); Eckart, Wolfgang U. (1994), *Geschichte der Medizin*, 2. kompl. überarbeitete Aufl., Berlin; Schipperges, Heinrich (1990), *Geschichte der Medizin in Schlaglichtern*, Mannheim.
18 Als Überblick über die Fülle von Gegenständen vgl. u.a. Schott, Heinz (1993), *Die Chronik der Medizin*. Dortmund.
19 Vgl. etwa Artelt, Walter (1949), *Einführung in die Medizinhistorik. Ihr Wesen, ihre Arbeitsweise und ihre Hilfsmittel*, Stuttgart. Siehe auch Gourevitch, Danielle (Hg.) (1995), *Histoire de la Médicine. Leçon méthodologiques, Paris*. Die im letzteren Werk gebotene schemenhafte Skizze medizinhistorischen Arbeitens ist jedoch allenfalls für eine erste Orientierung am Gegenstand, nicht aber für eine fundierte Auseinandersetzung mit Medizingeschichte geeignet.
20 Vgl. u.a. für die USA Clarke, Edwin (Hg.) (1971), *Modern Methods in the History of Medicine*, London. Vgl. als Darstellungen, die sich eher auf die Gegenstände als auf die Methoden konzentrieren, Porter, Roy/Wear, Andrew (Hg.) (1987), *Problems and Methods in the History of Medicine*, London; Bynum, William F./Porter, Roy (1993), *Companion Encyclopedia of the History of Medicine*, 2 Bde., London/New York.

Francisca Loetz

Theorie und Empirie in der Geschichtsschreibung: Eine notwendige Wechselbeziehung*

Wer ist Ärztin oder Arzt? Bereits die Beantwortung solcher für die Sozial-/ Geschichte der Medizin grundsätzlichen Fragen ist mit Implikationen auf der theoretischen Ebene – wie etwa der voreiligen Gleichsetzung von Nicht-Ärzten mit minderqualifizierten Heilkundigen[1] – behaftet. Geschichtswissenschaft ist theoriebedürftig. Diese Position ist Gegenstand des vorliegenden Beitrags. Ziel ist es, nicht einen Überblick über die diversen wissenschaftstheoretischen Standpunkte zum Verhältnis von Theorie und Empirie zu geben,[2] sondern einen Einstieg in die Problematik zu bieten. Es geht darum, den Arbeitsprozeß historischer Erkenntnis zu erläutern, nicht deren geschichtstheoretischen Prämissen zu diskutieren.[3] Hierzu wird einführend auf der Grundlage einiger Begriffsklärungen das gegenseitige Verhältnis von Theorie und Empirie für die Geschichtsschreibung skizziert. Welche Konsequenzen theoretische Entwürfe für die Sozialgeschichte der Medizin und die Medizingeschichte haben, wird am konkreten Beispiel der Medikalisierungsinterpretation ausgeführt. Aus Platzgründen bleibt eine detaillierte Diskussion der vorgestellten Modelle »Medikalisierung« bzw. »medizinische Vergesellschaftung« ausgespart.

---

* Ich danke Christel Fricke (Heidelberg) für Anregungen und Kritik.
1 Vgl. beispielsweise Sanders Kritik an der langjährigen Unterschätzung der medizinischen Kompetenz von Wundärzten: Sander (1989: 12-16).
2 Zur ersten Orientierung im Bereich der Wissenschaftstheorie sei lediglich verwiesen auf: *Handlexikon zur Wissenschaftstheorie* (1989).
3 Dies geschieht, ohne auf die Fragen der postmodernen Geschichtsschreibung eigens einzugehen. Als Einführung in die Diskussion der Postmoderne: Niethammer, Lutz/van Laark (Mitarb.) (1989); Conrad/Kessel (1994); Engelmann (1993); Teil I in: Küttler/Rüsen/Schulin (1993). Als Ausgangspunkt der postmodernen Geschichtsschreibung grundlegend: White (1986). Wohl unter dem Einfluß der Postmoderne rückt Jerzy Topolski Theorie und Mythologie zusammen: Vgl. Topolski (1988). Konsequenzen postmoderner Auffassungen für die Geschichtsschreibung führt an einem konkreten Beispiel der indischen Geschichte vor: Heehs (1994).

Geschichtsphilosophie/Geschichtstheorie – Empirie/Theorie – Methode/Methodologie: einige Begriffsklärungen

Was die Geschichte im Innersten zusammenhält, hat die Menschheit schon immer beschäftigt. Mythen, Epen und andere Großerzählungen vom Gang der Welt zeugen davon, wie sehr es Menschen immer wieder ein Bedürfnis ist, die Frage zu beantworten, welchen Sinn Geschichte ergibt. Während die einen die Vorstellung von der ewigen Wiederkehr des grundsätzlich Gleichen vertreten, betrachten andere die Menschheitsgeschichte als dramatische Folge von Aufstieg und Niedergang diverser Kulturen, in der über Gedeih und Verderb der Menschheit entschieden wird.[4] So reizvoll derartige zumeist prognostisch orientierte Mutmaßungen auch sein mögen, sie sollten nicht mit geschichtstheoretischen Überlegungen verwechselt werden. Während Geschichtsphilosophen Wesen und Ziel, den Sinn von Geschichte, den Auftrag der Menschheit in der Geschichte zu bestimmen suchen, fragen Geschichtstheoretiker nach den epistemologischen Voraussetzungen und Bedingungen ihrer Arbeit;[5] sie denken über die Erkenntnismöglichkeiten ihres Faches nach. Die Geschichte jedoch, von der Geschichtsphilosophen und Geschichtstheoretiker handeln, ist nicht identisch. Versuchen Geschichtsphilosophen, Geschichte als Geschehenes in Blick auf Vergangenheit, Gegenwart und Zukunft zu einem sinnvollen, gesetzmäßigen Ganzen zu bündeln, überlegen Geschichtstheoretiker, was Geschichte

---

4   Als erste Orientierung über die Geschichte der Geschichtsphilosophie vgl.: Angehrn (1991). Einschlägig immer noch: Löwith (1953). Zu Löwith selbst aus philosophischer Sicht: Dabag (1989). Zur Bestimmung der heutigen Aufgaben der Geschichtsphilosophie vgl.: Lübbe (1993).

5   Wenn auch im Fach Einigkeit über diese inhaltliche Gegenüberstellung besteht, so sei darauf hingewiesen, daß Historiker eine uneinheitliche Terminologie verwenden. So benutzt etwa Reinhard Koselleck das Begriffspaar »empirische Historie«/»Historik« (Koselleck 1987: 11). Josef Meran hingegen unterscheidet »Theorie in der Geschichtswissenschaft« bzw. älterer »Typus von Geschichtsphilosophie« zum einen und »Theorie über die Geschichtswissenschaft« und »Geschichtswissenschaftstheorie« bzw. neuerer Typus von »Geschichtsphilosophie« zum anderen (Meran 1985: 56f.), wohingegen Jörn Rüsen u.a. von »Objekt-Theorie« und »Meta-Theorie« spricht (Rüsen 1994: 71). Im französischen und englischen Sprachrraum wird zwischen Geschichtsphilosophie und Geschichtstheorie oft nicht getrennt, wobei Geschichtstheorie meist unter die Begriffe »philosophie de l'histoire« bzw. »philosophy of history« gefaßt wird.

d.h. Geschichtsschreibung oder Historie als Wissenschaft von dem Geschehenem ausmacht.[6]

In der Regel verstehen sich Historiker nicht als Geschichtsphilosophen. Sie suchen nach den Gründen und Faktoren historischer Entwicklungen und hüten sich davor, eine Deutung des Weltgeschehens zu wagen. Freilich unterliegen Historiker immer wieder der Versuchung, die erkenntnistheoretischen Voraussetzungen und Richtlinien ihrer Arbeit aus den Augen zu verlieren. Oft gelangen Historiker dann zu unzulässigen, da auf ungeprüften Vorannahmen beruhenden Interpretationen oder lassen sich gar zu ideologischen Zwecken instrumentalisieren. So ist es kein Zufall, daß in Anbetracht der Konfrontation mit den Folgen und der Hinterlassenschaft des Naziregimes in Deutschland etwa Reinhard Koselleck[7] in den politisch aufgeladenen 1970er Jahren seine Kollegen prononciert an die Theoriebedürftigkeit der Geschichtsschreibung erinnerte (Koselleck 1972: 10-28).[8] Von den geschichtstheoretischen Grundsatzfragen wie beispielsweise derjenigen nach dem Einfluß politischer, kultureller, biographischer etc. Faktoren auf das Urteil von Historikern, d.h. nach der Standortgebundenheit der Geschichtswissenschaft, handelt dieser Beitrag jedoch nicht. Wenngleich Historiker meist verkürzt von »Theorie« sprechen, um Geschichtstheorie zu bezeichnen und der Begriff ein weites Bedeutungsspektrum aufweist,[9] so meint hier »Theorie« das Formulieren von Modellen.[10]

---

6 Nähere Erläuterungen zur Mehrdeutigkeit des Begriffs Geschichte als dem Geschehen einerseits und als Wissenschaft von dem Geschehenem andererseits sind in jeder Einführung in die Geschichtswissenschaft zu finden. Konzis hierzu: Faber (1982: 23f.).

7 Zur Auseinandersetzung mit dem Erbe des Historismus in der deutschen Geschichtswissenschaft der Nachkriegszeit vgl. einschlägig Iggers (1978); zum Stand der Diskussion Mitte der 90er Jahre: Gehrhard/Rüsen (1996); in aller didaktischen Kürze: Goertz (1995: 56-58).

8 Vgl. Allerdings sollte hier nicht das Mißverständnis entstehen, daß geschichtstheoretische Überlegungen lediglich ein Produkt der Nachkriegszeit seien. Vielmehr läßt sich die Diskussion, wie geschichtswissenschaftliche Erkenntnis möglich sei, mindestens in die Frühe Neuzeit hinein zurückverfolgen. Dies wird z.B. an den geschichtstheoretischen Debatten der Aufklärungszeit oder an der Verwendung der Fußnote in wissenschaftlichen Texten ersichtlich. Vgl. die Beiträge zum Historismus in Teil II von: Oexle/Rüsen (1996) oder in essayistischer Form zur Fußnote: Grafton (1995).

9 Vgl. hierzu für die Geschichtswissenschaft insbesondere: Meran (1985).

10 Ich schließe mich damit einer wissenschaftstheoretischen Mehrheitsposition an, die allerdings nicht unumstritten ist. Vgl. Charpa (1996: 99f.).

Als »Modell« bezeichne ich eine definierte Menge von Interpretationsaussagen zur Beschreibung der »Realität«, die für zutreffend erachtet werden und einen allgemeinen Charakter haben.[11] Die Funktion von Theorie besteht darin, Fragestellungen zum Zweck der Quellenanalyse zu systematisieren und die an den Quellen gewonnenen Ergebnisse zu generalisieren.

Dieser Formulierungsvorgang umfaßt vier Schritte:[12] Erstens müssen die Elemente des Modells, das geprüft werden soll, gesetzt werden. So ist z.B. zu determinieren, wer zur Gruppe der Ärzte gehören soll. Dies ist jedoch nicht voraussetzungslos möglich, sondern erfordert einen Regreß auf *common sense*-Wissen. Wenn ich etwa »Arzt« als »Heilkundigen spezifischer Art« bestimme, so muß ich ein empirisch bedingtes Vorverständnis davon haben, was eine heilkundige Person ist und was diese »spezifische Art« (etwa »abgeschlossenes Medizinstudium«) kennzeichnet. Im zweiten Arbeitsschritt sind die Kombinationsregeln der benutzten Elemente zu bestimmen (z.B. Ärzte untersuchen Kranke und nicht umgekehrt). Außerdem bedürfen die kombinierten Modellelemente einer Gegenstandszuordnung (z.B. ist es etwas anderes, ob ich die Situation der ärztlichen Krankenuntersuchung für das westeuropäische Leprosorium des 17. Jahrhunderts oder für die Klinik des 19. Jahrhunderts betrachte). Wenn diese drei Prämissen determiniert sind, läßt sich die zur Diskussion stehende Interpretation (z.B. Ärzte des 18. Jahrhunderts objektivierten in der Klinik Kranke zu Krankheiten)[13] an den Quellen überprüfen. Genau diese Gegenüberstellung der anfänglichen Interpretation mit den historischen Zeugnissen macht den empirischen Teil von Geschichtswissenschaft aus.[14] Der abschließende Schritt des Arbeitsprozesses besteht darin, zum einen die erzielten empirischen Ergebnisse zu Interpretationsaussagen zu erhärten, indem die ursprünglichen Interpretationsansätze entweder bestätigt oder korrigiert werden (z.B. nicht Ärzte des 18., sondern Ärzte des ausgehenden 19. Jahrhun-

---

11 Ich verwende damit hinsichtlich seiner Konstitutionsbedingungen und seines Wahrheitsanspruchs einen schwachen Theoriebegriff. Selbstverständlich ist auch »Realität« nicht naiv als eindeutiger Gegenstand zu verstehen; daher die Anführungszeichen.
12 Ich teile hier Quines Position der ontologischen Relativität von Theorie und folge seiner Beschreibung von »Theorieform«. Vgl. Quine (1975: 74-79).
13 So verkürzt eine der Grundthesen Foucaults: Vgl. Foucault (1973).
14 Vgl. allgemein zur Bedeutung dieses Arbeitsschritts die Auseinandersetzung Donald Ostrowskis mit den Erkenntnismöglichkeiten der Geschichtswissenschaft auf der Grundlage empirischer Arbeit: Ostrowski (1988).

derts objektivierten in der Klinik Kranke zu Krankheiten). Zum anderen gilt es, die empirischen Erkenntnisgewinne zur Re- oder Neuformulierung von Modellen zu nutzen (z.B. für die westeuropäischen Krankeneinrichtungen des 18. Jahrhunderts paßt nicht so sehr das Modell der Klinik als vielmehr dasjenige des Spitals[15]).

Nicht nur die Begriffspaare Geschichtsphilosophie/Geschichtstheorie und Theorie/Empirie sorgen oft für begriffliche Verwirrung. Auch die Gegenüberstellung von Methode und Methodologie bereitet immer wieder Schwierigkeiten. Methodologie betrifft, wie der Ausdruck sagt, die Lehre von den Methoden, das Nachdenken darüber, mit welchen Mitteln, mit welchen Methoden also, eine spezifische Arbeitsaufgabe am besten zu lösen ist. Methodologie bezeichnet demnach nicht die Menge der vorhandenen Methoden, sondern das Nachdenken über die Angemessenheit bestimmter Arbeitsmittel. Fragen der Methodologie werden hier deswegen nicht aufgegriffen, weil es nicht darum geht, die Wahl von Methoden für die Bearbeitung einer konkreten Problemstellung zu begründen, sondern die Tragweite von Theorien für die empirische Forschung zu diskutieren.

Empirie und Theorie: Ideal und Wirklichkeit in der Forschungspraxis

Obwohl die Theoriebedürftigkeit der Geschichtswissenschaft im Fach zumindest explizit kaum in Frage gestellt wird, schwanken in ihrer Forschungspraxis Historiker zwischen vier Grundeinstellungen zum Postulat der Theoriebedürftigkeit.

1) Empirie unter vermeintlichem Verzicht auf Theorie: Jede Darstellung von etwas Geschehenem ist notgedrungenerweise mit Vorannahmen verknüpft. Bereits die Tatsache, daß nicht alles, was gleichzeitig geschah, gleichzeitig erzählt werden kann, zwingt dazu, Verbindungen zwischen Einzelelementen herzustellen, die ein Gesamtbild entstehen lassen. So wie die Dreidimensionalität unserer Raumwahrnehmung nur aufgrund bestimmter Regeln der Perspektivität auf einem zweidimensionalen Blatt dargestellt werden kann, so

---

15 Zum Wandel der Krankeneinrichtung in der Neuzeit vgl. als komprimierte Überblicksdarstellung: Jütte (1996).

kann Vergangenheit nur unter bestimmten Voraussetzungen »wiedergegeben« werden. Obwohl Historiker demnach bei ihrer Arbeit gar nicht ohne Modelle auskommen können, übergehen manche Historiker dieses Problem und geben vor, die Quellen oder »Fakten« für sich sprechen lassen zu können.[16] Dies hat zur Folge, daß sie es anderen überlassen, die ihrer Darstellung implizit zugrundegelegten Modelle zu rekonstruieren. Zumeist stellt sich dabei heraus, daß Vor-Urteile in die Forschungsarbeit eingegangen sind. Handbücher, in denen die Geschichte der Medizin als eine Erfolgsstory großer Forscherpersönlichkeiten erscheint, sind hierfür ein Beispiel.[17] Solche Handbücher gehen etwa davon aus, daß Entdeckungen die Entwicklung stets von einem Schlechterem zu einem Besseren hin vorantreiben, daß medizinischer Fortschritt mit Erleichterung der Lebensbedingungen einhergeht. Ob dies zutrifft oder nicht, steht hier nicht zur Diskussion. Es geht vielmehr allein um die Feststellung, daß aufgrund solcher Prämissen beispielsweise nicht-ärztliches Handeln notgedrungen als Pfuscherei erscheinen oder die die Senkung der Säuglingssterblichkeit zwangsläufig als positive Errungenschaft eingeordnet werden muß. Genau dies wäre jedoch zu überprüfen.[18] Die Forschungspraxis lehrt somit zweierlei: Empirisches Vorgehen kann aus erkenntnistheoretischen Gründen nicht auf Theorie verzichten; unreflektiertes Arbeiten mit impliziten Prämissen führt zu wissenschaftlich nicht fundierten Ergebnissen.

2) Theorie in Ablösung von Empirie: Für das umgekehrte Extrembeispiel des Verhältnisses von Empirie und Theorie in der Geschichtswissenschaft stehen diejenigen Untersuchungen, die so stark von der historischen »Realität« abstrahieren, daß sie den Bezug zu dieser verlieren. Nicht die Abstraktion von der »Realität« an sich ist hierbei das Problem, sondern der Abstraktionsgrad. Dies sei an zwei Grundsatzproblemen verdeutlicht, der sogenannten Operationalisierbarkeit oder Umsetzbarkeit von Modellen in der empirischen Forschung zum einem und der Generalisierbarkeit von Einzelfällen zum anderen.

Als Beispiel für die Schwierigkeiten, die Modelle bei der Erschließung der

---

16 Zur Diskussion, was historische Fakten sind bzw. wie diese zustandekommen, auf knappstem Raum vgl. Goertz (1995: 95-103).

17 Vgl. hierzu beispielsweise Christoph Gradmanns Kritik an den überholten Formen der Biographie in seinem Beitrag in diesem Band.

18 Daß diese Vorstellungen unzutreffend sind, führen aus für die Wundärzte Altwürttembergs bzw. die Betrachtung der Säuglingssterblichkeit als willkommene Form postnataler Familienplanung: Sander (1989); Imhof (1981: 348-354, 373-379).

Vergangenheit bereiten können, greife ich den Foucaultschen Diskursbegriff heraus, ohne auf die weitläufige Diskussion eingehen zu wollen, die der Begriff in der Fachwelt ausgelöst hat.[19] Vielmehr seien lediglich einige Probleme genannt, mit denen Historiker zu kämpfen haben, wenn sie für ihre empirische Forschung auf Foucault zurückgreifen. So umstritten Foucault auch ist, über eines sind alle, die sich mit ihm beschäftigen, einig: Er ist schwer verständlich. Dies jedoch ist kein Argument gegen das Arbeiten auf theoretischer Grundlage, sondern lediglich ein Einwand gegen sprachlich eventuell überzogene Verklausulierungen bzw. gegen die mangelnde Bereitschaft oder auch Fähigkeit, sich in fremde (und außerdem schwer übersetzbare) Terminologien einzuarbeiten. Genauso spricht die Tatsache, daß einige Historiker Foucaults Diskursbegriff nur unzulänglich rezipieren, nicht gegen Foucaults Theorie selbst, sondern gegen verunglückte Anwendungsversuche.[20] Schwerwiegender ist das Argument, Foucault stelle mit seinem Diskursbegriff Modelle auf, die zwar historische Entwicklungen wie die Entstehung der Klinik oder die Geschichte der Sexualität zu deuten beanspruchten, die aber die Grenzen zwischen Normen und tatsächlichen Verhältnissen verwischten.[21] Im Prinzip läuft dieser Vorwurf darauf hinaus, daß Theoretiker Hirngespinste gebären, die an der sozialen Wirklichkeit der Vergangenheit vorbeigehen.

Derselbe Einwand erfolgt oft bei dem Grundsatzproblem der Verallgemeinerung von Einzelfällen. Wer nicht gezwungen sein will, ihre oder seine Aussagen lediglich auf den eigenen Untersuchungsgegenstand zu beschränken, muß Wege finden, Ergebnisse zu generalisieren. Die Frage lautet dann, inwiefern der eigene Fall als typisch betrachtet werden kann. Denn in der Regel wollen Sozialhistoriker der Medizin und Medizinhistoriker nicht nur wissen, wie etwa eine als »Pfuscherin« titulierte und im Dorf x ansässige Person die Kranke y im Jahre z an welcher Krankheit und mit welchen Mitteln behandelt hat; vielmehr wollen sie auf der Grundlage solcher Einzelerkenntnisse Aussagen zum Heilsystem nicht-ärztlicher Mediziner einer bestimmten Zeit und eines bestimmten Raums treffen. Sie generalisieren und typologisieren also.

---

19 Eine sehr gute Darstellung des Foucaultschen Diskurskonzepts bietet: Frank (1988: 25-44).
20 Zum Beitrag Foucaults für die historische Wissenschaft vgl. Noiriel (1994).
21 So entwarf Foucault die Vorstellung vom »ärztlichen Blick«, mit dem der Arzt seit dem 18. Jahrhundert den Patienten nicht mehr als leidendes Subjekt, sondern als eine Krankheit verkörperlichendes Objekt wahrgenommen habe. Vgl. Foucault (1973).

Freilich ist Typologisierung mit einigen Problemen behaftet. Sind, soweit ich sehe, die geschichtstheoretischen Probleme der Typologisierung bis heute noch nicht gelöst,[22] so kommt doch kaum eine Geschichtsdarstellung ohne Typologisierung aus. Zwei Formen der Typenbildung sind hierbei verbreitet: Idealtypen nach Max Weber werden gewonnen

»durch einseitige Steigerung eines oder einiger Gesichtspunkte und durch Zusammenschluß einer Fülle diffus und diskret, hier mehr, dort weniger, stellenweise gar nicht, vorhandener Einzelerscheinungen, die sich jenen einseitig herausgehobenen Gesichtspunkten fügen, zu einem in sich einheitlichen Gedankengebilde. In seiner begrifflichen Reinheit ist dieses Gedankenbild nirgends in der Wirklichkeit empirisch vorfindbar, es ist eine Utopie ...« (Weber 1988: 191).[23]

Realtypen hingegen werden aus den Regelmäßigkeiten im empirischen Material, die einem Sachverhalt charakteristische Muster von Eigenschaften verleihen, abgeleitet. In beiden Formen der Typenbildung hat also »Realität« einen unterschiedlichen Stellenwert. Während Idealtypologien so weit von den empirischen Befunden abstrahieren, daß diese auf Ideen (»gedankliche Anschauungsformen«) reduziert werden können, komprimieren Realtypologien die empirischen Daten, indem sie aus ihnen quasi Durchschnittswerte ermitteln.[24] Daraus folgt, daß idealtypologisierende Modelle nicht soziale Wirklichkeit abbilden, sondern didaktisch und heuristisch durchaus legitime Hilfskonstruktionen von ihr darstellen, wohingegen realtypologisierende Darstellungen die »realen« Erscheinungen zu repräsentativen Einheiten verdichten. Das Beispiel der Typologisierung verdeutlicht, daß das Formulieren allgemeingültiger Interpretationsaussagen für die Einordnung von Details in einen Gesamtzusammenhang Voraussetzung ist. Allerdings darf dabei nicht in Vergessenheit geraten, daß eine solche Abstraktionsleistung »Realität« auf jeweils

---

22 Einen Einstieg in die Problematik bietet weiterhin: Faber (1982: 89-108). Auf eine Darstellung der Diskussion, von welchen Typologisierungsverfahren der Sozialwissenschaften die Geschichtswissenschaft profitieren könnte, wird aus Platzgründen verzichtet. Vgl. jedoch einige grundsätzliche Bemerkungen zur Problematik der Typenbildung in der Soziologie aus dem Blickwinkel eines Historikers: Burke (1992: 22-44).
23 Zur Diskussion des Idealtyps weiterhin hilfreich: Janoska-Bendl (1965).
24 Wie dies geschieht, ist, wie gesagt, meiner Einschätzung nach eine offene geschichtstheoretische Frage. Vgl. zur Problematik bei quantifizierenden Ansätzen den Beitrag von Jörg Vögele in diesem Band.

unterschiedliche Weise erfaßt: einmal in reduktionistisch-idealisierender, einmal in empirisch-komprimierender Form. Daher sollten Idealtypologisierungen etwa von Ärzten, Gesundheitsreformen und Kranken streng von den Ärzten, Gesundheitsreformern und Kranken der Quellen unterschieden werden.[25]

Die Forschungspraxis, so das Fazit, lehrt, daß manche Theoretiker dazu neigen, sich schwer verständlich zu artikulieren und/oder so weit von der »Realität« zu abstrahieren, daß der Bezug zur vergangenen sozialen Wirklichkeit verloren geht. Für ebenso problematisch halte ich den Anspruch, mithilfe von Idealtypologien Vergangenheit in Grundrissen realitätsnah abbilden zu wollen. Idealtypologien haben einen »utopischen« Charakter und vermögen daher im Gegensatz zu Realtypologien den Anspruch nicht zu erfüllen, die soziale Wirklichkeit in komprimierter Form darzustellen. So wie zu wenig theoretisches Problembewußtsein empirische Arbeit vorbelastet, so behindern also zu unverständliche bzw. nicht genügend umsetzbare oder zu reduzierende Theorien die empirische Forschung.

3) Empirie in Ablösung von Theorie: Die Forderung, daß Theorie und Empirie zueinander in ein ausgewogenes Verhältnis gesetzt werden sollten, verbindet alle Studien, die in der Forschungspraxis den Königswegs zwischen Empirie und Theorie suchen. Auch hier sehen die Lösungsansätze unterschiedlich aus. Einige scheinen eher über die Verwendung von Theorien zu schmunzeln und ziehen eine pragmatische Geschichtsdarstellung vor, in der Geschichte aus einer Reihe von (Einzel-)Geschichten besteht. Der britische Medizinhistoriker Roy Porter ist hierfür ein dankbares Beispiel: Seinen mittlerweile einschlägigen programmatischen Überlegungen zur Begründung einer Medizingeschichte aus der Sicht des Patienten folgten mehrere Geschichten aus Krankenperspektive, die bezeichnenderweise von globalen Erklärungsmodellen wie dem der Medikalisierung absehen.[26] So wichtig die Impulse sind, die damit Roy Porter (zusammen mit all denjenigen, die seinem Ansatz gefolgt sind) der Sozialgeschichte der Medizin und der Medizinhistorie vermittelt hat, so eindrucksvoll der Ertrag seiner empirischen Arbeit, Porter schöpft seine Ressourcen nicht aus. Er verzichtet darauf, Modelle zu formulieren, in denen er

---

25 Vgl. etwa Franz-Josef Brüggemeiers Kritik in seiner Rezension von Alfons Labischs *Homo Hygienicus*, in: Brüggemeier (1994: 489f.).

26 Eine Anspielung etwa auf das Modell der Medikalisierung erfolgt bei Roy Porter alleine in Form von Nebenbemerkungen: Vgl. etwa typisch Porter (1992: 105). Zum Modell der Medikalisierung s. weiter unten.

seine Ergebnisse generalisierte. So bleibt es jeder und jedem selbst überlassen, Porters Erträge systematisch für die Entwicklung der eigenen Fragestellung fruchtbar zu machen. Forschern wie Porter sind theoretische Probleme bewußt. Sie berücksichtigen diese auch in ihrer Arbeit,[27] aber sie verschenken einen Teil ihrer Ergebnisse, wenn sie es versäumen, den allgemeinen Charakter ihrer Interpretationsaussagen eigens herauszuarbeiten.

Die andere Art, Empirie zu stark von Theorie zu lösen, besteht darin, zwar Modelle zur Interpretation der eigenen empirischen Befunde zu bemühen, diese Modelle aber eigentlich nicht anzuwenden. Diese paradoxe Situation entsteht dann, wenn Modelle nicht an den Quellen überprüft oder entwickelt, sondern umgekehrt Modelle lediglich den Quellen übergestülpt und damit empirische Ergebnisse rein formal mit einem Theorieetikett versehen werden. Solche Arbeiten sind deswegen nicht überzeugend, weil sie unsinnigerweise die Quellen den herangezogenen Modellen anzupassen suchen, statt umgekehrt Modelle aus den Quellen abzuleiten.[28]

Aus beiden Versionen der Ablösung der Empirie von Theorie wird also ersichtlich: Theoriebewußtsein ist bei der empirischen Arbeit gut, in die Empirie integriertes Theorieinteresse ist besser. Daß ich angesichts der obigen Charakterisierung der Forschungspraxis die Position vertrete, die Geschichtswissenschaft müsse sich noch viel stärker der Aufgabe stellen, Theorie und Empirie zueinander in ein tatsächlich ausgewogenes Verhältnis zu bringen, wird nicht überraschen. Wie jedoch Empirie und Theorie einander gegenseitig bereichern, bleibt im folgenden am Beispiel der Medikalisierungsinterpretation ausführlich als vierte und ideale Grundeinstellung zum Postulat der Theoriebedürftigkeit zu veranschaulichen.

---

27 So machen Dorothy und Roy Porter etwa auf das Problem der Typologisierung aufmerksam, ohne allerdings systematische Lösungsvorschläge zu formulieren. Vgl. Porter (1985: 181); Porter/ Porter (1988: 8).
28 Ausnahmsweise sei auf ein Negativbeispiel verwiesen, dem Versuch Bettina Wischhöfers, im lippischen Gesundheitswesen des 18. Jahrhunderts das Sozialdisziplinierungsmodell Oestreich fortzuschreiben. Vgl. Wischhöfer (1991).

Zur Tragweite theoretischer Konzepte in der Geschichtsschreibung: das Beispiel Medikalisierung

»[Mit Medikalisierung seien] alle diejenigen Entwicklungen gemeint, die im Sinne einer Verbreitung rationalistischer Wertsysteme und Verhaltensweisen, besonders im Bereich der privaten Lebensführung, eine Ablösung traditionaler, subkulturell verfestigter Verhaltensorientierungen und eine Verallgemeinerung bürgerlicher Normen in bezug auf Einstellung zu Gesundheit, Krankheit und wissenschaftlich orientierter Medizin begünstigen.«(Spree (1981: 156)

Diese in Hinblick auf das 19. Jahrhundert von Reinhard Spree formulierte und für die deutsche Forschungsdiskussion repräsentative Definition von Medikalisierung läßt drei der großen Erklärungsparadigmen erkennen, mit denen Historiker die Entwicklungen der Neuzeit immer wieder in Verbindung bringen: Rationalisierung, Zivilisierung und Disziplinierung.

Grundstein für die Entwicklung der modernen Gesellschaft ist nach Max Weber die »Rationalisierung« aller Lebensbereiche unter Einwirkung des Protestantismus. Ob in Religion, Wirtschaft, Recht oder Verwaltung, die Menschen der Neuzeit lernen ihr Leben zunehmend an Zweck-Mittel-Relationen auszurichten. Unter dem Einfluß der protestantischen Ethik innerweltlicher Askese, so Weber, werden Menschen immer stärker normiert und diszipliniert.[29]

Für Norbert Elias beruht die gesellschaftliche Entwicklung der frühen Neuzeit auf einem »Prozeß der Zivilisation«. Die Entwicklung der Menschheit geht von einem Zustand, in denen Menschen triebhaft, d.h. ungehemmt und unkontrolliert leben, hin zu einer verfeinerteren Gesellschaft, in der die Menschen über äußeren und inneren Zwang (»Sozio- und Psychogenese«) diszipliniert werden. In dem Maße, in dem der Staat das Gewaltmonopol erlangt und über seine Untertanen zu herrschen vermag, in dem Maße verliert individuelle Gewalt ihre Legitimität. Nicht nur die staatliche Aufsicht über die Untertanen wird strenger, auch die Ausbildung von Tabus und Gewissen üben einen verstärkten Einfluß auf das Verhalten der Individuen aus. Eine Schlüsselstellung in diesem Prozeß nimmt dabei Elias zufolge die höfische Gesell-

---

29 Das Konzept der »Rationalisierung« hat allerdings Weber in seinem Werk nirgends zusammenhängend entfaltet. Zur Einführung in die Webersche Handlungstheorie sei empfohlen: Döbert (1989). Einen knappen Einblick in das Gesamtwerk vermittelt: Heins (1990).

schaft des Absolutismus ein. Von ihr aus diffundieren die höfischen, »zivilisierten« Verhaltensstandards nach unten in die Bevölkerung hinein.[30]

Mit dem Problem der Disziplinierung haben sich neben Weber und Elias auch Gerhard Oestreich und Foucault auseinandergesetzt. Ohne auf Details einzugehen,[31] seien hier nur diejenigen Grundzüge des Modells der »Sozialdisziplinierung« (Oestreich) bzw. der »Disziplinen« (Foucault) festgehalten, die für die Medikalisierungsforschung von zentraler Bedeutung sind. Nach dem idealtypischen Konzept Oestreichs setzen die regulierenden Maßnahmen des frühneuzeitlichen Staates sowie die Erziehungsprogramme der zeitgenössischen neustoizistischen Staatstheoretiker einen »Vermachtungsprozeß« in Gang. Im 18. Jahrhundert schließlich entsteht eine sozialdisziplinierte Gesellschaft, in dem der absolutistische Staat sowohl in das öffentliche wie auch in das Privatleben seiner Untertanen maßgeblich eingreift (Oestreich 1968: insbesondere 338).

Ebenso wie bei Oestreich kommt bei Foucault dem 17. und 18. Jahrhundert besondere Bedeutung in der Entstehung der modernen Gesellschaft zu. Für Foucault entsteht in dieser Zeit eine Disziplinargesellschaft, die das Ergebnis »diskursiver« und »nicht-diskursiver« Praktiken ist und die auf den »Disziplinen« beruht. »Disziplinen«, darunter versteht Foucault diejenigen Methoden, »welche die peinliche Kontrolle der Körpertätigkeiten und die dauerhafte Unterwerfung ihrer Kräfte ermöglichen und sie gelehrig/nützlich machen ...« (Foucault 1989: 175). Ob im Gefängnis, in der Klinik oder anderen institutionalisierten Formen menschlichen Zusammenlebens, das Individuum wird Foucault zufolge einer zunehmend analytischen Betrachtung unterworfen; über das Individuum wird Wissen akkumuliert (»Diskursivierung«) und dessen Verhalten zugleich durch konkrete Regeln normiert (»Nicht-Diskursivität«). Wichtig ist dabei, daß die Disziplinargesellschaft nicht auf hierarchisch-repressiven Machtstrukturen von oben nach unten aufbaut, sondern daß Diskursivierung und Nicht-Diskursivität ein Netz miteinander verknüpfter, anonymer und dezentraler Kräfte entstehen läßt (Foucault 1989: 228, 263).

Sich dieser drei Erklärungsmodelle von Rationalisierung, Zivilisierung und Disziplinierung zu bedienen, hat für die Beantwortung der Frage, wie das heu-

---

30 Vgl. hierzu insbesondere Elias (1976 Bd.2.: S.312-341). Nützlich zur Einführung in das Werk von Norbert Elias: Baumgart/Eichner (1991).
31 Vgl. hierzu vielmehr Breuer (1986), Schulze (1987).

tige medizinische (westliche) Gesundheitssystem entstehen konnte, grundlegende Konsequenzen. Eben an diesen Konsequenzen läßt sich die Tragweite verdeutlichen, die Modelle für die Sozialgeschichte der Medizin ebensowie für die Medizingeschichte besitzen können.[32] Um dies auszuführen, möchte ich zwei pointierte und meines Erachtens für die deutsche Forschung repräsentative Beispiele herausgreifen.

Der Sozialhistorikerin Ute Frevert[33] zufolge beruhte die Durchdringung der Gesellschaft mit ärztlichen Normen

»nicht nur in [der] Einbeziehung tendenziell aller Menschen in ein immer dichteres, von akademischen Experten kontrolliertes Netz medizinischer Versorgung. Die Medikalisierung der Gesellschaft fand vielmehr auch auf der Ebene von Normen und Deutungsmustern statt, die die Mentalität sozialer Schichten und Klassen prägte und ihr alltägliches Verhalten strukturierten. [...] Mit der Propagierung von Verhaltensstandards grenzten Ärzte und Gesundheitsadministration zugleich solche Verhaltensweisen aus, die sie als krankheitsfördernd und gesundheitsschädlich bezeichneten. Die Rationalisierung menschlichen Verhaltens, seine Ausrichtung an verbindlichen, zweckgebundenen, von der Obrigkeit positiv sanktionierten Standards fand damit auch Eingang in die ›Körperökonomie‹. Der Umgang mit dem eigenen Körper wurde gesellschaftlich normiert und kontrolliert.« (Frevert 1985:42).

Die gleiche Interpretationsrichtung verfolgt der Medizinhistoriker und Soziologe Alfons Labisch in einer idealtypisierenden Überblicksdarstellung. Dort heißt es in bezug auf den neuzeitlichen Territorialstaat:

»Mit dem Gesundheitsprogramm des aufgeklärten Absolutismus waren [...] ein für alle mal öffentliche Gesundheit als Ziel staatlichen Handelns und die [ärztliche] Medizin als zuständige Expertise miteinander verbunden [...] Hier [...] bildeten sich allmählich Formen gesundheitlichen Handelns heraus, die schließlich zu einem festen Korpus von Interventionsmitteln und Interventionsgegenständen des Staates und eines entsprechenden Angebots an Expertise und Experten der Medizin führen sollten.« (Labisch 1992: 90f.).

Diese Formen gingen so weit, daß z.B. mithilfe der Geistlichen, die als Vermittler der ärztlichen Verhaltensnormen »in einer Art innerer Kolonisation [...] auch die auf dem Lande lebenden Menschen in das Gefüge des neuzeitlichen Staates eingeführt werden [sollten].« (ebd.: 93). Für die Ärzte der Aufklärungs-

---

32 Die folgenden Ausführungen sind eine komprimierte Version meiner Argumente, die ich bereits andernorts detailliert dargelegt habe. Für die Einzelheiten sei daher pauschal verwiesen auf: Loetz (1993).
33 Ihre diesbezüglich Dissertation stammt aus dem Jahre 1984 und ist bis heute für die deutsche Forschung prägend geblieben. Vgl. Frevert (1984).

zeit wie für das »aufstrebende Bürgertum«(ebd.: 102) wurde, so Labisch weiter, Gesundheit »ein Instrument, sich von den unteren Schichten belehrend abzusetzen und diese gleichzeitig im öffentlichen Auftrag zu arbeitsamen, genügsamen und fleißigen Untertanen heranzuziehen [...] Herrscher und Staatsverwaltungen entdeckten die Bedeutung von Gesundheit für das Kalkül der Macht und wandten sich an die Medizin. Die Medizin entdeckte ihre Bedeutung für die Herrschaft und erkannte dabei ein eigenes, neues und gesellschaftlich anerkanntes Wirkungsfeld.« (ebd.: 103f.)

Stark vereinfacht und überspitzt zusammengefaßt formulieren Spree, Frevert und Labisch folgendes Medikalisierungsmodell: Drei gesellschaftliche Gruppen treten als Trägerinnen der Medikalisierung auf. Der absolutistische Staat, der ein Interesse an produktiven und kontrollierbaren Untertanen hat, betreibt Gesundheitspolitik als ein Mittel der Herrschaftsausübung. Mit dem Staat verbündet sich wiederum die Ärzteschaft, um ihre medizinischen Konkurrenten auszuschalten und sich eine Monopolstellung im Gesundheitswesen aufzubauen. Das Bürgertum schließlich sucht sich aus zivilisationskritischen und medizinischen Gründen gegen den Adel und die Unterschichten abzugrenzen und verfolgt damit Ziele, die mit der staatlichen und ärztlichen Gesundheitspolitik im Einklang stehen. Opfer der Medikalisierungsbestrebungen sind dagegen die nicht-lizenzierten Mediziner, die Masse der Bevölkerung und dort insbesondere die Frauen. Als »Pfuscher«, Wundärzte und Hebammen werden sie allmählich gesetzlich aus dem medizinischen Markt verdrängt, als Arme und Waise geraten sie in die Fänge staatlicher Institutionen, als »abergläubischer Pöbel« werden sie ihrer traditionalen Lebenswelt entfremdet, als Kranke dem objektivierenden ärztlichen Blick ausgesetzt, als Frauen den Händen männlicher Ärzte ausgeliefert.

Die Anwendung der Erklärungsparadigmen »Rationalisierung«, »Zivilisierung« und »Disziplinierung«, auf welche diese Interpretation von der allmählichen Monopolisierung der Medizin durch die Ärzteschaft mit Unterstützung von Staat und Bürgertum beruht, verdeutlicht den Beitrag wie auch die Grenzen von idealtypischen Modellen für die empirische Arbeit. Die genannten drei Konzepte ordnen Einzelerscheinungen in Gesamtentwicklungen ein und gelangen somit zu Interpretationsaussagen allgemeinen Charakters. Sie vollziehen also einen wesentlichen Arbeitsschritt bei der Formulierung von Modellen. Aber: Von Rationalisierungen des Verhaltens (Weber) auszugehen, heißt vorherige Verhaltensformen apriorisch als irrational einzustufen. Menschliches Verhalten als ursprünglich triebhaft (Elias) oder gesellschaftlich unstrukturiert (Oestreich, Foucault) zu setzen, bedeutet, Verhaltensveränderung vorrangig mit Zwang oder Disziplinierung erklären zu können. Gerade an der Schnittstelle von idealtypischen Modellbildung und Modellanwendung in der Empirie ist also erwartungsgemäß Vorsicht geboten. Wer z.B. nicht-ärztliches Wissen und Handeln mit irrationalem Aberglauben identifiziert oder die Regelung der Gesellschaft grundsätzlich als einen Herrschaftsprozeß von oben nach unten betrachtet, wird geneigt sein, Nachweise hierfür suchen, und sie mit großer Wahrscheinlichkeit finden. Ein Beispiel für dieses Vorgehen ist bei der Medikalisierungsinterpretation etwa die Vorstellung, daß der Staat, die Ärzteschaft und das Bürgertum zusammen ihre Ziele gegen die Untertanen, Kranken und nicht-ärztliche Mediziner durchgesetzt hätten. Daß möglicherweise die Zielsetzungen von Staat, Ärzten und bürgerlichen Gesundheitsreformen einander gar nicht ergänzten, sondern eventuell einander zuwiderliefen, daß Staat, Ärzte und Bürgertum nicht zwangsläufig in einem unversöhnlichen Gegensatz zu Untertanen, Kranken und nicht-lizenzierten Medizinern gestanden haben könnten, wird erst gar nicht in Betracht gezogen und damit auch nicht am empirischen Material überprüft. Wenn die Prämissen, die sie setzen, nicht prinzipiell in Frage gestellt werden, engen also Modelle in der Geschichtsschreibung den Blick auf die Vergangenheit apriorisch ein. Hierin liegen ihre Grenzen.

Diese Grenzen sind allerdings nicht unüberwindbar, vorausgesetzt, es gelingt, nicht nur vereinzelte empirische Widerspüche zu einem Modell zu finden, sondern anhand dieser das ursprüngliche Modell auch zu korrigieren. Hinweise etwa darauf, daß möglicherweise Lücken zwischen Medikalisierungszielen und Medikalisierungsergebnissen klafften, sind zwar nützlich, doch bringen solche plausiblen Bemerkungen keinen Erkenntnisgewinn, solange entsprechende Relativierungen empirisch nicht nachgewiesen werden und ohne Folgen für die Modellbildung bleiben. Der erste Schritt besteht also darin, das Ausgangsmodell den Quellen auszusetzen. Nehmen wir wieder das oben angeführte Modell der Medikalisierung, so spricht eine Menge von empirischen Befunden dafür, es zu revidieren. Unter Verzicht auf die Einzelheiten möchte ich dies an den drei wesentlichen Antithesen zur Medikalisierungsinterpretation verdeutlichen:

1) Verwaltung, Ärzte und bürgerliche Gesundheitsreformer waren nicht in der Lage, auch nur annähernd ihre Medikalisierungsinteressen, die ohnehin nicht überschätzt werden dürfen, zu verwirklichen.

2) Das Verhältnis von Staat und Ärzten war durchaus gespannt; die teilweise divergenten Interessen beider waren keineswegs ausschließlich gegen Laienheilkundige, Hebammen und Kranke, die genauso wenig eine Allianz bilden mußten, gerichtet.

3) Untertanen bzw. Kranke und nicht-ärztliche Heilkundige waren nicht nur passive Opfer staatlicher und ärztlicher Gesundheitspolitik; Untertanen bzw. Kranke hatten auch einen aktiven Anteil an der Entwicklung des Gesundheitswesens.

Was ist nun mit Gegenthesen dieser Art gewonnen? Die empirischen Widersprüche besagen erst einmal nur, daß die bislang vorherrschenden Interpretationsaussagen zum Prozeß der Medikalisierung als für den untersuchten Gegenstand ungenügend erkennbar werden. Der nächste Schritt besteht daher darin, die konzeptionellen Schwächen des Ausgangsmodells zu beheben. Dies geschieht, indem anhand von Realtypologien neue Interpretationsmodelle entwickelt oder alte korrigiert, nicht aber indem idealtypische Erklärungsparadigmen entworfen werden. Im Fall der Medikalisierungsproblematik ziehe ich eine Reformulierung des Medikalisierungsmodells als Modell der medizinischen Vergesellschaftung vor. Um dies zu veranschaulichen, seien wiederum die Hauptthesen zur medizinischen Vergesellschaftung aufgeführt:

1) Die Durchdringung der Gesellschaft mit ärztlicher Medizin beruhte neben dem Zwang, den Staat, Gesundheitsreformer und Ärzte teilweise ausübten, zusätzlich auf der Annahme – manchmal sogar Nachfrage nach – ärztlicher Medizin seitens der Bevölkerung.

2) Die Annahme ärztlicher Medizin war nicht einfach das Ergebnis eines durch Zwangsmittel gebrochenen Widerstands. Annahme von und vereinzelte Nachfrage nach ärztlicher Medizin resultierte ebenso aus Wechselwirkungen zwischen Ärzten, nicht-lizenzierten Medizinern und Bevölkerung.

3) Die Durchdringung der Gesellschaft mit ärztlicher Medizin ist daher nicht allein das Ergebnis einer Disziplinierung »von oben«, sondern auch einer durchaus spannungsreichen gegenseitigen Annäherung aller an Gesundheit Interessierten ebenso wie eines teilweisen Drucks »von unten.«

Diese Thesen dürften verdeutlichen, daß das Konzept der medizinischen Vergesellschaftung gegenüber demjenigen der Medikalisierung auf einer empirischen Akzentverschiebung beruht. Von welcher Bedeutung sind aber solche empirische Überarbeitungen für die Theorie? Mein Argument geht dahin, daß die Umsetzung empirischer Korrekturen in die Weiterentwicklung von Modellen einen wichtigen heuristischen Beitrag für die Forschung leistet. Aus dem Vergleich zwischen dem Modell der Medikalisierung und demjenigen der medizinischen Vergesellschaftung wird ersichtlich, daß das Modell der Medikalisierung erstens bestimmte Fragen wie z.B. nach der Vielfalt der Reaktionsformen auf die ärztliche Medizin erst gar nicht aufwirft; es faßt, um auf den zweiten Arbeitsschritt der Modellbildung zurückzukommen, die Kombinationsregeln für die gesetzten Elemente zu eng. Medizinische Vergesellschaftung hingegen geht z.B. davon aus, daß die Bevölkerung unterschiedliche Haltungen zur ärztlichen Medizin einnahm. Das Modell stellt somit andere Fragen als das Modell der Medikalisierung; es erweitert, um erneut auf den zweiten Schritt der Formulierung von Modellen zu verweisen, das Inventar der Kombinationsregeln der Elemente. Wer aber andere Fragen stellt, erhält auch andere Antworten. Für Historiker bedeutet diese Binsenwahrheit, daß die Wahl der Quellen und die Form der Quellenauswertung von den Modellen abhängt, mit denen sie ihre Arbeit aufnehmen. Modelle sind für Historiker unverzichtbare Sonden, die ihnen helfen, die Vergangenheit gezielt zu erschließen. Daher ist Theorie nicht nur ein Mittel, sondern auch ein Ziel historischer Forschung.

Daß Historiker auf Modelle angewiesen sind, begrenzt indes auch die Tragweite von Theorie für die Geschichtsschreibung. Modelle bauen definitionsgemäß auf einer Abstraktionsleistung auf, da sie von den Einzelheiten absehen und sich auf verallgemeinerbare Aussagen konzentrieren. Deswegen dürfen sie, was allerdings öfters in Vergessenheit gerät, nicht mit einem Abbild der Wirklichkeit verwechselt werden. Wenn z.B. das Modell der medizinischen Vergesellschaftung für einen Untersuchungsbereich etwas ausgefeilter und zutreffender sein mag als das der Medikalisierung, so kann es doch die Komplexität des Prozesses, aus dem das heutige Gesundheitssystem entstanden ist, nicht erfassen. Es erfüllt lediglich die Funktion, Hilfestellungen zur Entwicklung neuer Fragestellungen zu geben, die dieser Komplexität gerechter zu werden suchen.

Empirie und Theorie stehen in der Geschichtsschreibung, so das Fazit, in notwendiger Wechselbeziehung zueinander: Empirie kommt ohne Theorie nicht aus. Historiker, die meinen, ohne Theorie forschen zu können, pflegen einen unreflektierten und impliziten Umgang mit Modellen. Dies hat zur Folge, daß sie eine Fülle von Vor-Urteilen ungeprüft in ihre Arbeit einfließen lassen und

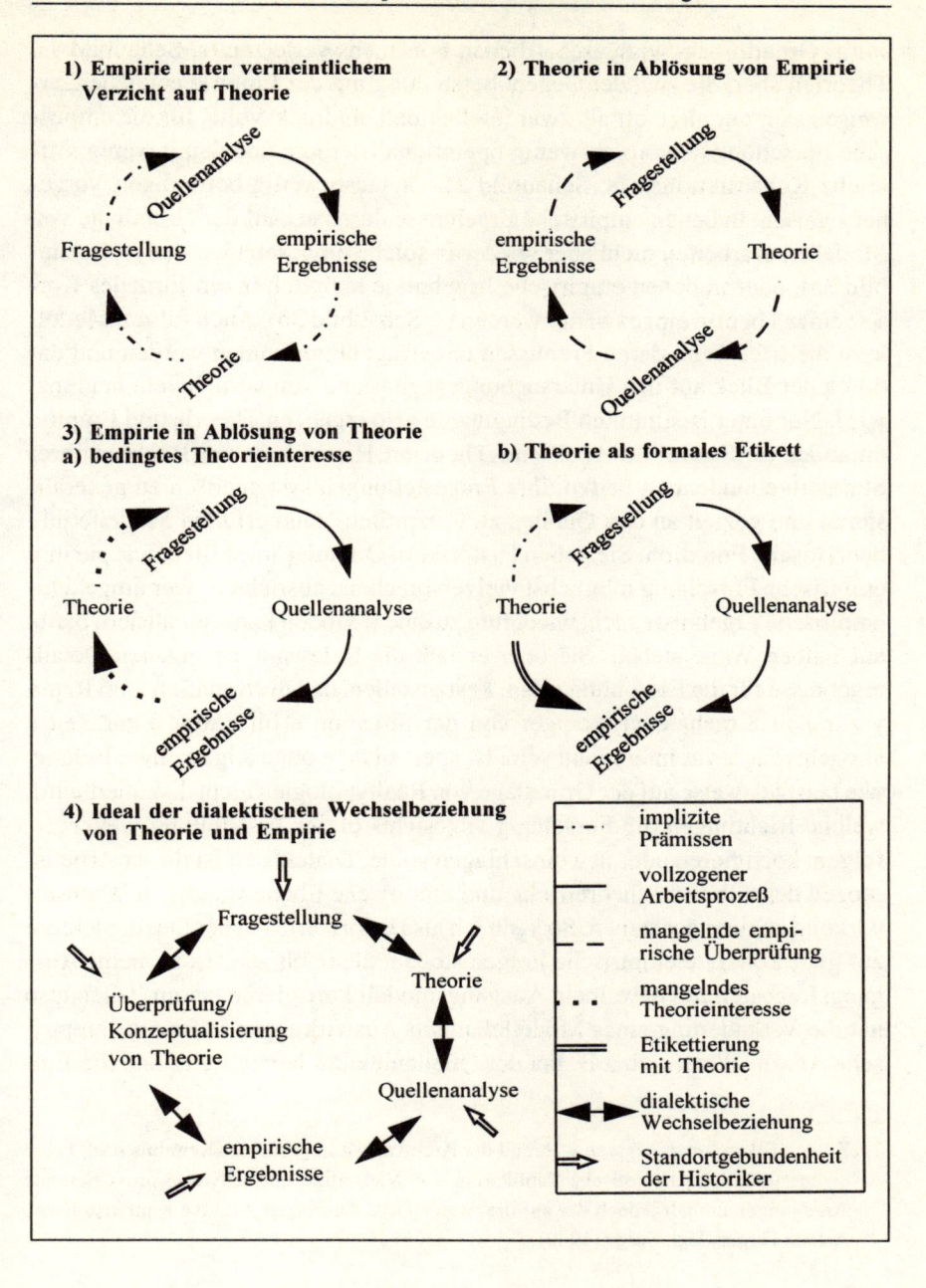

Theorie und Empirie in der Geschichtsschreibung 39

1) Empirie unter vermeintlichem Verzicht auf Theorie

Quellenanalyse
Fragestellung
empirische Ergebnisse
Theorie

2) Theorie in Ablösung von Empirie

Fragestellung
empirische Ergebnisse
Theorie
Quellenanalyse

3) Empirie in Ablösung von Theorie
a) bedingtes Theorieinteresse

Fragestellung
Theorie
Quellenanalyse
empirische Ergebnisse

b) Theorie als formales Etikett

Fragestellung
Theorie
Quellenanalyse
empirische Ergebnisse

4) Ideal der dialektischen Wechselbeziehung von Theorie und Empirie

Fragestellung
Theorie
Überprüfung/ Konzeptualisierung von Theorie
Quellenanalyse
empirische Ergebnisse

Legende:
- –·–·– implizite Prämissen
- ——— vollzogener Arbeitsprozeß
- – – – mangelnde empirische Überprüfung
- ······· mangelndes Theorieinteresse
- ═══ Etikettierung mit Theorie
- ◄──► dialektische Wechselbeziehung
- ⇒ Standortgebundenheit der Historiker

somit Grundregeln wissenschaftlichen Forschens verletzen (s. Schaubild 1). Theorien aber, die sich der Gegenüberstellung mit der Empirie entziehen, erweisen sich nur allzu oft als zwar intellektuell eindrucksvolle, für die empirische Forschung aber als zu wenig operationalisierbare und damit wenig hilfreiche Konstruktionen (s. Schaubild 2). Genauso wenig befriedigen Vorgehensweisen, in denen empirische Ergebnisse durchaus auf der Grundlage von Modellen erarbeitet, nicht aber wieder in solche umgesetzt werden (s. Schaubild 3a), oder in denen empirische Ergebnisse lediglich in ein formales Korsett einer Theorie eingezwängt werden (s. Schaubild 3b). Auch führen Modelle in die Irre, wenn deren Prämissen unbefragt übernommen werden und dadurch der Blick auf den Untersuchungsgegenstand von vornehercin begrenzt wird. Nur unter bestimmten Bedingungen also ergänzen Theorie und Empirie einander (s. Schaubild 4): Wenn Theorien Historikern im Rahmen ihrer Standortgebundenheit helfen, ihre Fragestellungen systematisch zu generalisieren und gezielt an den Quellen zu überprüfen, dann erfüllen Modelle ihre heuristische Funktion. Sie geben Historikern Orientierungshilfen, wie sie ihre empirische Forschung möglichst vielversprechend ausrichten. Wer umgekehrt empirische Ergebnisse nicht wiederum zu einem Modell konzeptualisiert, bleibt auf halben Wege stehen. Sie oder er läßt die Relevanz der eigenen Detailergebnisse für die Forschung offen. Festzustellen, daß die Situation x im Raum y zur Zeit z mehr oder weniger von der Situation a im Raum b zur Zeit c abwich, mag zwar interessant sein, ist aber solange ohne allgemeinen Belang, wie beispielsweise auf der Grundlage von Realtypologien nicht diskutiert wird, welche Richtungen die Forschung angesichts dieser Feststellung weiterverfolgen, korrigieren oder neu einschlagen sollte. Dialektisch ist dieser Arbeitsprozeß deshalb, weil theoretische und empirische Ebene ständig in Wechselwirkung zueinander stehen. So kann ich als Historikerin bei der Quellenlektüre auf ganz konkrete empirische Fragen stoßen, die mich wiederum meine Ausgangsfragestellung bzw. mein Ausgangsmodell korrigieren lassen.[34] Genauso hat die Veränderung eines Modellelements Auswirkungen auf meine empirische Arbeit. Wenn sich z.B. bei der Quellenlektüre herausstellt, daß die Ein-

---

34 Zu den Erkenntnisprozessen während der Archivarbeit liegt meiner Kenntnis nach keine eigene geschichtstheoretische Publikation vor. Vielseitige und teilweise provozierende Anregungen enthält jedoch der auf die Atmosphäre der Pariser Archive zentrierte Essay Arlette Farges. Vgl. Farge (1989).

führung der gesetzlichen Pockenschutzimpfung von manchen Betroffenen nicht abgelehnt, sondern ausdrücklich begrüßt wurde, muß ich die Vorstellung eines unversöhnlichen Gegensatzes zwischen ärztlichem Angebot und Eigensinn der Bevölkerung revidieren.[35] Umgekehrt bewirkt die Erweiterung des Modells der Medizingeschichte aus ärztlicher Perspektive zu einer Medizingeschichte auch aus Krankenperspektive, daß ich nicht mehr allein die Darstellung von Kranken durch Ärzte untersuchen kann,[36] sondern Quellen aufarbeiten muß, die auf die Sicht der Kranken selbst verweisen.[37] Die Veränderung meiner Fragestellung hat also zur Folge, daß ich andere Quellen suche und/oder bereits bekannte Quellen unter einem anderen Aspekt auswerte.

Wie schwierig die Integration von Theorie als Mittel und Ziel empirischer Forschung auch ist, es lohnt sich, diesen dialektischen Prozeß von Theorie zu Empirie bzw. von Empirie zu Theorie zu vollziehen. Denn Interpretationsmodelle mit Quellenanalysen in Wechselbeziehung zu setzen, heißt Erkenntnisse darüber zu gewinnen, wo sich die historische Forschung zu einem gegebenen Zeitpunkt befindet und wohin sie sich bewegen sollte. Auf solche Erkenntnisse aber werden Historiker, ganz gleich, ob in der Sozial-/Geschichte der Medizin oder in der allgemeinen Geschichtsschreibung, nicht verzichten wollen, selbst wenn der erzielte Erkenntniswandel nicht gleich einen Paradigmenwechsel oder einen linearen Erkenntnisfortschritt bedeuten muß.[38]

---

35 Vgl. zum Problem des Widerstands gegenüber der Pockenschutzimpfung: Wolff (1997), Kapitel V.
36 Typisch für eine solche Vorgehensweise ist Schotts Untersuchung von den Konzeptionen etwa des Brownianismus, Mesmerismus oder Somnambulismus vom idealen Kranken, die – im Gegensatz zum Aufsatztitel – nicht mit der sozialen Wirklichkeit der Arzt-Patienten-Beziehung gleichzusetzen sind. Vgl. Schott (1994).
37 Zum Problem der Sozial-/Geschichte der Medizin aus Krankenperspektive vgl. den Beitrag von Eberhard Wolff in diesem Band.
38 Zurecht weisen Rüsen und Friedrich Jaeger darauf hin, daß Historiker – und wohl nicht nur sie – die Dynamik des Erkenntnisprozesses unreflektiert mit teleologischem Erkenntnisfortschritt gleichsetzen. Vgl. Rüsen/Jaeger (1994: 102f.).

Literatur

Angehrn, Emil (1991), *Einführung in die Geschichtsphilosophie*, Stuttgart/Berlin/Köln.

Baumgart Ralf/Eichner Volker (1991), *Elias zur Einführung*, Hamburg.

Breuer, Stefan (1986), »Sozialdisziplinierung. Probleme und Problemverlagerungen eines Konzepts bei Max Weber, Gerhard Oestreich und Michel Foucault«, in: C. Sachße/F. Tennstedt (Hg.), *Soziale Sicherheit und soziale Disziplinierung. Beiträge zu einer historischen Theorie der Sozialpolitik*, Frankfurt a.M., S. 45-69.

Brüggemeier, Franz-Josef (1994), »Konstruktion und Wirklichkeit. Neuere Arbeiten zur Geschichte von Medizin und Gesellschaft,« in: *Archiv für Sozialgeschichte* 34, S. 489-491.

Burke, Peter (1992), *History and Social Theory*, Cambridge.

Charpa, Ulrich (1996), *Grundprobleme der Wissenschaftsphilosophie*, Paderborn u.a.

Conrad, Christoph/Kessel, Martina (Hg.) (1994), *Geschichte schreiben in der Postmoderne. Beiträge zur aktuellen Diskussion*, Stuttgart.

Dabag, Mihran (1989), *Löwiths Kritik der Geschichtsphilosophie und sein Entwurf einer Anthropologie*, Bochum.

Döbert, Rainer, (1989), »Max Webers Handlungstheorie und die Ebenen des Rationalitätskomplexes,« in: J. Weiß (Hg.), *Max Weber heute. Erträge und Probleme der Forschung*, Frankfurt a.M., S. 210-249.

Elias, Norbert (1976), *Über den Prozeß der Zivilisation. Soziogenetische und psychogenetische Untersuchungen*, 2 Bde., Frankfurt a.M.

Engelmann Peter (Hg.) (1993), *Postmoderne und Dekonstruktion. Texte französischer Philosophen der Gegenwart*, Stuttgart.

Faber, Karl-Georg (1982), *Theorie der Geschichtswissenschaft*, 5. Auflage, München.

Farge, Arlette (1989), *Le goût de l'archive*, Paris.

Foucault, Michel (1973), *Die Geburt der Klinik. Eine Archäologie des ärztlichen Blicks*, München.

– (1989), *Überwachen und Strafen. Die Geburt des Gefängnisses*, 8. Auflage, Frankfurt a.M.

Frank, Manfred (1988), »Zum Diskurbegriff bei Foucault«, in: J. Fohrmann/H. Müller (Hg.), *Diskurstheorien und Literaturwissenschaft*, Frankfurt a.M., S. 25-44.

Frevert, Ute (1984), *Krankheit als politisches Problem 1770-1880. Soziale Unterschichten in Preußen zwischen medizinischer Polizei und staatlicher Sozialversicherung*, Göttingen.

– (1985), »Akademische Medizin und soziale Unterschichten im 19. Jahrhundert. Professionalisierung – Zivilisationsmission – Sozialpolitik,« in: *Medizin, Geschichte und Gesellschaft* 4, S. 41-59.

Gehrhard, Otto/Rüsen, Jörn (1996) (Hg.), *Historismus in den Kulturwissenschaften. Geschichtskonzepte, historische Einschätzungen, Grundlagenprobleme*, Köln/Weimar/Berlin.

Goertz, Hans-Jürgen (1995), *Umgang mit Geschichte. Eine Einführung in die Geschichtstheorie*, Reinbek.
Grafton, Anthony (1995), *Die tragischen Ursprünge der deutschen Fußnote*, Berlin.

Heehs, Peter (1994), »Myth, History and Theory«, in: *History and Theory* 33, S. 1-19.
Heins, Volker (1990), *Max Weber zur Einführung*, Hamburg.

Iggers, Georg (1978), *Deutsche Geschichtswissenschaft. Eine Kritik der traditionellen Geschichtsauffassung von Herder bis zur Gegenwart*, 3. Auflage, München.
Imhof, Arthur Erwin (1981), »Unterschiedliche Sterblichkeit in Deutschland, 18. bis 20. Jahrhundert – warum?«, in: *Zeitschrift für Bevölkerungswissenschaft* 7, S. 343-382.

Janoska-Bendl, Judith (1965), *Methodologische Aspekte des Idealtypus. Max Weber und die Soziologie der Geschichte*, Berlin.
Jütte, Robert (1996), »Vom Hospital zum Krankenhaus. 16. bis 19. Jahrhundert,« in: A. Labisch/R. Spree (Hg.), »*Einem jedem Kranken in einem Hospital sein eigenes Bett«. Zur Sozialgeschichte des Allgemeinen Krankenhauses in Deutschland im 19. Jahrhundert*, Frankfurt a.M., S. 31-50.

Koselleck, Reinhart (1972), »Über die Theoriebedürftigkeit der Geschichtswissenschaft«, in: W. Conze (Hg.), *Theorie der Geschichtswissenschaft und Praxis des Geschichtsunterrichts*, Stuttgart.
Koselleck, Reinhart (1987), »Historik und Hermeneutik«, in: Ders./H.-G. Gadamer, *Hermeneutik und Historik*, Heidelberg.
Küttler, Wolfgang/Rüsen, Jörn, Schulin, Ernst (Hg.) (1993), *Geschichtsdiskurs*, Bd. 1., *Grundlagen und Methoden der Historiographie*, Frankfurt a.M.

Labisch, Alfons (1992), *Homo Hygienicus. Gesundheit und Medizin in der Neuzeit*, Frankfurt a.M./New York.
Loetz, Francisca (1993), *Vom Kranken zum Patienten. »Medikalisierung« und medizinische Vergesellschaftung am Beispiel Badens 1750-1850*, Stuttgart.
Löwith, Karl (1953), *Weltgeschichte und Heilsgeschehen. Die theologischen Voraussetzungen der Geschichtsphilosophie*, 2. Auflage, Stuttgart.
Lübbe, Hermann (1993), *Geschichtsphilosophie. Verbliebene Funktionen*, Erlangen/Jena.

Meran, Josef (1985), *Theorien in der Geschichtswissenschaft*, Göttingen.

Niethammer, Lutz/van Laark, Dirk (Mitarb.) (1989), *Posthistoire. Ist die Geschichte zu Ende?*, Reinbek.
Noiriel, Gérard (1994), »Foucault and History. The Lessons of a Disillusion«, in: *Journal of Modern History* 66, S. 547-568.

Oestreich, Gerhard (1968), »Strukturprobleme des europäischen Absolutismus«, in: *Vierteljahrschrift für Sozial- und Wirtschaftsgeschichte* 55, S. 329-347.

Oexle, Gerhard Otto/ Rüsen, Jörn (1996) (Hg.), *Historismus in den Kulturwissenschaften. Geschichtskonzepte, historische Einschätzungen, Grundlagenprobleme*, Köln/Weimar/Wien.
Ostrowki, Donald (1988), »A Source-Oriented Theory of Historical Study«, in: *Diogenes* 143, S. 23-40.

Porter, Roy (1985), »The Patient's View. Doing Medical History form Below«, in: *Theory and Society* 14, S. 175-198.
– (1992), *Doctor of Society. Thomas Beddoes and the Sick Trade in Late-Enlightenment England*, London/New York.
Porter, Dorothy/Porter, Roy (1988), *In Sickness and in Health. The British Experience 1650-1850*, London.

Quine, Willard van Orman (1975), »Ontologische Relativität«, in: Ders., *Ontologische Relativität und andere Schriften*, Stuttgart, S. 41-96.

Rüsen, Jörn (1994), »Theorie der Geschichte«, in: J. Rüsen (Hg.), *Historische Orientierung. Über die Arbeit des Geschichtsbewußtseins, sich in der Zeit zurechtzufinden*, Köln/Weimar/Wien, S. 71-100.
– / Jaeger, Friedrich (1994), »Historische Methode«, in: J. Rüsen (Hg.), *Historische Orientierung. Über die Arbeit des Geschichtsbewußtseins, sich in der Zeit zurechtzufinden*, Köln/Weimar/Wien, S. 101-129.

Sander, Sabine (1989), *Handwerkschirurgen. Zur Sozialgeschichte einer verdrängtern Berufsgruppe*, Göttingen.
Schott, Heinz (1994), »Das Arzt-Patienten-Verhältnis zwischen Aufklärung und Romantik«, in: *Medizin, Geschichte und Gesellschaft* 12, S. 9-20.
Schulze, Winfried (1987), »Gerhard Oestreichs Begriff »Sozialdisziplinierung« in der frühen Neuzeit,« in: *Zeitschrift für historische Forschung* 14, S. 265-302.
Spree, Reinhard (1981), *Soziale Ungleichheit vor Krankheit und Tod. Zur Sozialgeschichte des Gesundheitsbereichs im Kaiserreich*, Göttingen.

Topolski, Jerzy (1988), »The Concept of Theory in Historical Research. Theory versus Myth«, in: *Storia della Storiografia* 13, S. 67-79.

Weber, Max (1988), Die »Objektivität« sozialwissenschaftlichen und sozialpolitischer Erkenntnis, in: Johannes Winckelmann (Hg.), *Max Weber. Gesammelte Aufsätze zur Wissenschaftslehre*, 7. Auflage, Tübingen, S. 146-214.
White, Hayden (1986), *Auch Klio dichtet oder Die Fiktion des Faktischen. Studien zur Typologie des historischen Diskurses*, Stuttgart.
Wischhöfer, Bettina (1991), *Krankheit, Gesundheit und Gesellschaft in der Aufklärung. Das Beispiel Lippe 1750-1830*, Frankfurt a.M./New York.
Wolff, Eberhard (1997), *Einschneidende Maßnahmen. Pockenschutzimpfung und traditionale Gesellschaft im Württemberg des frühen 19. Jahrhunderts*, Stuttgart.

Volker Roelcke

Medikale Kultur: Möglichkeiten und Grenzen der Anwendung eines kulturwissenschaftlichen Konzepts in der Medizingeschichte[1]

Vorstellungen und Praktiken, die sich auf Geburt und Tod, auf Wohlbefinden und Befindlichkeitsstörungen beziehen, sind jeweils in spezifische soziale und kulturelle Kontexte eingebunden. Sie sind ebenso durch diese Kontexte geprägt, wie sie umgekehrt etwa auf kulturell dominierende Natur-, Gesellschafts- und Geschichtsdeutungen zurückwirken.

Programmatische Äußerungen, wonach eine angemessene Darstellung historischer Deutungsmuster und Verhaltensweisen im Zusammenhang mit Gesundheit und Krankheit diese soziale und kulturelle Dimension einbeziehen sollte, lassen sich durch die Medizingeschichte des 20. Jahrhunderts verfolgen.[2] Bis in die 1980er Jahre wurden diese Programme jedoch selten konstitutiver Bestandteil medizinhistorischer Forschungen oder Übersichtsdarstellungen.[3]

Die Kulturwissenschaften, und unter ihnen in exemplarischer Weise die Ethnologie, stellen ein differenziertes begriffliches Instrumentarium zur Analyse kultureller Phänomene zur Verfügung.[4] Methoden und Theorien aus Eth-

---

1 Ich danke den Teilnehmern des Autorentreffens für eine kritische Diskussion sowie insbesondere Gunnar Stollberg und Eberhard Wolff für wertvolle Anmerkungen und weiterführende Kommentare zu früheren Fassungen dieses Beitrags.
2 An erster Stelle seien hier die Arbeiten von Henry Sigerist und Erwin H. Ackerknecht genannt: Vgl. die Aufsatzsammlungen von Sigerist in Marti-Ibanez (1960) und Roemer (1960) sowie Sigerist (1951: Kap. 1); weiterhin Ackerknecht (1947) sowie die Aufsatzsammlung Ackerknecht (1971).
3 Ansätze zu einer systematischen Durchführung eines solchen Programms finden sich beispielsweise bei Shryock (1936) oder Schipperges u.a. (1978). – Eine kritische Übersicht über soziologisch informierte medizinhistorische sowie historisch analysierende medizinsoziologische Arbeiten findet sich in Labisch (1980) sowie Labisch (1987/88).
4 Zum Gebrauch des Begriffs »Kultur« als analytische Kategorie in Ethnologie und Geschichtswissenschaft, vgl. Daniel (1993) und Wimmer (1996).

nologie bzw. Kulturanthropologie[5] werden seit den 1970er Jahren zunehmend systematisch sowohl in der Allgemeinen Geschichte als auch in der Medizingeschichte angewendet.[6] Der ethnologische Kulturbegriff wurde in diesem Zusammenhang zum Leitbegriff einer eigenen sozialhistorischen Forschungsrichtung.[7] Seit Ende der 1980er Jahre wurde in der deutschsprachigen Sozialgeschichte der Medizin vor allem das Konzept der »medikalen Kultur« zu einer wichtigen heuristischen Kategorie.[8] Mit dieser Kategorie soll die Gesamtheit der gesundheits- und krankheitsbezogenen Vorstellungen und Handlungen in einer gegebenen sozialen Gruppe begrifflich gefaßt werden.

Der folgende Beitrag ist in zwei Abschnitte gegliedert. Im ersten Teil soll der Begriff der »medikalen Kultur« erläutert werden. Dazu werden die Definitionen und Verwendungsweisen dieser Kategorie bei einigen repräsentativen Autoren rekonstruiert. Im zweiten Teil sollen dann die neugewonnenen Möglichkeiten, aber auch die Grenzen des Konzepts bei der Anwendung auf medizinhistorische Fragestellungen diskutiert werden.

---

5   Die Disziplinbezeichnungen *Ethnologie* und *Kulturanthropologie* (für die amerikanische Tradition der *Cultural Anthropology*) werden im folgenden als Synonyma gebraucht; sie beziehen sich ebenso auf den Wissensbestand wie auf das methodische und theoretische Instrumentarium der britischen Social Anthropology. Die historisch bedingten und in den letzten Jahrzehnten zeitweise erheblich unterschiedlichen Akzentsetzungen in den diversen nationalen ethnologischen Traditionen sind für die vorliegenden Überlegungen allenfalls am Rande von Bedeutung und sollen daher hier nicht eigens erörtert werden.

6   Bereits die Vertreter der ersten beiden Generationen der Annales-Schule (ca. 1930-1970) waren über den Stand der zeitgenössischen ethnologischen Diskussion informiert, ohne deren Ergebnisse jedoch zentral und systematisch in die eigene Ansätze zu integrieren; vgl. Burke (1990: insbes. 79-93). Zu den ersten Beispielen systematischer Anwendung im Bereich der Allgemeinen Geschichtswissenschaft (mit erheblicher Relevanz für die Medizingeschichte) gehören im englischsprachigen Raum Macfarlane (1970) und Thomas (1971). Als Beispiele aus dem französischen Kontext seien Lebrun (1971) und Le Roy Ladurie (1975) genannt. – Eine erste Übersicht für ethnologisch-inspirierte Arbeiten aus der Medizin- und Wissenschaftsgeschichte gibt MacDonald (1983).

7   Vgl. etwa Burguière (1978), Burke (1992), sowie allgemeiner Daniel (1993). Zur Konjunktur des in der Ethnologie selbst nur noch mit großen Vorbehalten verwendeten Kulturbegriffs in der Historiographie und den Sozialwissenschaften, vgl. Wimmer (1996).

8   Vgl. etwa Stolberg (1986); Lachmund/Stollberg (1989); Wolff (1989); Jütte (1991a); Loetz (1993); Wolff (1993); Lachmund/Stollberg (1995); Wolff (1996). Der Begriff wird auch bei Probst (1992: etwa 44-45) fruchtbar gemacht, wenngleich er dort keine für die Arbeit konstitutive Funktion erhält.

Der Begriff der »medikalen Kultur«: Herkunft, Definitionen, Gebrauch

Eine erste ausdrückliche Definition für das heuristische Konzept der »medikalen Kultur« findet sich in einem Aufsatz der Volkskundler Wolfgang Alber und Jutta Dornheim aus dem Jahr 1983. Danach bilden

> »die medikalen Wissensvorräte und Verhaltensweisen, Bedürfnisse und Ansprüche unterer Bevölkerungsschichten, ihre Einstellungen zu Heilpersonen und ihre Nutzungsgewohnheiten von therapeutischen Angeboten«

die »medikale Laienkultur« einer Bevölkerung (Alber/Dornheim 1983: 165). Ähnlich heißt es in einem weiteren programmatischen Aufsatz, der Begriff der »medikalen Kultur« bezeichne »alle medizinischen Wissensvorräte und Handlungsweisen einschließlich der dazugehörenden Institutionen« einer Kultur (Dornheim 1986: 37, dort: Anm. 1).

Der Begriff der »medikalen Kultur« soll dabei den älteren Terminus der »Volksmedizin« korrigieren, der in seinem bisherigen Gebrauch zu sehr von der ärztlichen Perspektive bestimmt sei. Der überkommene Begriff der Volksmedizin beziehe sich – so die Autoren – auf eine aus der Warte der Hochschulmedizin definierte Residualkategorie (»Nicht-Schulmedizin«) und habe vor allem zur Ausgrenzung solcher Vorstellungen und Praktiken gedient, die nicht mit der »Schulmedizin« in Einklang zu bringen waren (Alber/Dornheim 1983: 164-165; Dornheim 1986: 27).[9] Während der Begriff »Volksmedizin« somit eine negative Definition seines Gegenstandes impliziert, soll die neu gefaßte Kategorie der »medikalen Kultur« die vorhandenen Wissensvorräte und Handlungsweisen, also die *Ressourcen* in unterschiedlichen, vor allem auch sozial benachteiligten gesellschaftlichen Gruppen ins Blickfeld nehmen und somit den Gegenstandsbereich positiv abgrenzen.[10] Zu bemerken bleibt freilich, daß auch Dornheim und Alber in ihrer Definition auf Medizin

---

9 Zur Prägung des Begriffs »Volksmedizin« im 19. Jahrhundert und zur Geschichte seiner Verwendung vgl. Schenda (1973) und Barthel (1986).

10 Vgl. ähnlich auch Wolff (1996); Porter (1985a) betont ebenfalls die Ressourcen und Kompetenzen von Patienten, Familienangehörigen und nicht-professionalisierten Anbietern auf dem »medical market place«, wenn er sich für eine historische Erforschung »from the patient's point of view« stark macht; er verwendet dabei jedoch nicht die Kategorie der »medikalen Kultur«.

rekurrieren (»medizinisch«, »medikal«), ohne an irgendeiner Stelle den Begriff der Medizin genauer zu bestimmen oder gar zu historisieren. Dieser unreflektierte Gebrauch von »Medizin« birgt problematische Implikationen, auf die im zweiten Teil des Beitrags eingegangen werden soll.

Eine Quelle für das heuristische Konzept wird von Alber und Dornheim nicht explizit genannt.[11] Als Motivation für die Einführung der neuen Kategorie läßt sich sowohl aus den Texten selbst als auch aus dem Publikationszusammenhang der Wunsch nach Korrektur einer historischen Fehlwahrnehmung von Struktur und Status der »Volkskultur« erschließen, eine Korrektur, die mit einem politisch-emanzipatorischen Impetus einhergeht.[12] Mit einer ähnlichen Intention erfolgte in der Allgemeinen Geschichte und der Ethnologie in den siebziger und Anfang der achtziger Jahre ein Rückgriff auf Konzepte aus der marxistischen Theorietradition, etwa auf den Althusserschen Ideologiebegriff oder Gramscis Konzept der Hegemonie (vgl. Iggers 1993: 63–87). So versuchte Robert Muchembled in einer unter Historikern weit rezipierten Studie, den Begriff der Hegemonie zur Analyse des Verhältnisses von »Eliten«- und »Volkskultur« fruchtbar zu machen. Nach Muchembled kam es im Frankreich des 17. Jahrhunderts durch das Zusammenwirken des absoluti-

---

11 In beiden genannten Publikationen verweisen die Autoren – allerdings nicht zur Herleitung ihres eigenen Konzepts – auf die programmatische Publikation des Volkskundlers Rudolf Schenda (1973) zum Begriff der Volksmedizin. Schenda verwendet wiederholt den Begriff des »medikalen Systems«, ohne ihn jedoch eigens zu definieren; vielmehr benutzt er den Begriff inkonsistent: Zum einen verweist er auf die seit dem 19. Jahrhundert professionalisierte »Schulmedizin« (Schenda: 209), der er ein Laiensystem gegenübergestellt sieht; an anderer Stelle umfaßt der Begriff (hier für das 16. Jahrhundert) sowohl die akademisch gebildete Ärzteschaft als auch »interessierte« oder »halbprofessionelle Laien« sowie schließlich das »unwissende, ungebildete Volk« (ebd.: 195). – Im Aufsatz von Dornheim (1986) wird bei der Definition des Terminus »medikale Kultur« außerdem auf den der »Heilkultur« bei Fielhauer (1973) verwiesen (Dornheim 1986: 37, Anm.1).

12 Der Aufsatz von Alber und Dornheim wurde im Kontext eines *Argument-Sonderband*es publiziert; in den achtziger Jahren bestand das ausdrückliche Programm des *Argument*-Verlages in der »wissenschaftlichen Zuarbeit zu den sozialen Bewegungen« (Umschlag-Innenseite, *Argument-Sonderband* AS 103, 1983). Dornheim thematisiert selbst-reflexiv die historische Bedingtheit ihres eigenen Unternehmens (Dornheim 1986: 25); eine Sozialgeschichte der historischen Wissenschaften hätte nicht nur diese Bedingtheit, sondern auch die Rückwirkung beispielsweise kulturwissenschaftlich inspirierter Historiographie auf die Geschichts- und Gegenwartsdeutungen sowie damit verbundene Handlungsweisen in der breiten Öffentlichkeit zu analysieren.

stischen und zentralisierenden französischen Staats mit der repressiven katholischen Kirche zu einer »Eroberung« der »Volkskultur« durch die »Elitenkultur«. Hier ist die »Kultur« breiter, nicht privilegierter Bevölkerungsgruppen zentraler Gegenstand des Forschungsinteresses.[13]

Ebenso beziehen Alber und Dornheim den neuen Begriff der »medikalen Kultur« bei seiner Einführung zunächst auf »Laien« und »untere Bevölkerungsschichten«(Alber/Dornheim 1983: 165). Erst im weiteren Gebrauch wird der Begriff dann auf »medizinische Wissensvorräte und Handlungsweisen« *aller* gesellschaftlichen Gruppen angewendet (Dornheim 1986). Um die »Bedürfnispotentiale und Nutzungsdispositionen« vor allem der »unteren, speziell ländlichen Bevölkerungsschichten« erschließen zu können, ist es den Autoren wichtig, zusätzlich zu publizierten ärztlichen Schriften neue Quellengattungen zur Rekonstruktion der historischen Wirklichkeit heranzuziehen (Alber/Dornheim 1983: 166). Solche Quellen wären z.B. die sogenannte magische Hausväterliteratur, medizinische Fallbeschreibungen, Gesundheitskatechismen, gedruckte Leichenpredigten, die Sammlungen »volksmedizinischen« Wissens, die in der zweiten Hälfte des 19. Jahrhunderts von Ärzten zusammengetragen wurden, sowie Archivalien wie etwa Kirchenkonventsprotokolle und Visitationsberichte (ebd.: 165-166; Dornheim 1986). Durch systematische Analyse dieser neuen Quellengattungen – so die Autoren – könnten die in der historischen und volkskundlichen Forschung bislang vernachlässigten Deutungs- und Handlungsmuster der Laienbevölkerung aufgespürt werden.[14]

Die sondierende Untersuchung dieser Quellen im Vergleich mit sogenannten Gesundheitskatechismen (als Ausdruck professionell-medizinischer Intentionen) führt die Autoren zu der Schlußfolgerung,

»daß das professionell-medizinische Dienstleistungsangebot und die von ihm ausgehenden Normierungstendenzen den medikalen Wissensvorräten, Verhaltensweisen und Bedürfnissen von Laien nicht entsprachen« (Alber/Dornheim 1983: 177).

Mit dem Prozeß der Medikalisierung[15], d.h., mit der Ausweitung des professionell-medizinischen Kompetenzbereichs seit dem ausgehenden 18. Jahrhundert, seien durch

---

13 Muchembled (1978); dazu kritisch Burke (1984) sowie Chartier (1985).
14 Zur Problematik der von den Autoren verwendeten Dichotomie »Laie«/»Experte«, vgl. unten, Abschnitt 2 (»Möglichkeiten und Grenzen des heuristischen Konzepts«).
15 Der Begriff der Medikalisierung läßt sich u.a. auf Michel Foucaults *Geburt der Klinik*

»die tradierten medikalen Orientierungsmuster und Interpretationshorizonte weitere Teile des Laiensystems ignoriert und die gesundheits- und krankheitsbezogenen Handlungsspielräume von Laien immer mehr eingeschränkt« worden (Alber/Dornheim 1983: 177).

Das Konzept der medikalen Kultur mit seiner besonderen Aufmerksamkeit für die Wissensbestände und Verhaltensweisen von »Laien« öffnet für Dornheim und Alber somit einen Weg, um die Vorstellungen, Bedürfnisse und Praktiken in der Allgemeinbevölkerung nicht aus der Sicht der professionellen Medizin, sondern aus der Perspektive der Betroffenen selbst zum Mittelpunkt der Analyse zu machen.

Robert Jütte verwendet in seiner monographischen Studie zum medizinischen Alltag in der frühen Neuzeit die Begriffe »medikale Kultur«, »medikales System« und »medizinisches System« synonym.[16] Die »medikale Kultur« ist die zentrale analytische Kategorie seiner Untersuchung (Jütte 1991a: 10-11).

In Abgrenzung zu einer »historisch-philologischen Medizingeschichte«, die sich vorwiegend mit der Geschichte des ärztlichen Standes und der Medizin als Wissenschaft beschäftige,[17] formuliert Jütte als sein Ziel die »Darstellung dessen, was es heißt, in einer bestimmten Gesellschaft und Kultur krank zu sein oder zu werden« (Jütte 1991a: 9). Im Mittelpunkt seiner Untersuchung stehen Krankheitserleben und -bewältigung durch den Patienten und seine Angehörigen, somit »nicht wie üblich *das* Gesundheitswesen einer bestimmten Stadt, sondern das medikale System *in* einer Stadt« (Jütte 1991a: 10-11; Hervorhebungen im Original).

Als Quellengrundlage benutzt Jütte die autobiographischen Aufzeichnungen eines Kölner Juristen und Ratsherren sowie das »Beileidbuch« der Kölner Wundärzte und Barbiere, welches die Eintragungen über amtliche Krankenvisiten für einen Zeitraum von etwa achtzig Jahren (1557-1638) enthält. Diese serielle Quelle erlaubt auch quantifizierende Aussagen, etwa über die Inan-

---

Fortsetzung Fußnote 15
    (1963) zurückführen; Alber und Dornheim beziehen sich wesentlich auf den Gebrauch des Konzepts bei Spree (1981). Zur Geschichte und einer kritischen Bestandsaufnahme des Medikalisierungsbegriffs vgl. Goubert (1982), die Einleitung zu Wolff (1989), sowie Loetz (1993). Vgl. auch den Beitrag von Michael Stolberg in diesem Band.
16 Jütte (1991a: 8, 10-11, 15, 31, 227-229); vgl. ebenso Jütte (1996: 12-13). Eine ebensolche Gleichsetzung findet sich bei Loetz (1993: 54-55).
17 Dies ist die Charakterisierung Jüttes für die institutionalisierte Medizingeschichte (Jütte 1991a: 9).

spruchnahme medizinischer Dienstleistungen in unterschiedlichen Bevölkerungsschichten. Ergänzt werden diese Dokumente durch Archivalien wie Verhörprotokolle, Testamente oder auch städtische Steuer- und Verwaltungsakten. Durch die Darstellung und Analyse dieser vielfältigen Perspektiven gelingt es dem Autor, ein komplexes und anschauliches Bild vom Alltag in der frühen Neuzeit zu rekonstruieren.

In der publizierten Monographie gibt Jütte keinen eindeutigen Hinweis auf die Herkunft seines zentralen heuristischen Konzepts.[18] Der synonyme Gebrauch weiterer Begriffe wie »medikales System« und »medizinisches System« weist darauf hin, daß der Autor – ohne dies ausdrücklich zu erwähnen – die von Alber und Dornheim geprägte Kategorie mit dem Konzept von »Medizin als kulturellem System« gleichsetzt, das von dem amerikanischen Medizinethnologen Arthur Kleinman formuliert wurde (vgl. Kleinman 1978 und 1980).[19] Kleinmans Konzept postuliert nicht nur – ähnlich wie Alber und Dornheim – eine Zusammenschau verschiedener Dimensionen (Einstellungen, Normen, Verhaltensweisen, Sozialstruktur) unter der Perspektive einer analytisch übergeordneten Kategorie »Kultur«, sondern es liefert darüber hinaus ein differenziertes begriffliches Instrumentarium zur Beschreibung und Analyse möglicher Binnenstrukturen des postulierten kulturellen Systems.[20] Dieses Konzept wurde sowohl in der angloamerikanischen *Medical Anthropology* als auch in der deutschsprachigen Ethnomedizin breit, jedoch nicht selten in reduzierter Form und unkritisch rezipiert.[21] Eine der Unschärfen von

---

18 In weiteren Publikationen, in denen Jütte die Kategorie der »medikalen Kultur« gebraucht, fehlen ebenfalls Definition und Quelle (Jütte 1991b: 153-154; Jütte 1996: 12-13). In der unveröffentlichten Habilitationsschrift (Bielefeld 1989), die der hier kurz charakterisierten Monographie zugrundeliegt, wird in der Einleitung auf die Arbeit von Alber/Dornheim (1983) verwiesen.

19 Die Arbeit von Kleinman (1980) wird von Jütte im Literaturverzeichnis der publizierten Monographie aufgelistet; sie wird hier jedoch bei der Einführung der zentralen analytischen Kategorie nicht erwähnt. Im 2. Kapitel der Habilitationsschrift dagegen bezieht sich Jütte ausführlich auf Kleinmans Konzept des »health care system«.

20 Danach lassen sich zu analytischen Zwecken ein »professional sector«, ein »folk sector« (spezialisierte, aber nicht professionalisierte Heilpraktiken) und ein »popular sector« (Präventions- und Heilpraktiken im unmittelbaren, nicht spezialisierten sozialen Umfeld des Kranken) unterscheiden (Kleinman 1978: 86-87).

21 Vgl. zu Kleinmans Konzept und seiner Wirkungsgeschichte Roelcke (1997). Etwa zeitgleich mit Kleinman wurden ähnliche, allerdings nicht identische Überlegungen zu »Me-

Kleinmans Konzept – die Tendenz zur Ontologisierung oder Verdinglichung des »medizinischen Systems« – läßt sich punktuell auch in Jüttes Gebrauch des Begriffs feststellen, ohne daß dadurch jedoch die Substanz der empirischen Arbeit berührt wäre.[22]

Jens Lachmund und Gunnar Stollberg haben den Begriff der medikalen Kultur ebenfalls zur zentralen Kategorie einer umfassenden historischen Untersuchung gemacht (Lachmund/Stollberg 1989; vgl. auch Lachmund/Stollberg 1995). Für ihr Projekt einer »historischen Soziologie der Krankheit« definieren sie medikale Kultur als »alle Wahrnehmungs- und Handlungsmuster, die innerhalb eines gesellschaftlichen Milieus für die Definition und Handhabung von Krankheit relevant sind« (Lachmund/Stollberg 1989: 163).

Lachmund und Stollberg verweisen ausdrücklich auf den früheren Gebrauch des Begriffs bei Dornheim und Alber. Bei ihrer (in der Wortwahl im übrigen sehr ähnlichen) Definition vermeiden sie jedoch im Gegensatz zu den Autoren aus der Volkskunde die Bezugnahme auf eine ahistorische Größe »Medizin«. Inhaltlich beziehen sich Lachmund und Stollberg vielmehr auf Arbeiten aus der französischen und amerikanischen Kulturanthropologie und Soziologie. Sie verstehen ihren Ansatz als »kulturanalytisch« und verweisen dabei auf den Kulturbegriff von Clifford Geertz: Demnach besteht Kultur aus denjenigen symbolischen Mustern, mit denen Mitglieder einer Gesellschaft ihrem Handeln und ihren Erfahrungen Bedeutung verleihen (Geertz 1973; Lachmund/Stollberg 1989: 163).[23]

Krankheit als zentrale Referenz in der Definition der medikalen Kultur wird von den Autoren nicht als unproblematisch gegebene Naturtatsache, sondern als kulturelle »Konstruktion« aufgefaßt.[24] Die deutende und handelnde Bewältigung von Befindlichkeitsstörungen geschieht in dieser Perspektive im-

---

Fortsetzung Fußnote 21
    dizin als kulturellem System« von einer Reihe weiterer Autoren formuliert, die jedoch in der deutschsprachigen Rezeption bisher kaum wahrgenommen wurden: Vgl. etwa Dunn (1976), Janzen (1978), Press (1980), Unschuld (1980).

22 Vgl. unten, Abschnitt 2 dieses Beitrags.
23 Vgl. zur Kritik an Geertz' Kulturbegriff und seiner Anwendung im Kontext der *microstoria*/Historischen Anthropologie Levi (1991) sowie allgemeiner Iggers (1993: 77-83).
24 Lachmund und Stollberg folgen hier dem Medizinsoziologen Freidson (1970). Die Autoren leugnen nicht die Relevanz biologischer Prozesse für Krankheitsphänomene; sie sind jedoch – im Sinne der Mehrzahl sozialkonstruktivistischer Ansätze – der Auffassung, daß biologische Prozesse das Erleben und Handeln von Individuen und Gruppen »niemals

mer in einer situativ gebundenen Praxis, bei welcher die Akteure auf gesellschaftlich vermittelte Wissensbestände zurückgreifen.

»Dieses kulturelle Wissen reicht von explizit in Diskursen artikulierten Deutungs- und Problemlösungsmustern (z.B. medizinischen Theorien) bis hin zu implizitem, als ›Habitus‹ eingelebtem ›knowing how‹« (Lachmund/Stollberg 1989: 164; vgl. Bourdieu 1972).

Durch diese Begriffsbestimmung gelingt es Lachmund und Stollberg, die geschichtlichen Phänomene um Krankheit und Gesundheit konsequent in einer historisierten Form, also aus der Perspektive der jeweiligen historischen Akteure zu beschreiben und zu analysieren, anstatt die Kategorien und Grenzziehungen der heutigen Medizin (beispielsweise in Bezug auf ihren eigenen Zuständigkeitsbereich bei Geburt, Schwangerschaft, pränatalem Leben, Sterben) zu übernehmen. Die Autoren machen darüber hinaus deutlich, daß in ihrem Verständnis die Kategorie der »medikalen Kultur« auch die professionalisierte Medizin umfaßt. Die (Hoch-) »Schulmedizin« ist damit nicht etwas prinzipiell von den Deutungs- und Handlungsmustern der Laien Verschiedenes, sondern ein Teilbereich der »medikalen Kultur«, dessen Spezialisierung und Ausdifferenzierung selbst historisch variabel ist (Lachmund/Stollberg 1989: 164).

Die konkrete historische Untersuchung der Autoren bezieht sich auf die medikale Kultur des Bildungsbürgertums vom späten 18. bis zum frühen 20. Jahrhundert (Lachmund/Stollberg 1995). Das Bildungsbürgertum war sowohl wesentlicher Träger des professionell-medizinischen Diskurses als auch Teilhaber an den in der breiteren Öffentlichkeit vorhandenen Deutungs- und Handlungsmustern zu den Themenbereichen Gesundheit und Krankheit. Der zweite genannte Aspekt, die Teilhabe an der breiten »medikalen Kultur«, wird von den Autoren anhand von zeitgenössischen Patientenautobiographien analysiert.[25] Als Ergebnis ihrer Untersuchungen beschreiben Lachmund und Stoll-

---

Fortsetzung Fußnote 24
    direkt, sondern stets vermittelt durch kulturelle Empfindungsweisen, Körperbilder, Vokabularien, Metaphern und Erklärungsbilder beeinflussen« (Lachmund/Stollberg 1995: 10). Zur sozialkonstruktivistischen Perspektive auf Gesundheit und Krankheit, vgl. auch Wright/Treacher (1982); Labisch (1985) und Labisch (1992), Lachmund/Stollberg (1992) sowie den Beitrag von Thomas Schlich in diesem Band.

25 Die verwendete Quellengattung – publizierte Autobiographien – ermöglicht einerseits den Zugang zur Patientenperspektive, hat jedoch auch deutliche Grenzen für die angestrebte

berg den Prozeß der Medikalisierung nicht als einfache Verdrängung »laienmedikaler« (Alber/Dornheim 1983) Denk- und Handlungsformen oder – gerade umgekehrt – als Erfüllung eines an die professionalisierte Medizin herangetragenen Bedarfs. Vielmehr rekonstruieren sie

> »vielfältige Aushandlungsprozesse, in denen die Problemlösungsangebote der sich professionalisierenden Medizin und die kulturellen Kategorien, in denen die Patienten ihre Bedürfnisse artikulierten, sich wechselseitig aufeinander bezogen, sich durchdrangen und umdefinierten« (Lachmund/Stollberg 1995: 230).

Damit wird das Medikalisierungsparadigma, das in der Forschung zunächst eine disziplinierende Intention auf seiten der ärztlichen Profession oder der Obrigkeit postulierte, relativiert.[26] Trotzdem konstatieren die Autoren, über den gesamten Untersuchungszeitraum hinweg gesehen, eine zunehmende Relevanz von Medizin für die Deutung und die handelnde Bewältigung von Krankheiten. Weiterhin finden sie eine Veränderung des sozialen Rahmens, in welchem der Arztkontakt stattfindet, und zwar von einer »komplexen sozialen Szenerie« (unter Einbeziehung von Familienmitgliedern und gelegentlich weiterem Publikum) hin zur Dyade von Arzt und Patient, in welcher der Kranke aus seinen alltäglichen Handlungsbezügen herausgelöst ist (ebd.: 222-223).

In einigen Anmerkungen zu den vorangegangenen Ausführungen ist bereits angeklungen, daß die Kategorie der »medikalen Kultur« offensichtlich auf die deutschsprachige Sozialgeschichte der Medizin beschränkt ist. So läßt sich der Begriff weder in der für die Sozialgeschichte der Medizin führenden englischen Fachzeitschrift *Social History of Medicine* (Bd. 1, 1988 ff.) noch

---

Fortsetzung Fußnote 25
    Rekonstruktion der »medikalen Kultur« (Repräsentativität der Quellen; Selbstdarstellungscharakter des literarischen Genres etc.); diese Einschränkungen werden von den Autoren ausführlich diskutiert (Lachmund/Stollberg 1995: 16-21). – Ein weiteres Beispiel für die systematische Nutzung autobiographischer Aufzeichnungen als historischer Quelle wäre Beier (1985), die allerdings – bei gleicher Intention – wie andere Autoren aus der angloamerikanischen Tradition der Sozialgeschichte nicht auf eine »medikale Kultur« als analytische Kategorie rekurriert.

26 Bereits bei Spree (1981) und vielfach auch in der weiteren deutschsprachigen Rezeption wird der Medikalisierungsbegriff in einem breiteren Sinne gebraucht, wobei der disziplinierende Aspekt in den Hintergrund tritt. Vgl. dazu ausführlicher die Einleitung zu Wolff (1989) sowie Loetz (1993), die vorschlägt, den Begriff der Medikalisierung durch den offeneren, von Georg Simmel entlehnten Terminus der medizinischen Vergesellschaftung zu ersetzen.

in dem viel zitierten programmatischen Aufsatz von Roy Porter zu einer Medizingeschichte »von unten« finden (Porter 1985a). Auch in anderen relevanten Publikationen renommierter Fachvertreter taucht der Begriff allenfalls sporadisch, jedoch niemals in einer für die Analyse konstitutiven Funktion auf.[27] Gelegentlich wird der Terminus »medical system« allerdings in einem anderen Sinne, nämlich für den jeweils untersuchten Wissensbestand der professionalisierten Medizin oder für das (öffentliche) Gesundheitswesen gebraucht (vgl. etwa Slack 1979: 272; Gray 1990; Risse 1992).[28] Auch in der französischen Historiographie zu den Themenbereichen um Gesundheit und Krankheit hat die analytische Kategorie der »medikalen Kultur« keinen zentralen Stellenwert.[29]

Die Gründe für diese Differenz zwischen deutschsprachiger und angloamerikanischer Sozialgeschichte der Medizin[30] sind sicher einerseits histori-

---

27 Vgl. etwa die Sammelbände von Porter (1985b), Wear (1992). Porter (1987: 24) spricht an einer Stelle von »sickness culture«, deren Fragmente er für die Jahrhunderte vor der Industriellen Revolution zusammenfügen möchte: Der hier gebrauchte Begriff zielt auf das gleiche wie die »medikale Kultur«, wird jedoch von Porter im weiteren nicht mehr gebraucht; ähnlich findet sich in einer anderen Publikation von Porter eher beiläufig die Formulierung von einer »lay medical culture«, jedoch ohne eigene Definition oder herausgehobenen Stellenwert für die gesamte Untersuchung (Porter 1992: 91 und 97). Viel häufiger benutzt Porter den offeneren, in seinen ökonomischen Implikationen jedoch nicht unproblematischen Begriff des »medical market place«.
28 Eine ähnliche Verwendung des Begriffs findet sich im Sammelband von Eckart/Jütte (1994); in der Einleitung dieses Bandes wird auf Kleinman verwiesen, dessen Konzept aber – wie oben angedeutet – auf einen wesentlich umfangreicheren und anders perspektivierten Gegenstandsbereich abzielt.
29 Vgl. die Übersicht bei Loetz (1992). Statt des Begriffs der »Kultur« wird im Kontext der französischen Tradition der *Histoire des mentalités* der Begriff der »Mentalität(en)« verwendet, um die typischen Denkmuster, Wertvorstellungen, Lebenseinstellungen und auch damit verbundene Verhaltensweisen einer sozialen Gruppe zu bezeichnen. Eine – mit gewissen Modifikationen – vergleichbare Funktion hat in der jüngsten Zeit der Diskursbegriff im Anschluß an Foucault übernommen (vgl. Wimmer 1996: 405-406).
30 Es handelt sich hier selbstverständlich nicht um eine Differenz, mit der *alle* Arbeiten aus den beiden Traditionen gekennzeichnet werden sollen; die ansatzweise Verwendung des Begriffs etwa bei Porter einerseits und das durchaus nicht seltene Fehlen des analytischen Konzepts bei deutschsprachigen Autoren andererseits (etwa in der breit rezipierten Studie von Duden 1987) machen deutlich, daß es sich eher um eine Tendenz als um eine kategoriale Differenz handelt.

sche: Wie Dorothy Porter ausgeführt hat, ist die britische *Society for the Social History of Medicine* in den 1970er Jahren aus einem Interesse an der Geschichte der Sozialmedizin und des öffentlichen Gesundheitswesens hervorgegangen. Auch wenn sich das Forschungsinteresse der Wissenschaftler im Umkreis dieser Fachgesellschaft inzwischen sehr verbreitert hat, so ist doch nach wie vor die überwiegende Mehrzahl der Publikationen zumindest aus dem angloamerikanischen Kontext den Themenbereichen Public Health Policy, historische Demographie, Institutionengeschichte und Geschichte der Kolonialmedizin gewidmet (Porter 1995). Bei Studien, die sich der historischen Rekonstruktion der Alltagswelt widmen, werden zwar oft ähnliche Forschungsfragen mit vergleichbaren Quellenbeständen wie im deutschsprachigen Kontext bearbeitet; auch der materiale Gehalt solcher Studien ist vergleichbar (etwa MacDonald 1981; Barry 1985; Beier 1985; Fissell 1989). Eine methodische und begriffliche Explikation in der Einleitung solcher historischer Studien sowie generalisierende Schlußfolgerungen, die auf eine analytische Kategorie »Kultur« rekurrieren, werden jedoch offensichtlich im deutschsprachigen Kontext als wichtig empfunden, während sie im angloamerikanischen Kontext allenfalls einen untergeordneten Stellenwert haben oder ganz fehlen.[31] Über die Ursachen läßt sich spekulieren; nationale Mentalitäten und spezifische Traditionen der Historiographie (etwa im Sinne von Tendenzen zu den Polen Individualisierung resp. Systematisierung) könnten zumindest ein Aspekt einer Erklärung sein. Eine Skepsis auf Seiten der englischsprachigen Autoren gegenüber den »unintended consequences« beim Gebrauch von traditions- und damit auch implikationsbeladenen Begriffen wie »Kultur« und »System« könnte ein weiterer Grund sein.

---

31 So klagt Gray in einer Sammelrezension zur Literatur über »health care systems«, keines der rezensierten Bücher versuche »to place the relations between social research and perceptions of reality within any conceptual framework« (Gray 1990: 457); Gray benutzt den auf Kleinmans Konzept zurückgehenden Begriff des »health care system« allerdings nur in einer eingeschränkten Bedeutung, nämlich bezogen auf die politischen und ökonomischen Strukturen von (öffentlichem) Gesundheitswesen.

Möglichkeiten und Grenzen des heuristischen Konzepts

Dies verweist auf eine grundsätzliche Frage: Was ist der Gewinn bei Anwendung der Kategorie »medikale Kultur«, und wo liegen ihre Grenzen? Welche Aspekte der historischen Realität können durch diesen Zugang besonders gut ausgeleuchtet werden, und welche Aspekte werden vernachlässigt oder entziehen sich möglicherweise gar der Betrachtung?

Als Gewinn läßt sich sicher verbuchen, daß durch den Begriff der »medikalen Kultur« eine implizit ärztliche (und nicht selten auch entwertende) Perspektive auf »Volksmedizin« programmatisch korrigiert wird.[32] Nicht die aus der Sicht der naturwissenschaftlich inspirierten Medizin magischen oder skurrilen Vorstellungen und Praktiken von »Laien«, sondern die Wahrnehmungen, die Deutungs- und Handlungsmuster der Mitglieder einer sozialen Gruppe in ihrer eigenen Logik stehen demnach im Mittelpunkt der Analyse. Bei Verwendung eines solchen Ansatzes konnte für unterschiedliche historische Situationen immer wieder gezeigt werden, daß es weder eine homogene »Volksmedizin« noch eine durchgängige Dichotomie zwischen »Laien«-Vorstellungen und professionalisierter Medizin gibt. In seiner konsequentesten Anwendung bei Lachmund und Stollberg rekurriert das analytische Konzept weder auf eine ahistorische Größe »Medizin« noch auf eine Differenzierung zwischen »Laien« und »Experten«. Vielmehr werden hier die Begriffe Gesundheit und Krankheit selbst als historisch variabel konzipiert und eine insgesamt flüssige Grenze zwischen Expertenwissen und Nicht-Experten gedacht: Patienten können zur Bewältigung ihrer eigenen Krisensituation durchaus Expertenwissen erwerben, wie ebenso Ärzte gegenüber anderen Personen oder Gruppen aus der Perspektive von deren Spezialwissen zu »Laien« werden können.[33]

Dieser historisierende, konstruktivistische Blick bewahrt vor einigen Fallstricken und daraus möglicherweise resultierenden Fehlinterpretationen, die im Begriff der »medikalen Kultur« zwar nicht intendiert, aber (teilweise aus

---

32 Vgl. dazu neben der bereits zitierten Literatur vor allem auch Wolff (1996).
33 Als Beispiele seien hier genannt das Verhältnis Facharzt (oder Forscher) vs. Allgemeinarzt, oder die Beziehung zwischen gut über ihre eigene Krankheit informierten chronisch Kranken und dem behandelnden Hausarzt; vgl. zur sozialen Konstruktion von »Laien« und »Professionellen« insbesondere die Arbeit von Willems (1992), sowie die Beispiele für ärztliche Patienten in Lachmund/Stollberg (1995).

historischen Gründen[34]) angelegt sind. Von diesen sollen hier die vier wichtigsten kurz erläutert werden:

1. Die Gefahr ahistorischer Grenzziehungen: Die Bezugnahme auf eine ahistorische Größe »Medizin« kann dazu verleiten, die Grenzen von »Medizin« hinsichtlich des Zuständigkeitsbereichs oder der Kompetenzansprüche im Sinne des heutigen Sprachgebrauchs zu ziehen. Ein Beispiel hierfür findet sich bei Garcia-Ballester (1996), der für das spanische Valencia im 13. Jahrhundert die in unserem heutigen Verständnis »fortschrittliche« Institution des *Muhtasib* beschreibt: Demnach gab es einen für die öffentliche »Hygiene« (Sauberkeit von Märkten, sanitäre Anlagen, Überwachung von Apothekern etc.) zuständigen städtischen Beauftragten, den *Mustasaf*. Das Amt des Mustasaf war mit weitreichenden Entscheidungsbefugnissen verbunden und wurde jährlich neu vergeben; Voraussetzung für das Amt waren ein guter Ruf, männliches Geschlecht und die Taufe. Der Autor fragt nun völlig erstaunt, warum dieses Amt nicht Ärzten mit einem Universitätsabschluß vorbehalten war und warum umgekehrt die Vertreter des mittelalterlichen Galenismus sich dieser wichtigen öffentlichen Funktion gegenüber offensichtlich völlig indifferent verhielten (Garcia-Ballester 1996: 20-22). Diese Frage kann jedoch überhaupt nur gestellt werden, wenn implizit angenommen wird, daß der Bereich der öffentlichen Gesundheitsfürsorge »eigentlich«, also durch alle Zeiten, einem ahistorischen Deutungs- und Kompetenzmonopol »Medizin« zugehört.

Die Phänomene um Konzeption, Schwangerschaft, pränatales Leben, Geburt wären weitere Beispiele dafür, daß nicht alle körperbezogenen Abläufe, Ideen und Praktiken, die heute wie selbstverständlich dem Zuständigkeitsbereich der Deutungsmacht »Medizin« zugeschrieben werden, auch vor hundertfünfzig oder zweihundert Jahren in dieser medizinischen Perspektive wahrgenommen wurden. Bei Dornheim und Alber werden etwa Schwangerschaftspraktiken im 18. Jahrhundert dem Bereich der »medikalen Kultur« zugeordnet (Alber/Dornheim 1983: 167). Eine solche Zuordnung läßt sich jedoch nicht aus den angeführten Quellen begründen.

Aus der Ethnologie und der Ethnomedizin ist hingegen wiederholt darauf hingewiesen worden, daß in vielen Gesellschaften Zustände, die in unserer Wahrnehmung eindeutig »medizinische« sind – darunter auch körperliche

---

34 Vgl. dazu die Geschichte der analytischen Kategorie »Kultur« bei Daniel (1993).

Krankheiten und Knochenbrüche – überhaupt nicht in den Kategorien von Körperfunktionen und -dysfunktionen, sondern beispielsweise im Kontext von religiösem oder sozialem Fehlverhalten interpretiert werden. Das aus solchen Interpretationen abgeleitete Verhalten kann durchaus – auch in unserem Sinne – rational sein, ohne auf einen strukturierten Bestand von Wissen und Praktiken zu rekurrieren, der von den Akteuren selbst als bezogen auf »Krankheit« gedeutet wird.

Noch häufiger *koexistieren* jedoch Körper- oder »Medizin«-bezogene Deutungen mit parallelen Interpretationen aus anderen Wirklichkeitsbereichen, die aus unserer Warte als »religiös« oder »sozial« zu bezeichnen wären. In manchen Gesellschaften läßt sich darüber hinaus überhaupt keine Wahrnehmung der jeweiligen Mitglieder für ein abgegrenztes und in irgendeiner Weise kohärentes »medizinisches System« rekonstruieren; Befindlichkeitsstörungen oder Funktionsbeeinträchtigungen werden je nach Einzelfall einmal in ökonomischen, einmal in religiösen (Tabuverstöße) oder in noch anderen Kategorien erklärt (vgl. Evans-Pritchard 1937; Turner 1968; Lewis 1975).

2. Die Neigung zur Projektion von Kohärenz und Homogenität in den abgegrenzten Phänomenbereich der »medikalen Kultur«: Insbesondere der Begriff des »Systems« legt es nahe, die durch entsprechend vorstrukturierte Beobachtung zusammengefaßten, empirischen Phänomene als zusammengehörig, d.h., aufeinander bezogen und einer übergeordneten Ganzheit (»System«, »Kultur«) zugeordnet zu interpretieren. Die Vorstellung eines homogenen »Wesens« von (Volks-) Kultur wurde bereits im ausgehenden 18. Jahrhundert von Herder formuliert und fand ihren Weg über den deutsch-amerikanischen Ethnologen Franz Boas (1858-1942) in die amerikanische Kulturanthropologie. Im Kontext des Funktionalismus verband sich diese Vorstellung mit dem aus der Biologie entlehnten Organismus-Begriff in der neuen Kategorie des sozialen Systems. In der Geschichte des Systembegriffs in der sozialwissenschaftlichen Theorie, insbesondere in der Tradition des (Struktural-) Funktionalismus, läßt sich diese implizite Annahme einer Kohärenz der Kulturelemente und einer quasi naturgegebenen kulturellen Ganzheit immer wieder diagnostizieren.[35] Diese Tendenz tritt besonders dann in den Vordergrund, wenn traditionale oder historische Wissensbestände oder »Kosmologien« rekonstruiert

---

35 Vgl. Kohl (1993: 132-150) sowie Wimmer (1996: 403-404); zu den Implikationen für das Konzept von »Medizin als kulturellem System« vgl. ausführlicher Roelcke (1997).

werden sollen.[36] Demgegenüber hat die empirische ethnologische Forschung seit den siebziger Jahren wiederholt differenziert belegt, daß die *intra*kulturelle Variation zu den grundlegenden Tatbeständen selbst einfachster Gruppen und erst recht von hoch arbeitsteiligen Gesellschaften zählt (vgl. Bricker 1975; Archer 1988).

3. Die Tendenz zur Ontologisierung oder Verdinglichung der »medikalen Kultur« bzw. des »medizinischen Systems«: In einer solchen naturalistischen Perspektive existiert ein »medizinisches System« oder eine »medikale Kultur« unabhängig vom Beobachter, wie etwa ein Gegenstand in der Natur. Die Aufgabe eines Untersuchers oder einer Untersucherin bestünde dann darin, die existierenden »medikalen Systeme« möglichst genau zu beschreiben, wie etwa ein Zoologe ein exotisches Tier im tropischen Regenwald beschreibt.[37] Demgegenüber impliziert ein kritisch reflektiertes Verständnis von »medikaler Kultur« als analytischer Kategorie, daß »Kultur« oder auch »System« ein zu Forschungs- und Kommunikationszwecken gerade *vom Untersucher entworfenes* vorläufiges Konstrukt ist, das in einer konkreten historischen Situation entstanden ist und korrigiert oder auch widerlegt werden kann. Dieses Konstrukt bietet *eine Möglichkeit*, die in einer Gesellschaft beobachteten Phänomene zu ordnen, zu interpretieren und zu kommunizieren.

4. Die Verwendung ahistorischer Dichotomien: Der französische Historiker Roger Chartier hat – wie auch andere Autoren – wiederholt darauf hingewiesen, daß die

»Hauptprobleme der heutigen [geschichtswissenschaftlichen] Debatten neben den Analysemethoden und den disziplinären Zuständigkeiten vor allem die bis vor kurzem allgemein anerkannten Grundkategorien« betreffen (Chartier 1982: 35).

Für die Medizingeschichte, und insbesondere für eine kulturwissenschaftlich informierte Sozialgeschichte der Medizin, sind solche Kategorien nicht nur diejenige der »Medizin« selbst, sondern auch die der Analyse vorangehenden Unterscheidungen wie »Experte«/»Laie« oder »gelehrt«/»volkstümlich« (vgl.

---

36 Vgl. Wagner (1976) zur Kritik von Ordnungsschemata, die in eine »Kultur« projiziert werden.

37 Beispiele hierfür finden sich vor allem in der deutschsprachigen ethnomedizinischen Literatur, etwa bei Sich (1993) oder Greifeld (1995: 12-13). Es ist zu hoffen, daß ein solches verkürztes Verständnis von »medizinischem System« in der Medizinhistoriographie nicht nachvollzogen wird.

auch Chartier 1985). Nur bei Berücksichtigung des historisch variablen und des ebenfalls in der jeweiligen historischen Situation relationalen, nicht statischen Charakters solcher Kategorien kann eine historische Analyse dem Anspruch gerecht werden, Methoden und Theorien aus den Kulturwissenschaften in reflektierter Weise für die Geschichte der Medizin fruchtbar zu machen. Nicht selten zeigt sich jedoch sogar bei Autoren, die sowohl programmatisch als auch bei der Analyse ihres empirischen Materials die Vielfalt und Komplexität der historischen Phänomene betonen, ein zumindest mißverständlicher Sprachgebrauch, wenn allgemeinere Aussagen oder ein Vergleich über die Zeiten hinweg versucht werden. Gegenüberstellungen wie etwa »Experte«/ »Laie« oder »professionelles Medizinsystem«/»medikale Laienkultur«, die sich auf das empirische Material der eigenen historischen Arbeit beziehen und ohne relativierende Zusätze mit gleichlautenden Gegensätzen für andere Zeiträume oder die Gegenwart in Verbindung gebracht werden, können den Leser dazu verleiten, eine überzeitliche Kontinuität solcher Dichotomien anzunehmen.[38]

---

[38] So heißt es im abschließenden Kapitel von Jüttes Monographie: »Das Heilersystem im frühneuzeitlichen Köln war ... bereits von Konflikten zwischen offizieller Medizin und alternativem medikalen System gekennzeichnet. Doch sollte man sich davor hüten, unsere modernen Unterscheidungen zwischen rational und irrational bzw. natürlich und übernatürlich der Beschreibung dieser konkurrierenden Systeme zugrunde zu legen ...« (Jütte 1991a: 228). Hier ist offensichtlich eine Historisierung verbreiteter, aus dem heutigen Sprachgebrauch geläufiger Kategorien intendiert: Zu Recht wird eine anachronistische Rückprojektion der Dichotomien »rational/irrational« und »natürlich/übernatürlich« verworfen. Gleichzeitig wird jedoch eine dahinterstehende Dichotomie nicht beachtet oder als selbstverständlich vorausgesetzt: Diejenige zwischen »offizieller Medizin« und »alternativem medikalen System«. Eine ähnliche Dichotomie findet sich für das 20. Jahrhundert beschrieben, wo eine »medikale Alltagskultur« einer »professionellen Medizin« gegenübersteht (ebd.: 229). Da, folgt man dem Autor, ein »Laiensystem« auch in traditionalen Gesellschaften und in der frühen Neuzeit existiert (ebd.: 226, 229), scheinen sich beide Systeme als eigenständige Entitäten durch die Jahrhunderte hindurch gegenüberzustehen. Dieses sich bei der Lektüre des Schlußkapitels aufdrängende Verständnis widerspricht der sehr differenzierten Analyse im Hauptteil der Arbeit, in welchem gerade die Komplexität von Vorstellungsmustern und Handlungsweisen auf verschiedenen gesellschaftlichen Ebenen dargelegt wird. – Andere Autoren können eine solche Vorstellung von zwei einander gegenüberstehenden »medikalen Kulturen« ebenfalls empirisch nicht verifizieren; vgl. etwa Loetz (1993: 54-55 und 304) für Baden im ausgehenden 18. und beginnenden 19. Jahrhundert; ähnlich Porter (1992: 92). Auch Wolff (1996) führt aus, daß das empirische Material aus dem 19. Jahrhundert die Annahme einer eigenständigen Entität »Volksmedizin« nicht rechtfertigt.

Um solchen Mißverständnissen vorzubeugen, schlägt Chartier deshalb vor, statt von einer abgegrenzten »Volkskultur« und einer dieser entgegengesetzten »Kultur der Eliten« von »spezifischen Beziehungsverhältnissen [von historischen Einzelakteuren oder Gruppen] zu einem kulturellen Objekt« zu reden (Chartier 1985: 386).[39] Für die Medizingeschichte bedeutet dies, daß etwa die unterschiedliche Bezugnahme (Zustimmung, Modifikation, Zurückweisung) auf tradierte Krankheitserklärungen oder therapeutische Verhaltensweisen für konkrete Individuen und Gruppen (Kranke, Angehörige, diverse Heilertypen) ins Zentrum des Forschungsinteresses rücken würde und ein mißverständlicher Gebrauch von analytischen Begriffen nach Möglichkeit vermieden.

Abschließend sei noch einmal zusammengefaßt: Das analytische Konzept der »medikalen Kultur« ist Ausdruck einer Erweiterung sowohl des Gegenstandsbereichs als auch des Theorie- und Methodenrepertoires der Medizingeschichte: Zusätzlich zur Geschichte der Medizin als Wissenschaft und zur Geschichte des ärztlichen Standes, seiner Repräsentanten und Institutionen werden in dieser gleichzeitig erweiterten und relativierenden Perspektive die Deutungen und Handlungen der Kranken sowie in systematischer Weise die kulturelle Bedingtheit *jeglicher* gesundheits- und krankheitsbezogener Vorstellungen und Praktiken in den Blick genommen.[40] Dies soll jedoch selbstverständlich nicht bedeuten, daß eine solche »kulturwissenschaftliche« Perspektive *notwendig* auf die analytische Kategorie »medikale Kultur« angewiesen wäre. Der explizite Gebrauch dieser Kategorie erleichtert allerdings die Auswahl und Perspektivierung von Untersuchungsgegenstand und -methode sowie die innerwissenschaftliche Kommunikation.

---

39 Mit einer solchen Perspektive würde auch eine dem ethnologischen Kulturbegriff inhärente Problematik, die des »übersozialisierten Individuums« (Maurice Bloch) zumindest neu angegangen: Der tradierte Kulturbegriff (etwa noch bei Geertz) beinhaltet die Vorstellung, daß die Individuen in ihren Gedanken, Gefühlen und Handlungsentwürfen weitgehend den kulturellen Regeln folgen, die wiederum als eindeutig unterstellt werden (vgl. Wimmer 1996: 404-405).

40 Zur Verwendung eines solchen kulturwissenschaftlichen Ansatzes für die *Wissenschafts*geschichte der Medizin, die durch dieses Verständnis der »medikalen Kultur« mit berücksichtigt wäre, vgl. den Überblick von Heintz (1993) sowie den Beitrag von Thomas Schlich in diesem Band.

Das Konzept der »medikalen Kultur« – historisiert im Sinne von Lachmund und Stollberg (1989) und in seiner Binnenstruktur ergänzt im Anschluß an Kleinman (1978) – kann somit von erheblichem heuristischen Wert sein, wenn zuvor geklärt ist, daß es sich um ein analytisches Instrument oder Konstrukt handelt, das also nicht »Kulturen« oder »Systeme« als eigenständige Entitäten beschreibt. Unter dieser Voraussetzung stellt das Konzept einen theoretischen Rahmen und eine Sprachregelung zur Verfügung, mit welchem in einer definierten sozialen Gruppe
- eine Zusammenschau von gesundheits- und krankheitsbezogenen Vorstellungen und Normen, Verhaltensweisen und sozialen Strukturen;
- eine Zusammenschau von Deutungs- und Handlungsmustern aus unterschiedlich spezialisierten oder professionalisierten Bereichen; sowie
- der systematische Vergleich von Deutungs- und Handlungsmustern mit anderen sozialen Gruppen ermöglicht wird.

Literatur

Ackerknecht, Erwin H. (1947), »The Role of History in Medical Education«, in: *Bulletin of the History of Medicine* 21, S. 135-145.
– (1971), *Medicine and Ethnology: Selected Essays*, Bern etc.
Alber, Wolfgang/Dornheim, Jutta (1983), »›Die Fackel der Natur vorgetragen mit Hintansetzung alles Aberglaubens‹: Zum Entstehungsprozeß neuzeitlicher Normsysteme im Bereich medikaler Kultur«, in: J. Held (Hg.), *Kultur zwischen Bürgertum und Volk*, (= Argument-Sonderband AS 103), Berlin, S. 163-181.
Archer, Margaret (1988), *Culture and Agency*, Cambridge.

Barry, Jonathan (1985), »Piety and the patient: Medicine and religion in eighteenth century Bristol«, in: R.Porter (Hg.) (1985), *Patients and Practitioners: Lay perceptions of medicine in pre-industrial society*, Cambridge u.a., S. 145-175.
Barthel, Günther (1986), »Volksmedizin und Volksmedizinforschung im deutschsprachigen Raum«, in: *Heilen und Pflegen: Internationale Forschungsansätze zur Volksmedizin* (=*Hessische Blätter für Volks- und Kulturforschung* NF 19), Marburg, S. 14-24.
Beier, Lucinda McCray (1985), »In sickness and in health: A seventeenth century family's experience«, in: R. Porter (Hg.) (1985), *Patients and Practitioners: Lay Perceptions of medicine in pre-industrial society*, Cambridge etc., S. 101-128.
Bourdieu, Pierre (1972), *Entwurf einer Theorie der Praxis*, (dt. 1976), Frankfurt a.M.
Bricker Reifler, Victoria (Hg.) (1975), *Intra-cultural Variation, American Ethnologist* 2, Special Issue.

Burgière, André (1978), »L' anthropologie historique«, in: J. Le Goff/J. Revel (Hg.), *La Nouvelle Histoire*, Paris, S. 37-61.

Burke, Peter (1984), »Popular Culture between History and Ethnology«, in: *Ethnologia Europaea* 14, S. 5-13.

– (1990), *The French Historical Revolution: The Annales School 1929-1989*, Oxford.

– (1992), »Historiker, Anthropologen und Symbole«, in: R. Habermas/N. Minkmar (Hg.), *Das Schwein des Häuptlings: Beiträge zur Historischen Anthropologie*, Berlin, S. 21-41.

Chartier, Roger (1982), »Geistesgeschichte oder histoire des mentalités?«, in: D. LaCapra/S. L. Kaplan (Hg.) (1988), *Geschichte denken: Neubestimmungen und Perspektiven moderner europäischer Geistesgeschichte*, Frankfurt a.M., S. 11-44.

– (1985), »Volkskultur und Gelehrtenkultur: Überprüfung einer Zweiteilung und einer Periodisierung«, in: H.-U. Gumbrecht/U. Link-Heer (Hg.), *Epochenschwellen und Epochenstrukturen im Diskurs der Literatur- und Sprachhistorie*, Frankfurt a.M., S. 376-388.

Daniel, Ute (1993), »›Kultur‹ und ›Gesellschaft‹: Überlegungen zum Gegenstandsbereich der Sozialgeschichte«, in: *Geschichte und Gesellschaft* 19, S. 69-99.

Dornheim, Jutta (1986), »Zum Zusammenhang zwischen gegenwarts- und vergangenheitsbezogener Medikalkulturforschung: Argumente für einen erweiterten Volksmedizinbegriff«, in: *Heilen und Pflegen: Internationale Forschungsansätze zur Volksmedizin* (= Hessische Blätter für Volks- und Kulturforschung NF 19), Marburg, S. 25-41.

Duden, Barbara (1987), *Geschichte unter der Haut: Ein Eisenacher Arzt und seine Patientinnen um 1730*, Stuttgart.

Dunn, Fred L. (1976), »Traditional Asian Medicine and Cosmopolitan Medicine as Adaptive Systems«, in: C. Leslie (Hg.), *Asian Medical Systems*, Berkeley, S. 133-158.

Eckart, Wolfgang U./Jütte, Robert (1994), *Das europäische Gesundheitssystem: Gemeinsamkeiten und Unterschiede in historischer Perspektive*, (= Medizin, Gesellschaft und Geschichte, Beiheft 3), Stuttgart.

Evans-Pritchard, Edward E. (1937), *Witchcraft, Oracles and Magic among the Azande*, London.

Fielhauer, Helmut Paul (1973), »Volksmedizin – Heilkulturwissenschaft«, in: *Mitteilungen der Anthropologischen Gesellschaft in Wien* 102, S. 114-136.

Fissell, Mary E. (1989), »The ›Sick and Drooping Poor‹ in Eighteenth-Century Bristol and its Region«, in: *Social History of Medicine* 2, S. 35-58.

Freidson, Eliot (1970), *Profession of Medicine: A Study of the Sociology of Applied Knowledge*, New York.

Garcia-Ballester, Luis (1996), *Improving Health: A Challenge to European Medieval Galenism*, (= Evening Lecture Series of the European Association for the History of Medicine and Health, no. 2), Sheffield.

Geertz, Clifford (1973), »Dichte Beschreibung. Bemerkungen zu einer deutenden Theorie von Kultur«, in: Ders. (1987), *Dichte Beschreibung: Beiträge zum Verstehen kultureller Systeme*, Frankfurt a.M., S. 7-43.

Goubert, Jean Pierre (1982), »Die Medikalisierung der französischen Gesellschaft am Ende des Ancien Régime: die Bretagne als Beispiel«, in: *Medizinhistorisches Journal* 17, S. 89-114.

Gray, Alastair M. (1990), »Public Virtues and Private Vices? Some Recent Literature on Health Care Systems«, in: *Social History of Medicine* 3, S. 453-460.

Greifeld, Katarina (1995), »Einführung in die Medizinethnologie«, in: B. Pfleiderer/ K. Greifeld/W. Bichmann (Hg.), *Ritual und Heilung: Eine Einführung in die Ethnomedizin*, Berlin, S. 11-31.

Heintz, Bettina (1993), »Wissenschaft im Kontext: Neuere Entwicklungstendenzen der Wissenschaftssoziologie«, in: *Kölner Zeitschrift für Soziologie und Sozialpsychologie* 45, S. 528-552.

Iggers, Georg G. (1993), *Geschichtswissenschaft im 20. Jahrhundert*, Göttingen.

Janzen, John M. (1978), »The comparative study of medical systems as changing social systems«, in: *Social Science and Medicine* 12 B, S. 121-129.

Jütte, Robert (1991a), *Ärzte, Heiler und Patienten: Medizinischer Alltag in der frühen Neuzeit*, München.

– (1991b), »Sozialgeschichte der Medizin: Inhalte – Methoden – Ziele«, in: *Medizin, Gesellschaft und Geschichte* (= Jahrbuch des Instituts für Geschichte der Medizin der Robert Bosch Stiftung) 9 (für 1990), S. 149-164.

– (1996), *Geschichte der Alternativen Medizin: Von der Volksmedizin zu den unkonventionellen Therapien von heute*, München.

Kleinman, Arthur (1978), »Concepts and a model for the comparison of medical systems as cultural systems«, in: *Social Science and Medicine* 12 B, S. 85-94.

– (1980), *Patients and Healers in the Context of Culture: An Exploration of the Borderland between Anthropology, Medicine, and Psychiatry*, Berkeley u.a.

Kohl, Karl-Heinz (1993), *Ethnologie – die Wissenschaft vom kulturell Fremden: Eine Einführung*, München.

Labisch, Alfons (1980), »Zur Sozialgeschichte der Medizin: Methodologische Überlegungen und Forschungsbericht«, in: *Archiv für Sozialgeschichte* 20, S. 431-469.

– (1985), »Die soziale Konstruktion der ›Gesundheit‹ und des ›homo hygienicus‹: Zur Soziogenese eines sozialen Gutes«, in: *Österreichische Zeitschrift für Soziologie* 10, S. 60-81.

– (1987/88), »Medizin und soziale Kontrolle: Zum Verhältnis von Sozialgeschichte und Soziologie der Medizin am Beispiel neuerer Literatur aus der Bundesrepublik Deutschland;

mit einem Exkurs: Neuere Forschungen zur Medizin im Nationalsozialismus«, in: *Dynamis - Acta Hispanica ad Medicinae Scientiarumque Historiam Illustrandam* 7/8, S. 427-459.
- (1992), *Homo hygienicus: Gesundheit und Medizin in der Neuzeit*, Frankfurt a. M./New York.

Lachmund, Jens/Stollberg, Gunnar (1989), »Zur medikalen Kultur des Bildungsbürgertums um 1800: Eine soziologische Analyse anhand von Autobiographien«, in: *Jahrbuch des Instituts für Geschichte der Medizin der Robert Bosch Stiftung* 6 (für 1987), S. 163-184.

- /- (Hg.) (1992), *The Social Construction of Illness: Illness and Medical Knowledge in Past and Present*, Stuttgart (= Medizin, Gesellschaft und Geschichte, Beiheft 1).

- /- (1995), *Patientenwelten: Krankheit und Medizin vom späten 18. bis zum frühen 20. Jahrhundert im Spiegel von Autobiographien*, Opladen.

Lebrun, Francois (1971), *Les Hommes et la Mort en Anjou aux XVIIe et XVIIIe siècles*, The Hague.

Le Roy Ladurie, Emmanuel (1975), *Montaillou Village Occitan*, Paris.

Levi, Giovanni (1991), »On Microhistory«, in: P. Burke (Hg.), *New Perspectives on Historical Writing*, University Park (Pennsylvania).

Lewis, Gilbert (1975), *Knowledge of Illness in a Sepik Society: A Study of the Gnau, New Guinea*, London.

Loetz, Francisca (1992), »Histoire des mentalités und Medizingeschichte: Wege zu einer Sozialgeschichte der Medizin«, in: *Medizinhistorisches Journal* 27, S. 272-291.

- (1993), *Vom Kranken zum Patienten: »Medikalisierung« und medizinische Vergesellschaftung am Beispiel Badens 1750-1850*, (= Medizin, Gesellschaft und Geschichte, Beiheft 2), Stuttgart.

MacDonald, Michael (1981), *Mystical Bedlam: Madness, anxiety, and healing in seventeenth-century England*, Cambridge u.a.

- (1983), »Anthropological perspectives on the history of science and medicine«, in: P. Corsi/ P. Weindling (Hg.), *Information Sources in the History of Science and Medicine*, London u.a., S. 61-80.

Macfarlane, Alan D. J. (1970), *Witchcraft in Tudor and Stuart England*, London.

Marti-Ibanez, Felix (Hg.) (1960), *Henry E. Sigerist on the History of Medicine*, New York.

Muchembled, Robert (1978), *Culture populaire et culture des élites dans la France moderne (XVe-XVIIIe siècles)*, Paris.

Porter, Dorothy (1995), »The Mission of Social History of Medicine: A Historical View«, in: *Social History of Medicine* 8, S. 345-359.

Porter, Roy (1985a), »The Patient's View: Doing Medical History from Below«, in: *Theory and Society* 14, S. 175-198.

- (Hg.) (1985b), *Patients and Practitioners: Lay Perceptions of medicine in pre-industrial society*, Cambridge u.a.

- (1987), *Disease, Medicine and Society in England 1550-1850*, London.

– (1992), »The patient in England, c. 1660 – c. 1800«, in: A. Wear (Hg.), *Medicine in Society: Historical Essays*, Cambridge u.a., S. 91-118.
Press, Irwin (1980), »Problems in the definition and classification of medical systems«, in: *Social Science and Medicine* 14 B, S. 45-57.
Probst, Christian (1992), *Fahrende Heiler und Heilmittelhändler: Medizin von Marktplatz und Landstraße*, Rosenheim.

Risse, Guenter B. (1992), »Medicine in the age of Enlightenment«, in: A. Wear (Hg.), *Medicine in Society: Historical Essays*, Cambridge etc., S. 149-195.
Roelcke, Volker (1997), »Medizin als kulturelles System: Geschichte, Möglichkeiten und Grenzen eines zentralen Konzepts in der Ethnomedizin«, in: C. E. Gottschalk-Batschkus/ A. Prinz/W. Schiefenhövel/J. E. Schuler (Hg.), *Grundlagen der Ethnomedizin: Medizinanthropologie und Medizinethnologie* (im Druck).
Roemer, Milton I. (Hg.) (1960), *Henry E. Sigerist on the Sociology of Medicine*, New York.

Schenda, Rudolf (1973), »Volksmedizin – was ist das heute?«, in *Zeitschrift für Volkskunde* 69, S. 189-210.
Schipperges, Heinrich/Seidler, Eduard/Unschuld, Paul U. (Hg.) (1978), *Krankheit, Heilkunst, Heilung*, Freiburg/München 1978.
Shryock, Richard H. (1936), *The Development of Modern Medicine: An Interpretation of the Social and Scientific Factors Involved*, Philadelphia.
Sich, Dorothea (1993), »Sechs Grundkonzepte für den Unterricht in kulturvergleichender medizinischer Anthropologie«, in: D. Sich/H. J. Diesfeld/A. Deigner/M. Habermann (Hg.), *Medizin und Kultur: Eine Propädeutik für Studierende der Medizin und Ethnologie*, Frankfurt a.M. u.a., S. 17-26.
Sigerist, Henry E. (1951), *Primitive and Archaic Medicine*: Vol. 1 of *A History of Medicine*, New York/ Oxford (dt. 1963: *Anfänge der Medizin*, Zürich).
Slack, Peter (1979), »Mirrors of help and treasures of poor men: the uses of the vernacular medical literature of Tudor England«, in: C. Webster (Hg.), *Health, medicine and mortality in the sixteenth century*, Cambridge u.a., S. 237-273.
Spree, Reinhard (1981), *Soziale Ungleichheit vor Krankheit und Tod: Zur Sozialgeschichte des Gesundheitsbereichs im Deutschen Kaiserreich*, Göttingen.
Stolberg, Michael (1986), *Heilkunde zwischen Staat und Bevölkerung: Angebot und Annahme medizinischer Versorgung in Oberfranken im frühen 19. Jahrhundert*, Diss. med. TU München.

Thomas, Keith (1971), *Religion and the Decline of Magic*, London/ New York.
Turner, Victor (1968), *The Drums of Affliction*, Oxford.

Unschuld, Paul U. (1980), »The issue of structured coexistence of scientific and alternative medical systems: A comparison of East and West German legislation«, in: *Social Science and Medicine* 14 B, S. 15-24.

Wagner, Roy A. (1976), *The Invention of Culture*, Chicago.
Wear, Andrew (1987), »Interfaces: Perceptions of Health and Illness in Early Modern England«, in: R.Porter/A. Wear (Hg.), *Problems and Methods in the History of Medicine*, London u.a., S. 230-255.
Willems, Dick (1992), »Susan's Breathlessness – The Construction of Professionals and Laypersons«, in: J. Lachmund/G. Stollberg (Hg.) (1992), *The Social Construction of Illness: Illness and Medical Knowledge in Past and Present*, (= Medizin, Gesellschaft und Geschichte, Beiheft 1), Stuttgart, S. 105-114.
Wimmer, Andreas (1996), »Kultur: Zur Reformulierung eines sozialanthropologischen Grundbegriffs«, in: *Kölner Zeitschrift für Soziologie und Sozialpsychologie* 48, S. 401-425.
Wolff, Eberhard (1989), *Gesundheitsverein und Medikalisierungsprozess: Der homöopathische Verein Heidenheim/ Brenz zwischen 1886 und 1945*, Tübingen.
– (1993), »Medikalkultur und Modernisierung: Über die Industrialisierung des Gesundheitsverhaltens durch die Pockenschutzimpfung und deren Grenzen im 19. Jahrhundert«, in: M. Dauskardt/H. Gerndt (Hg.), *Der industrialisierte Mensch. Kongreßband 28. Deutscher Volkskundekongreß Hagen 1991*, Münster, S. 191-212.
– (1996), »›Volksmedizin‹ als historisches Konstrukt: Laienvorstellungen über die Ursachen der Pockenkrankheit im frühen 19. Jahrhundert und deren Verhältnis zu Erklärungsweisen in der akademischen Medizin«, in: *Österreichische Zeitschrift für Geschichtswissenschaften* 7, S. 405-430.
Wright, Peter/Treacher, Andrew (Hg.) (1982), *The Problem of Medical Knowledge. Examining the Social Construction of Medicine*, Edinburgh.

Michael Stolberg

Heilkundige:
Professionalisierung und Medikalisierung

Die Geschichte der Heilkundigen hat in der jüngeren Geschichtsschreibung große Aufmerksamkeit gefunden. In sozialgeschichtlicher Erweiterung öffnete sich der Blick von den Errungenschaften und Lebensläufen der »großen Ärzte« auf den Alltag der Gesundheitsversorgung in Stadt und Land, auf die Praxis gewöhnlicher Heilkundiger, ihre Klientel, ihre Vermögensverhältnisse, ihre gesellschaftliche Stellung. Praxistagebücher, handschriftliche Aufzeichnungen, Einkommensaufstellungen, Nachlaßverzeichnisse wurden zu gesuchten Quellen.

Tiefgreifende geschichtliche Veränderungen in Profil und Status der einzelnen Heilberufe wurden erkennbar.[1] Die Tätigkeit der frühneuzeitlichen Hebamme etwa wurde jenseits aller manuellen Hilfe als zentrales Element eines komplexen Geburts- und Wochenbettrituals begreifbar. Hebammen übernahmen zudem wichtige Aufgaben bei Frauen- und Kinderkrankheiten (Gélis 1984; Labouvie 1992; Wilson 1995). Das Tätigkeitsspektrum der teilweise hochangesehenen Bader, Barbiere und Handwerkschirurgen erstreckte sich vielfach von der Körperpflege bis zur Behandlung innerer Krankheiten, und doch wirkten manche von ihnen zugleich als Bauern, Gast- und Schankwirte oder gar Musikanten (Pelling/Webster 79; Pelling 1982; Sander 1989b).

Die Struktur der Gesundheitsversorgung insgesamt wurde in ihrem Wandel besser faßbar. Die akademischen Ärzte, die herkömmliche medizinhistorische Darstellungen weithin beherrschen, spielten bis ins 19. Jahrhundert in der Gesundheitsversorgung der breiten Bevölkerung nur eine sehr bescheidene Rolle. Ihre Zahl war vergleichsweise gering, und sie versorgten vorwiegend, wenn auch nicht ausschließlich, die obersten und als Stadt- oder Armenärzte die untersten Schichten der Gesellschaft. Wo Ärzte fehlten, waren die Menschen, wie

---

1 Die teilweise wesentlich schlechter erforschte Sozialgeschichte der Apotheker, der Zahnärzte und der diversen jüngeren Heilberufe kann hier nicht näher behandelt werden.

nun deutlicher wurde, aber noch lange nicht medizinisch unversorgt. Wenn die übliche Selbstbehandlung mit Hausmitteln nicht anschlug, konnten sie fast überall auf ein breites Spektrum von Heilern zurückgreifen, geleitet von ihren finanziellen Möglichkeiten, der Natur ihres Leidens, ihren kulturell geprägten Vorlieben für bestimmte Formen medizinischer Diagnostik und Behandlung und ihrer Einschätzung des Könnens und der Erfolge einzelner Heiler und Verfahren. Zahllose dörfliche Laienbehandler und Gelegenheitsheiler, nicht selten auf bestimmte Krankheiten oder diagnostische und therapeutische Verfahren spezialisiert, fahrende Operateure und Arzneimittelhändler, Hebammen, »weise Frauen«, Gesundbeter und Sympathieheiler sorgten bis weit ins 19. Jahrhundert hinein für ein ausgeprägt pluralistisches System der Heilangebote.[2]

Der Aufstieg der Ärzte

Das sehr weitgehende medizinische Deutungs- und Behandlungsmonopol der akademisch gebildeten Ärzte in der heutigen Gesundheitsversorgung erweist sich vor diesem Hintergrund als ein historisch verhältnismäßig junges Phänomen, und die Genese dieses Monopols findet deshalb in der jüngeren Forschung ganz besondere Aufmerksamkeit. Der Rückgriff auf soziologische Begriffe und Modelle von »Professionalisierung« und »Medikalisierung« schärft dabei den Blick für übergreifende Entwicklungen und eröffnet fruchtbare Perspektiven für länder- und berufsvergleichende Analysen (Lundgreen 1988; McClelland 1991; Corfield 1995). Er birgt aber auch die Gefahr des Anachronismus, der teleologischen Verkürzung, wenn Professionalisierung in Übernahme soziologischer »trait theories« mit dem zunehmenden Erwerb bestimmter, heute als typisch angesehener »traits« oder Wesenszüge einer Profession gleichgesetzt wird, wie exklusive Ausbildungsstandards, berufliche Autonomie oder organisatorische Konsolidierung. Der historisch kontingente heutige Zustand wird hier als Meßlatte verabsolutiert (Siegrist 1990). So verstanden lassen sich die ärztlichen Professionalisierungsprozesse dann zwangsläufig erst in den Gesellschaften des 19. Jahrhunderts konkret festmachen (Shortt 1983; Waddington 1984; Huerkamp 1985; Drees 1988; Loetz 1994). Wesentliche Weichen für die heuti-

---

2 Der Begriff »Medikalisierung« ist insofern irreführend, wenn er eigentlich nur die Ausweitung der ärztlichen Versorgung meint.

ge ärztliche Dominanz waren damals jedoch längst gestellt, und obendrein sind die in der Literatur diskutierten »Wesensmerkmale« einer Profession weit überwiegend aus Untersuchungen in den angelsächsischen Ländern gewonnen. Nicht nur im Bereich der Heilberufe nehmen diese aber eine gewisse Sonderstellung ein. Wird in der angelsächsischen Soziologie die »Autonomie« als herausragendes Wesensmerkmal einer Profession hervorgehoben (Freidson 1970), so spielte die Standesautonomie für die ärztliche Professionalisierung in Frankreich, Deutschland oder gar Rußland im Vergleich zur Allianz mit dem Staat lange nur eine sehr untergeordnete Rolle. (Léonard 1981; Huerkamp 1985; Frieden 1981)

Als fruchtbar auch für die längerfristige historische Analyse haben sich dagegen jene soziologischen Modelle erwiesen, die im weiteren Umfeld der Konflikttheorie angesiedelt sind. Mit gewissen Differenzen untereinander begreifen sie Professionalisierung als einen Prozeß, in dessen Verlauf ein Berufsstand, gegründet auf ein esoterisches theoretisches Wissenskorpus, den Markt für bestimmte essentielle Dienstleistungen zunehmend monopolisiert oder wenigstens kontrolliert und diese Stellung mitsamt den damit verbundenen materiellen und immateriellen Vorzügen durch entsprechende Strategien der Selbstdarstellung zu legitimieren und gesellschaftlich akzeptabel zu machen versteht (Johnson 1972; Berlant 1975; Sarfatti-Larson 1977; Turner 1987, 131-156; Burrage/Torstendahl 1990). Die Frage nach dem Ausmaß, in dem ein bestimmter Berufsstand durch den Erwerb bestimmter Merkmale »bereits« den »Rang« einer Profession im heutigen Sinne erlangt hat, wird damit sekundär. Der Aufstieg einer Berufsgruppe wird langfristig im Wandel politischer und gesellschaftlicher Konfigurationen analysierbar. Charakteristische, aber keineswegs stets gemeinsam nachweisbare Merkmale erfolgreicher Dienstleistungsberufe erscheinen aus dieser Perspektive ihrerseits in erheblichem Maße als bloße Mittel zum Zweck. Sie dienen der Kontrolle des Marktes, der Sicherung wirtschaftlicher Vorteile, der Hebung des gesellschaftlichen Status, der Erweiterung der eigenen Machtressourcen gegenüber konkurrierenden Anbietern ebenso wie gegenüber der prospektiven Klientel und der Gesamtgesellschaft. Komplexe Theorien und Begrifflichkeiten beispielsweise erlauben es ganz unabhängig von ihrer praktischen Relevanz, sich gegen die kompetente Fremdbeurteilung durch Laien zu verwahren. Zusammen mit der Standardisierung der Ausbildung und des Dienstleistungsangebots sind sie Voraussetzung dafür, daß ein Berufsstand sich von der Bewertung (und Honorierung) seiner Tätigkeit nach dem ungewissen Erfolg befreien und die sorgfältige Befolgung festgesetzter professioneller Standards zum maßgeblichen Kriterium machen kann. Die langwierige, kostspielige Ausbildung wiederum, die zum Erwerb des theoretischen Wissens nötig ist, gewährleistet Exklusivität und begrenzt die Konkurrenz untereinander. Das professionelle Ethos einer Verpflichtung auf Allgemeinwohl und kollegiale Kontrolle hilft, Privilegien und berufsständische Selbstbestimmung zu rechtfertigen.

Der Aufstieg des Ärztestandes gewinnt in diesem Rahmen geradezu paradigmatischen Wert. Für keinen anderen Berufsstand läßt sich gegen die funktionalistische Annahme einer Durchsetzung überlegener Expertise so klar die zentrale Bedeutung von Machtbeziehungen und legitimierenden Diskursen als Grundlage des professionellen Aufstiegs zeigen. Von wenigen, zahlenmäßig unbedeutenden Teilbereichen in der Chirurgie und Geburtshilfe abgesehen, war die Medizin der akademischen Ärzte im rückblickenden Urteil ihrer handwerklich gebildeten oder ohne formale Ausbildung »pfuschenden« Konkurrenten bis weit ins 19. Jahrhundert und in der inneren Medizin sogar bis ins 20. Jahrhundert nicht erkennbar überlegen. Die Ärzte standen den Krankheiten der Menschen fast genauso machtlos gegenüber wie ihre Konkurrenten, und ihre Mittel und Verfahren stifteten teilweise mehr Schaden als Nutzen. Die Vorstellung, die ärztliche Medizin habe sich dank ihrer unübersehbaren Überlegenheit über kurz oder lang zwangsläufig durchsetzen müssen, entbehrt der Grundlage für lange Zeitspannen, in denen die Ärzte sich schon ein erhebliches Maß an Verfügungsgewalt über die materiellen und immateriellen Ressourcen in ihrem Tätigkeitsbereich sichern konnten.

Betrachtet man die Geschichte der (westlichen) Gesundheitsversorgung und der Rolle der Ärzte in ihr aus dieser Perspektive, so lassen sich anhand zahlreicher älterer und jüngerer Forschungen aus den einzelnen europäischen Ländern bei allen Unterschieden im Detail einige wichtige Etappen auf dem Weg zur heutigen, ärztlich dominierten Gesundheitsversorgung nachzeichnen.[3]

---

3 Vgl. aus der umfangreichen Forschungsliteratur zum folgenden besonders für Mittelalter und frühe Neuzeit Fischer (1933); Bullough (1966); Pelling/Webster (1979); Siraisi (1981); Pelling (1982); Gottfried (1986); De Moulin (1988); Kinzelbach (1989); Jütte (1991); Marland (1993); für die anschließende Entwicklung Geiser (1963); Goubert (1974); Peterson (1978); Gelfand (1980); Léonard (1981); Shortt (1983); Forti-Messina (1984); Ramsey (1984); Waddington (1984); Pancino (1984); Huerkamp (1985); Stolberg (1986); Marland (1987 und 1993); Drees (1988); Sander (1989b); Brändli (1990); Havelange (1990); Loetz (1993); Lonni (1994); Schepers (1994); Frascani (1995); Wilson (1995).

Gestützt auf antike und arabische Vorbilder vom philosophischen Arzt begannen sich im Mittelalter die »physici« von der Masse der übrigen Heilkundigen abzugrenzen und naturphilosophische Theorien zur unentbehrlichen Grundlage ihres diagnostischen und therapeutischen Handelns zu machen. Der Prozeß nahm seinen Ausgang im süditalienischen Salerno und setzte sich in den neuen Universitäten des Mittelalters fort. Die Ärzte konnten sich zunehmend die Anerkennung der Eliten sichern, die ähnliche Bildungsideale verfolgten und aus deren (unteren) Reihen sie vielfach selbst hervorgingen. Status und Einkommen zumindest der renommierten Ärzte stiegen. Etwa parallel dazu begannen sich ebenso die Bader, Barbiere und teilweise auch die Hebammen in den mittelalterlichen Städten in Zünften, Laienbruderschaften und ähnlichen Korporationen zu organisieren. Sie etablierten standardisierte Ausbildungswege und sicherten sich obrigkeitliche Privilegien und öffentliche Ämter etwa als Stadtwundärzte oder geschworene Hebammen. Kirchen-, Stadt-, Polizei-, Hebammen- und Medizinalordnungen begannen zunehmend die Rechte und Pflichten der einzelnen Heilberufe genauer zu regeln, ihre Kompetenzbereiche und Ausbildungsstandards, ihre Beziehungen untereinander. Den akademischen Ärzten wurde hier regelmäßig die Spitzenstellung in einer Hierarchie von Heilkundigen zugebilligt. Sie erlangten Aufsichts- und Prüfungsbefugnisse über das übrige Heilpersonal, insbesondere über die Hebammen, obwohl sie von deren praktischer Tätigkeit zunächst nur wenig verstanden. Auf derartige Ordnungen gestützt, begannen die etablierten Heilberufe, und das gilt nicht nur für die Ärzte, auf formal unzureichend qualifizierte »Pfuscher« Druck auszuüben. Für Frauen gar war in der offiziellen Gesundheitsversorgung außerhalb der Geburtshilfe so gut wie kein Platz mehr vorgesehen. Irreguläre Heiler und »Winkelhebammen« riskierten nun die Vertreibung, womöglich unter Verlust ihres Vermögens oder begleitet von körperlicher Züchtigung.

Auf dem Land freilich, wo die große Bevölkerungsmehrheit lebte, blieben lange Zeit große Spielräume auch für irreguläre, »pfuschende« Laienbehandler erhalten. Und selbst in den Städten konnten die etablierten Heilberufe die Gesundheitsversorgung nicht annähernd monopolisieren. Geltende Verordnungen wurden regelmäßig mißachtet und die Obrigkeiten selbst erteilten zahlreiche Ausnahmegenehmigungen für irreguläre Heiler.

Dies änderte sich zunehmend im 18. und 19. Jahrhundert. Das überkommene System einer pluralistischen Gesundheitsversorgung aus unterschiedlich qualifizierten und spezialisierten Heilern geriet nun überall unter den Druck ärztlicher Professionalisierungsbestrebungen und bürokratischer Modernisierungsprozesse. Die Behandlungserfolge der ärztlichen Medizin blieben unbefriedigend. Doch die Anlehnung an die unbestrittenen Erfolge der neuzeitlichen Naturwissenschaft, der Bedeutungsrückgang religiöser und magischer Deutungen zugunsten »rationaler« Weltbilder und der gestärkte Glaube an die aktive Gestaltbarkeit von Natur und Gesellschaft festigten die Stellung der Ärzte und ihrer Konzepte innerhalb der Elitekultur. Einzelne symbolträchtige, wenn auch nie unumstrittene Errungenschaften wie Pockeninokulation, Schutzpockenimpfung und die Gebärzange kamen hinzu. Die ärztlich dominierten *Collegia medica* konnten wachsenden Einfluß auf die Gesundheitspolitik gewinnen, und in den modernisierten Staatsverwaltungen des 19. Jahrhunderts gelangten vereinzelt die Ärzte selbst in führende Stellungen. Eine grundlegende Umgestaltung des Medizinalwesens nach ärztlichen Vorgaben wurde nun denkbar und in zahlreichen ärztlichen Schriften ausformuliert. Gleichzeitig sicherten sich die Ärzte im Rahmen von »Medizinalpolizei« und öffentlicher Gesundheitspflege ein wachsendes öffentliches, politisches Gewicht. (Rosen 1953; LaBerge 1992; Göckenjan 1985)

Der damit eingeleitete Strukturwandel in der Gesundheitsversorgung nahm zunächst unter den jeweiligen sozialen und politischen Verhältnissen der einzelnen Staaten einen sehr unterschiedlichen Verlauf. In England blieb de facto das alte korporativ begründete Nebeneinander von Ärzten, Apothekern und Chirurgen bis ins ausgehende 19. Jahrhundert erhalten. Sie übten alle die gesamte Medizin aus, und der englische *general practitioner* ging nicht aus dem akademischen Arzt, sondern aus dem Medikamente abgebenden *surgeon* oder medizinisch tätigen Apotheker hervor. In den meisten übrigen europäischen Staaten sahen sich die nicht-akademischen Heilberufe dagegen massiven Eingriffen ausgesetzt. Kompetenzbeschneidungen, neue Ausbildungsanforderungen und die Errichtung von Ausbildungsstätten für neue, konkurrierende Heilberufe zerstörten in Staaten wie Bayern, Württemberg und Preußen die wirtschaftliche Existenz der Handwerkschirurgen und schließlich den Berufsstand als solchen. Auch die Hebammen – auf dem Land vielerorts noch weithin ohne formale Ausbildung – gerieten mehr und mehr unter Druck. Im England des 18. Jahrhunderts wurden sie zunehmend von männlichen Geburtshelfern verdrängt. In Deutschland und Italien zögerten die Ärzte, die geburtshilfliche Versorgung zu übernehmen, setzten aber die Einrichtung von Hebammenschulen durch. Nach einer kurzen, überwiegend theoretischen Ausbildung sollten deren meist junge und praktisch wenig versierte Absolventinnen auch gegen den Widerstand der betroffenen Frauen die als ignorant beschimpften Hebammen älteren Schlags verdrängen. Die zahlreichen irregulären Heiler, Laienbehandler und fahrenden Arzneimittelhändler gar sahen sich fast überall immer heftigeren Verfolgungen ausgesetzt und, trotz der vielfach bezeugten Solidarität der Bevölkerung, zumindest in die Heimlichkeit abgedrängt. Allerdings entstanden vereinzelt auch neue Freiräume, etwa 1869/71 mit der Einführung der Kurierfreiheit im Deutschen Kaiserreich.

Im ausgehenden 19. und frühen 20. Jahrhundert findet sich dann in der langfristigen Entwicklung ungeachtet aller nationaler Differenzen eine weitgehend konvergierende Tendenz. Allenthalben nahm die Zahl der Ärzte zu, wurden konkurrierende Heilkundige verdrängt, stiegen die Ärzte auch zahlenmäßig zur stärksten Gruppe unter den Heilkundigen auf. Das Krankenhaus, bisher in erster Linie medizinische Versorgungseinrichtung für eine Minderheit überwiegend alleinstehender, häuslich unversorgter Kranker, entwickelte sich zu einer zentralen und ärztlich dominierten Institution der allgemeinen Gesundheitspflege. Die Ärzte erlangten eine beherrschende und vielfach sogar monopolähnliche Stellung in der Versorgung der gesamten Bevölkerung. Neue Systeme einer staatlichen Gesundheitsversorgung oder einer allgemeinen Krankenversicherung privilegierten die Ärzte zusätzlich gegenüber den übrigen Heilkundigen.

Diese »Medikalisierung«, im ursprünglichen Sinne einer zunehmenden ärztlichen Monopolisierung und Kontrolle der Gesundheitsversorgung,[4] war seit

---

4 Zum Begriff »Medikalisierung« vgl. Loetz (1994), allerdings ohne Berücksichtigung der auch in der Geschichtsschreibung wirksamen, intensiven soziologischen Diskussion. Der Begriff scheint in etwa zeitgleich in zwei verschiedenen Zusammenhängen entwickelt worden zu sein. Léonard (1978: 75) verwandte ihn in seiner im Januar 1976 verteidigten These im engeren Sinne einer wachsenden Erfassung der Bevölkerung durch die offizielle Gesundheitsversorgung und griff darin nach eigenen Angaben seinerseits auf den Begriffsgebrauch in den »Cahiers de sociologie et de démographie médicales« und in »Population« zurück. In einem wesentlich breiteren Sinne hat der Psychiatriekritiker Szasz (1971) den Begriff verwandt. Seine Thesen von der Psychiatrie als Ausdruck einer »medicalization of social problems« (Szasz 1971: 139) stimmen im übrigen weitgehend mit dem Begriffsverständnis von Foucault überein, der in der bisherigen Forschungsliteratur vielfach fälschlicherweise als Urheber des Begriffs bezeichnet wird, ohne diese Originalität je selbst beansprucht zu haben. Im Gefolge von Szasz hat gleichfalls schon vor Foucault Illich (1975) Medikalisierung im erweiterten Sinne einer »medicalization of life«, einer Ausweitung und Intensivierung medizinischer Macht in der Gesamtgesellschaft in den Mittelpunkt seiner Analysen gestellt.

dem ausgehenden 19. Jahrhundert zunehmend begleitet von einer wachsenden Geltungsmacht ärztlicher Konzepte in der Bevölkerung, von einer umfassenden »Medikalisierung« von Gesellschaft und Alltagskultur. »Medikalisierung« in diesem Sinne meint die zunehmende Durchdringung der Wahrnehmung, des Denkens und des Alltagsvollzugs durch medizinische Kategorien und Normen, auch in Lebensbereichen wie Sexualität, seelischem Erleben und seelischer Krankheit, Reinlichkeitsverhalten, Ernährung, Geburt oder Kinderaufzucht, die bisher nicht oder zumindest nicht in erster Linie medizinischen, gesundheitlichen Imperativen gehorchten. Über den engen Kreis der gebildeten Eliten hinaus wurden die Ärzte damit zu maßgeblichen Experten für zentrale Fragen der menschlichen Existenz (Illich 1975; Foucault 1976; Armstrong 1983; Frevert 1985; Labisch 1985).

Die Grenzen medizinischer Macht

Der langfristige Erfolg der ärztlichen Professionalisierung steht vor dem eben skizzierten Hintergrund außer Zweifel. Gegenüber tendenziell teleologischen Konzepten eines immer weiter zunehmenden allumfassenden ärztlichen Imperialismus (Illich 1975; Frevert 1984; Göckenjan 1985) ist freilich auch auf Grenzen, auf Brüche und Widerstände aufmerksam zu machen. Drei Punkte seien hier hervorgehoben:

1. Die Ärzteschaft bildete über ihre gesamte Geschichte hinweg niemals einen monolithischen Block mit einer einheitlichen strategischen Zielrichtung. Immer wieder wirkten innerprofessionelle Gegensätze, besonders solche zwischen den (groß)städtischen Eliten an Universitäten, Höfen und Ministerien und der übrigen Ärzteschaft in Stadt und Land einer wirksamen organisatorischen Bündelung ärztlicher Standesinteressen entgegen. Die innerprofessionellen Auseinandersetzungen um die Medizinalreformbewegung von 1848 oder um die Kurierfreiheit im Deutschen Kaiserreich brachten solche Spannungen besonders dramatisch zum Ausruck (Léonard 1981: 80-95; Huerkamp 1985: 254-261). Bis heute schwächen Verteilungskämpfe etwa zwischen Krankenhausärzten und Niedergelassenen, aber auch politische und weltanschauliche Gegensätze die Schlagkraft ärztlicher Standesorganisationen.

2. Der Aufstieg der Ärzteschaft verdankte sich auf dem europäischen Kontinent entscheidend dem Bündnis mit den herrschaftstragenden Eliten, doch

dieses Bündnis erzwang auch Kompromisse und Abhängigkeiten. Sie betrafen nicht nur den Physikus, Gerichts-, Stadt- oder Gemeinde(wund)arzt in obrigkeitlichen Diensten. Die Selbstdarstellung der Ärzte insgesamt und damit nicht zuletzt auch die Medizin, die sie vertraten, mußte auf die Wünsche und Erwartungen der Oberschichten Rücksicht nehmen. Der Aufstieg von Medizinalpolizei und Hygienewissenschaft beispielsweise spiegelte zugleich die Notwendigkeit, angesichts anhaltender therapeutischer Schwächen die Nützlichkeit ärztlicher Expertise für Staat und Gesellschaft auf andere Weise unter Beweis zu stellen. Auch in der privaten Praxis sahen sich die Ärzte lange Zeit vor allem im Umgang mit der kleinen zahlungskräftigen Klientel, von der ihr Einkommen abhing, gezwungen, den Vorstellungen und Wünschen der Kranken und ihrer Familien so weit wie möglich entgegenzukommen. Folgt man der Darstellung Nicholas Jewsons (Jewson 1974 und 1976), so gehorchte sogar die ärztliche Theoriebildung als solche im 18. Jahrhundert den Imperativen ärztlicher Abhängigkeit. Solange medizinische Innovationen weitgehend aus der ärztlichen Praxis hervorgingen, förderte das, Jewson zufolge, systematisch jene Innovationen, die im besonderen Maße auf die Wünsche und Bedürfnisse der Eliten zugeschnitten waren, zu denen die zugleich forschenden und praktizierenden Ärzte in einer Art »Patronage-Verhältnis« standen, eine Medizin, die insbesondere dem individuellen, subjektiven Empfinden des Patienten und seiner Lebensgeschichte höchsten Rang einräumte.[5]

3. Dienstfertigkeit und Anpassung boten zudem nie Gewähr, daß es tatsächlich gelang, die Eliten von der Notwendigkeit ärztlicher Privilegien zu überzeugen. Der ärztliche Kampf gegen »Marktschreier« und »Pfuscher« zog sich über Jahrhunderte. Kritik und Satire begleiteten stets den ärztlichen Professionalisierungsprozeß. Selbst die Möglichkeit einer gegenläufigen Demedikalisierung und Deprofessionalisierung blieb immer gegenwärtig, etwa

---

5 Die von Jewson betonte Tendenz zu einer umfassenden Individualisierung von Diagnose, Behandlung und Diätetik läßt sich allerdings auch als Teil einer Professionalisierungsstrategie verstehen. Empirisch für wirksam befundene, spezifische Heilmittel gegen diverse Krankheiten gaben auch Laienbehandler und Handwerkschirurgen. Die Notwendigkeit umfassender theoretischer Bildung war eher zu vermitteln, wenn der Arzt auf die Notwendigkeit pochte, die vielfältigen Faktoren und komplexen Zusammenhänge zu erfassen, die über die Gesundheit oder Krankheit eines bestimmten Individuums vor dem Hintergrund seiner besonderen Lebens- und Krankheitsgeschichte entschieden, um daraus aufgrund profunder theoretischer Kenntnisse die entscheidenden Schlüsse zu ziehen.

wenn liberales Denken die Berechtigung korporativer Privilegien in Frage stellte wie in der französischen Revolution, wenn Bürokratien im Rahmen nationaler Gesundheits- oder Krankenversicherungssysteme umfassende Aufsichtsbefugnisse beanspruchten oder wenn die ärztliche Selbstdarstellung in den oberen Schichten an Resonanz verlor, heute etwa greifbar im Aufstieg von »Alternativmedizin«[6], Hausgeburt und Selbsthilfebewegung gerade unter den Gebildeten (Fox 1977; Ramsey 1984; Corfield 1995, 42-69).

Nachfrage oder Repression?

Das eben skizzierte Verhältnis von ärztlicher Professionalisierung beziehungsweise Medikalisierung und Elitekultur bleibt angesichts des vergleichsweise guten Forschungsstandes vornehmlich im Detail näher zu erforschen, insbesondere vergleichend für unterschiedliche politische und gesellschaftliche Verhältnisse und in längerfristiger Perspektive. Größerer Dissens herrscht dagegen in der Forschung darüber, wie diese Prozesse aus der Sicht der breiten Bevölkerung zu betrachten und zu bewerten sind. Stellt sich die Bevölkerung in manchen medizinkritischen, empirisch freilich nicht immer ausreichend abgesicherten Arbeiten als weitgehend ohnmächtiges Opfer eines Bündnisses zwischen ärztlichem Imperialismus und staatlicher Herrschaftsinteressen dar (Illich 1975; Frevert 1984; Göckenjan 1985), so rücken Kritiker dieser Interpretation ihrerseits den Charakter der Gesundheitsversorgung als eines *market place*, die aktive Nachfrage der Bevölkerung nach der ärztlichen Medizin, die gemeinsame Gestaltung einer medizinischen Lebenswelt durch Staat, Heilkundige und Bevölkerung in den Vordergrund (Faure 1981; Faure 1984; Porter 1989; Loetz 1993)[7]. Solche »nachfrageorientierten« Ansätze leugnen die Be-

---

6 Vgl. den Beitrag von Christoph auf der Horst in diesem Band.
7 Loetz (1994: 148; s.a. Loetz 1993) hat in diesem Sinne vorgeschlagen, »Medikalisierung« im Anschluß an Simmel (1908) als »medizinische Vergesellschaftung« zu begreifen, als »Produkt wechselseitiger Einflußnahmen [...], in denen der Staat, die (Gesamtheit der) Heilkundigen und die (potentiellen) Kranken um die in ihren Augen beste medizinische Versorgung rangen.« Eine Tendenz hin zu wachsender ärztlicher Dominanz ist in diesem Begriff, im Gegensatz zu dem der »Medikalisierung« nicht mehr impliziert. Als soziologisches Grundphänomen findet Vergesellschaftung Simmel zufolge vielmehr überall dort statt, wo Menschen zueinander in Wechselbeziehung treten, und sei es auch nur in so ephe-

deutung eines »Drucks von oben«, der Interessen von Ärzten und herrschenden Eliten nicht. Doch in ihrer Begrifflichkeit geraten sie in Gefahr, wiederum die tiefgreifenden Unterschiede in den Machtpotentialen zu übersehen, die den Aufstieg der ärztlichen Medizin über weite Strecken begleiteten und prägten. Zu Recht haben zwar nicht nur Kritiker der Medikalisierungsthese auf die fließenden Grenzen zwischen ärztlicher Medizin, der medikalen Kultur der gebildeten Laien und der der breiten Bevölkerung hingewiesen (Goubert 1977). Unbestreitbare Gemeinsamkeiten etwa in der Säftelehre oder im Vertrauen auf Aderlaß und »ausführende« Mittel dürfen aber den Blick auf die entscheidenden Unterschiede nicht verstellen: auf das in der Landbevölkerung noch im 19. Jahrhundert fast allgegenwärtige Vertrauen in Geheim- und Universalmittel etwa oder in die von den Ärzten mittlerweile verachtete Harnschau, auf die schillernde Welt der sympathetischen Heilverfahren, der magischen Abwehrmittel und Rituale, auf die vielfältigen Formen medikaler Volksfrömmigkeit. Solche zentralen Elemente der medikalen Volkskultur hatten in der ärztlichen Medizin kein Pendant, und die große Bevölkerungsmehrheit bevorzugte, solange sie verfügbar waren, jene nicht-ärztlichen Heilkundigen, deren Angebotsspektrum auch Geheim- und Universalmittel sowie magische, sympathetische und religiöse Heilkräfte mit einbezog. Gefühle der Distanz, des Unbehagens gegenüber den gesellschaftlich höher stehenden Ärzten, ihrer Sprache und ihrem Verhalten gegenüber den Kranken kamen hinzu (Goubert 1974; Gélis 1984; Stolberg 1986; Ramsey 1988; Porter 1989; Probst 1992).

Diesen zentralen, als »abergläubisch« verunglimpften Aspekten der »volksmedizinischen« Medikalkultur aber entzogen die Ärzte im Bündnis mit »aufgeklärten« Verwaltungen durch die Gestaltung der politischen, rechtlichen und ökonomischen Rahmenbedingungen systematisch den Boden – und dies in einer Zeit, in der sogar die Ärzte selbst zunehmend die Wirksamkeit der eigenen Heilverfahren bezweifelten. Die polizeilichen Repressalien gegen die »volksmedizinischen« Heiler, die Beseitigung der Handwerkschirurgen in

---

Fortsetzung Fußnote 7

merer Weise wie bei einem gemeinsamen Spaziergang (Simmel 1908: 1-8). Das Krankenhaus und unter Umständen selbst das gemeinsame Warten in der ärztlichen Sprechstunde wären somit Formen »medizinischer Vergesellschaftung«. »Medikalisierung« im herkömmlichen Begriffsverständnis wäre in Simmels Terminologie also der historische Wandel einer bestimmten Form von medizinischer Vergesellschaftung, nämlich der Gesundheitsversorgung.

Württemberg, Bayern und anderen Staaten, die Verdrängung der Dorfhebammen durch die in praktischer Hinsicht zunächst ungeübten Absolventinnen der staatlichen Hebammenschulen, all das war nachweislich nicht das Ergebnis einer veränderten Nachfrage. Solche Maßnahmen standen vielmehr zu den Interessen der großen Bevölkerungsmehrheit in diametralem Gegensatz. Die Wahlmöglichkeiten der Patienten wurden drastisch beschnitten, wenn auch in manchen Staaten mehr als in anderen (Stolberg 1986; Sander 1989a und 1989b)[8]. Die Bereitschaft häuslich unversorgter, alleinstehender und unvermögender Kranker, ein Krankenhaus aufzusuchen, oder die trotz mancher Widerstände vielfach recht gute Akzeptanz der Pockenschutzimpfung in der Landbevölkerung belegen dagegen zunächst nur die unbezweifelte Bereitschaft, einzelne neue Praktiken und Verfahren in das bisherige medizinische Weltbild zu integrieren, nicht aber die umfassende Übernahme der ärztlichen Medizin oder die selbstbestimmte Abkehr von jenen Formen heilkundlicher Praxis, die Ärzte und Behörden als Aberglauben massiv bekämpften.

Die Rede von der »Nachfrage«, vom »Druck von unten« wird zudem auf einer ganz grundsätzlichen Ebene der Vielgestaltigkeit von Machtwirkungen, oder genauer gesagt dem Zusammenhang von Macht und Kultur, selbst für jene Zeit seit dem ausgehenden 19. Jahrhundert nur unzureichend gerecht, in der sich die Hinweise auf eine Hinwendung breiterer Bevölkerungskreise zur ärztlichen Medizin zweifellos stark mehrten. Medikalisierung und ärztliche Professionalisierung waren ihrerseits Teil eines weit umfassenderen, Jahrhunderte währenden gesellschaftlichen und politischen »Modernisierungsprozesses«, der eng gebunden war an den Aufstieg bestimmter, im weiteren Sinne »bürgerlicher« gesellschaftlicher Gruppen oder Formationen. Im Verlauf dieses Prozesses setzte eine kleine Elite unter tatkräftiger Mitwirkung der Ärzte ein neues säkularisiertes Welt- und Menschenbild durch, in dessen Rahmen zentrale bürgerliche Werte wie Rationalität, Diesseitsbezogenheit und der Glaube an die unmittelbare Gestaltbarkeit der natürlichen und gesellschaftlichen Umwelt einen umfassenden, als universal naturgegeben begründeten Geltungsanspruch gewannen. Die neuen Auffassungen und Werte halfen ihrerseits, eine gesellschaftliche und politische Ordnung mitsamt ihren Prakti-

---

8 So scheint die Repression gegen die irregulären Heiler und die Handwerkschirurgen beispielsweise in Baden weniger drastisch gewesen zu sein als in Bayern oder Württemberg (Loetz 1993; Stolberg 1986; Sander 1989a und 1989b)

ken und Institutionen zu rechtfertigen, die in erster Linie den Interessen der herrschenden Schichten diente. (Gramsci 1975; Jackson-Lears 1985; Foucault 1976 und 1978) Für die breite Bevölkerung kam diese Entwicklung trotz gemeinsamer historischer Wurzeln und teilweise fließender Grenzen zur Elitekultur in vielfacher Hinsicht einem umfassenden Akkulturationsprozeß gleich (Thomas 1973; Muchembled 1979). Gewiß war die Bevölkerung nicht ausschließlich passives Objekt. Den Akkulturationsprozessen in der Begegnung mit außereuropäischen Kulturen vergleichbar gab es Widerstände und Gegenreaktionen, war auch die Integration bestimmter Konzepte und Praktiken oft ein selektiver Prozeß, begleitet von Modifikationen oder Umdeutungen. (Herskovits 1938; Garnot 1990) Und zweifellos wurde eine solche Integration erleichtert, wenn neue Praktiken recht zuverlässig gewünschte praktische Erfolge zeitigten; der Ersatz des Wetterläutens durch Blitzableiter oder die Schutzpockenimpfung bieten hierfür Beispiele – schwerlich allerdings die bis vor wenigen Jahrzehnten therapeutisch nicht wesentlich erfolgreichere ärztliche Medizin.[9] Auch der, soweit erkennbar, lange Zeit sehr bescheidene Erfolg aktiver Erziehungsbemühungen über Schule, Kanzel oder populäres Schrifttum spricht gegen eine beliebige Formbarkeit der breiten Bevölkerung. Doch Kultur ist stets auch Praxis. Langfristig bedürfen Menschen- und Weltbilder der Bestätigung durch jene alltäglichen Praktiken, die sie verkörpern und in denen sie zum Ausdruck kommen (Berger/Luckmann 1980; Giddens 1981). Als weitaus wirksamer denn das Bemühen um eine aktive Umerziehung – von »Volksaufklärung« sollte man hier nur mit großer Vorsicht sprechen – erscheint vor diesem Hintergrund die systematische Unterdrückung von herkömmlichen Praktiken und deren Träger. Der kirchliche und staatliche Kampf gegen magische, »abergläubische« und volksfromme Praktiken im allgemeinen und die Maßnahmen gegen »Pfuschertum« und »medizinischen Aberglauben« im besonderen beraubten zentrale Inhalte der Volkskultur allmählich ihrer lebensweltlichen Erfahrbarkeit und damit der Grundlage ihrer subjektiven Gültigkeit. Die kulturelle Entwurzelung im Zuge von Industrialisierung und Verstädterung als zentralen Folgeerscheinungen des Modernisierungsprozesses kam schließlich hinzu. Die »Nachfrage« der Bevölkerung nach neuen Formen »wissenschaftlicher« Sinngebung und konkret nach ärztlicher Medizin ent-

---

9 Die Anerkennung eines diagnostischen Erkenntnisvorsprungs der Ärzte setzte dagegen bereits die Übernahme entsprechender ärztlicher Erklärungskategorien voraus.

sprach zweifellos einem echten Bedürfnis, doch dieses Bedürfnis war bereits in hohem Maße Ergebnis der kulturellen Hegemonie jener Schichten, die den »Modernisierungsprozeß« vorantrieben. Der Hinweis auf die Überlegenheit ärztlicher Therapie bietet, selbst wenn man diese für die Gegenwart anerkennt, heute noch keine ausreichende Erklärung für die Anziehungskraft der ärztlichen Medizin in der Bevölkerung. Weiterreichende kulturelle Prozesse sind hier im Spiel. Der Erfolg der modernen »Alternativmedizin« zeigt dies ebenso wie die anhaltenden Probleme der westlichen Schulmedizin, in Kulturen Fuß zu fassen, in denen andersartige Welt- und Menschenbilder ihre Geltungskraft bewahren konnten (Unschuld 1977; Zeichner 1988).

Literatur

Armstrong, David (1983), *Political anatomy of the body. Medical knowledge in Britain in the twentieth century*, Cambridge u. a.

Berger, Peter L./Luckmann, Thomas (1980), *Die gesellschaftliche Konstruktion der Wirklichkeit. Eine Theorie der Wissenssoziologie*, Frankfurt a.M.
Berlant, Jeffrey Lionel (1975), *Profession and monopoly. A study of medicine in the United States and Great Britain*, Berkeley u.a.
Brändli, Sebastian (1990), *»Die Retter der leidenden Menschheit.« Sozialgeschichte der Chirurgen und Ärzte auf der Züricher Landschaft (1700-1850)*, Zürich.
Bullough, Vern L. (1966), *The development of medicine as a profession. The contribution of the medieval university to modern medicine*, Basel/New York.
Burrage, Michael/Torstendahl, Rolf (Hg.) (1990), *Professions in theory and history. Rethinking the study of the professions*, London.

Corfield, Penelope J. (1995), *Power and the professions in Britain 1700-1850*, London, New York.

De Moulin, Daniel (1988), *A history of surgery with emphasis on the Netherlands*, Dordrecht.
De Vries, Marten W. u.a. (Hg.) (1982), *The use and abuse of medicine*, New York.
Drees, Annette (1988), *Die Ärzte auf dem Weg zu Prestige und Wohlstand. Sozialgeschichte der württembergischen Ärzte im 19. Jahrhundert*, Münster.

Elias, Norbert (1976), *Über den Prozeß der Zivilisation*, 2 Bde., Frankfurt a.M.

Faure, Olivier (1981), »Les classes populaires face à l'hôpital à Lyon au XIXe siècle«, in: *Cahiers d'Histoire* 26, S. 259-269.

– (1984), »La vaccination dans la région lyonnaise au début du XIXe siècle: Résistances ou revendications populaires«, in: *Cahiers d'Histoire* 29, S. 191-210.
Fischer, Alfons (1933), *Geschichte des deutschen Gesundheitswesens*, Bd. 1, Berlin (Nachdr. Hildesheim 1965).
Forti-Messina, Annalucia (1984), »I medici condotti e la professione del medico nell'Ottocento«, in: *Società e storia* 23, S. 101-161.
Foucault, Michel (1976), »La politique de la santé au XVIIIe siècle«, in: M. Foucault u.a., *Les machines à guérir (aux origines de l'hôpital moderne)*, Paris, S. 11-21.
– (1978), *Dispositive der Macht. Über Sexualität, Wissen und Wahrheit*, Berlin.
Fox, Renée C. (1977), »The medicalization and demedicalization of American society«, in: J.H. Knowles (Hg.), *Doing better and feeling worse*, New York, S. 9-22.
Frascani, Paolo (1995), »Between the state and the market: physicians in liberal Italy«, in: M. Malatesta (Hg.), *Society and the professions in Italy, 1860-1914*, Cambridge, S. 145-174.
Freidson, Eliot (1970), *Profession of medicine. A sociology of applied knowledge*, New York.
Frevert, Ute (1984), *Krankheit als politisches Problem 1770-1880. Soziale Unterschichten in Preußen zwischen medizinischer Polizei und staatlicher Sozialversicherung*, Göttingen.
– (1985), »Professional medicine and the working classes in imperial Germany«, in: *Journal of contemporary history* 20, S. 637-658.
Frieden, Nancy Mandelker (1981), *Russian physicians in an era of reform and revolution 1856-1905*, Princeton.

Garnot, Benoît (1990), *Le peuple au siècle des Lumières. Échec d'un dressage culturel*, Paris.
Geiser, Heinz (1963), *Tendenzen zur Vereinheitlichung des Arztberufes in der Schweiz im 19. Jahrhundert*, Diss. med. Zürich.
Gelfand, Tony (1980), *Professionalizing medicine. Paris surgeons and medical science and institutions in the eighteenth century*, Westport/Conn.
Gélis, Jacques (1984), *L'arbre et le fruit*, Paris.
Giddens, Anthony (1981), *A contemporary critique of historical materialism*, Bd. 1: *Power, property and the state*, London.
Göckenjan, Gerd (1985), *Kurieren und Staat machen. Gesundheit und Medizin in der bürgerlichen Welt*, Frankfurt a.M.
Gottfried, Robert S. (1986), *Doctors and medicine in medieval England, 1340-1520*, Princeton.
Goubert, Jean-Pierre (1974), *Malades et médecins en Bretagne, 1770-1790*, Paris.
– (1977) »L'art de guérir. Médecine savante et médecine populaire dans la France de 1790«, in: *Annales E.S.C.* 32, S. 908-926.
Gramsci, Antonio (1975) *Quaderni del carcere*, hg. v. V. Gerratana, 4 Bde., Turin.

Havelange, Carl (1990), *Les figures de la guérison (XVIIIe-XIXe siècles). Une histoire sociale et culturelle des professions médicales au pays de Liège*, Liège.
Herskovits, Melville J. (1938), *Acculturation. The study of culture contact*, New York.

Huerkamp, Claudia (1985), *Der Aufstieg der Ärzte im 19. Jahrhundert. Vom gelehrten Stand zum professionellen Experten. Das Beispiel Preußens*, Göttingen.

Illich, Ivan (1975), *Medical nemesis. The expropriation of health*, London.

Jackson, Lears T. J. (1985), »The concept of cultural hegemony. Problems and possibilities«, in: *American historical review* 90, S. 567-593.
Jewson, Nicholas D. (1974), » Medical knowledge and the patronage system in 18th century England«, in: *Sociology* 8, S. 369-385.
– (1976), »The Disappearance of the sick-man from medical cosmology, 1770-1870«, in: *Sociology* 10, S. 225-241.
Johnson, Terence J. (1972), *Professions and power*, London, Basingstoke.
Jütte, Robert (1991), *Ärzte, Heiler und Patienten. Medizinischer Alltag in der frühen Neuzeit*, München, Zürich.

Kinzelbach, Annemarie (1989), »Heilkundige und Gesellschaft in der frühneuzeitlichen Reichsstadt Überlingen«, in: *Medizin, Gesellschaft und Geschichte* 8, S. 119-149.

LaBerge, Ann F. (1992), *Mission and method. The early nineteenth-century French public health movement*, Cambridge.
Labisch, Alfons (1985), »Doctors, workers and the scientific cosmology of the industrial world: The social construction of »health« and the »homo hygienicus««, in: *Journal of contemporary history* 20, S. 599-615.
Labouvie, Eva (1992), »Selbstverwaltete Geburt. Landhebammen zwischen Macht und Reglementierung (17.-19. Jahrhundert)«, in: *Geschichte und Gesellschaft* 18, S. 477-506.
Léonard, Jacques (1978), *Les médecins de l'Ouest au XIXème siècle*, Paris (=Thèse Paris 1976).
– (1981), *La médecine entre les savoirs et les pouvoirs. Histoire intellectuelle et politique de la médecine française au XIXe siècle*, Paris.
Loetz, Francisca (1993), *Vom Kranken zum Patienten. »Medikalisierung« und medizinische Vergesellschaftung am Beispiel Badens 1750-1850*, Stuttgart.
– (1994), »»Medikalisierung« in Frankreich, Großbritannien und Deutschland, 1750-1850. Ansätze, Ergebnisse und Perspektiven der Forschung«, in: W.U. Eckart/R. Jütte (Hg.), *Das europäische Gesundheitssystem. Gemeinsamkeiten und Unterschiede in historischer Perspektive*, Stuttgart, S. 123-161.
Lonni, Ada (1994), *I professionisti della salute. Monopolio professionale e nascita dell'Ordine dei medici. XIX e XX secolo*, Mailand.
Lundgreen, Peter (1988), »Wissen und Bürgertum. Skizze eines historischen Vergleichs zwischen Preußen/Deutschland, Frankreich, England und den USA, 18.-20. Jahrhundert«, in: M. Siegrist (Hg.), *Bürgerliche Berufe. Zur Sozialgeschichte der freien und akademischen Berufe im internationalen Vergleich*, Göttingen, S. 106-124.

Marland, Hilary (1987), *Medicine and society in Wakefield and Huddersfield 1780-1870*, Cambridge.
– (Hg.) (1993), *The art of midwifery. Early modern midwives in Europe*, London.
McClelland, Charles E. (1991), *The German experience in professionalization. Modern learned professions and their organizations from the early nineteenth century to the Hitler era*, Cambridge.
Muchembled, Robert (1978, *Culture populaire et culture des élites dans la France moderne des XVe-XVIIIe siècles*, Paris.

Nagle-Wessling, Mary (1990), »Official medicine and customary medicine in early modern Württemberg. The career of Christoph Friedrich Pichler«, in: *Medizin, Gesellschaft und Geschichte* 9, S. 21-44.

Pancino, Claudia (1984), *Il bambino e l'acqua sporca. Storia dell'assistenza al parto dalle mammane alle ostetriche (secoli XVI-XIX)*, Mailand.
Parry, Noel/Parry, José (1976), *The rise of the medical profession. A study of collective social mobility*, London.
Pelling, Margaret (1982), »Occupational diversity: barber, surgeons and the trades of Norwich, 1550-1640«, in: *Bulletin of the history of medicine* 56, S. 484-511.
– /Webster, Charles (1979), »Medical practitioners«, in: Ch. Webster (Hg.), *Health, medicine and mortality in the sixteenth century*, Cambridge u.a., S. 165- 235.
Peterson, Jeanne M. (1978), *The medical profession in mid- victorian London*, Berkeley.
Porter, Roy (1989), *Health for sale. Quackery in England 1660- 1850*, Manchester, New York.
Probst, Christian (1992), *Fahrende Heiler und Heilmittelhändler. Medizin von Marktplatz und Landstraße*, Rosenheim.

Ramsey, Matthew (1984), »The politics of professional monopoly in nineteenth-century medicine. The French model and its rivals«, in: G.L. Geison (Hg.), *Professions and the French state, 1700-1900*, Philadelphia, S. 225-305.
– (1988), *Professional and popular medicine in France, 1770-1830. The social world of medical practice*, Cambridge.
Rosen, George (1953), »Cameralism and the concept of medical police«, in: *Bulletin of the history of medicine* 27, S. 21-42.

Sander, Sabine (1989a), »Die Bürokratisierung des Gesundheitswesens. Zur Problematik der »Modernisierung««, in: *Jahrbuch des Instituts für Geschichte der Medizin der Robert Bosch Stiftung* 6, S. 185-218.
– (1989b), *Handwerkschirurgen. Sozialgeschichte einer verdrängten Berufsgruppe*, Göttingen.
Sarfatti-Larson, Magali (1977), *The rise of professionalism. A sociological analysis*, Berkeley.

Schepers, Rita M. (1994), »Towards unity and autonomy. The Belgian medical profession in the nineteenth century«, in: *Medical history* 38, S. 237-254.
Shortt, Samuel E. D. (1983), »Physicians, science, and status: issues in the professionalization of anglo-american medicine in the nineteenth century«, in: *Medical history* 27, S. 51-68.
Siegrist, Hannes (1990), »Professionalization as process. Patterns, progression and discontinuity«, in: Burrage/Torstendahl (1990: 177-202).
Simmel, Georg (1908), *Soziologie. Untersuchungen über die Formen der Vergesellschaftung*, Leipzig.
Siraisi, Nancy F. (1981), *Taddeo Alderotti and his pupils. Two generations of medical learning*, Princeton.
Stolberg, Michael (1986), *Heilkunde zwischen Staat und Bevölkerung. Angebot und Annahme medizinischer Versorgung in Oberfranken im frühen 19. Jahrhundert*, Diss. med., TU München.
Szazs, Thomas S. (1971), *The manufacture of madness. A comparative study of the inquisition and the mental health movement*, London.

Thomas, Keith (1973), *Religion and the decline of magic. Studies in popular beliefs in sixteenth- and seventeenth-century England*, London.
Turner, Bryan S. (1987), *Medical power and social knowledge*, London.

Unschuld, Paul Ulrich (1977), »Konfliktanalyse in medizinischen Transfersituationen«, in: *Ethnologische Abhandlungen* 1, S. 79 86.

Waddington, Ivan (1984), *The medical profession in the industrial revolution*, London.
Wilson, Adrian (1995), *The making of man-midwifery. Childbirth in England 1660-1770*, London.

Zeichner, Christiane (Hg.) (1988), *Modern and traditional health care in developing societies. Conflicts and co-operation*, Langham u.a.

Norbert Paul

Struktur und Erfahrung: Zur Vereinbarkeit historiographischer Außen- und Innenansichten

1. Vorbemerkungen

Bevor die im Titel angedeuteten Fragen zum Verhältnis und zur Kombinierbarkeit von Struktur und Erfahrung in der (Medizin-)geschichte diskutiert werden, sollen zuerst einige theoretische Platitüden aufgegriffen werden. Dies ist der Versuch, ein wenig aus den turbulenten Abwinden der rezenten Debatte um postmoderne Geschichtsschreibung hinauszusegeln. Poststrukturalismus, Dekonstruktivismus und ihre Geschwister – so reich an Magie und geschichtstheoretischem Anspruch diese und ähnliche (Kampf-)Begriffe auch sind –, sie kommen hier zunächst nicht vor.

Gerade *unter Ausklammerung* der geschichtstheoretischen Auseinandersetzungen um postmoderne Geschichtsschreibung wird deutlich, daß es immer wieder wenige, quasi obligatorische Wendemarken sind, die den Kurs zwischen strukturorientierten Ansätzen zur Repräsentation historischer Prozesse einerseits und auf die Rekonstruktion von lebensweltlicher[1] Erfahrung bezogenen Ansätzen andererseits markieren. Der Streit um die Bedeutung dieser Wendemarken gehört zu den traditionsreichsten Auseinandersetzungen in der modernen Geschichtswissenschaft und nährt sich seit jeher aus ernst zu nehmenden wissenschaftstheoretischen Grundproblemen der Geschichtsschreibung.[2] Dennoch gibt

---

1 Der Begriff der Lebenswelt soll hier im folgenden in seiner ursprünglichen phänomenologischen Bedeutung als »Sinnhorizont« von Subjekten verstanden werden. Dieses Verständnis geht über die unter Historikern mittlerweile verbreitete Praxis hinaus, mit »Lebenswelt« lediglich spezifische, durch örtliche Gegenbenheiten ge- und verbundene soziale Gruppen (z.B. Dorf-, Arbeits- oder Hausgemeinschaften) zu beziehen. Vgl. hierzu auch Sieder (1994: 461). Für Anregungen und für die Dikussion der hier vorgestellten Thesen danke ich Alfons Labisch, Düsseldorf, und Thomas Schlich, Freiburg.

2 Vgl. hierzu historiographiegeschichtlich und systematisch die Beiträge in Küttler (1994), hier bes. Kap. I, Hypothesen zur Modernisierung. Siehe auch Küttler (1993: 50-64).

es ein allgemeines Vorverständnis von den Wechselbeziehungen zwischen Struktur und Erfahrung in den Wissenschaften, das auch für die wissenschaftliche Historiographie kennzeichnend ist. Dieses Vorverständnis soll hier kurz skizziert werden.

Eine erste theoretische Platitüde besagt: *Erfahrung als solche läßt sich nicht direkt zwischen Subjekten transferieren.* Dies leuchtet ein, doch gehört es zur Alltagserfahrung – gerade in den Wissenschaften –, daß Erfahrung sich sehr wohl intersubjektiv verhandeln und mitteilen läßt. Sprache erlaubt es, Diskurse über eine von uns geteilte Sicht der Welt zu formen. Hier soll keine ontologische Grundsatzposition eingenommen werden, d.h. es wird bewußt offengelassen, ob es außerhalb von Begriffen und Diskursen eine objektive Welt gibt, oder ob wir in einer (ausschließlich) diskursiv konstruierten Welt leben. Diese Unterscheidung ist für die hier angestellten Überlegungen zur geschichtswissenschaftlichen Repräsentation von (historischer) Erfahrung zunächst auch unerheblich.

Dies liegt insbesondere an der Art und Weise, wie Erfahrung zu kommunikabelem Wissen wird: *Nur Begriffe mit einer gewissen Konstanz, d.h. – terminologisch korrekt ausgedrückt – Begriffe, die »bedeutungsstabil« oder »persistent« sind und über längere Zeiträume mit reproduzierbaren, möglichst ähnlichen Erfahrungen verknüpft sind, bilden Wissen ab.* Stabilisiert werden die Kernbedeutungen von Begriffen durch Sprachkonventionen. Soweit die zweite Platitüde. Unerheblich ist hier, ob es sich um lebensweltliche, leibliche, spirituelle, intellektuelle oder sonst eine andere Form von Erfahrung handelt. Einsichtig wird dies anhand der Mühelosigkeit, mit der wir virtuelle Erfahrungen beschreiben, die vollständig im Bereich der Phantasie angesiedelt sind.[3]

Abgesehen von exotischen Formen privaten Wissens von Individuen oder exklusiven Gruppen[4] *ist Wissen intersubjektiv breit verhandelbar. Legt man es*

---

3 Jeder vermag sich etwas unter einem Einhorn oder einer guten Fee vorzustellen, den meisten von uns ist der Phänotypus des Vulkaniers oder doch zumindest der Vulkanier Spock vertraut.

4 Zumeist ist dies Wissen über Fertigkeiten, die sich aus Spezifika des Verhältnisses aus Leib/Körper und Umwelt ergeben. Der ideale, schnellste Kurs eines kleinen Regattabootes wird trotz der notwendigen Fachkenntnisse »mit dem Allerwertesten« gesteuert, eine exklusive Gruppe von Eskimos »sieht« dutzende von für Nicht-Eskimos ununterscheidbaren Weißtönen im Schnee, ein Bäcker »fühlt« beim Kneten, daß heute sein Hefeteig gut gehen wird.

– wie Wissenschaftler dies tun – geradezu darauf an, solches Wissen zu generieren, so hat es sich bewährt, systematisch, analytisch und möglichst explizit vorzugehen. Auch die wissenschaftliche Historiographie folgt dieser Regel. Soweit die letzte Platitüde. Um uns nun der Arbeit des Historikers unter der hier zu behandelnden spezifischen Aufgabenstellung kritisch anzunähern, sind noch einige kurze Anmerkungen zur Strukturierung von Wissen durch Modellbildung notwendig.

Bei der Repräsentation von Wissen ist es nicht möglich, *alle* intersubjektiv verhandelbare Erfahrung *erschöpfend* abzubilden. Dies ist einerseits ein Problem der Zeit: Systematische Wissensrepräsentationen, insbesondere in den Wissenschaften, verlaufen wesentlich träger als die – quasi in »Echtzeit« verlaufende – Wissensproduktion im untersuchten Weltausschnitt. Dies ist ein Tatbestand, der implizit auch in der alten wissenschaftshistorischen Unterscheidung zwischen Entdeckungs- und Begründungszusammenhang enthalten ist.[5] Andererseits existiert aber auch ein Massenproblem in Gestalt einer kombinatorischen Explosion, die rasch eintreten würde, wollte man *jegliche* an der Produktion von Wissen beteiligte Erfahrungen repräsentieren.

Um beide Probleme zu minimieren, beschränkt man sich auf die Repräsentation von Kerngehalten des Wissens. Diese bilden in den Wissenschaften die Grundsubstanz, aus denen Theorien geformt werden können. Zu diesen Bedeutungskernen gelangt man, indem für unterschiedliche Bereiche jeweils Wissensmodelle entwickelt werden, die bereichsspezifische Modellierungsziele enthalten. So kann entschieden werden, welche Merkmale der abzubildenden Erfahrung für die Wissensbildung relevant sind und welche keine definierenden, sondern nur begleitenden Attribute sind. Solchermaßen verfahren auch die historischen Wissenschaften. Historiographische Repräsentationen vergangener Erfahrungen erzeugen Wissen, das abhängig von unterschiedlichen Modellierungszielen ist. Eines dieser Ziele kann sein, Strukturen vergangener Prozesse zu beschreiben, die zu kollektiven Erfahrungen von sozialen Gruppierungen geführt haben. Dies ist dann ein Beispiel dafür, welche Bedeutung Strukturen für diejenigen Ansätze haben, die sich um einen historisch-sozio-

---

5 Vgl. Kuhn (1991: 23). In dieser Unterscheidung geht es vor allem darum, daß der Begründungszusammenhang (einer wissenschaftlichen Theorie) von akzidentellen Begebenheiten im tatsächlichen Entdeckungszusammenhang – die gleichwohl entscheidend für eine Entdeckung gewesen sein können – »gereinigt« ist.

logischen Zugang zur Geschichte bemühen.[6] Ein anderes Ziel kann darin bestehen zu versuchen, die lebensweltlichen Erfahrungen von historischen Individuen zu rekonstruieren, so wie es Alltags- und Erfahrungsgeschichte[7] versuchen.[8]

Sozial- und Erfahrungsgeschichte könnten generell als unterschiedliche, sich ergänzende historiographische Perspektiven verstanden werden, da ja der Bereich, auf den sich ihre Modelle beziehen, gleich oder zumindest sehr ähnlich ist. Unglücklicherweise ist jedoch ein unversöhnlicher Wettstreit darüber entstanden, welchem Ansatz die größere Reichweite, der höhere Erklärungswert und damit auch die stärkere wissenschaftliche Legitimation zukommt. Die Gegensätzlichkeit der Positionen wurde zum Programm und im Zuge der Auseinandersetzungen, die zwischen sogenannten »Strukturalisten« und »Post-Strukturalisten« bezüglich des *linguistic turn*[9] entbrannten, endgültig festgeschrieben.[10] Wie aber strukturorientierte und erfahrungsgeschichtliche Perspektiven als einander ergänzende, komplementäre Sichtweisen der Vergangenheit in einem Ansatz zusammengeführt werden können, soll im folgenden skizziert werden.

Wenden wir uns also deshalb den Problemen zu, die sich ergeben, wenn wir in einer in sich geschlossenen historiographischen Arbeit Wissen über die *lebensweltliche Erfahrung* von Menschen herstellen wollen, von denen wir annehmen, ihr Leben sei durch Einbindung in *medikale Strukturen* maßgeblich beeinflußt gewesen. Die Grundsatzfrage, die solch ein Projekt aufwirft, ist die, wie sich in einem Deutungsmodell sozialhistorische[11] als auch alltagshistorische Ziele verbinden. In anderen Worten: Ist es möglich, individuelle historische Erfahrungen, die beim »Erdulden« von Geschichte gemacht worden sind, auf der Basis strukturell interpretierter historischer Prozesse zu rekonstruieren?

---

6 Vgl. Sieder (1994: 447-453).
7 Vgl. Vierhaus (1995b).
8 Zu diesem Themenkomplex, der in besonderer Weise in der Diskussion des Verhältnisses von Sozialgeschichte und Alltagsgeschichte zutage tritt, vgl. einführend Schulze (1994).
9 Zu Grundthesen im Zusammenhang mit dem *linguistic turn* vgl. den Aufsatz von Christoph auf der Horst in diesem Band.
10 Vgl. einführend bes. Hunt (1994).
11 Vgl. u.a. Labisch (1980; 1996a). Für einen Überblick zur Sozialgeschichte der Medizin vgl. Jütte (1990a) sowie Labisch/Spree (1997a; 1997b).

Als Leitfaden in der theoretischen Auseinandersetzung mit dieser Frage soll hier die Lebens- und Arbeitswelt des modernen Krankenhauses, wie es in der Mitte des 19. Jahrhunderts entsteht, dienen. Es wird herangezogen, um das Spannungsfeld zwischen Struktur, Erfahrung und Text in der historischen Repräsentation näher zu untersuchen. Dabei wird erst auf das Problem der Repräsentation von lebensweltlicher Erfahrung in Mikro- und Alltagsgeschichte eingegangen. Anschließend wird das Konzept der neuen textorientierten Kulturgeschichte skizziert, in der sowohl historische Lebenswelt als auch ihre Repräsentation als Text verstanden werden, hinter dem keine wie auch immer geartete historische Realität verfügbar ist.[12]

2. Struktur

In der klassischen Sichtweise der strukturorientierten Sozialgeschichte der 70er Jahre gab es ein vorrangiges erkenntnisleitendes Interesse: Geschichtswissenschaft wurde als Historische Sozialwissenschaft aufgefaßt, die *die Geschichte sozialer Strukturen* (das heißt idealtypisch interpretierter Prozesse und Handlungen)[13] im Blick hatte. Die Suche nach gesellschaftlichen Zusammenhängen stand im Vordergrund,[14] wobei die Gegenstandswahl unter Bezugnahme auf theoretische Rahmensysteme – in der Regel aus den Sozialwissenschaften – erfolgte. Aus externen sozialwissenschaftlichen Theorien,[15] die zunächst unabhängig von empirischen Gegenständen sind (wie etwa die Modernisierungstheorie), wurden durch den Sozialhistoriker gegenstandsbezogenen Deutungskonzepte (wie etwa das der von der Armenfürsorge ausgehenden Rationalisierung medizinischer Versorgung in Krankenhäusern als »Zweckerfüllungsinstitution«)[16] für die systematische Erschließung von Strukturen und Prozessen am historischen Gegenstand abgeleitet. Die neuere strukturorientierte Sozialgeschichte in Deutschland hat sich seit den 80er Jahren in dieser Hinsicht

---

12 Vgl. Conrad/Kessel (1994: 14). Vgl. auch den Beitrag von Christoph auf der Horst im vorliegenden Band.
13 Vgl. zusammenfassend für die Medizingeschichte Labisch (1996).
14 Vgl. Kocka (1986: 82).
15 Vgl. die einführende Übersicht zu den üblicherweise Verwendung findenden theoretischen Grundbausteinen in Jütte (1990).
16 Vgl. u.a. Jütte (1996).

vorrangig an der Modernisierungstheorie ausgerichtet. Das begrifflich-theoretische Instrumentarium von Max Weber stellte nun – wie früher das von Karl Marx – das *tertium comparationis* für historische Deutungen dar.[17] Die Bezugsebene für die Gegenstandswahl bildeten hierbei gesellschaftliche Makroaggregate, das heißt konstruierte Gesellschaftsgruppen wie etwa Klassen und Schichten. Ziel des Theorieimports dieser Form von Sozialgeschichte ist die Analyse der Logik, mit der das Verhalten von Menschen innerhalb der sie umgebenden Gesellschaftsstrukturen (idealtypisch) erfolgt.[18]

Die Probleme dieses Ansatzes sind bekannt: Gesellschaftstheorien eignen sich zwar als Zugang zu mannigfaltigen historischen Fragestellungen, diese können aber immer nur in starker Abhängigkeit zu den jeweils gewählten Theorien beantwortet werden. Häufig wurde aus dieser Konstellation gegenüber der Sozialgeschichte der Vorwurf abgeleitet, sie konstruiere nicht nur die Gegenstände ihrer Analysen, sondern sie nehme durch theoretische Präselektion gleichsam das Spektrum möglicher Antworten auf die an diese Gegenstände herangetragenen Fragen vorweg. Dieser Kritik kann nur durch die völlige Offenlegung theoretischer Vorannahmen begegnet werden. Geschieht diese Offenlegung, die im Bereich der Wissenschaften letztlich nichts anderes als die Beschreibung des Modellierungsziels bei der Wissensbildung darstellt, dann ist der Erklärungswert der historischen Sozialwissenschaften bzw. der strukturorientierten Sozialgeschichte im Hinblick auf historische Prozesse auf der Ebene gesellschaftlicher Makroaggregate hoch. Diese Ansätze bergen jedoch eine erhebliche Gefahr. Die Differenz zwischen Deutungsmodell und Gegenstand wird zugunsten verallgemeinerbarer Aussagen verwischt. Es kommt so zu einer »Reifizierung von Strukturen«, die schlimmstenfalls zu einer »Verwechslung der Logik der Strukturen mit der Logik von Subjekten«, also zu einer Art »Strukturrealismus« (vgl. Sieder 1994: 447) führen kann.

Sozialhistorische Herangehensweisen lassen sich ohne weiteres auf kleinere Einheiten historischer Gesellschaften anwenden, die keine wirklichen Makroaggregationen darstellen. Dies liegt daran, daß strukturorientierte Sozialgeschichte nicht primär durch ihre Themen- oder Methodenwahl, sondern auf theoretischer Ebene definiert ist. Als Beispiel mag wiederum das Kranken-

---

17 Vgl. Conrad/Kessel (1994: 13).
18 Zum dem Verhältnis, das sich hieraus zwischen Geschichtswissenschaft und Soziologie ergibt, vgl. den illustrativen Diskussionsbeitrag von Bourdieu/Raphael (1996).

haus dienen. Ein und der selbe Gegenstand – das Krankenhaus im 19. Jahrhundert – kann aus sozialhistorischer Sicht sowohl als institutionelles Element der sozialen Sicherung in der modernen industrialisierten Gesellschaft, d.h. auf der Ebene von Makroaggregationen, als auch als Mikrokosmos und Vexierpunkt angenommener allgemeiner sozialer Entwicklungen fungieren.

Beim ersten Vorgehen handelt es sich um eine *gesellschaftsgeschichtliche Außenansicht* des Krankenhauses.[19] Ausgehend von einem theoretischen Rahmenkonstrukt, etwa der Modernisierungstheorie, wird eine Rahmenstruktur aus gegenstandsbezogenen Deutungskonzepten – wie etwa der Rationalisierung, Medikalisierung, Industrialisierung, Urbanisierung – entwickelt, die es ermöglicht, das Krankenhaus als institutionelles Phänomen in einen sozialhistorischen Kontext zu stellen und so zu erklären.

Von diesem Ansatz unterscheidet sich die *sozialhistorische Einzelansicht* des Krankenhauses in mehreren Punkten. Die Bezugsebene der Untersuchung liegt nicht im Bereich von Makroaggregation, sondern es wird ein einzelner Gegenstand – das Krankenhaus X in der Stadt Y – herangezogen. Die dort vorgefundenen historischen Einzelphänomene werden als Konsequenzen der auf der Ebene der Makroaggregate der Gesellschaft angenommenen Strukturen und Prozesse erklärt. Hierbei muß sichergestellt werden, daß das einzelne Krankenhaus, wenn schon nicht paradigmatisch, so doch wenigstens in seinen Hauptcharakteristika exemplarisch, auf die allgemein angenommenen Entwicklungen bezogen werden kann. Damit ist noch nicht gesagt, daß nur bestätigende Forschung unternommen wird. Auch das völlig andersartige Krankenhaus interessiert als Ausnahme von der angenommen Regel und trägt zu deren exakteren Verständnis bei. Schließlich kann von Ergebnissen, die bisherigen Deutungsmodellen widersprechen, auch eine Korrektur der Modelle ausgehen. Wesentlich ist es, sich vor der empiriebasierten Korrektur eines Deutungsmodells zu vergewissern, daß Einzelgegenstand und Deutungsmodell in ihren wesentlichen Eigenschaften aufeinander abzubilden sind. Der direkte Vergleich zwischen dem »Andersartigen« und dem Regelfall muß möglich sein, wobei

---

19 Zur Gesellschaftsgeschichte vgl. u.a. Wehler (1987). Der Verdacht, daß Gesellschaftsgeschichte als allumfassendes »Paradigma« der Geschichtsschreibung angelegt wurde, da ihrer Auffassung nach Geschichtlichkeit Gesellschaft voraussetzt, wird in Hettling et al. (1991) bestätigt, wo eine enorme Ausweitung des Begriffs propagiert wird. Vgl. hierzu das dortige Vorwort.

das Deutungsmodell die Kriterien für diesen Vergleich vorgibt.[20] Wenn dieser Vergleich scheitert, ist entweder der Gegenstand nicht zum Vergleich geeignet oder das Modell korrekturbedürftig. Die sozialhistorische Einzelansicht ist als »bottom-up-Perspektive« der Empirie näher als die erste Spielart der Sozialgeschichte, der häufig der Vorwurf gemacht wurde, sich vom eigentlichen historiographischen Handwerk allzuweit entfernt zu haben.[21] Sie birgt aber auch die Gefahren der Privatisierung von Geschichte. Lynn Hunt bemerkt hierzu:

»Was [...] als ein Forschungsprogramm begann, das gerade um der Klarheit in theoretischen Fragen willen von sozialen Theorien ausging, endete nun in (einige würden sagen, degenerierte zu) einer Jagd auf eine neue Kategorie von Themen, die sich nur durch ihre Quantifizierbarkeit und ihre vermutete Beziehung zum gesellschaftlichen Sein, wie es gemeinhin definiert ist, auszeichneten. [...] Diese Themen sind natürlich nicht an sich zweifelhaft. Und doch führte die Bearbeitung solcher neuen Themen, abgelöst von jedwedem theoretischen Leitprogramm, zu Fragmentierung und Vielfalt und nicht zum Aufbau einer neuen Gesellschaftstheorie (und noch nicht einmal zu einer klaren Überprüfung bereits existierender Theorien).«[22]

Sicherlich handelt es sich bei den hier vorgestellten Spielarten von Sozialgeschichte um Formen, die realiter nicht in dieser Reinheit vorkommen. Dies wird bereits deutlich, wenn man die große Heterogenität von Ansätzen zur Sozialgeschichte des Krankenhauses betrachtet.[23] Es bleibt jedoch folgendes als Zwischenresümee festzuhalten: Gemeinsames Kennzeichen aller sozialhistorischen Ansätze ist, daß sie ihre (gegenstandsbezogenen) Deutungskonzepte ausgehend von sozialtheoretischen Modellen gewinnen.[24] Dabei sollten

---

20 Zu der hiermit verbundenen Problematik, die insbesondere im Verhältnis von Theorie und Empirie wurzelt, vgl. die im Beitrag von Francisca Loetz in diesem Band aufgegriffene Diskussion um das Deutungsmodell der Medikalisierung.
21 Zum Verhältnis von Theorie und Empirie vgl. einführend Francisca Loetz in diesem Band.
22 Hunt (1994: 100).
23 Vgl. Paul (1996).
24 Die Gewinnung von Deutungskonzepten aus theoretischen Grundannahmen und die Anwendung der Konzepte auf historisch-empirische Gegenstände ist Eck- und Stolperstein dieses Ansatzes zugleich. Dies gilt sogar für weit verbreitete Deutungsmodelle und ihre Anwendung, die immer wieder zu Kontroversen führt. Siehe hierzu die Positionen zum Deutungskonzept der »Medikalisierung«. Vgl. auf konzeptueller Ebene Labisch (1992). In der empirienahen Diskussion des Konzepts Medikalisierung und seiner Reichweite in einem exemplarischen Fall vgl. Loetz (1993). Eine Zusammenfassung dieser empirie-

konkrete Gegenstände unterhalb der makrohistorischen Betrachtungsebene, wie beispielsweise das einzelne Krankenhaus, in der Regel in einer Kombination aus *theoretisch geleiteter Fragestellung* als Ausgangspunkt der Untersuchung sowie *strukturorientierter empirischer Analyse* in der konkreten Durchführung untersucht werden.[25]

3. Erfahrung

Sowohl mit der Alltagsgeschichte als auch der mikrohistorischen Erfahrungsgeschichte fand eine Abkehr von den großen sinnstiftenden Strukturen der »klassischen« Sozialgeschichte statt.[26] Der Schlachtruf dieser Forschungsrichtungen lautet zu Beginn: Historisierung der Subjektivität und radikale Pluralität![27] Damit setzten sie sich in den 70er Jahren insbesondere von der Sozialgeschichte im Sinne der sogenannten Bielefelder Schule ab.[28] In dem Maße, in welchem Erfahrungen, die historische Individuen als identifizierbare Einzelpersonen machten, Gegenstand der Alltags- und Erfahrungsgeschichte wurden, veränderte sich auch die Einschätzung des Verhältnisses von Ereignis bzw. historischer Erfahrung und Struktur. Während die Sozialgeschichte davon ausging, daß Ereignisse maßgeblich von den Strukturen abhängig sind, in die sie eingebettet sind, stand in Alltags- und Erfahrungsgeschichte die Frage im Mittelpunkt, wie Ereignisse im kleinen auf übergeordnete Strukturen einwirken.[29]

Dabei kann Mikro-, Alltags- und Erfahrungsgeschichte durchaus sozialhistorischen Ansätzen von der Art der »bottom-up-Betrachtung« ähneln. Auch hier kann das Individuum oder der lokal begrenzte Gegenstand als »Beispiel

---

Fortsetzung Fußnote 24
    basierten Kritik, die m.E. dem Medikalisierungsmodell zugrundeliegende theoretische Grundannahmen weniger trifft als vielmehr die Frage aufwirft, für welche Gegenstandsbereiche das Deutungskonzept »Medikalisierung« geeignet ist, findet sich in dem Beitrag von Francisca Loetz im vorliegenden Band.
25 Dieser Ansatz wird demonstriert in den Einzelbeiträgen in Labisch/Spree (1996).
26 Vgl. Iggers (1996).
27 Vgl. Conrad/Kessel (1994: 14); Lindenberger/Wildt (1989).
28 Vgl. Hardtwig (1994: 20).
29 Vgl. Hardtwig (1994: 22).

oder Repräsentant«[30] einer paradigmatischen Gruppe von Individuen oder Gegenständen auf einer Makroebene untersucht werden. Dies funktioniert ebenfalls auch dann, wenn der Einzelgegenstand eine Abweichung oder eine Besonderheit darstellt, über die dann die allgemeinen »normalen« Strukturen und Prozesse erschlossen werden können.

Mikro- und Erfahrungsgeschichte sind primär über ihren Gegenstandsbereich definiert, dessen Auswahl nicht frei von dem ideologischen Impetus ist, das vergessene Individuum, den alltäglichen Menschen, die Erdulder und Erarbeiter der Geschichte dem Vergessen zu entreißen. Damit geht es um eine Innenansicht historischer Phänomene, die durch die Hinwendung zum Subjekt erreicht werden soll. Diese gegenstandszentrierte Konzeption bringt nicht weniger theoretische Probleme mit sich als die theoriegeleitete Konzeption der Strukturhistorie. Das liegt nicht zuletzt daran, daß fraglich ist, inwieweit auf der Basis einer Geschichtsschreibung des Individuums Allgemeinaussagen über historische Prozesse gemacht werden können. In anderen Worten: Die Synthesefähigkeit von Mikro- und Erfahrungsgeschichte steht zur Debatte.

Dieses Problem ist aus der Krankenhausgeschichtsschreibung hinlänglich bekannt. »Of the writing of hospital histories there is no end«, so stellt John R. Guy 1985 fest und beklagt damit die Möglichkeit, durch die Geschichte einzelner Häuser, durch immer neue Fallbeispiele die Krankenhausgeschichte zu perpetuieren.[31] In dieser Kritik wird das schwierige Verhältnis zwischen Theorie bzw. theoretisch formulierten Deutungskonzepten und Empirie offenbar. Die empirische, möglichst umfassende Untersuchung des Einzelfalls ist sicherlich notwendig, um Deutungskonzepte empirisch zu verifizieren oder zu korrigieren. Häufig wird dabei jedoch der epistemologische Sprung zwischen der Aussageabsicht theoretisch-struktureller Ansätze und der Reichweite empirischer Einzelfalluntersuchungen nicht beachtet. Auch wenn in einem untersuchten Krankenhaus im 19. Jahrhundert keine eindeutigen Tendenzen zur Medikalisierung festzustellen sein sollten, das generelle Konzept der Medikalisierung des Krankenhauses weg von der multifunktionalen Versorgungseinrichtung für sozial Bedürftige allgemein hin zur medizinisch orientierten Zweckerfüllungsinstitution als Interpretation eines historischen Trends fällt damit noch nicht.[32]

---

30 Hardtwig (1994: 21).
31 Vgl. Guy (1985).
32 Vgl. Jütte (1996); Paul (1996).

Die Verifikation oder Falsifikation von Deutungsmodellen kann somit nicht erstes Anliegen der Alltags- und Erfahrungsgeschichte des Krankenhauses sein. Vielmehr ist sie in dem Interesse an der Wahrnehmung von Veränderungen in einer sich verändernden Lebenswelt begründet. Damit ist die Rechtfertigung erfahrungsgeschichtlicher Arbeiten weniger ein Problem der Theorie als eines des adäquaten empirischen Zuganges (im hier gewählten Beispiel zur Lebenswelt »Krankenhaus«). Typischerweise macht die Quellenlage in der Krankenhausgeschichte eine historiographische Repräsentation der Erfahrung aller relevanten Mitglieder dieser Lebens- und Arbeitswelt so gut wie unmöglich. Nicht selten ergeben sich nur zwischen den Zeilen Anhaltspunkte für die lebensweltlichen Aspekte des Krankenhauses. Auf dieser empirischen Basis ist es häufig nicht zu rechtfertigen, Rückschlüsse auf Erfahrungen von historischen Individuen im Krankenhaus anzustellen.

Eine Alltags- und Erfahrungsgeschichte des Krankenhauses, die sich ihres Erklärungspotentials bewußt ist, vermag daher nur, durch eine Konzentration auf den Aspekt individueller Erfahrungen von Arbeitenden und Patienten im Krankenhaus eine ergänzende Betrachtungs- und Interpretationsebene in die Krankenhausgeschichte einzuführen. Essentiell ist dabei die Beachtung zweier besonderer Risiken: Zum einen muß bei der Wahl des Alltäglichen, der Konzentration auf Einzelbegebenheiten im Krankenhaus, darauf geachtet werden, daß »potentielle Albernheiten bei der Gewinnung vom Allgemeinen aus dem Besonderen«[33] vermieden werden. Zum anderen muß in der umgekehrten Sichtweise die Gefahr einer Fragmentierung historischer Erkenntnis, die schlimmstenfalls zur Ausblendung von Analyse und Synthese führen kann, als Problem des erfahrungsgeschichtlichen Ansatzes in der Krankenhausgeschichte erkannt werden. Erfahrung historischer Individuen vor einem uns (völlig) fremden Sinnhorizont – d.h. in einer fremden Lebenswelt einer anderen Zeit – erklären sich nicht aus sich selbst heraus. Erklärungen im geschichtswissenschaftlichen Sinne ergeben sich – wie später noch zu zeigen ist – nur unter Einbeziehung der gesellschaftlichen, wirtschaftlichen und kulturellen Handlungsbedingungen, die diese historische Lebenswelt kennzeichnen.

---

33 Vgl. Hunt (1994: 105).

4. Text

An dieser Stelle soll nur kurz auf eine jüngere Entwicklung in den Geschichtswissenschaften eingegangen werden, die Einfluß auf das Verhältnis von Struktur und Erfahrung in der historiographischen Deutung hat.[34] Die – manchmal sicher sehr extrem vertretene – Position textzentrierter Geschichtsschreibung soll hier als weitere mögliche Ergänzung zur Sprache kommen.[35]

Ausgangspunkt textzentrierter Ansätze ist die These, daß auch die streng analytischen Ansätze in der Historiographie – also etwa strukturorientierte historische Sozialwissenschaften oder quantifizierende Geschichtsschreibung – eine inhärent narrative Form besitzen, der sie sich allerdings nicht hinreichend bewußt sind.[36] Diese Kritik ist aus geschichtstheoretischer Sicht sicherlich für eine stattliche Zahl von Arbeiten gerechtfertigt.[37]

Der Übergang von der unkommentierten Chronik von Ereignissen in historiographische Deutungen mit Erklärungswert ist beispielsweise für Hayden White die entscheidende Stelle, an der es zu einem »emplotment«, zur Verleihung einer Plotstruktur kommt, die einen fiktionalen Gehalt hat.[38] Dies läßt sich mit der These verknüpfen, historische Prozesse manifestierten sich in der kulturellen Praxis der Menschen und könnten daher nicht durch modellhafte Theorien erfaßt werden. Stimmt man zu, daß alle Menschen einer Zeit ausschließlich im Rahmen ihrer unterschiedlichen Diskurse an kultureller Praxis teilhaben, dabei ihre Kultur einerseits diskursiv konstruieren und andererseits durch sie in ihren Handlungsalternativen beschränkt werden, so folgt daraus in letzter Konsequenz die Untrennbarkeit von Struktur und Erfahrung. Da Struktur und Erfahrung gleichermaßen aus kultureller Praxis hervorgehen, sind sie gleichermaßen in der Sprache, im Text einer Zeit enthalten. Mit Text ist dann

---

34 Vgl. hierzu ausführlicher den Beitrag von Christoph auf der Horst in diesem Band.
35 Vgl. einführend auch Iggers (1995). Eine Einführung in die Konzeption einer auf linguistische Theorien zurückgreifenden Geschichtsschreibung gibt Robert Jütte (1990b).
36 Vgl. Hunt (1994: 113).
37 Dies gilt m. E. insbesondere für eine frühe Phase der Sozialgeschichte, in der die Betonung quantifizierender Verfahren einige Historiker zu der Auffassung veranlaßte, in Zahlen liege das Materiale vor, aus dem sich Gesetze der Historie rekonstruieren ließen. Vgl. hierzu Chartier (1994: 83ff.); Vgl. auch den vielzitierten programmatischen Beitrag von Ginzburg (1983b).
38 Vgl. White (1994: 127); Grundlegend White (1991), hier besonders die Einleitung.

nicht nur die sprachliche Äußerung, sondern sind Symbole kultureller Äußerung im weitesten Sinne gemeint. Die möglichst treffende Repräsentation, die Nacherzählung dieses »Textes« sollte nach Auffassung der »neuen Kulturgeschichte« Aufgabe der Geschichtsschreibung sein und zum Verstehen von Kultur beitragen. Auf die Spitze getrieben endet dieser Ansatz – ähnlich wie eine theorievergessene Erfahrungsgeschichte – im theorielosen Erzählen. In der Tat kann man in einem radikal textorientierten Zugang zur Geschichtsschreibung – neben allgemein wissenschaftstheoretischen Fallstricken – vor allem zwei dem Konzept immanente Probleme ausmachen. Zunächst wird auch in den elaborierten methodischen Ansätzen unterschiedlicher Provenienz, wie etwa von Hayden White oder Clifford Geertz,[39] nicht deutlich, wie das Phänomen der Kultur als Abstraktum und als wesentliche Vorannahme dieser Ansätze in die historiographische Erzählung eingebunden werden kann. Die heuristische Unterscheidung von gesellschaftstheoretisch deutbaren Strukturen und kultureller Einzelerfahrung, die Unterscheidung zwischen Kontext und Text wird hier mit der Konsequenz aufgehoben, daß analytische Geschichtswissenschaft unmöglich wird. Lynn Hunt hat dies treffend ausgedrückt:

»So wird bereits in den [...] Ausführungen von Geertz deutlich, daß das Verhältnis von Text und Kontext ein instabiles ist, ebenso wie jenes von kausaler Analyse und Interpretation von Bedeutung. Wenn er die ›dichte Beschreibung‹ propagiert, spricht er von sich als am Kontext Interessierten, aber wenn er sich als Literaturwissenschaftler bezeichnet, textualisiert er seinen Untersuchungsgegenstand. Aber wie kann Kultur (oder Symbole, die Geertz mehr oder weniger mit Kultur gleichsetzt) gleichzeitig Text und Kontext sein? Und wenn es so wäre – und mir scheint dies bei Geertz tatsächlich der Fall zu sein –, wie kann dann die Analyse des einen oder des anderen zu einem gesellschaftstheoretischen Verständnis führen?«[40]

Der zweite Vorwurf zielt auf die Methodik. Die Repräsentation von Einzelerfahrungen ohne Berücksichtigung des theoretischen Allgemeinplatzes, daß nur Begriffe, die »bedeutungsstabil« oder »persistent« mit reproduzierbaren Erfahrungen verknüpft sind, Wissen abbilden, führt nur zur Nacherzählung, zur Historisierung des Subjektiven, zu einer »Sozialphänomenologie« im Sinne Pierre Bourdieus.[41]

Lautete noch in der frühen Phase textzentrierter Ansätze das Credo »Weg

---

39 Zentrales Werk in diesem Zusammenhang ist Geertz (1983).
40 Hunt (1994: 106).
41 Vgl. auch Chartier (1994: 90).

von den strukturierenden ›Metaerzählungen‹, hin zur Erzählung!«,[42] so finden sich heute – entgegen anhaltender Kritik – kaum noch Beiträge dieser Forschungsrichtung, in denen die Theoriebedürftigkeit dieser neuen Form von Geschichtsschreibung in Frage gestellt wird.[43] Wie nun strukturelle Deutung historischer Prozesse, Erfahrungsgeschichte und textorientierte Geschichtsschreibung gewinnbringend in Zusammenhang gebracht werden können, wird im folgenden skizziert.[44]

5. Struktur und Erfahrung: Plädoyer für eine Synthese

Sowohl die strukturorientierte Sozialgeschichte als auch die Alltags- und Erfahrungsgeschichte und mit Sicherheit auch die textorientierte »neue Kulturgeschichte« weisen für sich gesehen methodische wie theoretische »blinde Flecken« auf. Will man diese blinden Flecken optimal klein halten, so müssen Gegenstand und Methode in Einklang gebracht werden. Was bedeutet dies nun in unserem Fall?

Die Entstehung des modernen Krankenhauses ist von Normen des Gesellschaftssystems im 19. Jahrhundert abhängig. In diesem Normengefüge kam es zur Deutung von Gesundheit als nicht mehr hinterfragbares soziales Gut. Damit fiel die Wiederherstellung heilbarer Kranker in einem zweckrationalen Sinne erstmals in den Aufgabenbereich öffentlicher Fürsorge, und es kam – allerdings erst in einem zweiten Schritt – zur Medikalisierung institutionalisierter Krankenversorgung. Medikalisierungsphänomene sind ihrerseits auf jeweils höheren Abstraktionsstufen zunächst Modellen der Rationalisierung und dann der Modernisierung unterstellt, die Erklärungen für eine Vielzahl der gleichzeitigen Gesellschaftsphänomene anbieten. Diese roh skizzierten Strukturen der Krankenhausentwicklung mögen in dieser Form nicht in allen einzelnen Häusern wiederzufinden sein, sie besitzen jedoch auf der Ebene allgemeiner Erklärungen eine hohe Aussagekraft.[45]

---

42 Insbesondere solche radikalen Forderungen führten dazu, daß textzentrierter Geschichtsschreibung in den Anfängen der Vorwurf der Theorielosigkeit und -feindlichkeit gemacht wurde. Vgl. u.a. Kocka (1984).
43 Vgl. Sieder (1994: hier bes. 458ff.).
44 Hierbei beziehe ich mich in vielen Punkten auf Sieder (1994).
45 Vgl. Labisch (1992).

Betrachtet man nun aber die Alltagserfahrung von Menschen in einem speziellen Krankenhaus und setzt dabei voraus, daß strukturelle Prozesse wie die eben genannten eine gewisse Plausibilität besitzen, so erscheinen sowohl Struktur als auch Erfahrung in einem anderen Licht. Das Interesse der Untersuchung verlagert sich nun von den idealtypisch vorausgesetzten, »sozial vorgegebenen« Verhaltensweisen hin zu den Handlungsmöglichkeiten und Erfahrungen, die im historischen Alltagsleben dem Einzelnen kraft seiner individuellen Ressourcen offenstanden. Die Inkohärenzen, die zwischen der Ebene der Alltags- und Erfahrungsgeschichte und der strukturellen Deutung der Prozesse auf der Ebene von Makroaggregationen zwangsläufig auftreten, bewirken zweierlei. Sie führen zu einem erweiterten Verständnis der Strukturen, die nun so gesehen werden müssen, daß sie ihrerseits aus Handlungen von Individuen hervorgehen und getragen werden. Andererseits helfen diese Inkohärenzen, sich nicht in der Beliebigkeit des Einzelfalls zu verlieren und sich immer wieder neu zu fragen, wo denn die Aussagekraft des Fallbeispiels liegt: Handelt es sich um die Untersuchung eines paradigmatischen Krankenhauses, oder handelt es sich um die Erklärung des Normalen, der angenommenen allgemeinen Entwicklung aus dem Sonderfall, oder leistet die Untersuchung doch nur einen Beitrag zur Perpetuierung der Krankenhausgeschichtsschreibung durch Fragmentierung?

Die Öffnung der Forschungsfelder führt zur Überwindung des – im akademischen Streit konstruierten – Gegensatzes zwischen strukturorientierten Ansätzen als »Sozialphysik« und erfahrungszentrierten Ansätzen als »Sozialphänomenologie«.[46] Strukturelle Interpretationsmuster dienen als Hintergrund des Ansatzes. Sie beeinflussen zunächst die Wahl des Gegenstandes – hier das moderne Krankenhauses, das in seiner »Besonderheit« oder »Untersuchungswürdigkeit« nur auf dieser strukturellen Ebene identifiziert werden kann. Die Untersuchung der Lebenswelt im Krankenhaus mit dem Versuch, Beziehungen zwischen Personen und/oder Gruppen – Hausleitung, Trägern, Pflegenden, Patienten und Ärzten etc. – zu rekonstruieren, bildet den Einstieg in die erfahrungsgeschichtliche Arbeit. Ein Einstieg, der nicht nur den Luxus empirischer Vertiefung darstellt, sondern eine essentielle Voraussetzung für »verstehende historische Sozialwissenschaft« ist.[47] Eckstein dieser Auffassung von

---

46 Vgl. Chartier (1994: 90).
47 Vgl. hierzu und zum folgenden insbesondere Sieder (1994: 452).

Geschichtsschreibung ist die Grundthese, daß soziale Wirklichkeit doppelt konstituiert erscheint: »Zum einen aus den Gegebenheiten, die sich als Strukturen des Sozialen, des Ökonomischen, des Politischen beschreiben lassen, und zum anderen aus dem Handeln und Denken der Akteure, die diese strukturierten Gegebenheiten (›die Strukturen‹) hervorbringen, reproduzieren oder verändern.« (Sieder 1994: 448). Akteure sind dabei weder durch äußere Bedingungen überdeterminiert, wie in der klassischen strukturorientierten Sozialgeschichte, noch völlig autonom bestimmte »freie« Individuen, deren Handlungen, Meinungen und Wissen in unzähligen privaten Akten es nachzuzeichnen gilt, um Geschichte zu schreiben.

Die methodischen Konsequenzen des Konzepts führen unmittelbar zurück zu den oben angestellten Überlegungen bezüglich des Verhältnisses von Kontext und Text. Der Historiker hat nur über den (kulturellen) Text Zugang zu den Perspektiven der Akteure. Diese Perspektive gilt es, in einem analytischen Verfahren zu rekonstruieren. Damit das Ziel der Kombination von Struktur und Erfahrung erreicht werden kann, dürfen die Texte nicht nur einseitig als »sprechende Quelle« oder als empirischer Beleg einer Theorie angesehen werden. Vielmehr sind sie als Protokolle von Handlungen zu verstehen, die unter Heranziehung sozialhistorischen Kontextwissens zu entschlüsseln sind (vgl. Sieder 1994: 462). So werden historische Akteure mit den sie umgebenen Handlungsbedingungen zum Mittelpunkt historiographischer Untersuchungen.

Ein Beispiel aus der Krankenhausgeschichtsschreibung kann dies verdeutlichen: Die Diakonissen-Anstalt in Kaiserswerth bei Düsseldorf gilt gemeinhin als eine der Wiegen der neuzeitlichen Krankenpflege, wobei die Mehrzahl – auch neuerer – Arbeiten zu diesem Thema das reiche Archivmaterial entweder im Sinne von Erfolgsgeschichtsschreibung oder kritischer Sozialgeschichte aufarbeitet.[48] Besonders der Erfolgsgeschichte, aber sogar auch sozialhistorischen Studien fällt es schwer, die maßgeblichen Akteure, die an dieser angeblichen Entwicklung der professionellen Krankenpflege in Kaiserswerth

---

48 Vgl. u.a. Sticker (1960); Im allgemeinen kritischer, aber dennoch in Abhängigkeit von dem Bild, in Kaiserswerth sei es vor allem auch um die Innovation der Krankenpflege und um ihre Etablierung als Frauenberuf gegangen, geht in seiner ausführlichen historischen Qualifikationsarbeit Klein (1997) vor. Vgl. dort insbes. die Seiten 1-25, wo sich diese Sichtweise aufgrund eines traditionellen Umgangs mit den Quellen hält. Vgl. ferner Ostner/ Krutwa-Schott (1981); Schaper (1987), hier bes. die Seiten 157ff., wo die Anlehnung an traditonelle Interpretationen offengelegt wird.

beteiligt waren, nämlich die Diakonissen, zum Zentrum ihrer Untersuchung zu machen.[49] An einem bemerkenswerten Quellenstück läßt sich ein mögliches Vorgehen erläutern. Theodor Fliedner, gleichermaßen Initiator, geistlich-geistiger und weltlicher Leiter der Diakonissenanstalt führte ein »Pflegerinnenbuch«[50], das für weite Zeiträume ab 1836 private Aufzeichnungen über Personalia, Arbeitseinstellungen, Charakter, Moral, christliche Gesinnung, Gespräche, Sanktionen und ähnliche Aspekte von Arbeit und Leben der Diakonissen enthält.[51] Die Intentionalität des Texte und die Perspektive Fliedners auf die Diakonissen kann im üblichen quellenkritischen Verfahren identifiziert werden. Danach kann der Text erneut gelesen und als erzählendes Protokoll von Handlungen in einem sozialhistorischen Kontext reinterpretiert werden. Der Mythos von der fortschrittlichen Ausbildungsanstalt für neuzeitliche Krankenpflege, den die historiographische Außenansicht (auch der Sozialgeschichte) zu stützen vermag, löst sich bei einer derartigen Innenansicht im Säurebad der Alltäglichkeit auf. Sichtbar werden nun Handlungen *aller* Akteure, ihre Reichweite, Bedingtheit und Motivation. Moderne institutionalisierte Krankenpflege erscheint auf der Alltagsebene als *ein* Produkt unter vielen anderen, die gleichzeitig aus dem Handeln der Akteure in Kaiserswerth resultieren.

Nicht das einmal plausibel formulierte Modell und die Interpretation von Texten im Sinne dieses Modells, sondern das Bemühen um verstehende Deutung von historischen Handlungen und ihrer Handlungsrahmen bildet das Hauptinteresse von Untersuchungen dieses Schlages. Verstehende historische Sozialwissenschaft, Geschichtsschreibung unter Berücksichtigung von Struktur und Erfahrung, trägt dabei mehr zum Verständnis von Diskontinuitäten als zur Bestätigung von Entwicklungslinien bei. Sie klärt die Bedeutung von Handlungen, die bisher nicht durch strukturorientierte Konzepte allein – aber auch nicht durch solipsistische Erfahrungs- und Alltagsgeschichte – erfaßt wurden. Letztlich generiert sie Erklärungen mittlerer Reichweite, d.h. Erklärungen ohne Anspruch auf Theoriebildung einerseits und Abbildung historischer Realitäten andererseits. Der notwendige theoretische Bezugsrahmen kann aus vorliegenden strukturbezogenen Deutungsmodellen bezogen werden, die kritische

---

49 Hier bildet die Arbeit von Klein (1997) eine Ausnahme.
50 Archiv d. Mutterhauses der Kaiserswerther Diakonie, Rep 2 FG 1f.
51 Vgl. Sticker (1960).

Gegenstandswahl und Textanalyse ergibt sich aus den Vorgaben einer wissenschaftlichen Geschichtsschreibung. Daher ist es hier auch nicht erforderlich, eine neue Art der wissenschaftlichen Auseinandersetzung mit Geschichte zu propagieren, sondern es genügt, lediglich eine verstehende, textkritisch analytische Kombination aus Struktur- und Erfahrungsgeschichte, Theorie und Empirie einzufordern, die zur Überprüfung fragwürdiger Interpretationsmuster in der Geschichtsschreibung führt.

Literatur

Bourdieu, Pierre/Raphael, Lutz (1996), »Über die Beziehungen zwischen Geschichte und Soziologie in Frankreich und Deutschland. Pierre Bourdieu im Gespräch mit Lutz Raphael«, in: *Geschichte und Gesellschaft* 22, S. 62-89.

Chartier, Roger (1994), »Zeit der Zweifel. Zum Verständnis gegenwärtiger Geschichtsschreibung«, in: C. Conrad/M. Kessel (Hg.), *Geschichte schreiben in der Postmoderne. Beiträge zur aktuellen Diskussion*, Stuttgart, S. 83-97.
Conrad, Christoph/Kessel, Martina (Hg.) (1994), *Geschichte schreiben in der Postmoderne. Beiträge zur aktuellen Diskussion*. Stuttgart.
– /Kessel, Martina (1994), »Geschichte ohne Zentrum«, in: C. Conrad/M. Kessel (Hg.), *Geschichte schreiben in der Postmoderne. Beiträge zur aktuellen Diskussion*, Stuttgart, S. 9-36.

Geertz, Clifford (1983), *Dichte Beschreibung*, Frankfurt a.M.
Ginzburg, Carlo (1983a), *Spurensicherungen. Über verborgene Geschichte, Kunst und soziales Gedächtnis,* [übers. v. K.F. Hauber], Berlin.
– (1983b), »Spurensicherung. Der Jäger entziffert die Fährte, Sherlock Holmes nimmt die Lupe, Freud liest Morelli – die Wissenschaft auf der Suche nach sich selbst«, [übers. v. G. Bonz], in: Carlo Ginzburg, *Spurensicherungen. Über verborgene Geschichte, Kunst und soziales Gedächtnis,* [übers. v. K.F. Hauber], Berlin, 61-96.
Guy, John R. (1985), »Of the Writing of Hospital Histories There is No End«, in: *Bulletin of the History of Medicine* 59, 415-420.

Hardtwig, Wolfgang (1994), »Alltagsgeschichte heute. Eine kritische Bilanz«, in: W. Schulze (Hg.), *Sozialgeschichte, Alltagsgeschichte, Mikro-Historie*, Göttingen, 19-32.
Hettling, Manfred et al. (Hg.) (1991), *Was ist Gesellschaftsgeschichte*, München.
Hunt, Lynn (1994), »Geschichte jenseits von Gesellschaftstheorie«, in: C. Conrad/M. Kessel (Hg.), *Geschichte schreiben in der Postmoderne. Beiträge zur aktuellen Diskussion*, Stuttgart, S. 98-122.

Iggers, Georg G. (1995), »Zur ›Linguistischen Wende‹ im Geschichtsdenken und in der Geschichtsschreibung«, in: *Geschichte und Gesellschaft* 21, S. 557-570.
– (1996), *Geschichtswissenschaft im 20. Jahrhundert*, 2. durchges. Aufl., Göttingen.

Jütte, Robert (1990a), »Sozialgeschichte der Medizin: Inhalte – Methoden – Ziele«, in: *Medizin, Gesellschaft und Geschichte* 9, S. 149-164.
– (1990b), »Moderne Linguistik und ›Nouvelle Histoire‹«, in: *Geschichte und Gesellschaft* 16, S. 104-120.
– (1996), »Vom Hospital zum Krankenhaus: 16.-19. Jahrhundert«, in: A. Labisch / R. Spree (Hg.), *»Einem jeden Kranken in einem Hospitale sein eigenes Bett«. Zur Sozialgeschichte des Allgemeinen Krankenhauses in Deutschland im 19. Jahrhundert*, Frankfurt a.M., S. 31-50.

Klein, Walter (1997), *Die ersten Krankenschwestern in Saarbrücken. Die Übernahme des Bürgerhospitals durch Kaiserswerther Diakonissen im Jahr 1841 und deren erste Zeit*, unveröffentl. Typoskript, Saarbrücken.
Kocka, Jürgen (1984), »Zurück zur Erzählung? Plädoyer für historische Argumentation«, in: *Geschichte und Gesellschaft* 10, S. 395-408.
– (1986), *Sozialgeschichte. Begriff – Entwicklung – Probleme*, 2. Aufl., Göttingen.
Küttler, Wolfgang/Rüsen, Jörn/Schulin, Ernst (Hg.) (1994), *Geschichtsdiskurs, Bd. 2, Anfänge modernen historischen Denkens*, Frankfurt a.M.
– (1993), »Erkenntnis und Form. Zu den Entwicklungsgrundlagen der modernen Historiographie«, in: W. Küttler/J. Rüsen/E. Schulin (Hg.), *Geschichtsdiskurs, Bd. 1, Grundlagen und Methoden der Historiographiegeschichte*, Frankfurt a.M., S. 50-64.
Kuhn, Thomas (1991), *Die Struktur wissenschaftlicher Revolutionen*, 11. Aufl. (1. Aufl. 1973), Frankfurt a.M.

Labisch, Alfons (1980) »Zur Sozialgeschichte der Medizin. Methodologische Überlegungen und Forschungsbericht«, in: *Archiv für Sozialgeschichte* 20, S. 431-469.
– (1992), *Homo Hygienicus. Gesundheit und Medizin in der Neuzeit*, Frankfurt a.M.
– (1996a), »Geschichte, Sozialgeschichte und Soziologie der Medizin: Ein imaginäres Streitgespräch mit Christian Probst«, in: *Sudhoffs Archiv* 80, S. 1-27.
– /Spree, R. (Hg.) (1996b), *»Einem jeden Kranken in einem Hospitale sein eigenes Bett«. Zur Sozialgeschichte des Allgemeinen Krankenhauses in Deutschland im 19. Jahrhundert*, Frankfurt a.M.
– /Spree, Reinhard (1997a), »Neuere Entwicklungen und aktuelle Trends in der Sozialgeschichte der Medizin in Deutschland – Rückschau und Ausblick (Teil 1)«, in: *Vierteljahrschrift für Sozial- und Wirtschaftsgeschichte* 84 (2), S. 171-210.
– /Spree, Reinhard (1997b), »Neuere Entwicklungen und aktuelle Trends in der Sozialgeschichte der Medizin in Deutschland – Rückschau und Ausblick (Teil 2)«, in: *Vierteljahrschrift für Sozial- und Wirtschaftsgeschichte* 84 (3), S. 305-321.

Lindenberger, Thomas/Wildt, Michael (1989), »Radikale Pluralität. Geschichtswerkstätten als praktische Wissenschaftskritik«, in: *Archiv für Sozialgeschichte* 29, S. 393-411.

Loetz, Francisca (1993), *Vom Kranken zum Patienten. »Medikalisierung« und medizinische Vergesellschaftung am Beispiel Badens 1750 – 1850*, Stuttgart.

Ostner, Ilona/Krutwa-Schott, Almut (1981), *Krankenpflege – ein Frauenberuf. Bericht über eine empirische Untersuchung*, Frankfurt a.M.

Paul, Norbert (1996), »Arztinitiativen bei der Gestaltung des Krankenhauses in der Zeit des Aufgeklärten Absolutismus«, in: A. Labisch/R. Spree (Hg.), *»Einem jedem Kranken in einem Hospitale sein eigenes Zimmer und Bett« – Zur Sozialgeschichte des Krankenhauses in Deutschland im 19. Jahrhundert*, Frankfurt a.M., S. 85-116.

– (1996), »Kommentierte Auswahlbibliographie zur Sozialgeschichte des Krankenhauses«, in: A. Labisch/R. Spree (Hg.), *»Einem jeden Kranken in einem Hospitale sein eigenes Bett«. Zur Sozialgeschichte des Allgemeinen Krankenhauses in Deutschland im 19. Jahrhundert*, Frankfurt a.M., S. 91-122.

Schaper, Hans-Peter (1987), *Krankenwartung und Krankenpflege. Tendenzen der Verberuflichung in der ersten Hälfte des 19. Jahrhunderts*, Opladen.

Schulze, Winfried (Hg.) (1994), *Sozialgeschichte, Alltagsgeschichte, Mikro-Historie*, Stuttgart.

Sieder, Reinhard (1994), »Sozialgeschichte auf dem Weg zu einer historischen Kulturwissenschaft?«, in: *Geschichte und Gesellschaft* 20, S. 445-468.

Sticker, Anna (1960), *Die Entstehung der neuzeitlichen Krankenpflege*, Stuttgart.

Vierhaus, Rudolf/Chartier, Roger (Hg.) (1995a), *Wege zu einer neuen Kulturgeschichte*, Göttingen.

– (1995b), »Die Rekonstruktion historischer Lebenswelten. Probleme moderner Kulturgeschichtsschreibung«, in: R. Vierhaus/R. Chartier (Hg.), *Wege zu einer neuen Kulturgeschichte*. Göttingen, S. 7-28.

Wehler, Hans-Ulrich (1987), *Deutsche Gesellschaftsgeschichte, Bd. 1: Vom Feudalismus des Alten Reiches bis zur Defensiven Modernisierung der Reformära 1700-1815*, München.

White, Hayden (1991), *Metahistory. Die historische Einbildungskraft im 19. Jahrhundert*, Frankfurt a.M.

– (1994), »Der historische Text als literarisches Kunstwerk«, in: C. Conrad/M. Kessel (Hg.), *Geschichte schreiben in der Postmoderne. Beiträge zur aktuellen Diskussion*, Stuttgart, S. 123-157.

Thomas Schlich

Wissenschaft: Die Herstellung wissenschaftlicher Fakten als Thema der Geschichtsforschung*

Nach weit verbreiteter Meinung basiert die moderne Medizin auf naturwissenschaftlichen Grundlagen und zeichnet sich daher im Gegensatz zu Religion, Rechtsprechung oder Philosophie durch einen Kern wahren Wissens über die Natur aus. Dieses Wissen ist scheinbar unverzerrt durch soziale Interessen oder kulturelle Vorurteile (Wright/Treacher 1982: 4-6). Aus dieser Perspektive ist die Medizin nicht Teil einer allen zugänglichen Sicht- und Umgangsweise mit der Realität, sondern genießt einen ganz speziellen wissenschaftlichen Status, der sie über das Alltagswissen hervorhebt. Die privilegierte Stellung naturwissenschaftlicher Fakten bleibt häufig auch in der historischen Beschäftigung mit Medizin und Wissenschaft erhalten.[1] Nicht selten wird der Wissensbestand der modernen Medizin sogar als historisch nicht hinterfragbare Basis zur Betrachtung und Beurteilung der Medizin der Vergangenheit verwendet. Damit wird gerade der legitimatorische Kernbereich der modernen Medizin für ahistorisch erklärt und aus den Untersuchungen ausgeschlossen. Daß man Wissenschafts- und Medizingeschichte auch anders betreiben kann, haben in den letzten beiden Jahrzehnten eine Reihe von Forschungsrichtungen im Überschneidungsbereich von Geschichte, Soziologie und Theorie der Wissenschaft gezeigt, die als *Science Studies* bezeichnet werden können. Auf unterschiedliche Art und Weise konnten diese Forschungen vorführen, daß auch naturwissenschaftliche Inhalte einer historischen oder soziologischen Erklärung zugänglich sind. Gemeinsame Leitlinie dieser Forschungsrichtungen ist die Frage, wie naturwissenschaftliche Fakten entstehen.

In ihrer Ausgangsposition knüpften die Forscher der Science Studies an Fragestellungen der Wissenssoziologie und Wissenschaftssoziologie an. So

---

* Danksagung: Ich danke Christoph Gradmann, Volker Hess, Norbert Paul, Cay-Rüdiger Prüll, Volker Roelcke, Lutz Sauerteig und Claudia Stein für konstruktive Kritik.
1 Dies beklagt z.B. auch Kragh (1987: 37, 53).

hatte bereits Karl Mannheim, der Begründer der klassischen Wissenssoziologie, behauptet, daß Denkinhalte im Allgemeinen vom sozialen Standort des Denkenden abhängig sind. Für Mannheim war sowohl die Schaffung als auch die Beurteilung von Wissen kontextgebunden. Damit gab es für ihn im Prinzip keinen Standpunkt mehr, von dem aus man kontextunabhängig über die Richtigkeit von Wissen urteilen könnte. Mannheim schloß naturwissenschaftliches und mathematisches Wissen jedoch ausdrücklich von einer solchen Betrachtung aus (Heintz 1993: 529-532). Genausowenig verstand sich die klassische Wissenschaftssoziologie und deren prominentester Vertreter Robert Merton (1973) als zuständig für die Erklärung des *Inhalts* naturwissenschaftlichen Wissens. Die Wissenschaftssoziologie dieser Ausrichtung untersuchte lediglich die Bedingungen der naturwissenschaftlichen Wissensproduktion und beschäftigte sich mit der Institutionalisierung, den Normen und Werten sowie den Belohnungsmechanismen der Wissenschaft oder betrachtete die Motivationen der Forscher. Die wissenschaftlichen Aussagen selbst waren für Soziologen wie Merton nicht soziologisch erklärbar, sondern stellten nichts anderes als ein mehr oder weniger gelungenes Abbild der Natur dar.

Die »antipositivistische Wende« in der Wissenschaftstheorie

Grundlegend für die Entdeckung naturwissenschaftlicher Fakten als Thema soziologischer und historischer Untersuchungen war die sogenannte »antipositivistische Wende« in der Wissenschaftstheorie der 1960er Jahre.[2] Darin wurden zwei wichtige Annahmen in die Diskussion eingeführt: die These von der empirischen Unterdeterminiertheit von Theorien und die These der Theoriegeleitetheit empirischer Beobachtungen. Die erste These besagt, daß Theorien durch Beobachtungsdaten nicht eindeutig bestimmt sind: Es gibt nie nur einen Weg, der von der empirischen Beobachtung zu den Theorien führt. Ebensowenig kann eine Theorie alle erhobenen Daten erklären. Beobachtungsdaten sind also kein hinreichendes Kriterium, um zwischen konkurrierenden Theorien zu entscheiden. Die zweite These, bei der es um die Theoriegeleitetheit der Beobachtung geht, entzog der Naturwissenschaft auch noch ihre schein-

---

2 Für dies und das Folgende vgl. Woolgar (1988: 15-29); Heintz (1993: 532-535); Felt/Nowotny/Taschwer (1995: 122-128).

bar sichere und invariante empirische Grundlage, indem sie die Trennung von Theorie und Empirie aufhob: Beobachtungsaussagen werden demnach immer auch von ihrem Kontext theoretischer, kultureller und sozialer Prämissen bestimmt. Damit gibt es kein unabhängiges, quasi natürliches Außenkriterium mehr, um den Wahrheitsgehalt von Aussagen zu überprüfen. Die Frage, aufgrund welcher Kriterien dann in der Praxis über die Gültigkeit von Aussagen entschieden wird, eröffnete ein neues Forschungsfeld für Philosophen, Soziologen und Historiker.

Der Anspruch dieser neuen Wissenschaftsforschung war es, Wissenschaft zu beschreiben, wie sie in der Praxis betrieben wird, nicht wie sie im Idealfalle betrieben werden soll. Mit diesem empiristischen Programm sah sie sich im Gegensatz zum kritischen Rationalismus eines Karl Popper. Popper nahm an, daß man wissenschaftliche Aussagen zwar nicht verifizieren, aber doch durch Beobachtung falsifizieren kann. Die empirische Unterdeterminiertheit von Aussagen und die Theoriegeleitetheit von Beobachtungen bezog er in seine Überlegungen nicht ein. Damit, so meinten die empirisch ausgerichteten Wissenschaftsforscher, verharre Popper auf der normativen Ebene und sei weit davon entfernt, die wirkliche wissenschaftliche Tätigkeit zu erfassen.

Ihre einflußreichste Anwendung fanden diese Thesen in den wissenschaftshistorischen Fallstudien Thomas Kuhns, besonders in seinem 1962 publizierten Buch »Die Struktur wissenschaftlicher Revolutionen« (Kuhn 1976). Kuhn erklärte die Akzeptanz oder Zurückweisung wissenschaftlicher Aussagen nicht allein mit der Existenz entsprechender Beobachtungen, sondern maß sozialen und psychologischen Faktoren eine wichtige Funktion dafür bei. Ganz ähnlich hatte bereits 1935 Ludwik Fleck anhand des medizinischen Beispiels der Syphilis argumentiert (Fleck 1993). Auch Fleck hatte die Existenz voraussetzungslosen Beobachtens bestritten. Wissenschaftliche Fakten waren für ihn das Produkt sozialer Aktivitäten. Die soziale Einheit, die der Faktenproduktion zugrunde liege, bezeichnet er als »Denkkollektiv«, deren gemeinsame Art der Realitätswahrnehmung als »Denkstil«.[3]

---

3 Zu Fleck vgl. z.B. Schnelle (1982), Löwy (1988), Löwy (1990), Schäfer/Schnelle (1993). Aus der umfangreichen Literatur zur Rezeption Kuhns siehe u.a.: Fuller (1992), Pinch (1997).

Die Soziologie wissenschaftlichen Wissens

Besonders in Großbritannien wurden seit den 1960er und vor allem in den 1970er Jahren aus unterschiedlichen Theorietraditionen heraus eine Reihe heterogener Ansätze der Soziologie wissenschaftlichen Wissens (*Sociology of Scientific Knowledge*) entwickelt.[4] Die Ansätze wollten Fragen der Erkenntnistheorie mit empirischen Mitteln – also soziologischer und historischer Forschung – beantworten. Damit stellten sie einerseits eine Gegenbewegung zu Poppers normativ-theoretischer Betrachtungsweise dar, andererseits setzten sie sich auch dezidiert von der bisherigen Wissenschaftssoziologie im Stile Robert Mertons ab, deren Erkenntnisinteresse sich ja auf die normativen und institutionellen Rahmenbedingungen wissenschaftlichen Schaffens beschränkt hatte, ohne zu fragen, wie der Inhalt des Wissens zustande kommt.

David Bloor (1976) z.B. knüpfte an die geschilderte Mannheimsche Wissenssoziologie an, ging aber über Mannheims Ansatz hinaus und schlug ein *strong programme* der radikalen Anwendung soziologischer Betrachtungsweisen auf den Inhalt der Naturwissenschaften vor. Wissenschaftliche Inhalte sollten nun »durch und durch« über soziale Wirkfaktoren erklärt werden können. Das heißt allerdings nicht, wie fälschlicherweise häufig behauptet wird, daß hier die Gegebenheiten der materiellen Welt keinen Einfluß auf die Produktion wissenschaftlicher Fakten hätten. Die Soziologie wissenschaftlichen Wissens (wie die Science Studies überhaupt) erkennt dies selbstverständlich an, sie setzt ihren Interessenschwerpunkt hinsichtlich der Erklärung von Wissensinhalten aber in einem anderen Bereich: Nicht die Wechselwirkung von Mensch und Objekt, etwa im Sinne eines kognitiven Erklärungsansatzes, sondern die Beziehungen zwischen Menschen, ihre konkurrierenden oder konvergierenden sozialen Interessen, ihre Verständigung untereinander erklären hier, wie es zu bestimmten wissenschaftlichen Aussagen kommt.

Bloor stellte vier programmatische Forderungen auf: Erstens sollte der Inhalt von Wissen *kausal* (»causal«) aus den Bedingungen seines Entstehens erklärt werden können, es sollten also nicht nur Konvergenzen oder Parallelen beschrieben werden. Zweitens müsse der Soziologe oder Historiker *unvoreingenommen* (»impartial«) gegenüber Wahrheitsgehalt, Rationalität und Erfolg wissenschaftlicher Aussagen sein, wahre Aussagen erforderten genauso eine soziologische

---

4 Dazu und zum folgenden Heintz (1993: 535-541).

Erklärung wie die aus heutiger Perspektive falschen Wissenschaftsinhalte. Drittens gelte das Prinzip der *Symmetrie* (»symmetrical«). Demnach müssen wahre und falsche Aussagen durch dieselbe Art von Ursache erklärt werden, also nicht etwa Wahrheiten durch die Natur oder die Logik und Irrtümer durch soziale Vorurteile. Viertens sollten die Erklärungsmuster einer solchen Soziologie wissenschaftlichen Wissens auch auf sie selbst angewendet werden, sie müsse also *reflexiv* (»reflexive«) sein.

Bloors Forderungen nach Unvoreingenommenheit und Symmetrie beweisen ihre Stärke vor allem dann, wenn es darum geht, vermeintlich Altbekanntes mit neuen Augen zu sehen. So z.B. wenn man sich als Medizinhistoriker mit »zurückgewiesenem Wissen« (Wallis 1979; Mauskopf 1990) beschäftigt, also mit gescheiterten wissenschaftlichen Theorien (Schlich 1993) oder mit ganzen Wissenschaftszweigen und Theoriegebäuden, die heute als irrational gelten, z.B. die Astrologie (Barton 1994) oder die romantische Naturphilosophie (Jardine 1991): Anstatt einfach Dummheit, Verblendung oder böse Absicht als Hintergrund dieser uns fremden Inhalte anzunehmen, gilt es zu verstehen, warum Menschen ihre Welt damals so anders erklärten als wir heute. Der Geschichtsforscher muß die Inhalte in der Rationalität ihrer Zeit zu erfassen versuchen.[5] Zusätzlich stellt sich die Aufgabe nachzuvollziehen, wie und warum solche früheren Sichtweisen später als falsch gekennzeichnet wurden. Eine wirklich historische Beschäftigung mit der Homöopathie etwa darf nicht dazu dienen, dieses Heilverfahren zu verteidigen oder zu widerlegen. Es geht vielmehr darum zu beschreiben, mit welchen Argumenten bestimmte historische Akteure sie in bestimmten Kontexten als sinnvoll oder unsinnig kennzeichneten. Mindestens ebenso wichtig ist es aber, gerade die erfolgreichen, heute allgemein als richtig anerkannten Aussagen und Vorgehensweisen unvoreingenommen zu untersuchen (Warner 1995: 173), z.B. auf dem Gebiet der Vesalschen Anatomie (Cunningham 1997), der Bakteriologie (Schlich 1997a) oder der Organtransplantation (Schlich 1997b). Damit können auch die heute noch gültigen Wissensbestände und Praktiken ihrer scheinbaren Selbstverständlichkeit entkleidet und in ihrer historisch bedingten Entstehung verstanden werden. Gerade im Fall des heute akzeptierten Wissens ist näm-

---

5 Dies ist eine im weiteren Sinne historistische Herangehensweise, vgl. Shapin (1992: 355), Shapin (1994: xvi). Zur Rückprojektion moderner Vorstellungen auf die Vergangenheit siehe auch Schlich (1995b).

lich die Gefahr groß, daß die Bedingungen und Umstände der Produktion und Beurteilung von Wissen erst gar nicht ins Blickfeld kommen, weil der Historiker keinen Erklärungsbedarf sieht: Im Gegensatz zu zurückgewiesenem Wissen, das als »zeitgebunden« charakterisiert wird, bleibt dann »richtiges«, »gutes« Wissen ahistorisch, eben weil es unumstößlich scheint.

Interessentheorie

Als Kategorie zur Erklärung wissenschaftlicher Inhalte wurden seit den 1970er Jahren die »Interessen« der historischen Akteure herangezogen und den sozialpsychologischen Erklärungen im Stile Kuhns entgegengesetzt. Unter Interessen versteht man in diesem Zusammenhang etwa religiöse und politische Ziele, professionelles Vorankommen, das Streben nach Macht, Geld und Autorität. Für das 17. Jahrhundert hat z.B. Malcolm Nicolson (1988) die medizinische Lehre, daß sich Krankheiten auf dem Blutwege im Körper ausbreiten, mit den Macht- und Geschäftsinteressen der Ärzte in Verbindung gebracht. Mit Hilfe dieser Lehre hätten die Mediziner ihre Interessen gegenüber den Patienten sowie den konkurrierenden Wundärzten besser durchsetzen können. Charakteristisch für diesen Ansatz sind auch Steven Shapins Studien zur Phrenologie im Edinburgh des 19. Jahrhunderts. Die Phrenologen glaubten, daß aus den Eigenheiten der Schädelform auf bestimmte geistig-seelische Veranlagungen zu schließen sei. In seinen Untersuchungen ordnet Shapin den Lagern der Befürworter und Gegner dieses Wissenschaftszweiges jeweils bestimmte soziale Interessen zu, die sie durch die Phrenologie entweder befördert oder behindert sahen.[6]

Vor einer einfachen Anwendung von Interessenmodellen wird jedoch zurecht gewarnt (Woolgar 1981; Shapin 1982; Heintz 1993: S. 537-538): Eine direkte oder gar kausale Funktion von Interessen als Faktoren, die von außen auf die medizinisch-wissenschaftlichen Inhalte einwirken, ist weder nachweisbar noch letztendlich plausibel. So vertraten manche Ärzte in den ersten Jahrzehnten des 19. Jahrhunderts die These, daß soziale Mißstände mit schuld an der Verursa-

---

6 Shapin (1979a) und (1979b). Im Zusammenhang mit dem Interessenmodell ist auch die Professionalisierungstheorie zu sehen, Jordanova (1995: 365-366). Vgl. auch den Beitrag von Michael Stolberg in diesem Band.

chung bestimmter Krankheiten, etwa des Kretinismus, seien und forderten Sozialreformen. Nach dem Interessenmodell hätten hier also liberal denkende Ärzte der Vormärzzeit die Medizin instrumentalisiert, um fachfremde, nämlich politische Ziele zu verfolgen. Was aber spricht dagegen, die Argumentation der damaligen Ärzte ernst zu nehmen? Es ist durchaus plausibel zu glauben, daß sie deshalb eine Reformpolitik anstrebten, weil sie aufgrund ihrer medizinischen Erfahrung zu dem Schluß gelangt waren, daß nur durch politisch-soziale Veränderungen Krankheiten wie dem Kretinismus Einhalt geboten werden könnte (Schlich 1994). Ebenso scheint es zunächst nahe zu liegen, das Interessenmodell anzuwenden, um die Expansion der Chirurgie im 19. Jahrhundert kurzerhand mit dem professionellen Eigeninteresse der Chirurgen zu erklären. Dennoch ist es durchaus wahrscheinlich, daß die Chirurgen glaubten, ihren Patienten am besten mit operativen Eingriffen helfen zu können und daß sie aus diesem Grunde die Chirurgie stärken wollten (Schlich 1997b).

Die Vorstellung einer »Instrumentalisierung« der Medizin zum Erreichen anderer Ziele greift in der Regel zu kurz. Auch ist nicht klar, wie die Beziehung zwischen den vermeintlich objektiven Interessen der Beteiligten und ihren eigenen Deutungsmustern aussieht: Erkannten die historischen Akteure ihre »wahren« Interessen überhaupt? Im Rahmen der Interessentheorie werden Menschen tendenziell als passive Objekte betrachtet, auf die die Interessen sozusagen als äußere Kräfte einwirken. Diese Sicht wird den komplexen Wirkungszusammenhängen jedoch nicht gerecht: Historische Personen müssen vom Historiker in ihrer Eigenschaft als handelnde Menschen gesehen werden, nicht als Spielball von Interessen. Die Betrachtung von handelnden Personen im Wechselspiel mit ihrer Umwelt eröffnet für das etablierte Genre der medizinhistorischen Biographie ein lohnendes Forschungsfeld.[7] Ungeklärt ist auch, über welche Mechanismen sich soziale Interessen in Wissensinhalte umsetzen, läßt sich doch ein kausaler Zusammenhang von Interesse und medizinischem Inhalt schlechthin nicht belegen. Zudem kann man dem Interessenmodell einen Anachronismus vorwerfen, der schon überwunden schien: Wenn Interessen wie Kräfte behandelt werden, die von außen auf die historischen Akteure einwirken und ihr medizinisches Denken und Handeln steuern, wird eine Abtrennung der eigentlichen Medizin von anderen Bereichen – z.B. der

---

7 Jordanova (1995: 369-371). Zur Biographie vgl. den Beitrag von Christoph Gradmann in diesem Band.

Religion oder Politik – vorgenommen und damit die heutigen Grenzziehungen unhinterfragt auf die Vergangenheit rückprojiziert. Derartige Abgrenzungen besaßen aber nicht von vornherein ihre heutige Funktion und Wirksamkeit, sie sind erst historisch entstanden, und es ist Aufgabe der Medizingeschichte, solche Abgrenzungsprozesse zu untersuchen.[8]

Soziale Konstruktion von Krankheit

Eine explizite Anwendung solcher Herangehensweisen auf die Medizin bildet das Konzept der »sozialen Konstruktion von Krankheit«. Hier wurde das Vorgehen der erweiterten Wissenssoziologie auf Auffassungen und Benennungen von Krankheiten übertragen.[9] Die Mehrzahl der historischen und medizinhistorischen Arbeiten verzichtet bisher auf ein derartiges Hinterfragen von Krankheitsauffassungen und sieht Krankheiten als natürliche Gegebenheiten an, die als solche völlig unabhängig von ihrer Isolierung und Benennung durch die Ärzte existieren.[10] Zeugnisse der Vergangenheit werden damit als vorläufige Beschreibungen betrachtet, die der inzwischen aufgedeckten biologischen Realität der Krankheit je nach Wissensstand mehr oder weniger nahe kommen. Das naturwissenschaftlich begründete Wissen über die Krankheit genießt somit einen privilegierten epistemischen Status und bleibt aus der historischen Betrachtung per se ausgeschlossen. Bei der Beschäftigung mit Krankheiten benutzen Historiker das heutige Wissen nach wie vor häufig als zeitlos gültigen Maßstab, um die jeweilige historische Sicht der Fakten zu beurteilen. Soziale oder kulturelle Einflußkräfte kommen als »zeitgebundene« Faktoren erst dann ins Spiel, wenn es zu erklären gilt, warum die in den historischen

---

8 Vgl. Schlich (1995a) und den Beitrag von Volker Roelcke in diesem Band.
9 Klassisch: Wright/Treacher (1982). Derselben Linie folgt, allerdings unter bewußter Vermeidung des Terminus »Konstruktion«, der Sammelband von Rosenberg (1992). Vgl. zu diesem Themenkomplex auch den Beitrag von Karl-Heinz Leven in diesem Band.
10 Wer Krankheiten auf diese Weise als naturgegebene, einer historischen Betrachtung per se unzugängliche Tatsachen ansieht, muß sich damit nicht zwangsläufig auf eigenständige »Krankheitsentitäten« beziehen. Auch »physiologische« oder »individualistische« Krankheitsauffassungen, die auf eine Krankheits-»Einheit« verzichten (vgl. Temkin (1981)), werden in der Geschichtsschreibung (und der Medizintheorie) meist ahistorisch behandelt. Es geht hier nicht um die Ontologie der Krankheits-»Entitäten«.

Quellen vertretene Auffassung nach aktuellem Wissen falsch ist, wenn man also wissen will, wie es zu der vermeintlichen Abweichung von der geraden Linie der rationalen Naturerkenntnis kommen konnte (Wright/Treacher 1982: 5). Aus der sozial-konstruktivistischen Perspektive dagegen gibt es keine direkt aus der Natur ableitbaren Krankheitsbegriffe, jede Krankheitsauffassung – auch die heutige – ist zeitgebunden und stellt eine je nach sozialen und kulturellen Umständen spezifische Art dar, Phänomene zu beobachten, in Gruppen zusammenzufassen, zu benennen und sie mit einer bestimmten Bedeutung zu versehen. Dies ist mit dem Ausdruck »Konstruktion« von Krankheit gemeint. Neben Ludwik Flecks Pionierstudie zur Syphilis gibt es inzwischen zahlreiche Arbeiten, die den Nutzen dieser »konstruktivistischen« Herangehensweise erkunden.[11]

Allerdings wird der Begriff »soziale Konstruktion von Krankheit« häufig in einem anderen Sinne benutzt. Das eigentliche radikale Anliegen der früheren Vertreter dieses Konzepts, den Inhalt medizinischen Wissens, inklusive der heute gültigen wissenschaftlichen Tatsachen, historisch zu erklären, wird nicht selten zugunsten einer Beschreibung des sozialen Umgangs mit Krankheit verdünnt.[12] Dieses Mißverständnis liegt unter anderem in der Unschärfe und Vieldeutigkeit der Konstruktions-Metapher begründet. So beziehen sich viele Autoren implizit oder explizit auf eine Bedeutung von Konstruktion, wie sie bei Berger und Luckmann (1966) als »gesellschaftliche Konstruktion der Wirklichkeit« zum tragen kommt. Berger und Luckmann beschränken sich aber auf die Konstruktion der sozialen Realität in Form von Institutionen und lassen die Inhalte von Naturwissenschaft und Medizin – der materiellen oder als naturgegeben betrachteten Realität – ebenso unberührt wie Mannheim und Merton.[13]

---

11 Z.B. Wright/Treacher (1982). Rosenberg/Golden (1992); Nicolson (1988); Schlich (1994). Im Gegensatz zum Anliegen der Science Studies beschränken sich derartige Betrachtungsweisen aber häufig noch auf Krankheiten, die die heutige Medizin nicht mehr kennt und die deshalb als sozial und kulturell konstruiert angesehen werden, vgl. z.B. Bleker (1993). Hier würden Bloors Gebote der Unvoreingenommenheit und Symmetrie weiterhelfen.

12 Vgl. die differenzierende Einführung bei Lachmund/Stollberg (1992). Die Beiträge dieses Bandes sind allerdings größtenteils Beispiele für die angesprochene »Verdünnung« des Konzepts.

13 Berger/Luckmann (1966) sind also auch keine Vorläufer der Science Studies. Sismondo (1993: 516) führt an, daß mindestens vier verschiedene Anwendungen der Konstruktions-

Ein analoges Beispiel ist die Betrachtung von Geschlechterrollen als historisches Konstrukt im Sinne von *gender*, bei der die »biologischen Gegebenheiten« als *sex* ahistorisch erscheinen und nicht zum Thema der historischen Betrachtung werden. Damit beinhaltet die Anwendung der Kategorien *gender* und *sex* die Gefahr, die Konstruiertheit der Wahrnehmung und wissenschaftlichen Darstellung des »natürlichen« Geschlechts zu übersehen.[14]

Diskurs, Kontroverse, Konsens

Das »Soziale« in der Wissenschaft kann auch anders als in Form von Interessen verstanden und beschrieben werden, nämlich mit Diskursmodellen.[15] Stehen bei der Interessentheorie Einflußfaktoren von außen, etwa in Form außerwissenschaftlicher Interessen der beteiligten Wissenschaftler, im Vordergrund, so geht es bei den Diskursmodellen um Kommunikations- und Durchsetzungsprozesse, die sich auch auf einen Binnenraum der Wissenschaft beschränken können und in deren Verlauf Deutungen entwickelt, bestritten, verteidigt und stabilisiert werden. Hier sind es die Interaktionen zwischen Akteuren, mittels derer wissenschaftliche Aussagen ihre Form und Bedeutung gewinnen. Ausgangspunkt ist wieder die Feststellung, daß empirische Daten von sich aus unterdeterminiert sind, daß also die Realität natürlicher Tatsachen nicht direkt zugänglich ist. Damit wirft sich die Frage auf, wie die Wissenschaft überhaupt zu gültigen und allgemein anerkannten Aussagen – sprich: Fakten – gelangt.

Fortsetzung Fußnote 13
　　Metapher in der Betrachtung von Wissenschaft zu unterscheiden sind: a) die Konstruktion von Institutionen, b) die Konstruktion von wissenschaftlichen Theorien und Erklärungen auf der Basis von Beobachtungen, c) die materielle Konstruktion von Artefakten im Labor, d) die Konstruktion der Objekte im Zuge ihrer Repräsentation.

14　Zum Problem der künstlichen Unterscheidung von sozialen und natürlichen Fakten in der feministischen Geschichtsschreibung und deren Überwindung vgl. Franklin (1995: 169-172). Für Ansätze, die scheinbar ahistorische biologische Geschlechtszuschreibung (*sex*) historisch zu untersuchen, siehe z.B. Duden (1987), Haraway (1991), Laqueur (1992), Oudshoorn (1994).

15　Dies und das folgende nach Heintz (1993: 538-541). Der Begriff »Diskurs« weckt Assoziationen zum Diskursbegriff Michel Foucaults. Es gibt einige interessante Parallelen zwischen Foucaults Herangehensweisen und den Science Studies, Foucaults Vorbild hatte jedoch in den Science Studies vergleichsweise wenig Einfluß, Jordanova (1995: 368-369).

Um dies herauszufinden, betrachten die Anhänger von Diskursmodellen den Vorgang der Konsensbildung genauer.

Daß auch Experimente von sich aus keinen Konsens herbeiführen, hat Harry Collins (1985) an einem sehr instruktiven Beispiel aus den Laborwissenschaften gezeigt: Ende der sechziger Jahre behauptete ein US-amerikanischer Physiker, er habe ein Gerät entwickelt, mit dem sich Gravitationsstrahlung messen lasse. Dieses Phänomen war bis dahin nur theoretisch postuliert worden, gemessen hatte es noch niemand. Die Reaktion der Physiker war gespalten. Das Gerät, mit dem die Gravitationsstrahlung gemessen werden sollte, war sehr kompliziert, und die Resultate, die es lieferte, konnten unterschiedlich interpretiert werden. Für die einen waren die Meßergebnisse tatsächlich ein Beweis für die Existenz von Gravitationsstrahlen. Andere maßen diesen Ergebnissen keinerlei Beweiskraft bei. Um zu entscheiden, ob die Daten tatsächlich belegten, was behauptet wurde, mußte die Meßapparatur als zuverlässig gelten. Um aber zu beurteilen, ob der Gravitationswellendetektor zuverlässig mißt, was er messen soll, muß er »korrekte« Resultate liefern. Was ein korrektes Resultat ist, hängt davon ab, ob es tatsächlich Gravitationswellen auf der Erde gibt – und genau das gilt es herauszufinden. Zu diesem Zweck muß man einen eigenen Detektor bauen und mit ihm Messungen vornehmen. Um aber zu beurteilen, ob dieser Detektor mißt, was er messen soll, muß er richtige Resultate liefern. Was ein richtiges Resultat ist, wissen wir erst, wenn wir ein zuverlässiges Gerät haben usw. Collins bezeichnet diesen Sachverhalt als experimentellen Zirkel (*experimenter's regress*). Dieses Problem trifft im Prinzip auf jede Datenerhebung zu.

Warum also gelten die einen Meßergebnisse als korrekt, die anderen nicht? In der Praxis kann nie allein aus den Daten entschieden werden, ob z.B. die Forderung nach Wiederholbarkeit von Experimenten erfüllt ist. Wenn ein anderer Wissenschaftler ein durchgeführtes Experiment nicht mit denselben Ergebnissen wiederholen kann, geben die Daten selbst keine Auskunft darüber, ob der Versuch falsch ausgeführt wurde oder ob das damit demonstrierte Phänomen gar nicht existiert. Wie schon der Philosoph David Hume (1711-1776) wußte, können viele der uns selbstverständlich erscheinenden logischen Schlüsse, etwa Kausalbeziehungen, niemals aus Beobachtungen allein nachgewiesen werden (Woolgar 1988: 45-48). Dennoch werden Kontroversen in der Praxis der Wissenschaft meist irgendwann beendet. Bestimmte Versuchsergebnisse werden irgendwann anerkannt, Kausalverbindungen geknüpft, Theorien akzeptiert. Wie dies geschieht, kann eine genauere Untersuchung des Vorgangs der Konsensbildung klären.

Manche Wissenschaftsforscher unterscheiden dabei verschiedene Diskursebenen: Auf einer ersten lokalen Kommunikationsebene wird innerhalb bestimmter Gruppen von Wissenschaftlern, z.B. im selben Labor, über Glaubwürdigkeit von Beobachtungen, Versuchsergebnissen, Daten oder Theorien entschieden. Entsprechend der auf dieser Ebene geteilten Maßstäbe von Plausibilität werden bestimmte Problemlösungen als unwahrscheinlich verworfen, andere näher in Betracht gezogen usw. Davon zu unterscheiden ist als weitere Ebene die wissenschaftliche Öffentlichkeit, wo es darum geht, bestimmte Meinungen durchzusetzen. Typischerweise können in solchen Kontroversen alle Beteiligten ihre Position empirisch abstützen. Daß sich dennoch in der Regel nur eine Seite durchsetzt, spricht für die Wirksamkeit weiterer Faktoren. Dazu gehören z.B. der Zugang zu Fachzeitschriften und Tagungen, das wissenschaftliche Ansehen der Person oder Institution, die Nationalität und Geschlechtszugehörigkeit, die Darstellungsform der wissenschaftlichen Erkenntnisse u.a.m.

Die Frage, auf welche Weise wissenschaftliche Aussagen ihre Glaubwürdigkeit erhalten, wird von einigen Wissenschaftshistorikern (Shapin/Schaffer 1985; Shapin 1994) als entscheidend für die Entstehung der modernen Naturwissenschaft überhaupt angesehen. Sie suchen nach den kognitiven, normativen und sozialen Bedingungen, die eine Schaffung intersubjektiver Wissensbestände über die Natur erlaubten, und wollen so die Grundlagen naturwissenschaftlichen Wissens erkunden.[16] In der Medizingeschichte bieten die vielfältigen medizinisch-wissenschaftlichen Kontroversen und deren Auflösung ein ideales Forschungsfeld für derartige Untersuchungen.

---

16 Die Studien von Shapin und Schaffer (1985) und Shapin (1994), aber auch von Cunningham (1997) sind zudem Beispiele, daß die Herangehensweisen der Sience Studies nicht auf die moderne Wissenschaft beschränkt bleiben müssen, sondern auch z.B. für die frühe Neuzeit fruchtbar gemacht werden können.

Objekte und Praktiken: Wissenschaft als Tätigkeit

Die bisher geschilderten Ansätze konzentrierten sich weitgehend auf wissenschaftliches *Wissen*. Gegen diesen theoriebezogenen Blick hat sich seit den späten 1970er Jahren eine weitere Forschungsrichtung etabliert, die stärker berücksichtigt, daß Wissen nicht außerhalb praktischer Aktivitäten steht. Hier wird die praktische Tätigkeit in den Mittelpunkt des Interesses gerückt, häufig sinnvollerweise in Ergänzung zu Diskurs- oder Interessenmodellen.[17]

Begründet wurde diese Richtung mit den sogenannten *Laborstudien*. In der zweiten Hälfte der 1970er Jahre gingen erstmals einige ethnologisch geschulte Forscher an die Orte, wo die Herstellung wissenschaftlicher Tatsachen stattfindet, um dort in teilnehmender Beobachtung über längere Zeiträume hinweg den Erzeugungsprozessen von Wissen nachzugehen. Sie sahen den Naturwissenschaftlern am Labortisch auf die Finger, vollzogen deren Eintragungen in die Laborbücher nach, hörten ihnen bei Fachsimpeleien und kollegialem Informationsaustausch zu, dokumentierten die Entstehungs- und Umschreibeprozesse von wissenschaftlichen Aufsätzen usw. Die ersten und grundlegenden Beobachtungsstudien dieser Art waren die Arbeit von Bruno Latour und Steve Woolgar (1979) sowie die von Karin Knorr-Cetina (1984).[18]

Die Aufmerksamkeit richtet sich hier auf implizites Wissen und lokal verfügbares *know-how*, das Gefühl für Regeln und deren Anwendung, den Umgang mit Sprache, Lernen am Beispiel, technische Tricks, die Beherrschung und das Zusammenspiel von Instrumenten bei der Wissenserzeugung. Wissen und Praktiken von Menschen werden in enger Verbindung zu Objekten gesehen (Felt/Nowotny/Taschwer 1995: 119-120).

Die Laborstudien machen deutlich, daß die von Laborwissenschaftlern beobachteten Phänomene in gewisser Weise von ihnen selbst im Labor hergestellt werden. Die »natürlichen« Phänomene sind nicht unabhängig vom Beobachter gegeben, sondern das Ergebnis mehrstufiger Fabrikations- und Selektionsprozesse, in deren Verlauf von den Experimentatoren auf verschiedenen Ebe-

---

17 Heintz (1993: 541-545); Pickering (1993); Pickering (1995). Vgl. auch den Beitrag von Volker Hess in diesem Band.
18 Vgl. Heintz (1993: 541-545). Felt/Nowotny/Taschwer (1995: 134-141). Als eine besondere Richtung ist davon die »Ethnomethodologie« zu unterscheiden, die in den Nachfolge Harold Garfinkels steht: zur Herleitung und Abgrenzung vgl. insbesondere Lynch (1993).

nen Entscheidungen getroffen und gemeinsame Deutungen ausgehandelt werden. Erst am Schluß eines geglückten Objektivierungsprozesses resultiert eine wissenschaftliche Aussage über ein Phänomen, ein Gerät oder Verfahren, die nicht mehr in Frage gestellt, sondern zur Herstellung weiterer Aussagen, Geräte oder Verfahren benutzt wird. Latour und Woolgar nennen ein solches Produkt wissenschaftlich-technischer Aktivität eine *black box*. In deren Herstellungsprozeß gehen die materiellen Bedingungen und Prozesse mit ein, determinieren die Ergebnisse aber nicht. Apparaturen, experimentelle Praktiken, Auswertungsmethoden, Theorien und Forschungsfragen erscheinen als formbare Ressourcen, die im Verlauf eines Experimentes so lange verändert werden, bis die experimentell erzeugten Daten für die beteiligten Wissenschaftler Sinn machen und überzeugen.

Doch experimentelle Objekte sind nicht beliebig manipulierbar. Sie antworten auf die mit dem Experiment gestellten Fragen, und diese Antworten können nicht einfach weginterpretiert werden. Forschungsobjekte und Apparaturen sind an der Wissenserzeugung also wirksam beteiligt. Hans-Jörg Rheinberger hat das Ensemble von Menschen, Aussagen und Objekten als »Experimentalsystem« bezeichnet und gezeigt, wie solche Experimentalsysteme bei der Wissensproduktion eine eigene Dynamik entwickeln (Rheinberger 1992; Hagner/Rheinberger/Wahrig-Schmidt 1994). Bei dieser Betrachtungsweise kommt den »nicht-sozialen« – oder besser nicht-menschlichen – Faktoren eine größere Bedeutung zu als in den vorher geschilderten soziologischen Richtungen. Doch in manchen Ansätzen (z.B. Pickering 1995) gewinnen die nicht-menschlichen Faktoren eine solche Erklärungskraft, daß die Gefahr besteht, die »Konstruiertheit« und Kontingenz wissenschaftlicher Aussagen und Phänomene aus den Augen zu verlieren und wieder bei einem naiven Realismus anzugelangen.

Einem Historiker ist es allerdings nicht vergönnt, den historischen Akteuren selbst auf die Finger zu sehen, er kann aber die Wissensproduktionsverfahren der Vergangenheit auf andere Weise untersuchen. Auch ohne teilnehmende Beobachtung geben wissenschaftliche Publikationen bei entsprechender Betrachtung oft wichtige Informationen über ihre Entstehungsbedingungen im Labor und ihren Platz im Diskurs preis (Schlich 1995c). Ebenso sind Interviews mit noch lebenden Beteiligten im Sinne der Oral History nützlich (Epstein 1996). Besondere Bedeutung haben zudem archivalische Quellen: Labortagebücher etwa führen noch näher an die Praxis der Wissensproduktion heran (Geison 1995). Auch die erhaltenen Forschungsinstrumente eignen sich, besonders in Verbindung mit Schriftquellen, zu einer Untersuchung früherer Forschungspraktiken (Kragh 1987: 159-167).

Labor und Welt

Das Labor ist demnach ein geeigneter Ort, um Aussagen aufzustellen und so widerstandsfähig zu machen, daß sie als wissenschaftliche Fakten allgemein akzeptiert werden. Der Startpunkt zur Herstellung wissenschaftlicher Fakten kann aber auch an anderen Orten liegen. Latour hat in einem anschaulichen Beispiel beschrieben, daß die Wissenschaftler, auch wenn sie sich direkt mit der Außenwelt beschäftigen, etwa bei der Erforschung des Urwaldes, die wissenschaftliche Realität nicht passiv wahrnehmen, sondern aktiv manipulieren. In dieser Hinsicht gibt es keinerlei Unterschied zwischen Beobachtung und Experiment, beides sind Konstruktionen (Latour 1996: 190-248). Um zu wissenschaftlichen Aussagen zu kommen, machen die Forscher in Latours Beispiel den Urwald in begrenztem Maße zu ihrem Labor, indem sie ihn etwa durch Markierungen mit einem Koordinatensystem überziehen. Zum anderen entnehmen sie ihm Proben, die dann unter günstigeren Bedingungen, z.B. in einem wirklichen Labor, weiterverarbeitet werden können. Dieselbe Sichtweise kann für die Medizin auf die Klinik angewendet werden. Auch hier liegt der Anfangspunkt der Wissenserzeugung nicht im Labor, sondern beim kranken Menschen. Der Kranke wird in gewissem Maße Laborbedingungen unterworfen, und auch ihm werden Proben entnommen (Schlich 1997a). Ebenso verdanken Behandlungsmethoden wie die Organtransplantation (Schlich 1997b) oder die Tollwutimpfung (Latour 1988) ihre Entstehung in gewisser Weise einer Anwendung von Labortechniken auf den Menschen. Umgekehrt haben aber auch häufig klinische Fragestellungen das Vorgehen der medizinischen Laborforscher bestimmt (Amsterdamska 1987, Schlich 1997b).

Unabhängig davon, an welchem Ort Wissen zuerst geschaffen wird, die Science Studies haben gezeigt, daß auch naturwissenschaftliches Wissen zunächst ein kontingentes und lokal beschränktes Phänomen ist.[19] Dies wider-

---

19 In den Laborstudien spricht man von »local strategies of making sense«, Franklin (1995: 173-177).

spricht jedoch dem Anspruch, daß wissenschaftliche Fakten universell gültig sind. Die allgemeine Gültigkeit von Aussagen oder Wissensbeständen ist ebenso wie die Existenz der im Labor erzeugten Phänomene außerhalb des Labors nicht von vornherein gegeben, sie muß erst hergestellt werden. Diesem Problem hat sich in einer Erweiterung des an der Praktik orientierten Ansatzes besonders Bruno Latour (1987, 1988, 1996) gewidmet, der den weiteren Weg des Wissens außerhalb der Produktionsstätten stärker in seine Überlegungen einbezieht. Hier werden zunächst wissenschaftliche Aussagen im Labor erzeugt. Sie entstehen in Form von *Inskriptionen*. Inskriptionen können jegliche Form von Aufzeichnung – abgelesene Meßwerte, graphische Darstellungen, Laborprotokolle bis hin zu Publikationen – umfassen. Beim Übergang von einer Inskription zur nächsten findet eine *Übersetzung* statt, bei der jeweils sowohl Inhalt als auch Kontext dieser Aussage neu konfiguriert werden. Jede Übersetzung enthält notwendig ein Mißverstehen der ursprünglichen Aussage, das heißt, das Produkt dieser Übersetzungsarbeit verändert sich ständig. Um die Existenz des Produktes zu stabilisieren, muß ein Übersetzungsnetzwerk errichtet werden. Das geschieht als Aushandlungsprozeß mit immer mehr Teilnehmern oder auch als Durchsetzung gegen Widerstände.

Im Gegensatz zu den zuvor geschilderten Diskursmodellen ist für Latour die Schaffung wissenschaftlicher Fakten vor allem eine Frage von Macht und Kontrolle: Derjenige Wissenschaftler, der die Natur im Labor perfekter zu kontrollieren scheint, dessen Rhetorik überzeugender ist, der die schlagenderen Zitate aus der wissenschaftlichen Literatur heranziehen kann, der mehr Verbündete rekrutiert, weil er deren Interessen so übersetzt, daß sie mit seinen eigenen Interessen übereinstimmen, der kann glaubhaftes Wissen produzieren und erhält als Folge davon Zugang zu weiteren Ressourcen. Als besonderer Erfolg gilt dabei die Errichtung eines »obligatorischen Passagepunktes«: Das kann z.B. der wissenschaftliche Aufsatz sein, den alle zitieren müssen, um ihre eigenen Forschungsergebnisse besser verkaufen zu können, oder die Technologie, die andere Wissenschaftler anwenden müssen, um mit ihrer eigenen Arbeit weiter zu kommen – generell solche Wegstationen, die andere passieren müssen, um ihre eigenen Interessen zu fördern oder ihre Ziele zu erreichen.

Damit wird eine Interaktion von Apparaten, Aussagen und menschlichen Akteuren beschrieben, die in unterschiedlich großen und komplexen Übersetzungsnetzwerken stattfindet. Akteure sind hier nicht nur Menschen, sondern alle Einheiten, denen man eine Aktivität zuschreiben kann, also ebenso

Apparate, Inskriptionen, Mikroben oder chemische Substanzen.[20] Das Übersetzungsnetzwerk sowie Art und Anzahl seiner Komponenten erklären, inwieweit Aussagen sich als Fakten bewähren oder technische Verfahren erfolgreich angewendet werden. Damit ist der »soziale Kontext« nicht etwas Gegebenes, er wird mit und durch den betrachteten »Text« jeweils verändert und eignet sich daher nicht mehr als Erklärungskategorie. So wandeln sich z.B. die Interessen der unterschiedlichen Akteure im Übersetzungsprozeß und können deshalb nicht mehr als stabile Erklärungskategorie fungieren.

Viele der uns vertrauten Unterscheidungen machen hier keinen Sinn mehr. Die Aktor-Netzwerk-Theorie will aufräumen mit den großen Trennungen zwischen Text und Kontext, wissenschaftsintern und -extern, Technischem und Sozialem, menschlichen und nicht-menschlichen Akteuren, Natur und Gesellschaft (Latour 1995). Um die sich ständig verändernden Konflikte und Interessen der unterschiedlichen Akteure rekonstruieren zu können, soll der Soziologe oder Historiker ein in all diesen Hinsichten möglichst abstraktes Vokabular verwenden.[21] Letztlich ist dies ein Versuch, dem drohenden Solipsismus einer sozial-konstruktivistischen Weltsicht zu entgehen und den gleichzeitigen Aufbau der materiellen und sozialen Realität zu verstehen. Die materielle Welt ist als wichtiger Erklärungsfaktor in die Analyse einbezogen, sie dient allerdings nicht mehr als eine externe Basis zur Beurteilung wissenschaftlicher Aussagen.

Konsequenzen für die Medizingeschichtsschreibung

In den hier abgehandelten Ansätzen erscheint Naturwissenschaft als eine von vielen möglichen Formen der Wahrnehmung und Erzeugung von Wirklichkeit. Das Urteil, ob eine wissenschaftliche Aussage nach heutigem Wissen richtig oder falsch ist, darf demnach auch in der Medizingeschichte nicht der Ausgangspunkt einer historischen Untersuchung sein, sondern Anlaß zur Fra-

---

20 Dieser Punkt wir besonders konzis dargestellt in dem Aufsatz »Haben auch Objekte eine Geschichte? Ein Zusammentreffen von Pasteur und Whitehead in einem Milchsäurebad«, in: Latour (1996: 87-112). Ein Akteur entspricht hier weniger dem traditionellen soziologischen Akteur, sondern dem Aktanten der semiotisch philosophischen Tradition, die Latour heranzieht. Vgl. Wackers (1994: 25).
21 Vgl. Felt/Nowotny/Taschwer (1995: 120-121, 142-146).

ge, warum dies so geworden ist. Die Grenzziehung zwischen Wissen und Meinen, Rationalität und Irrationalität muß in unterschiedlichen historischen Kontexten analysiert werden. Man muß offenlegen, nach welcher Art von Rationalität man fragt, etwa der der historischen Akteure oder der des Historikers und seiner Zeitgenossen. Zwar werden die Inhalte des anerkannten naturwissenschaftlichen Wissens von den Wissenschaftlern selbst nicht als Produkt menschlicher Tätigkeit, sondern als Natur dargestellt, womit sie dem Zugriff einer historischen Untersuchung entzogen wären. Die medizin- und wissenschaftshistorische Forschung darf diese Charakterisierung aber nicht einfach übernehmen, sondern muß den Vorgang der Zuschreibung selbst untersuchen.

Genauso ist es mit der Wissenschaftlichkeit: Was die besonderen Merkmale von Wissenschaft sind, ist eine je nach Zeit und Kontext unterschiedlich zu beantwortende Frage. Die Abgrenzung und Bewertung von Wissensbeständen und Tätigkeiten als wissenschaftlich oder unwissenschaftlich gehört zu den Phänomenen, die eine historische Betrachtung zu untersuchen hat. Wenn also die Abgrenzung zwischen Innenraum und Außenwelt der Wissenschaft selbst ein historisch zu untersuchendes Phänomen ist, dann wird es sinnlos, die Kategorien »intern« und »extern« der historischen Betrachtung zugrunde zu legen und eine »interne« Wissenschaftsgeschichte, die nur auf die Entwicklung wissenschaftlichen Wissens selbst schaut, von einer »externen« Wissenschaftsgeschichte zu unterscheiden, die den Inhalt der Wissenschaft mit sozialen Faktoren erklärt, die selbst nicht zur Wissenschaft gehören (Shapin 1992).

Obwohl sich mit einer derartigen Herangehensweise ein gewisser »Agnostizimus« (Sismondo 1993: 534) gegenüber den Aussagen der Wissenschaft verbindet, wird die Existenz einer materiellen Realität keineswegs bezweifelt.[22] Im Gegensatz zu einem naiven Verständnis von Naturwissenschaft geht man hier aber davon aus, daß ein direkter, unvermittelter Zugang zu einer materiellen Realität nicht möglich ist. In die Vermittlung und Interpretation der Realität fließen soziale, kulturelle, technische Wirkfaktoren ein. Wenn eine bestimmte Aussage als real anerkannt wird, dann ist dies die Folge eines gleichzeitig technischen, sozialen und kulturellen Prozesses, und dieser Prozeß ist von der

---

22 Die Frage, in welcher Beziehung die Gegenstände der Welt zu ihrer Darstellung durch Wissenschaftler stehen, ob, wie etwa Woolgar (1988: 53-66) argumentiert, erst die Repräsentation die natürlichen Phänomene konstituiert, wird kontrovers diskutiert, vgl. z.B. Sismondo (1993) und Knorr-Cetina (1993). Zu Repräsentationen vgl. Lynch/Woolgar (1990) sowie Rheinberger/Hagner/Wahrig-Schmidt (1997).

Wissenschaftsgeschichte zu untersuchen.[23] Auch ist es wenig plausibel, die besondere Überzeugungskraft und pragmatische Macht der modernen Naturwissenschaft und Technik zu ignorieren. Dennoch muß man sich die Frage stellen, woran die Überlegenheit in bestimmten historischen Situationen festzumachen ist und wie sie jeweils erreicht wurde. Trotz aller Relativierung sind Wissenschaft und Medizin also keineswegs unreal. Die Tätigkeit der Ärzte ist kein Betrug, Krankheit ist keine Illusion. Selbstverständlich gibt es Erkrankungen. Allerdings besitzen sie keine notwendige, transhistorische und universelle Form. Als Gegenstände der medizinisch-wissenschaftlichen Betrachtung sind sie historisch kontingent. Generell erzeugt und begrenzt Wissenschaft einen bestimmten Handlungsspielraum, auch für die moderne Medizin. Die Medizin ist selbst wiederum nichts anderes als eine Form sozialer und kultureller Praktik, die bestimmte, als Leiden aufgefaßte Phänomene in einer historisch kontingenten Weise beobachtet, kodifiziert und versteht.[24]

Bezieht man also die Herstellung wissenschaftlicher Fakten in die historische Betrachtung mit ein, dann ist die moderne wissenschaftliche Medizin nicht mehr die absolute und zeitlose Basis der Medizingeschichtsschreibung. Die heutige Abtrennung der Medizin von anderen Formen sozialen Wissens und Handelns wird ein historisch verstehbares Phänomen. Sowohl die Vergangenheit als auch die Gegenwart stellen sich in einem neuen Licht dar. Indem sie nicht mehr die »Natur der Sache« als Erklärung für medizinische Wissensinhalte akzeptiert, eröffnet sich die Medizingeschichte ein großes und höchst relevantes Tätigkeitsgebiet.

---

23 Dazu muß man sich als Wissenschaftshistoriker nicht zwangsläufig über den ontologischen Status z.B. von Bakterien festlegen, etwa in dem Sinne, daß es vor Robert Koch keine Bakterien gegeben hätte. Es genügt, den Vorgang der Repräsentation genau darzustellen. Vgl. Schlich (1997a). Der hier vorgeschlagene »epistemische Relativismus« besagt nichts über die Validität des Wissens aus, stellt also auch keine Abwertung der Wissenschaft dar. Vgl. Wackers (1994: 19).
24 Medizin: Wright/Treacher (1982: 14-15); Delaporte (1986: 1-14); Naturwissenschaft und Technik: Franklin (1995: 173). Vgl. als eine interessante Anwendung dieses Ansatzes z.B. Epstein (1996). Einige der hier empfohlenen Sichtweisen findet man durchaus auch in guten medizinhistorischen Arbeiten, die nicht von den Science Studies angeregt sind. Häufig mangelt es dabei aber an Konsequenz, Transparenz und dem Bewußtsein für die konzeptionellen Voraussetzungen. Auch die bisherige Sozialgeschichte der Medizin weist in Hinsicht auf den bewußten Umgang mit naturwissenschaftlich-medizinischem Wissen erhebliche Defizite auf.

Literatur

Amsterdamska, Olga (1987), »Medical and Biological Constraints: Early Research on Variation in Bacteriology«, in: *Social Studies of Science* 17, S. 657-687.

Barton, Tansyn S. (1994), *Power and Knowledge. Astrology, Physiognomics, and Medicine under the Roman Empire*, Ann Arbor.

Berger, Peter L./Luckmann, Thomas (1991, Erstpubl. 1966 New York), *Die gesellschaftliche Konstruktion der Wirklichkeit. Eine Theorie der Wissenssoziologie*, Frankfurt a.M.

Bleker, Johanna (1993), Hysterie – Dysmenorrhoe – Chlorose. Diagnosen bei Frauen der Unterschicht im frühen 19. Jahrhundert, in: *Medizinhistorisches Journal* 28, S. 345-374.

Bloor, David, (1991, Erstpublikation 1976 London), *Knowledge and Social Imagery*, Chicago, London.

Collins, H.M. (1985), *Changing Order: Replication and Induction in Scientific Practice*, London.

Cunningham, Andrew (1997), *The Anatomical Renaissance. The Resurrection of the Anatomical Projects of the Ancients*, Aldershot.

Delaporte, François (1986), *Disease and Civilization. The Cholera in Paris, 1832*, Cambridge [Mass.]/London.

Duden, Barbara (1987), *Geschichte unter der Haut. Ein Eisenacher Arzt und seine Patientinnen um 1730*, Stuttgart.

Epstein, Steven (1996), *Impure Science. AIDS, Activism, and the Politics of Knowledge*, Berkeley/Los Angeles/London.

Felt, Ulrike/Nowotny, Helga/Taschwer, Klaus (1995), *Wissenschaftsforschung. Eine Einführung*, Frankfurt a.M.

Fleck, Ludwik (1993, Erstpublikation 1935 Basel), *Entstehung und Entwicklung einer wissenschaftlichen Tatsache. Einführung in die Lehre vom Denkstil und Denkkollektiv*, Frankfurt a.M.

Franklin, Sarah (1995), »Science as Culture, Cultures of Science«, in: *Annual Review of Anthropology* 24, S. 163-184.

Fuller, Steven (1992), »Being There with Thomas Kuhn: A Parable for Postmodern Times«, in: *History and Theory* 31, S. 241-275.

Geison, Gerald L. (1995), *The Private Science of Louis Pasteur*, Princeton.

Hagner, Michael/Rheinberger, Hans-Jörg/Wahrig-Schmidt, Bettina (Hg.) (1994), *Objekte, Differenzen und Konjunkturen. Experimentalsysteme im historischen Kontext*, Berlin.

Haraway, Donna J. (1991), *Simians, Cyborgs, and Women. The Reinvention of Nature*, London.
Heintz, Bettina (1993), »Wissenschaft im Kontext. Neuere Entwicklungstendenzen der Wissenschaftssoziologie«, in: *Kölner Zeitschrift für Soziologie und Sozialpsychologie* 45, S. 528-552.

Jardine, Nicholas (1991), *The Scenes of Inquiry. On the Reality of Questions in the Sciences*, Oxford.
Jordanova, Ludmilla (1995), »The Social Construction of Medical Knowledge«, in: *Social History of Medicine* 8, S. 361-380.

Knorr-Cetina, Karin (1984, Erstpublikation 1981 Oxford), *Die Fabrikation von Erkenntnis. Zur Anthropologie der Naturwissenschaft*, Frankfurt a.M.
– (1993), »Strong Constructivism – from a Sociologist's Point of View: A Personal Addendum to Sismondo's Paper«, in: *Social Studies of Science* 23, S. 555-563.
Kragh, Helge (1987), *An Introduction to the Historiography of Science*, Cambridge.
Kuhn, Thomas S. (1976, 2. revidierte und um das Postskriptum von 1969 ergänzte Aufl.), *Die Struktur wissenschaftlicher Revolutionen*, Frankfurt a.M.

Lachmund, Jens/Stollberg, Gunnar (Hg.) (1992), *The Social Construction of Illness*, Stuttgart.
Laqueur, Thomas (1992, engl. Erstpubl. 1990), *Auf den Leib geschrieben. Die Inszenierung der Geschlechter von der Antike bis Freud*, Frankfurt a. M.
Latour, Bruno/Woolgar, Steve (1979), *Laboratory Life. The Social Construction of Scientific Facts*, Beverly Hills/London.
– (1987), *Science in Action. How to Follow Scientists and Engineers Through Society*, Milton Keynes.
– (1988), *The Pasteurization of France*, Cambridge [Mass.]/London.
– (1995), *Wir sind nie modern gewesen: Versuch einer symmetrischen Anthropologie*, Berlin.
– (1996), *Der Berliner Schlüssel. Erkundungen eines Liebhabers der Wissenschaften*, Berlin.
Löwy, Ilana (1988), »Ludwik Fleck on the Social Construction of Medical Knowledge«, in: *Sociology of Health and Illness* 19, S. 133-155.
– (1990), *The Polish School of Philosophy of Medicine*, Dordrecht.
Lynch, Michael/Woolgar, Steve (Hg.) (1990, Erstpublikation 1988), *Representation in Scientific Practice*, Cambridge [Mass.]/London.
– (1993), *Scientific Practice and Ordinary Action. Ethnomethodology and Social Studies of Science*, Cambridge.

Mauskopf, Seymor H. (1990), »Marginal Science«, in: R.C. Olby/G.N.Cantor/J.R.R. Christie/ M.J.S. Hodge, *Companion to the History of Modern Science*, London, S. 869-885.
Merton, Robert K. (1973), *The Sociology of Science. Theoretical and Empirical Investigations*, Chicago/London.

Nicolson, Malcolm (1988), »The Metastatic Theory of Pathogenesis and the Professional Interests of the Eighteenth-Century Physician«, in: *Medical History* 32, S. 277-300.

Oudshoorn, Nelly (1994), *Beyond the Natural Body. An Archeology of Sex Hormones*, London/New York.

Pickering, Andrew (Hg.) (1993), *Science as Practice and Culture*, Chicago/London.
– (1995), *The Mangle of Practice. Time, Agency, and Science*, Chicago, London.
Pinch, T.J (1997, erstmals publiziert 1982), »Kuhn – The Conservative and Radical Interpretations: Are Some Mertonians ›Kuhnians‹ and Some ›Kuhnians‹ Mertonians?«, in: *Social Studies of Science* 27, S. 465-482.

Rheinberger, Hans-Jörg (1992), *Experiment – Differenz – Schrift. Zur Geschichte epistemischer Dinge*, Marburg.
– /Hagner, Michael/Wahrig-Schmidt, Bettina (Hg.) (1997), *Räume des Wissens. Repräsentation, Codierung, Spur*, Berlin.
Rosenberg, Charles E./Golden, Janet (Hg.) (1992), *Framing Disease. Studies in Cultural History*, New Brunswick [NJ.].

Schäfer, Lothar/Schnelle, Thomas (1993), »Ludwik Flecks Begründung der soziologischen Betrachtungsweise in der Wissenschaftstheorie«, in: Fleck (1993), S. VII-XLIX.
Schlich, Thomas (1993), »Making Mistakes in Science; Eduard Pflüger, his Scientific and Professional Concept of Physiology, and his Unsuccessful Theory of Diabetes (1903-1910)«, in: *Studies in History and Philosophy of Science* 24, S. 411-441.
– (1994), »Changing Disease Identities: Cretinism, Politics and Surgery (1844-1892)«, in: *Medical History* 38, S. 421-443.
– (1995a), »Medicalization and Secularization: the Jewish Ritual Bath as a Problem of Hygiene (Germany, 1820s-1840s)«, in: *Social History of Medicine* 8, S. 423-442.
– (1995b), »How Gods and Saints Became Transplant Surgeons: the Scientific Article as a Model for the Writing of History«, in: *History of Science* 33, S. 311-331.
– (1997a), »Repräsentationen von Krankheitserregern. Wie Robert Koch Bakterien als Krankheitsursache dargestellt hat«, in: Rheinberger, Hans-Jörg/Hagner, Michael/Wahrig-Schmidt, Bettina (Hg.), *Räume des Wissens. Repräsentation, Codierung, Spur*, Berlin, S. 165-190.
– (1997b), *Die Erfindung der Organtransplantation: Erfolg und Scheitern des chirurgischen Organersatzes. 1880-1930*, Habil.-Schrift, Freiburg.
Schnelle, Thomas (1982), *Ludwik Fleck – Leben und Denken. Zur Entstehung und Entwicklung des soziologischen Denkstils in der Wissenschaftsphilosophie*, Freiburg.
Shapin, Steven (1979a), »Homo Phrenologicus: Anthropological Perspectives on an Historical Problem«, in: B. Barnes/S. Shapin (Hg.), *Natural Order. Historical Studies of Scientific Culture*, Beverly Hills/London, S. 41-71.
– (1979b), »The Politics of Observation: Cerebral Anatomy and Social Interests in the

Edinburgh Phrenology Disputes«, in: R. Wallis (Hg.) (1979), *On the Margins of Science: The Social Construction of Rejected Knowledge*, Keele, S. 139-178.
– (1982), »History of Science and its Sociological Reconstructions«, in: *History of Science* 20, S. 157-211.
– (1992), »Discipline and Bounding: The History and Sociology of Science as Seen through the Externalism-Internalism Debate«, *History of Science* 30, S. 333-369.
– (1994), *A Social History of Truth. Civility and Science in Seventeenth Century England*, Chicago/London.
– /Schaffer, Simon (1985), *Leviathan and the Air-Pump. Hobbes, Boyle, and the Experimental Life*, Princeton.
Sismondo, Sergio (1993), »Some Social Constructions«, in: *Social Studies of Science* 23, S. 515-553.

Temkin, Owsei (1981), »The Scientific Approach to Disease: Specific Entity and Individual Sickness«, in: A. L. Caplan/T. H. Jr. Engelhardt/J. J. McCartney (Hg.), *Concepts of Illness and Disease*, Reading/Mass.

Wackers, G.L. (1994), *Constructivist Medicine*, Maastricht.
Wallis, Roy (Hg.) (1979), *On the Margins of Science: The Social Construction of Rejected Knowledge*, Keele.
Warner, John Harley (1995), »The History of Science and the Sciences of Medicine«, in: *Osiris* 10, S. 164-193.
Woolgar, Steve (1981), »Interests and Explanation in the Social Study of Science«, in: *Social Studies of Science* 11, S. 365-394.
– (1988), *Science. The Very Idea*, Chichester/London/New York.
Wright, Peter/Treacher, Andrew (Hg.) (1982), *The Problem of Medical Knowledge: Examining the Social Construction of Medicine*, Edinburgh.

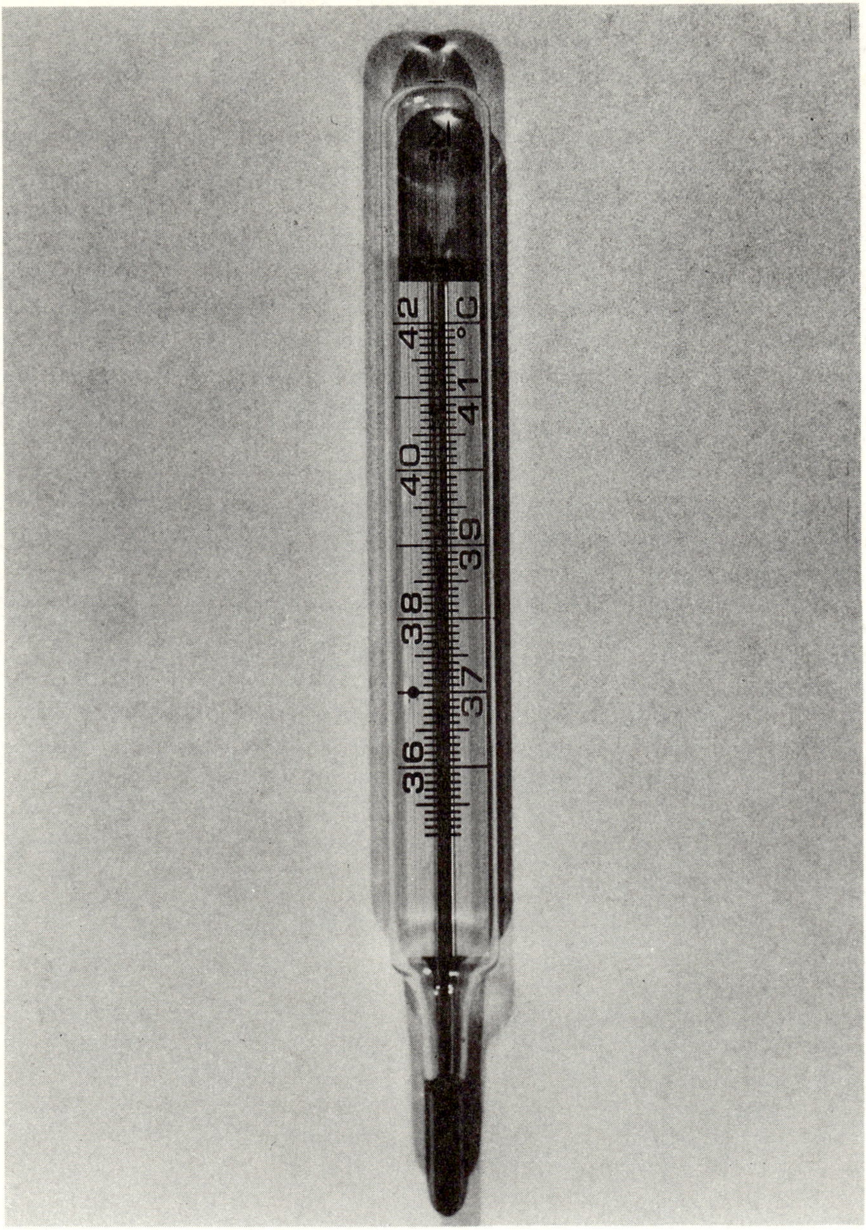
36
37
38
39
40
41
42
°C

Volker Hess

Gegenständliche Geschichte?
Objekte medizinischer Praxis – die Praktik
medizinischer Objekte

Das ist kein Fieberthermometer. Was die Abbildung zeigt, ist ein etwa 13 cm langer Glaszylinder, der ein Metallblatt mit eingravierter Strichskala enthält, auf dem eine mit Flüssigkeit gefüllte Kapillarröhre befestigt ist. Wer den hier abgebildeten Glaszylinder als Thermometer betrachtet, der mißt der ablesbaren Ausdehnung einer Flüssigkeitssäule die Bedeutung zu, das Gefühl von warm oder kalt in eine physikalische Größe zu übersetzen. Wer hier gar ein Fieberthermometer sieht, geht davon aus, daß eine Körpertemperatur über der rot hervorgehobenen Markierung gleichzusetzen ist mit Kranksein. Dem Gegenstand, dem Glaszylinder hier, ist dieses Wissen nicht abzulesen.

Dieser Sachverhalt erscheint banal. Objekte wie dieser Glaszylinder sind Produkte des Wissens und der menschlichen Arbeit. Das unterscheidet ›gemachte‹ Sachen (Artefakte) von naturgegebenen Dingen. In Abgrenzung gegen Kunstwerke, Symbole und Zeichen läßt sich dieser Gegenstand genauer noch als Gerät, als zu einem bestimmten Zweck geschaffene Vorrichtung (Werkzeug, Apparat, Instrument etc.) bestimmen (Freyer 1923: 48f.). Nur in einem ganz bestimmten Handlungszusammenhang erfüllt dieser Glaszylinder den Zweck eines Fieberthermometers. Erst in diesem offenbar objektspezifischen Akt der Verwendung wird aus dem Glaszylinder ein Fieberthermometer. Das Fieberthermometer ist daher als das vergegenständlichte Teilstück eines zwecktätig gerichteten, aber keineswegs über diesen Zweck hinreichend bestimmten Handlungszusammenhanges zu betrachten. Nur uns als abendländischen Kulturmenschen erscheint dieser Handlungszusammenhang so selbstverständlich, daß er diesem Glaszylinder sozusagen eingeschrieben zu sein scheint (Linde 1972: 12).

So banal dieser Sachverhalt klingt, so wenig kümmert sich die Medizin- und Wissenschaftsgeschichtsschreibung traditionellerweise um den Handlungszusammenhang medizinischer Geräte, um ihre Praktik. Welche Chancen diese Praktik der Geschichtsschreibung eröffnen könnte, soll im folgenden am

Beispiel des Fieberthermometers skizziert werden. Dabei werde ich im ersten Abschnitt kurz auf die herkömmliche historiographische Beschäftigung mit diesem Gegenstand eingehen. Exemplarisch werden drei Fragestellungen herausgegriffen, um Ansatz, Erkenntnisinteresse und Erklärungsmuster zu umreißen. Der bisherigen Geschichtsschreibung und ihren Ansätzen werde ich damit sicherlich nicht gerecht. Mit ihrer Hilfe soll eine Negativfolie gezeichnet werden, um im zweiten Abschnitt am historischen Beispiel die Vorteile, die eine Geschichte der Praktik bietet, deutlicher herausheben zu können. Diese Argumentationsstrategie ist dem hier zur Verfügung stehenden Raum geschuldet, wo nur pointiert werden kann, was eigentlich einer ausführlicheren Analyse wert wäre. Im dritten Teil möchte ich versuchen, den theoretischen Orientierungsrahmen eines ›objektgeschichtlichen‹ Ansatzes abzustecken und zu verorten.

I

Für die Medizingeschichtsschreibung beginnt die Geschichte des Fieberthermometers meist mit der physikalischen Konstruktion des ersten historisch bekannt gewordenen Thermometers von Galileo Galilei (1564-1642). Von dort nimmt dann eine Ahnengalerie berühmter Ärzte und Naturforscher ihren Ausgang, die mit Carl August Wunderlich (1815-1877) ihren krönenden Abschluß findet. Wunderlichs Handbuch von 1868 gilt – sicher zu Recht – als das wissenschaftliche Fundament der Fiebermessung, sein Autor als einer der Kliniker, die das Thermometer als diagnostisches Instrumentarium etablierten und die Messung der Körperwärme zur klinischen Routine entwickelten. Wunderlich und sein berühmtes Handbuch werden bei dieser Form der Geschichtsschreibung als ein Standard genommen, an dem sich die Leistungen seiner Vorgänger und Vorläufer zu messen haben. Wie ein früher Historiograph des Fiebermessens in Anlehnung an Goethe bekannte, solle die »Geschichte der Wissenschaft die Wissenschaft selbst« (Ebstein 1928: 431) sein. Diese Geschichtsauffassung birgt vor allem für die facheigenen Historiker die Gefahr, den gegenwärtigen Stand der eigenen Wissenschaft als das geschichtliche Ergebnis eines zielgerichteten Fortschritts mißzuverstehen und beim Blick zurück nur die eigenen Fußspuren zu sehen.

Zu welchen mißverständlichen Annahmen diese perspektivische Verengung führen kann, möchte ich kurz illustrieren: Bei Durchsicht physikalischer oder metereologischer Publikationen von dem frühen 17. Jahrhundert an stößt man auf zahlreiche Naturforscher und Ärzte, die sich mit dem Thermometer beschäftigt haben. Wenn die Naturforscher aber bemüht waren, »aus dem Thermometer ein Instrument zu machen, das den strengen Anforderungen der Wissenschaft und den Bedürfnissen der Praxis genügte« (Vollmann 1944a: 3305), dann stellt sich dem medizinischen Fachhistoriker die Frage, warum die Ärzte erst Mitte des 19. Jahrhunderts auf die Idee verfallen sind, dieses Gerät zu einem praxisgerechten Fieberthermometer zu entwickeln.

Eine solche Frage geht von der grundsätzlichen Vorannahme aus, daß medizinisches Wissen wie jede andere Form wissenschaftlichen Wissens ein Ergebnis getreuer Naturbeobachtung sei. Wissen entspringe der Hinwendung zur Empirie, der Übertragung naturwissenschaftlicher Erkenntnismethoden und der Anwendung objektiver Meßverfahren. Im allgemeinen folgt daraus, daß einem Arzt, der seinen Kranken regelmäßiger ein Thermometer anlegt, doch deren erhöhte Körpertemperatur auffallen muß. Wenn also ein so berühmter Kliniker wie Herman Boerhaave (1668-1738) im 18. Jahrhundert sich eigens derartige Instrumente von seinem Mechanikus Daniel Gabriel Fahrenheit (1686-1736) anfertigen ließ, aber dennoch den wissenschaftlichen Wert seiner Beobachtungen nicht erkannte, dann gerät der Medizinhistoriker in Erklärungsnotstand, wie im folgenden Zitat zu sehen: »Boerhaave war zu sehr Eklektiker und zu wenig selbständiger Naturforscher, als daß ihn die Ergebnisse der klinischen Thermometrie hätten bestimmen können, die überkommene Fieberlehre aufzugeben« (Vollmann 1944a: 3305). Denn prinzipiell, davon geht diese Annahme aus, läßt das Thermometer den ihm innewohnenden Zweck – zumindest in nuce – erkennen. Und das ist sein heutiger Zweck, den die traditionelle Medizingeschichte als ahistorisch gegeben betrachtet.

Das ist die erste herkömmliche Möglichkeit, mit historischen Geräten umzugehen. Man betrachtet sie unter dem Aspekt der Entdeckung. Einmal entdeckt, entfaltet sich die Geschichte dieses Gegenstandes fortschreitend bis zu unserem Heute. Gesäumt wird diese Wegstrecke von Zeitgenossen, die den Zweck des Gerätes, den medizinischen Wert des Temperaturmessens, gefördert, mißverstanden oder verhindert haben. Überspitzt könnte man sagen: Es war das historische Schicksal des Thermometers, Fieberthermometer zu werden.

Diesem Ansatz zufolge standen der historischen Realisierung dieses Zwekkes nur materielle Widerstände, Irrtümer und Torheiten (Ebstein 1928) im Wege. Wie Beat Rüttimann unlängst schrieb, habe sich aus den Experimenten des 18. Jahrhunderts keine medizinische Praxis entwickeln können, da die Instrumente zu unhandlich gewesen seien, eine lange Verweildauer erforderten und Ansteckungsgefahren für den Arzt mit sich brachten (1992: 1094f.). Allein im Hinblick auf das heute schon klassische Maximalthermometer (oder gar eine intraaurikuläre Infrarot-Messung) erscheinen solche Argumente plausibel. Ihre historische Inkonsistenz erfordert aber stützende Erklärungen. Um beim Beispiel zu bleiben: Warum hat Anton de Haen (1704 -1776) nicht die diagnostische Bedeutung des Gerätes an den Tag gebracht, als er – ohne sich von der Unhandlichkeit des Instrumentes und seiner langen Meßzeiten abhalten zu lassen – im dritten Viertel des 18. Jahrhunderts systematisch bei seinen Spitalskranken Temperatur maß? An der materiellen Natur des Geräts kann es nicht gelegen haben. Denn die vom Historiker unterstellte materielle Widerborstigkeit des Instrumentes brachte knapp hundert Jahre später bei Wunderlich und Traube die heutige Praxis in Gang.

Um derartige Widersprüche zu glätten, greift die Medizingeschichtsschreibung traditionellerweise zu zwei Erklärungsansätzen. Der erste, wenig überzeugende, greift auf das historische Individuum zurück: Die Entwicklung der klinischen Thermometrie sei dem individuellen Fleiß, »einer gewissen Pedanterie und Sturheit« (Rüttimann 1992: 1096), dem »didaktischen Genie« (Ebstein 1928: 483), zu verdanken. Wobei der Dank auch dafür gilt, daß das Fiebermessen nicht »einmal wieder, wie es in früheren Jahrhunderten geschah – vergessen ... [worden] ist« (Ebstein 1928: 483). Das ist ein Erklärungsmuster, mit dem schon der Medizinhistoriker Wunderlich (1868: 50f.) die Leistungen des Klinikers Wunderlich zu rühmen wußte.

Der zweite Erklärungsansatz eröffnet eine weiterreichendere Perspektive: Was fehlte Anton de Haen zu einer im heutigen Sinne erfolgreichen Fiebermessung, fragte sich bereits ein Zeitgenosse Wunderlichs. Seine Antwort war: die Kurven.[1] Nämlich jene Fieberkurven, die den Temperaturverlauf in graphischer Form als physiologische Funktion darstellen. Dieser Erklärungsansatz zielt auf einen der Messung zugrundeliegenden konzeptionellen Gedanken. Das ist die zweite herkömmliche Möglichkeit, mit der Geschichte medi-

---

[1] Dieser Ausspruch wird Paul Lorain (1827-1875) zugeschrieben (Ebstein 1928: 462; Vollmann 1944b: 3317).

zinischer Geräte und ihrer Technik umzugehen. Man betrachtet sie als Geschichte einer großen Idee. Der Gegenstand ist hier instrumentelle Vernunft[2] und wird als Idee oder Theorie verstanden, die im Laufe der Geschichte zum Instrument wurde. Geht der erste traditionelle Ansatz davon aus, daß medizinisches Wissen das Ergebnis wissenschaftlicher Empirie sei, so begreift dieser zweite Ansatz Wissen als das Resultat theoretischer Schlußfolgerungen. In diesem Falle heißt das: Erst wenn eine meßbare Erhöhung der Körperwärme als Fieber gilt, können Ärzte mit einem Thermometer Fieber messen. Erst wenn die Körperwärme als physiologische Funktion des gesunden Organismus betrachtet wird, wird der Abweichung derselben ein pathologisches Interesse geschenkt.

Auch diese geistesgeschichtliche Einengung läßt sich auf ihre Schwächen hin karikieren. Darauf möchte ich verzichten. An der Medizin interessierte Sozialhistoriker haben dies bereits zur Genüge (oder sogar darüber hinaus) getan.[3] Eine Sozialgeschichte der Medizin stellt stattdessen die sozialen Strukturen in den Mittelpunkt. Im Falle des Fieberthermometers wäre dies, wie bei allen klinischen Errungenschaften, der historische Funktionswandel des Krankenhauses. Selten geraten dabei aber medizinische Geräte oder Techniken in den Blick. Denn die Vermittlung zwischen der sozialen Funktion des Krankenhauses einerseits und dem naturwissenschaftlichen Wahrheitsanspruch medizinischer Theorien andererseits fällt schwer. Exemplarisch führt dies Robert Jütte vor: Er bilanziert sorgsam einen Wandel des Hospitals in seiner Funktion eines Sozialasyls, um anschließend sehr hypothetisch von einer sozialhistorisch beschriebenen Transformation des Krankenhauses auf die Entwicklung der wissenschaftlichen Medizin im Allgemeinen zu schließen: »Die moderne naturwissenschaftliche Medizin ist ihrem Ursprung nach somit Anstaltsmedizin und setzt die absolute Verfügbarkeit des Kranken voraus.« (Jütte 1996: 45). Bei einer solchen Perspektive werden die sozialen Strukturen als Möglichkeitsbedingung medizinischen Wissens betrachtet, ohne daß auf die auch

---

2   Zum analytischen Potential der Idee einer *instrumentellen Vernunft* vgl. Krämer (o.J).
3   Paradigmatisch hierfür kann die Frevert-Mann-Kontroverse gelten (Ute Frevert, Geteilte Geschichte der Gesundheit. Zum Stand der historischen Erforschung der Medizin in Deutschland, England und Frankreich, in: *Frankfurter Allgemeine Zeitung*, 23 (28. Januar 1987), S. 31), und Gunter Mann, Beschränktheit im Wissen. Eine Antwort auf Ute Freverts Thesen zur Medizingeschichte, in: *Frankfurter Allgemeine Zeitung*, 59 (11. März 1987), S. 32).

für naturwissenschaftliches Wissen charakteristischen Wechselwirkungen kognitiver und sozialer Prozesse weiter eingegangen wird (Handel/Hess 1997). Das ist die dritte, inzwischen auch schon traditionelle Möglichkeit, mit der Geschichte von Geräten und ihrer Technik umzugehen. Man betrachtet sie als Gegenstände besonderer Dignität – und läßt sie außen vor.[4] Ohne Frage ist die moderne Krankenhausmedizin naturwissenschaftlich, so sehen es zumindest auch die meisten Sozialhistoriker. Doch gerade hier zeigen sich die Grenzen einer Sozialgeschichte der Medizin, die sich nur selten mit den Gegenständen einer ›naturwissenschaftlichen Medizin‹, nämlich ihrem Wissen, ihren Theorien und ihren Geräten beschäftigt, da diese als naturwissenschaftliche Phänomene offenbar nicht in den Bereich ihrer fachlichen Kompetenz (Wilson 1980) fallen.[5]

II

Wie könnte eine Geschichte der Praktik des oben beschriebenen Objektes dagegen aussehen? Der erste Schritt besteht meines Erachtens darin, die Definition des Geräts als ein historisch zweckgerichtetes Artefakt ernstzunehmen. Wenn ich nämlich zwischen dem materiellen Gegenstand – dem Glaszylinder samt seiner eingeschlossenen Flüssigkeitssäule – und dem vergegenständlichten Handlungselement Fieberthermometer unterscheide, so könnte diese Geschichte mit der ersten Beschreibung dessen beginnen, was wir heute Fiebermessen nennen:

---

4 Diese Tendenz (vgl. Jütte 1990) gilt v.a. für die deutsche Sozialgeschichte der Medizin, die sich an dem Modell einer »Sozialstrukturgeschichte« (vgl. Wehler 1987) orientiert und Medizingeschichte als eine historische Sozialwissenschaft begreift, die den »Aspekt von Gesundheit und Krankheit in der Veränderung des Menschen und seiner gesellschaftlichen Verhältnisse in der Zeit« (Labisch 1980: 433) herausgreift. Vgl. hierzu auch Labisch 1987 und 1996. Die angelsächsische Sozialgeschichte der Medizin blickt dagegen auf eine andere Tradition zurück (Porter 1995), die es ihr ermöglicht, auch wissenssoziologische Ansätze zu integrieren (Jordanova 1995). Vgl. hierzu Heintz 1993 und Handel/Hess 1997.
5 Vgl. hierzu auch die für die deutsche Medizingeschichte klare Analyse von Ortrun Riha (1996).

»Zuvörderst wird Patient in eine möglichst horizontale Rückenlage gebracht, hierauf seine Bekleidung so arrangiert, dass sich die Wände der Achselhöhle unmittelbar berühren können. [...] Alsdann wird die Thermometerkugel so rasch wie möglich in die Achselhöhle geschoben [...]. Der betreffende Arm wird nun so gegen den Rumpf geführt, dass er möglichst streng in die Längenachse des Rumpfs zu liegen kommt und, sobald er den Rumpf berührt, im Ellenbogengelenk unter einem rechten Winkel gebogen, worauf der Vorderarm unter dem Thermometer vorbeigeführt und auf den Bauch gelegt wird. Der dem Rumpf jetzt dicht anliegende Oberarm wird in dieser Lage befestigt durch ein Häkselkissen, das ... durch einen daneben befindlichen feststehenden Körper, z.B. einen Tisch, in horizontaler Richtung gegen den Arm gepreßt wird. – Hat man es mit einem etwas unruhigen Kranken zu thun, so bedarf es natürlich selbst bei dieser Befestigungsweise einer ständigen Ueberwachung. Nachdem Patient in der angegebenen Lage 10 Minuten zugebracht hat, wird der Stand der Quecksilbersäule ... notiert und so alle 5 Minuten, bis die Säule endlich durch einen Zeitraum von 5 Minuten auf gleicher Höhe verharrt. Dieser letztere Zeitpunkt tritt ... am häufigsten ... erst nach einem Verlauf von 25 bis 35 Minuten [ein], mitunter noch später.«[6]

Eine unvertraute Körperhaltung wird choreographisch inszeniert: Uns, die wir mit dem Fieberthermometer groß geworden sind, mag diese Regieanweisung zum axillären Fiebermessen vertraut sein. Zur Mitte des 19. Jahrhunderts mußte die Abfolge der einzelnen Bewegungen und Haltungen erst einstudiert werden. Die 1851 von Ludwig Traube (1818-1876) als methodischer Anhang einer größeren Studie veröffentlichte Handlungsanweisung löste das Problem, wie ein zugegeben unhandliches Instrument und ein kranker Mensch so zusammenzubringen sind, daß sich die Körpertemperatur wissenschaftlich erfolgreich messen läßt. Wissenschaftlich erfolgreich hieß schon zu dieser Zeit, daß Meßergebnisse unabhängig von Ort, Zeit und Untersucher reproduziert werden können. Ein wie hier definierter und kontrollierter Formschluß zwischen Instrument und Patient war wesentliche Voraussetzung für eine kontrollierte und wiederholbare Messung. Und diese wiederum war Voraussetzung für den Erfolg des Fiebermessens als einer Erkenntnismethode der wissenschaftlichen Medizin.

Indem seine Zeitgenossen Traubes Beschreibung als die verbindliche ›Methode‹, Körpertemperatur zu messen, betrachteten, legten sie die hier formalisierte Handlung jenen langen Meßreihen zugrunde, die das medizinische Wissen über fieberhafte Erkrankungen begründen sollten. Die Modalität dieser

---

6   Traube (1850/51). Lediglich in einer Anmerkung weist Traube darauf hin, daß die von ihm verwendeten Thermometer lediglich um 0,1° Celsius differieren (Traube 1850/51: 120).

medizinischen Erkenntnisse besteht historisch gesehen in einer meßtechnisch begründeten Notwendigkeit, Meßort und Meßinstrument formschlüssig aneinander anzupassen.

Doch was heißt meßtechnisch notwendig? Die anscheinend von der Technik des Thermometers erzwungenen Kautelen waren nicht der materiellen Natur des Gegenstandes eigen, wie die lange Vorgeschichte der ›Irrtümer und Torheiten‹ zeigt. Traubes Instrument unterschied sich mehr von dem uns vertrauten Maximalthermometer als von den Instrumenten Anton de Haens. Der historische Erfolg der Fiebermessung war also nicht von dem materiellen Gegenstand ›Glaszylinder‹ respektive einer gerätetechnischen Entwicklung abhängig. Sie war vielmehr gebunden an eine soziale Handlungsumgebung, die jenen von Traube beschriebenen choreographischen Anweisungen Raum gab, welche uns heute ein ›meßtechnischer Sachzwang‹ der Fiebermessung zu sein scheinen.

Diesen Weg von der sozialen Bindung eines Artefaktgebrauchs bis zum technischen Sachzwang soll der Begriff der Praktik historisch erschließen. Betrachtet man nämlich ein Gerät wie das Fieberthermometer nicht nur als materielles Artefakt, sondern als Verdinglichung eines komplexen Handelns (Joerges 1988: 28), so erschließt die historische Praktik jene *sozialen Anschlußleistungen*, die heute als Sachzwang imponieren, obwohl sie historisch kontingent sind (Schneider 1994: 23ff.). Das Instrument und sein Wissen werden unter dieser Perspektive als Produkt sozialer Verhältnisse betrachtet und als ein historisch vergegenständlichtes Element von Strukturen verstanden, deren soziale Gewirktheit heute ansonsten kaum zu erkennen ist. Sicherlich stellt der Vorgang der eigentlichen Messung einen bloß formal technischen Akt dar. Doch diese Formalisierung bildete im entstehenden modernen Krankenhaus einen jener Kristallisationspunkte, um den herum komplexere Handlungs- und Kommunikationsprozesse entstanden.[7]

Eine Geschichte der Praktik erlaubt somit einen über den sozialhistorischen Blickwinkel hinausreichenden Zugang zum Wechselverhältnis kognitiver und

---

7 Vgl. hierzu Kütz 1988, speziell S. 106. Fiebermessen war eine der ersten arbeitsteilig organisierten Tätigkeiten. Bis heute atmet der inzwischen hochspezialisierte Tagesablauf einer inneren Krankenstation noch im Takt der zweimal täglichen Messung. Die Fieberkurve wiederum wurde Vorlage für das heutige patientenbezogene Informations- und Aufschreibesystem. Selbst in der Kommunikationsstruktur klinischer EDV-Systeme bilden Krankenakte und Kurve das Rückgrat.

sozialer Prozesse. Während Sozialhistoriker dazu neigen, physikalische Geräte für an und für sich naturwissenschaftlich zu halten und sich vorrangig für die sozialen Auswirkungen oder Voraussetzungen interessieren, die eine wissenschaftliche Errungenschaft hatte, soll eine Geschichte der Praktik jene sozialen Strukturen in den Blick nehmen, die sich in die als objektiv geltende Exaktheit der Messung einprägten und die naturwissenschaftliche Wertigkeit dieser klinischen Diagnostik begründeten. Auf diese Weise zeigt eine wissenschaftliche Praxis, wie eng das ›Soziale‹ und das ›Wissenschaftliche‹ miteinander zusammenhängen, und daß in der wissenschaftlichen Praxis das, was man sonst säuberlich auseinanderzuhalten sucht, vermengt ist.

Um beim Beispiel des Fiebermessens zu bleiben: Was trugen die Kliniker, als sie Kranke und Thermometer zur Messung formschlüssig aneinander anpaßten, in die Aufzeichnungen ihrer langen Meßreihen ein? Zunächst nichts anderes als nackte Zahlen, Datenreihen oder arithmetische Durchschnitte. Daß diese Einschreibungen exakte Meßwerte, naturwissenschaftlich begründete Diagnosen oder gar eine physiologisch gesicherte Norm darstellen sollen, war nicht auf der gleichmäßig geteilten Meßskala des besagten Glaszylinders abzulesen gewesen. Werte, Diagnosen und Normen waren (und sind) das Resultat einer Verständigung darüber, was gemessen werden soll und was es zu bedeuten habe. Die Objektivität, die einer wissenschaftlichen Praktik wie dem Fiebermessen heute zukommt, wurde dieser historisch in einem längeren Prozeß des Aushandelns zugeschrieben. Dieses Aushandeln war kein ausschließlich wissenschaftlicher Diskurs. Beteiligt daran waren das Hilfs- und Pflegepersonal ebenso wie ein duldsamer Kranker und seine Angehörigen, die sich durch Meßwerte und Fieberkurvenverläufe beruhigen ließen. Folglich schließt die historisch ausgehandelte wissenschaftliche Objektivität dieser medizinischen Praktik und des von ihr generierten Wissens, ob nun als Norm der physiologischen Körpertemperatur oder als klinisch-diagnostischer Fiebertypus, einen sozialen Binnenraum ein, den eine Geschichte der Praktik eröffnen kann.

Auch das läßt sich am Beispiel besser erläutern: Fiebermessen ist immer auch eine kommunikative Handlung. Der Kranke gibt instrumentell übersetzt Auskunft über sein Kranksein. Diese Mitteilung kommt ohne die gesprochene Sprache aus (Reiser 1978b), so daß manche Kritiker gar von einer »stummen Medizin« sprechen (Lüth 1986:14ff), ohne jedoch den historischen Hintergrund dieser Praktik zu berücksichtigen. Denn die Krankenbettmedizin des 18. Jahrhunderts war von einer öffentlichen Behandlungssituation geprägt, in der die Bedeutung einer Erkrankung noch zwischen dem Arzt und den am häuslichen Bett versammelten Familienangehörigen, Freunden oder sogar konkurrierenden medizinischen ›Experten‹ ausgehandelt wurde (Lachmund/ Stollberg 1992). Das Patronageverhältnis (Jewson 1974), in dem der Arzt damals stand, garantierte dabei eine mehr oder weniger ausgewogene Machtbalance zwischen Arzt und Kranken (Jewson 1976). An dieser Stelle ist der Hinweis der Sozialhistoriker auf den sozialgeschichtlichen Wandel des Krankenhauses ernstzunehmen, wobei die historische Praktik des Messens ein etwas anderes Licht auf den Zusammenhang zwischen medizinischem Wissen und sozialen Verhältnissen wirft (vgl. Hess 1997b). Mit der ›Entsprachlichung‹ der Behandlungssituation entledigten nämlich messende Praktiken den Patienten des Krankenhauses von einer sozialen Restriktion, die das traditionelle Modell der öffentlichen Behandlungssituation darstellte, weil der typische Patient aus den Unterschichten nicht in der Lage war, den die Privatpraxis tragenden Diskurs über den kranken Körper fortzusetzen. Nun kam der Messung die Funktion einer Verständigung zu. Es waren meist akut erkrankte, in Arbeit stehende Patienten, die das Krankenhaus aufsuchten, weil sie durch eine Krankenversicherung Anspruch auf Behandlung hatten (Brinkschulte 1997). Der typische, fieververmessene Patient erwartete vom Krankenhaus die Wiederherstellung seiner Arbeitsfähigkeit, kein Sozialasyl. Auf diese Weise wurde die historisch hier verhandelte und entstandene Objektivität des Fiebermessens auch Sache des Patienten.

Die naturwissenschaftlich erscheinende Objektivität des Messens sollte man auf diesen historischen Handlungszusammenhang rückbeziehen. Meßwerte ermöglichten eine Verständigung, indem sie als objektiv, als Resultat naturwissenschaftlichen Bemühens dargestellt wurden, das nicht nur frei aller sozialen Sprachbarrieren, sondern auch als wissenschaftlich höherwertig schien. Genau das war (und ist) die, wenn man hier wirklich trennen will, soziale Seite dieser wissenschaftlichen Praktik. Fiebermessen etablierte kein besonders subversives Zwangsmittel medizinischer Wissenschaft, sondern in Form objektiver Meßwerte und Normgrößen eine sozial-egalitäre Referenz (Hess 1997a). Es waren die sozialen Strukturen des entstehenden modernen Krankenhauses, die sich in die historische Praktik einschrieben und in der sprachlosen Objektivität des Messens (Daston 1994) ihre Spuren hinterlassen haben.

Der historische Handlungszusammenhang des Messens wirft somit auch ein etwas anderes Licht auf die wissenschaftliche Dignität der hierbei generierten medizinischen Erkenntnisse. Es war nämlich die historische Praktik des Messens selbst, die es den damaligen Akteuren ermöglichte, die instrumentelle Feststellung der Körperwärme als eine naturwissenschaftliche Forschungsmethode darzustellen (Hess 1996c). Und dieses *Darstellen* (Repräsentieren) ist ganz wörtlich zu verstehen.

Einem Kranken einen Wärmemesser an die Stirn zu halten oder in die Achsel zu stecken, ist noch keine Wissenschaft. Erst eine Formalisierung dieser Handlung, wie in Traubes Anweisungen zu sehen, gab die Garantie reproduzierbarer Daten. Reproduzierbar wurden sie, indem sie immer nach der gleichen Anweisung und dem gleichen Ableseverfahren erhoben wurden. Diese als wissenschaftliche Methode bezeichnete Vereinheitlichung schloß zugleich andere oder alternative Möglichkeiten dieses Gerätegebrauchs aus: Sie wurden als einer Wissenschaft nicht gemäß und schließlich als unwissenschaftlich demarkiert (Damrosch 1853: 348).

War es zum einen die Festlegung beziehungsweise Standardisierung der Handlung, in der sich die Wissenschaftlichkeit des Fiebermessens erwies, so erlangte die Aufzeichnungspraktik ihrer Meßdaten einen ganz besonderen wissenschaftlichen Status. Mit Recht betrachtete ein Zeitgenosse Wunderlichs die Fieberkurven als die entscheidende Neuerung zur Etablierung des Fiebermessens. An der Idee, Meßwerte graphisch aufzutragen (Hoff/Geddes 1959), kann es nicht gemangelt haben. Es bedurfte aber der Referenz einer anderen Meßpraktik, um das Fiebermessen in Kurven zu einer wissenschaftlichen Praxis zu erheben. Das Vorbild der Fieberkurven lieferte der Kymograph oder Kurvenschreiber. Mit ihm war es der Physiologie in den Jahren um 1850 in einer bisher nicht dagewesenen Weise gelungen, die lebende Natur zum Sprechen und Schreiben zu bringen (Chadarevian 1993). Die physiologische Praxis, Lebensprozesse physikalisch zu isolieren und mechanisch aufzuzeichnen, gab das Beispiel, wie sich die standardisierte Handlung des Messens mit einer graphischen Darstellung der Meßdaten zu einer Praktik höherer Güte verschmelzen läßt, »welche sich dem wissenschaftlichen Ideale […] möglichst nähert.« (Jürgensen 1867: 169). Dazu wurden Kranke kontinuierlich, das heißt über Stunden bis Tage, in Hinsicht auf ihre Körpertemperatur vermessen: Instruierte Krankenwärter lasen das rektal liegende Thermometer alle fünf Minuten ab, der Arzt übertrug anschließend die gemessenen Werte, so daß die dabei entstehende Fieberkurve einem Kymographen gleich die »feinsten Schwankungen« einer pathophysiologischen Funktion registrierte (Wunderlich 1857: 8). Zeichnete sich der Kymograph der Physiologen durch die Unermüdbarkeit und Unbeeinflußbarkeit seiner Mechanik aus, so verwirklichte die klinische Fiebermessung diese Ideale einer mechanischen, alle individuellen Eingriffe und Unwägbarkeiten eliminierenden Objektivität (Daston/ Galison 1992) mit Hilfe eines duldsamen Patienten und der hierarchischen Arbeitsteilung zwischen Pflegepersonal und Arzt. Es war die Mechanik dieser Handlung, die die Wissenschaftlichkeit des Fiebermessens ausmachte. Durch solche Praktiken wurde der besagte Glaszylinder mit seiner eingeschlossenen Kapillarröhre in ein uns heute allein durch seinen wissenschaftlichen Zweck bestimmtes Instrument verwandelt und zu einem materialisierten Modell der medizinischen Fiebertheorie transformiert.

Diese Praktik mit ihrer formalisierten Handlung generierte aber nicht nur das, was wir heute als Wissenschaftlichkeit einer Meßmethode, mit der sich ein Krankheitszustand objektiv und exakt feststellen läßt, kennen. Sie verwandelte zugleich den sprachlosen Unterschichtspatienten in ein Objekt der medizinischen Wissenschaft, das sich nach naturwissenschaftlichen Kriterien erforschen ließ. Bei jeder Messung wurde nämlich ein soziales Handeln, das nach Auffassung der historischen Sozialwissenschaft durch eine Sprachlosigkeit und soziale Inferiorität des Patienten gekennzeichnet war, in ein wissenschaftliches Handeln übersetzt, im dem sich nach Auffassung der traditionellen Medizingeschichte die naturwissenschaftlichen Grundlagen der medizinischen Klinik historisch realisierten. Zu Recht läßt sich daher die Aufzeichnung der Körpertemperatur in Kurvenverläufen als eine der ersten modernen diagnostischen Übersetzungsmaschinen (Reiser 1978a)[8] betrachten. Doch diese Übersetzungsmaschine zeichnet sich nicht dadurch aus, daß eine maschinelle Technizität von außen in eine historisch gegebene soziale Situation eindringt und diese durch eine quasi fremde Objektivität überformt. Es war vielmehr die aus einem bestimmten historischen Handlungszusammenhang entsprin-

---

8 Vgl. hier insbesondere Kap. 5. Darin wird die zunehmende Entfremdung zwischen Arzt und Patient einer historisch gewachsenen Herrschaft der Technik zugeschrieben, bei der im Streben nach immer feineren Teilkenntnissen humane Einstellungen und soziale Fertigkeiten an Instrumente abgegeben wurden. Zur Kritik dieser Perspektive s. McWhinney (1978) sowie grundsätzlicher Harding (1978). Diese kritisiert, daß Reiser »fails to grasp fully how the prevailing social relations in a society limit the development and adoption of technological alternatives« (1978: 347).

gende Objektivität, die diese Übersetzungsmaschine in Gang setzte und unterhielt.[9] Was bei dieser Verobjektivierung nämlich entstand, war eine Subjektivität des Krankheitserlebens, die der einstmals von der Sprache getragene Diskurs zwischen Arzt und Patient nicht kannte. So eliminierte die in ihrer mechanischen Exaktheit überzeugende Objektivität des Messens keine vorgängige Subjektivität des Kranken. Erst mit der Praktik des Messens wurde das geschieden, was wir heute bis in den klinischen Sprachgebrauch hinein als objektive und subjektive Krankheitsphänomene unterscheiden. Objektivität im modernen Sinne hat es vorher nie gegeben.[10] Sie entstand bei solchen Praktiken der Verobjektivierung durch eine die Moderne kennzeichnende Entsubjektivierung. Das ist die sozusagen wissenschaftliche Seite dieser Praktik.

Ist die wissenschaftliche Objektivität des Messens also sozial bedingt? Oder verleiht die wissenschaftliche Objektivität dem instrumentellen Messen eine soziale Funktion? Im historischen Handlungszusammenhang, den eine Geschichte der Praktik erschließen kann, zeigt sich, wie wenig Sinn solche Unterscheidungen machen. Denn in ihrer Praktik zeigt sich Objektivität von beiden Seiten, von einer wissenschaftlichen und einer sozialen – ohne daß sich hierbei einzelne Aspekte als streng wissenschaftliche oder rein soziale Faktoren unterscheiden lassen (Latour 1987). Eine Geschichte der Praktik kann deutlich machen, daß es sich hierbei nicht um den Unterschied zweier Kategorien handelt, sondern eher um zwei Bedeutungs- oder Übersetzungsvarianten.

Folglich könnte die historische Rekonstruktion einer Praktik die herkömmliche Trennung in eine Geschichte wissenschaftlichen Erkenntnisstrebens und in eine Geschichte sozialer Strukturen aufheben, indem sie zeigen würde, daß – und wie – beide in die Gebrauchsanweisung und praktischen Erfordernisse des Gerätes ›eingepackt‹ wurden. Denn technischer Sachzwang und wissenschaftliche Objektivität sind keine ahistorischen Naturkonstanten, die dem Fieberthermometer eigen zu sein scheinen. Sie sind Teil eines historisch entstandenen Handlungsprogrammes, wonach sich dieser Glaszylinder als Fie-

---

9 Die alle naturwissenschaftlichen Kriterien erfüllende Objektivität übersetzte die Sprachlosigkeit des Unterschichtspatienten »ins Medicinisch-Reale« (Uhle/Wagner 1863: 23f.) und erhob seinen Körper zugleich zur Referenz wissenschaftlicher Wahrheit.
10 Das Mißverständnis zwischen einer philologisch-historischen und epistemisch-semantologischen Analyse der Begriffe *objektiv* und *subjektiv* hat zuletzt Lorraine Daston (v.a. 1994) auszuräumen versucht.

berthermometer handhaben läßt (aber nicht so gehandhabt werden muß). Ich möchte gar behaupten: Ein so simpler und kleiner Gegenstand wie das uns heute wohlvertraute Fieberthermometer könnte bereits die Elemente einer umfassenderen Medizingeschichte vergegenständlichen.

III

Den theoretischen Bezugsrahmen dieses historiographischen Ansatzes darzustellen, ist ein diffiziles Unterfangen. Meines Erachtens wird die Geschichtsschreibung wissenschaftlicher Praktiken vorrangig aus zwei Quellen gespeist.

Die erste ist historisch gesehen in der Soziologie des Wissens zu suchen (Heintz 1993).[11] Ausgehend von den Arbeiten Karl Mannheims und Robert Mertons hatte man sich vor allem im angelsächsischen Sprachraum der Frage angenommen, wie bei der Entstehung wissenschaftlichen Wissens soziale und kognitive Prozesse zusammenhängen. Aus dem wissenschaftskritischen Bemühen heraus, die vernachlässigten sozialen Seiten dieses Zusammenhangs auch für die sogenannten ›harten Wissenschaften‹ herauszuheben, waren die Diskussionen Ende der 1980er vor allem in der als *New Sociology of Scientific Knowledge* bezeichneten Richtung der Wissenssoziologie in eine gewisse theoretische Sackgasse geraten (Golinski 1990), die eher einer ontologischen Grundfrage denn einem historischen Anliegen entspricht (Collins/Yearly 1992): Gibt es jenseits aller Relativität noch so etwas wie Realität? Oder ist alles, auch die physikalischsten Grundgesetze, nur eine historisch kontingente soziale Konstruktion?

Diese unfruchtbare Zuspitzung in Form eines Sozialdeterminismus führt dazu, daß man sich mehr auf die Entstehung von wissenschaftlichen Tatsachen konzentriert. Der *technological turn* (Woolgar 1991) der Wissenssoziologie anglofranzösischer Prägung[12] nimmt die materiellen, d.h. technischen Grundlagen der Wissenschaft in den Blick, um hier die Wechselwirkung sozialer Konstruktionen mit realen, materiellen Widerständen zu untersuchen. Überspitzt könnte man sagen, daß im Gegensatz zum Popperschen Ideal, nach dem die Geräte und Instrumente eines Experiments den materiellen Ausfluß wissenschaftlicher Theo-

---

11 Vgl. hierzu den Beitrag von Thomas Schlich in diesem Band.
12 Maßgeblich sind auch Arbeiten aus dem deutschsprachigen Raum beteiligt (ausgehend von Knorr-Cetina 1991).

rien darstellen, nun wissenschaftliche Theorien als entmaterialisierte (und entkontextualisierte) Laborpraktiken betrachtet werden.

Damit wird den Geräten eine sonst meist übersehene Eigendynamik zugestanden. Denn häufig finden im wissenschaftlichen wie außerwissenschaftlichen Alltag Geräte oder Instrumente als *black box* Verwendung. Man weiß, daß sie in einem ganz bestimmten Sinne funktionieren, ohne sich dafür zu interessieren, wie sie funktionieren (Latour 1987). Dabei wird meist vergessen, daß ihr Gebrauch genau auf diese Weise wieder bestimmte, historisch kontingente wie sozial bedingte Entscheidungen reproduziert, zum Beispiel darüber, was sich messen läßt oder was als wissenschaftlich gilt. Am ehesten läßt sich dieses Phänomen mit der den Atomphysikern vertrauten Heisenbergschen Unschärfe-Relation veranschaulichen, nach der jede instrumentelle Bestimmung eine Entscheidung und Festlegung über das zu Messende darstellt, mit der zugleich andere Wirklichkeitsbereiche ausgeblendet werden (vgl. Rheinberger 1992).

Der wissenssoziologische Blick in die *black box* soll folglich aufzeigen, welche Entscheidungen und Festlegungen sozusagen instrumentalisiert wurden (und werden). Die geöffnete *black box* kann zugleich – zumindest in einem kleinen Ausschnitt – auch einen Einblick in das Funktionieren der black box einer technisierten Gesellschaft geben, indem sie das ›Funktionieren‹ wissenschaftlicher Wahrheiten und technischer Geräte daraufhin untersucht, was in diese hineingepackt werden mußte, damit sie ›funktionieren‹ (Bijker/Hughes/Pinch 1987).

Eine zweite Quelle, aus der sich eine Geschichte der Praktik speist, ist in den neueren soziologischen Diskussionen zur Technik zu finden (Joerges o.J.). Während Max Weber und die Mehrheit der Soziologen nach ihm sich wohl mit den gesellschaftlichen Bedingungen und Folgen, nicht aber mit dem Mechanismus der Technisierung gesellschaftlicher Strukturen beschäftigt haben (Joerges 1989b: 242), rückten seit den frühen 1970er Jahren gegenständliche Artefakte zunehmend in den Blickpunkt soziologischen Interesses (Linde 1972: 13).[13] Damit verbunden war die Frage nach der Sozialität technischer Strukturen. So betrachtet die Soziologie der Technik Geräte bzw. gegenständliche

---

13 Beispielsweise zählt der Altmeister der Soziologie, Max Weber, das Handeln mit und an sachlichen Objekten nicht zu einem »sozialen Handeln« (vgl. Linde 1972: 40ff.). Die Exkommunikation des gegenständlichen Artefakts aus der soziologischen Begrifflichkeit führt dazu, daß gemeinhin unter den Regeln der Technik nur die Strukturbedingungen technischer Systeme gesehen werden, die sich als solche in den Systemen selbst verwirklichen.

Artefakte aus der Perspektive einer technisierten Welt, in der sich soziale Gebilde in und über technische Apparaturen konstituieren. Vor allem die Arbeitsgruppe um Bernward Joerges hat in den letzten 15 Jahren dieses soziologische Interesse zu einem *artefaktkonzentrierten Konzept* (Schneider 1994: 23-25) weiterentwickelt, womit sich Geräte als integraler Bestandteil von Handlungssystemen begreifen lassen. Die der technischen Konstruktion eines Gerätes offenbar faktisch zukommenden Abläufe werden als Verhaltensschritte in umfassendere menschliche Handlungsgebilde rückgebunden (Joerges 1989b: 252f.), da auch der ›sachlichste‹ Gebrauch von Geräten soziale Anschlußhandlungen voraussetzt und nach sich zieht. Technische Geräte werden nicht allein durch ihren technisch definierten Verwendungszweck zum Element sozialer Handlungen. Um sich eines technischen Gerätes zweckmäßig zu bedienen, müssen in einem viel weitergehenden Maße soziale Aktivitäten und Handlungen an den Zweck des Gerätes, an seine Mittel-Funktion angepaßt werden.

Wenn diese Anpassungen oder Anschlußhandlungen aus technikkritischer Perspektive gerne als Technifizierung sozialen Handelns interpretiert werden, so scheint bei dieser Betrachtung das Gerät oder technische Artefakt einem ›Schwarzen Loch‹ zu gleichen, das soziale Strukturen aufsaugt und außer Schwerkraft setzt. Erst in neueren Diskussionen wird dieses Schwarze Loch eher als ein blinder Fleck der Soziologie identifiziert, die bislang übersah, wie es Bernward Joerges im besten Soziologendeutsch formuliert, daß technische Geräte »einen nicht-trivialen ›sozialen Innenraum‹ [enthalten], dessen unter Umständen hochkomplexe normative Strukturen in einem Reziprozitätsverhältnis zu ihrer ›Handlungsumgebung‹ stehen« (1989a: 64).

Diese beiden theoretischen Bezugsrahmen unterscheiden sich in erster Linie durch ihren Standort, von dem aus der Zusammenhang von Sozialem und Technik in den Blick genommen wird: Während die Wissenssoziologie nach ihrem *technological turn* diesen Zusammenhang eher als Internalisierung oder *Einschreibung* von sozialen Strukturen in technische Strukturen betrachtet und damit soziale und technische Strukturen tendenziell gleichsetzt (Latour 1987), versteht die Soziologie der Technik diesen Zusammenhang als *Externalisierung* oder Auslagerung von sozialen Strukturen in technischen Strukturen und sucht diese tendenziell nur unsichtbare Sozialität »sichtbar« zu machen (Joerges 1989a/b).[14] Beide greifen aber methodisch letztlich auf das ethnomethodolo-

---

14 Die ›metatheoretischen‹ Differenzen sollen hier außer Betracht bleiben. Vgl. hierzu Joerges

gische Konzept der *thick description* (Geertz 1973) zurück.[15] Das Modell der dichten Beschreibung versucht die Bedeutungsvielfalt *kultureller Praktiken* durch eine Verdichtung nah beieinanderliegender »dünner Beschreibungen« zu erfassen (Elkana 1986: 40-43). Die Arbeitsweise des teilnehmenden Verstehens, auf dem dieses ethnomethodologische Konzept aufbaut, ist für die Geschichtsschreibung jedoch nur auf einem indirekten Wege umzusetzen, wie dies Jens Lachmund (1992) am Beispiel der entstehenden Praktik der Auskultation exemplarisch vorgeführt hat.

Das Reflexivitätsgebot[16] muß auch auf historiographische Ansätze und ihre Verwendung angewandt werden (Heintz 1993: 531). Meines Erachtens gründet der perspektivische Standort einer Geschichte der Praktik auf jenen Debatten der letzten zwei Jahrzehnte, die um das – anscheinend oder scheinbar – gescheiterte *Projekt der Moderne* kreisen. Denn für beide theoretischen Bezugsrahmen, an denen sich eine Geschichte der Praktik orientiert, ist die Kritik an der Moderne ein wesentliches Movens. Für den Sozialkonstruktivismus anglofranzösischer Prägung formuliert dies wohl Latour (1995) am prägnantesten aus. Aber auch die im deutschen Sprachraum beheimatete soziologische Technikforschung hat eine aktuelle gesellschaftspolitische Kontroverse zum Anlaß, die von der Technikkritik der Spätsiebziger bis zu den politischen Auseinandersetzungen über Technik-Folgen in den frühen 80er Jahren reicht (und in Wackersdorf oder Gorleben eskalierte). So traten die Soziologen zunächst an, um »die Folgen der Technisierung für das Familienleben ... [und andere soziale Veranstaltungen] zu beschreiben und dabei insbesondere mit dem Technikeinsatz ... verbundene Krisen, Verunsicherungs- oder Erodierungsphänomene zu identifizieren« (Braun 1993: 9). Doch diese Versuche, Mensch und Technik dichotomisch zu soziologisieren, gingen zum guten Teil aus wie das Hornberger Schießen (Braun 1993: 9). Der technikkritische und aufklärerische Impetus ist inzwischen einer gewissen Nachdenklichkeit gewichen. Die kritische Stoßrichtung der sozialwissenschaftlichen Technikforschung hat sich eher

---

Fortsetzung Fußnote 14
    (1989b: 255) und Latour (1995: 43ff). Ebenso ist dem unorthodoxen Versuch Bourdieus (1976) bislang wenig Beachtung geschenkt worden.
15 Vgl. Bijker/Hughes/Pinch (1987: 3); bei Joerges, der sich auf Knorr-Cetina (1991 bzw. hier das englische Original von 1981 bezieht, implizit (1989b); explizit bei Lachmund (1992). Vgl. auch den Beitrag von Volker Roelcke in diesem Band.
16 Bloor (1976); vgl. auch den Beitrag von Thomas Schlich in diesem Band.

darauf verlagert, das in politischen Entscheidungsprozessen beliebte ›letzte Argument‹ des technischen ›Sachzwanges‹ zu hinterfragen und die geläufige Gegenüberstellung von *Technik* bzw. *Naturwissenschaft* einerseits und *Gesellschaft* bzw. *Sozialem* andererseits kulturalistisch aufzuweiten. Statt von Handlungsstörungen, Kontrollverlusten, Konfliktpotentialen, Modernisierungsfallen und Vertrauenskrisen wird nun von einer prinzipiell endlosen »Spirale rückgekoppelter Nutzungs-, Folgen- und Erzeugungsprozesse« gesprochen (Joerges 1988: 16f.) oder gar diagnostiziert, »wir sind nie modern gewesen« (Latour 1995).

Über Postmoderne läßt sich sicherlich trefflich streiten. Doch egal, wie man dazu steht: Diese Aufgabe alter Konfrontationslinien bringt eine vielfältige Unübersichtlichkeit mit sich.[17] In diesem Raum zwischen alten, oftmals ideologisch orientierten Kontroversen und dem Skeptizismus einer postmodernen Orientierungslosigkeit kann sich eine Geschichte der Praktik entfalten. Denn ethnomethodologische Feldstudien bieten zumindest die Aussicht auf einen neuen Überblick. So besteht das konzeptionelle Potential einer Geschichte der Praktik auch darin, die Fixierung der neueren Geschichtsschreibung auf die großen sozialen Strukturen durch eine *kulturgeschichtliche* Erweiterung der Perspektive zu überwinden (Daniel 1997).

Auch wenn das Schlagwort *Kulturgeschichte* tendenziös klingt und bislang keine überzeugende begriffliche und theoretische Präzisierung erhalten hat, so liegt die Reichweite und die Chance einer kulturgeschichtlichen Orientierung auf der sehr gegenständlichen Ebene einer Praktik darin, die Verwobenheit von sogenannten weichen, historisch kontingenten und strukturell-sozialen Rahmenbedingungen mit sogenannten harten wissenschaftlichen Wahrheiten darzustellen. Und darin besteht der Reiz ebenso wie der Anspruch dieser Form *gegenständlicher Geschichte*.

---

17 Postmoderne Thesen (vgl. Niethammer 1989) greifen an manchen Punkten durchaus ältere kulturpessimistische und eher reaktionäre Ansichten auf (wie z.B. Freyer 1923, der Technik vor allem als Limitierung der menschlichen Souveränität oder als Kontrollverlust des Sozialen sah), ohne an deren politischen Kontext anzuknüpfen. Tendenziell läßt sich dies auch in der derzeitigen Geschichtsschreibung beobachten (vgl. Daniel 1994).

Literatur

Bijker, Wiebe E./Hughes, Thomas P./Pinch, Trevor (1987), »General Introduction«, in: dies. (Hg.), *The Social Construction of Technological Systems. New Directions in the Sociology and History of Technology,* Cambridge (Mass.), London.

Bloor, David (1976), *Knowledge and Social Imagery,* London.

Bourdieu, Pierre (1976), *Entwurf einer Theorie der Praxis. Auf der ethnologischen Grundlage der kabylischen Gesellschaft,* Frankfurt a.M.

Braun, Ingo (1993), *Technik-Spiralen. Vergleichende Studien zur Technik im Alltag,* Berlin.

Brinkschulte, Eva (1997), *Krankenhaus und Krankenkassen. Soziale und ökonomische Faktoren bei der Entstehung des modernen Krankenhauses im frühen 19. Jahrhundert. Die Beispiele Würzburg und Bamberg* (=Abhandlungen zur Geschichte der Medizin und Naturwissenschaften, 80), Husum.

Chadarevian, Soraya de (1993), »Die Methode der Kurven in der Physiologie zwischen 1850 und 1900«, in: Hans-Jörg Rheinberger/Michael Hagner (Hg.), *Die Experimentalisierung des Lebens: Experimentalsysteme in den biologischen Wissenschaften 1850/1950,* Berlin, S. 28-49.

Collins, Harry M./Yearly, Steven (1992), »Epistemological Chicken«, in: A. Pickering (Hg.), *Science as Practice and Culture,* Chicago/London, S. 301-326.

Damrosch, Leopold (1853), »Ueber die täglichen Schwankungen der menschlichen Eigenwärme im normalen Zustande«, in: *Deutsche Klinik* 5, S. 317ff., 333ff., 442ff. und 347ff.

Daniel, Ute (1994), »Quo vadis, Sozialgeschichte? Kleines Plädoyer für eine hermeneutische Wende«, in: W. Schulze (Hg.), *Sozialgeschichte, Alltagsgeschichte, Mikrohistorie,* Göttingen, S. 55-64.

– (1997), »Clio unter Kulturschock«, in: *Geschichte in Wissenschaft und Unterricht* 48, S. 195-218, 259-278.

Daston, Lorraine (1994), *Wordless Objectivity* (= Preprint Max Planck Institut für Wissenschaftsgeschichte 1), Berlin.

– /Galison, Peter (1992), »The Image of Objectivity«, in: *Representations* 40, S. 81-128.

Ebstein, Erich (1928), »Die Entwicklung der klinischen Thermometrie«, in: *Ergebnisse der inneren Medizin und Kinderheilkunde* 33, S. 407-503.

Elkana, Yehuda (1986), *Anthropologie der Erkenntnis. Die Entwicklung des Wissens als episches Theater einer listigen Vernunft,* Frankfurt a.M.

Freyer, Hans (1923), *Theorie des objektiven Geistes. Eine Einleitung in die Kulturphilosophie,* Leipzig/Berlin.

Geertz, Clifford (1973), »Dichte Beschreibung. Bemerkungen zu einer deutenden Theorie von Kultur«, in: ders., *Dichte Beschreibung. Beiträge zum Verstehen kultureller Systeme,* Frankfurt a.M. 1994, S. 7-43.

Golinski, Jan (1990), »The Theory of Practice and the Practice of Theory: Sociological Approaches in the History of Science«, in: *Isis* 81, S. 492-505.

Handel, Kai/Hess, Volker (1997), »Sozialgeschichte der Wissenschaften – ein Abenteuer? Sherlock Holmes auf der Suche nach der eierlegenden Wollmilchsau«, in: Eulenhöfer, Peter, et.al. (Hg.), *Entwicklung der Informatik im sozialen und kulturellen Kontext* (Arbeitstitel), [erscheint frühestens Herbst 1997].

Harding, Sandra (1978), »Knowledge, Technology, and Social Relations«, in: *Journal of Medicine and Philosophy* 3, S. 346-358.

Heintz, Bettina (1993), »Wissenschaft im Kontext. Neuere Entwicklungstendenzen der Wissenschaftssoziologie«, in: *Kölner Zeitschrift für Soziologie und Sozialpsychologie* 45, S. 529-552.

Hess, Volker (1997a): »Die Normierung der Eigenwärme. Fiebermessen als kulturelle Praktik«, in: ders. (Hg.), *Normierung von Gesundheit. Messende Verfahren der Medizin als kulturelle Praktik um 1900* (= Abhandlungen zur Geschichte der Medizin und Naturwissenschaften, 82), Husum.

– (1997b): »Die Entdeckung des Krankenhauses als wissenschaftlicher Raum. Ein neues Selbstverständnis der medizinischen Klinik 1800-1850«, in: *Historia Hospitalium* 20 (zum Druck angenommen).

– (1997c): »Objektivität und Rhetorik. Karl August Wunderlich (1815-1877) und die klinische Thermometrie«, in: *Medizinhistorisches Journal* 32 (Heft 3/4), [im Druck].

Hoff, Hebbel E./Geddes L.A. (1959), »Graphic Recording Before Carl Ludwig: An Historical Summary«, in: *Archives Internationales d'Histoires des Sciences* 12, S. 3-59.

Jewson, Nicholas (1974), »Medical knowledge and the patronage system in eighteenth-century England«, in: *Sociology* 8, S. 369-385.

– (1976), »The Disappearance of the sick-man from medical cosmology, 1770-1870«, in: *Sociology* 10, S. 225-240.

Joerges, Bernward (1988), »Gerätetechnik und Alltagshandeln. Vorschläge zur Analyse der Technisierung alltäglicher Handlungsstrukturen«, in: ders. (Hg.), *Technik im Alltag*, Frankfurt a.M., S. 20-50.

– (1989a), »Soziologie und Maschinerie. Vorschläge zu einer ›realistischen‹ Techniksoziologie«, in: P.Weingart (Hg.), *Technik als sozialer Prozeß*, Frankfurt.

– (1989b), »Technische Normen – Soziale Normen?«, in: *Soziale Welt* 40, 242-258.

– (o.J.), »Wissenschaft – Technik – Modernisierung: Triangulationen«, in: B. Joerges (Hg.), *Wissenschaft, Technik, Modernisierung. Verhandlungen der Sektion Wissenschaftsforschung der DGS beim 25. Soziologentag in Frankfurt, Oktober 1990*, Berlin, S. 7-18.

Jordanova, Ludmilla (1995), »The Social Construction of Medical Knowledge«, in: *Social History of Medicine* 8, S. 361-381.

Jürgensen, Theodor (1867), »Zur Lehre von der Behandlung fieberhafter Krankheiten mittelst des kalten Wassers. Theoretische Vorstudien«, in: *Deutsches Archiv für klinische Medicin* 3, S. 175-222.

Jütte, Robert (1990), »Sozialgeschichte der Medizin: Inhalte – Methoden – Ziele«, in: *Medizin, Gesellschaft und Geschichte* 9, 149-164.
– (1996), »Vom Hospital zum Krankenhaus: 16. – 19. Jahrhundert«, in: A. Labisch/R. Spree (Hg.), ›*Einem jeden Kranken in einem Hospitale sein eigenes Bett‹, Zur Sozialgeschichte des Allgemeinen Krankenhauses in Deutschland im 19. Jahrhundert*, Frankfurt/New York, S. 31-50.

Knorr-Cetina, Karin (1991), *Die Fabrikation von Erkenntnis. Zur Anthropologie der Naturwissenschaft*, [engl. 1981], Frankfurt a.M.
Krämer, Sybille (o.J), »Säkularisierung der Symbole«, in: B. Joerges (Hg.), *Wissenschaft, Technik, Modernisierung. Verhandlungen der Sektion Wissenschaftsforschung der DGS beim 25. Soziologentag in Frankfurt, Oktober 1990*, Berlin, S. 19-30.
Kütz, Ulrich (1988), *Entwicklung von Kommunikationsstrukturen im Krankenhaus. Eine medizinhistorische Untersuchung am Beispiel des Krankenhauses St.-Jürgen-Straße in Bremen*, Diss.med. (FU) Berlin.

Labisch, Alfons (1980), »Zur Sozialgeschichte der Medizin. Methodologische Überlegungen und Forschungsbericht«, in: *Archiv für Sozialgeschichte* 20, S. 431-469.
– (1987), »Sozialgeschichte und Historische Soziologie der Medizin«, in: *Berichte zur Wissenschaftsgeschichte* 10, S. 206-208.
– (1996), »Geschichte, Sozialgeschichte und Soziologie der Medizin. Ein imaginäres Streitgespräch mit Christian Probst«, in: *Sudhoffs Archiv* 80, S. 1-27.
Lachmund, Jens (1992), »Die Erfindung des ärztlichen Gehörs. Zur historischen Soziologie der stethoskopischen Untersuchung«, in: *Zeitschrift für Soziologie* 21, S. 235-251.
– /Stollberg, Gunnar (1992), »The Doctor, his Audience, and the Meaning of Illness: The Drama of Medical Practice in the Late 18th and Early 19th Centuries«, in: dies. (Hg.), *The Social Construction of Illness. Illness and Medical Knowledge in Past and Present* (= Medizin, Gesellschaft und Geschichte. Beiheft 1), Stuttgart, S. 53-66.
Latour, Bruno (1987), *Science in Action*, Cambridge (Mass.).
– (1995), *Wir sind nie modern gewesen. Versuch einer symmetrischen Anthropologie*, Berlin.
Linde, Hans (1972), *Sachdominanz in Sozialstrukturen*, Tübingen.
Lüth, Paul (1986), *Von der stummen zur sprechenden Medizin. Über das Verhältnis von Patient und Arzt*, Frankfurt/New York.

McWhinney, Ian R. (1978), »Medical Knowledge and the Rise of Technology«, in: *Journal of Medicine and Philosophy* 3, S. 293-304.

Niethammer, Lutz (1989): *Posthistoire. Ist die Geschichte zu Ende?*, Reinbek bei Hamburg.

Porter, Dorothy (1995), »The Mission of Social History of Medicine: An Historical View«, in: *Social History of Medicine* 8, S. 345-359.

Reiser, Stanley Joel (1978a), *Medicine and the reign of technology*, Cambridge u.a.
– (1978b), »The Decline of the Clinical Dialogue«, in: *Journal of Medicine and Philosophy* 3, S. 305-313.
Rheinberger, Hans-Jörg (1992), *Experiment, Differenz, Schrift. Zur Geschichte epistemischer Dinge*, Marburg.
Riha, Ortrun (1996), »Die Geschichte als Lehrmeisterin im Zeitalter der verlorenen Unschuld«, in: A. Thom/O. Riha (Hg.), *90 Jahre Karl-Sudhoff-Institut an der Universität Leipzig*, o.O., S. 1-19.
Rüttimann, Beat (1992), »Der lange Weg zur Fieberkurve«, in: *Schweizer Medizinische Wochenschrift* 122, S. 1091-1097.

Schneider, Kurt (1994), *Immer ruhig Blut. Technik-, kultur- und körpersoziologische Studien zur Blutdruckmessung*, Berlin.

Traube, Ludwig (1850/1851), »Ueber die Wirkungen der Digitalis, insbesondere über den Einfluss derselben auf die Körper-Temperatur in fieberhaften Krankheiten«, in: *Annalen des Charité-Krankenhauses zu Berlin* 1 , S. 622-691; 2, S. 19-120.

Uhle, Paul/Wagner, Ernst (1863), *Handbuch der allgemeinen Pathologie*. 2. Aufl. Leipzig.

Vollmann, R. (1944a), »Die ersten Versuche zur Herstellung übereinstimmender Thermometer«, in: *Ciba Zeitschrift* 8, S. 3304-3306.
– (1944b), »Die Anfänge der klinischen Thermometrie«, in: *Ciba Zeitschrift* 8, S. 3315-3321.

Wehler, Hans-Ulrich (1987), »Gesellschaftsgeschichte als Versuch einer Synthese«, in: *Deutsche Gesellschaftsgeschichte*, Band I.: *Vom Feudalismus des Alten Reiches bis zur Modernisierung der Reformära 1700-1815*, München, S. 6-31.
Wilson, Leonard G. (1980), »Medical History without Medicine. Editorial«, in: *Journal of the History of Medicine and Allied Sciences* 35; S. 5-7.
Woolgar, Steve (1991), »The Turn to Technology in Social Studies of Science«, in: *Science, Technology & Human Values* 16, S. 20-50.
Wunderlich, Carl August (1857), »Die Thermometrie bei Kranken«, in: *Archiv für physiologische Heilkunde* NF 1, S. 4-16.
– (1868), *Das Verhalten der Eigenwärme in Krankheiten*, Leipzig.

Karl-Heinz Leven

Krankheiten –
historische Deutung versus retrospektive Diagnose

Vorbemerkung

Der vorliegende Beitrag befaßt sich mit dem Problem, wie in Texten überlieferte Kranken- und Krankheitsgeschichten zu interpretieren sind.[1] Hierbei wird die *historische Deutung* als wissenschaftlicher Zugangsweg von der moderne Kategorien anlegenden *retrospektiven Diagnose* unterschieden. Neben theoretischen Ausführungen finden sich Beispiele, die zeitlich meist aus dem Bereich der älteren Geschichte und thematisch aus dem Bereich der Infektionskrankheiten stammen. Doch die hier erörterten Probleme sind weder epochenspezifisch noch auf eine Krankheitsgruppe beschränkt.

Ein populäres Mißverständnis: Berühmte Patienten und große Seuchen

Zu den Aufgaben, die man gemeinhin der Medizingeschichte zubilligt, gehört die retrospektive Diagnose von historischen Krankheitsfällen, also die Identifikation einer historischen Krankheit mit einem modernen Krankheitsnamen. Hierbei geht es entweder um individuelle Erkrankungen von (prominenten) Persönlichkeiten der Geschichte oder um »große Seuchen«. Zu beiden Themenkreisen finden sich reichlich Publikationen, sowohl auf populär(wissenschaftlich)er als auch auf einer davon nicht immer deutlich abgrenzbaren wissenschaftlichen Ebene.

In den erstgenannten Themenbereich, die Pathographie, gehören Werke,

---

1 Für wichtige Hinweise danke ich Stefanie Kuhne, Düsseldorf; Dr. Norbert Paul, Düsseldorf, und Dr. Thomas Schlich, Freiburg, gaben wertvolle Anregungen, ebenso Dr. Volker Roelcke, Bonn.

die das Interesse an den Krankheiten der Reichen, Berühmten und Mächtigen in der Geschichte befriedigen. Hier finden sich Titel wie »Krankheit macht Weltgeschichte« oder »When Illness Strikes the Leader«.[2] Zwar bestehen Qualitätsunterschiede in diesem Genre, das auch die voyeuristischen Neigungen für das Sensationelle und Schauerliche befriedigt, doch eint die verschiedenen Werke der Blickwinkel des modernen Diagnosten, der die Vergangenheit erklärbar macht, indem er die Kategorien der Gegenwart anwendet.[3]

Eine Subspezies der Pathographie ist die Komponistenpathographie: Hier werden die Krankheiten bzw. Krankengeschichten berühmter Tonsetzer analysiert und in mehr oder weniger enge Beziehung zu ihren jeweiligen Werken gesetzt. Eine spekulationsfreudige Richtung, die bereitwillig Gebrechen und Werke parallelisiert, läßt sich von einer eher skeptischen Richtung unterscheiden. Bei beiden Betrachtungen dominiert freilich der Wunsch, eine moderne Diagnose zu stellen, aus der dann gelegentlich kuriose Schlußfolgerungen abgeleitet werden.[4] Das Publikum, das sich den – häufig reißerischen – Werken der Pathographie zuwendet, gehört auch zu der Klientel eines auflagenstarken Segments der »yellow press«, die sich ähnlichen Themen in der Gegenwart verschrieben hat.

---

2 Venzmer (1960) und Post/Robins (1993), um hier nur zwei Beispiele zu nennen; auch der Erscheinungsort Yale bürgt nicht immer für Qualität: In dem Buch von Post/Robins (1993: 145-149), wird der Zusammenbruch der DDR 1989 mit Erich Honeckers Gallenblasenkarzinom in kausalen Zusammenhang gebracht.

3 Dies gilt auch für das gelehrte Nachschlagewerk von Gilbert (1962) und das monumentale Werk des Anstaltspsychiaters Lange-Eichbaum (1967/1979); letzterer reicherte die Pathographie mit dem Geniebegriff an, vergl. auch Ritter (1974: Sp. 307). Der auf die (pseudo-)aristotelischen *Problemata* zurückgehende Gedanke, daß hervorragende Männer *melancholikoi* seien (Problemata physica XXX 1; 953 a 10f), wurde damit in die populäre Pathographie eingeführt und hat unterdessen den deutschen Schlager erreicht (»Wahnsinn und Genie gehen Hand in Hand« – Udo Lindenberg).

4 Beispiel aus Franken (1991/Bd. 1: 135): »So ist anzunehmen, daß [Vincenzo] Bellini [1801-1835] unter heutigen Umständen wahrscheinlich überlebt hätte«. Franken zählt mit seinem dreibändigen Werk über Komponistenbiographien zwar eher zur »skeptischen« Richtung, indem er kaum eine Beziehung zwischen Krankheit und Werk sieht und vor diesbezüglichen Spekulationen warnt, doch begründet er dies folgendermaßen: »Das Genie arbeitet weitgehend unabhängig von seinem physischen Zustand, und eine Fliege an der Wand, die es ärgert, hat unter Umständen mehr Einfluß auf seine schöpferische Arbeit als eine tödliche Krankheit, die es quält« (Franken 1991, Bd. 1, S. 10).

Bei den Druckerzeugnissen, die sich mit historischen »Patienten« befassen, werden heutige Diagnosen in die Vergangenheit projiziert, ohne sich mit methodischen Fragen aufzuhalten. Zugleich wird explizit oder implizit behauptet, diese oder jene Krankheit eines Mächtigen bzw. Berühmten habe dessen Handeln und damit die Weltgeschichte entscheidend beeinflußt. Dahinter steht – unausgesprochen – eine naive Sicht der Geschichte. Meist wird der negative Einfluß von (tödlichen) Krankheiten gesehen: So habe Alexander der Große als Opfer der Malaria den Okzident nicht mehr erobern können, der geistig weggetretene Hindenburg habe Hitler das Deutsche Reich ausgeliefert, der moribunde Franklin Roosevelt in Jalta ganz Osteuropa an Stalin verloren, und der kranke Schah von Persien sei eine leichte Beute für Ayatollah Chomeini gewesen. Die Krankheit wäre also jeweils von fataler Wirkung gewesen, indem sie den eigentlich »vorgesehenen« Lauf der Geschichte ins Negative abgelenkt hätte. Eine solche Denkweise hat wenig mit Geschichte und viel mit in die Vergangenheit projiziertem Wunschdenken zu tun. Denn die scheinbar durch die Krankheit verursachte Wendung der Geschichte ist derjenige Verlauf der Ereignisse, den man – rückschauend – gerne vermieden hätte.[5] Alexander Demandt hat in seinem Buch »Ungeschehene Geschichte« (1986) aufgezeigt, wie man wissenschaftlich über »Wendepunkte der Geschichte« spekuliert und welcher Sinn in einer solchen Gedankenübung liegt. Demandt hat zugleich die Fallstricke dieses Denkens deutlich gemacht.[6]

Eine historisch-kritische »Pathographie«, wenn man diesen Begriff weiterhin verwenden möchte, muß sich von den heutigen Vorstellungen zu lösen suchen und die Kategorien der jeweiligen Zeitgenossen anlegen; bei der Interpretation von Texten sind grundsätzlich die Eigenarten des jeweiligen literarischen Genus zu berücksichtigen.[7]

---

5 Die gewünschte Alternative wäre also Weimar ohne Hitler, Osteuropa ohne Stalin und Iran ohne den Ayatollah, und vielleicht auch Alexander in Karthago; Alexander wäre vermutlich auch noch nach Amerika gesegelt, das heute »Alexandria« hieße.

6 Um beim Beispiel Alexanders des Großen zu bleiben: Die Spekulation über seinen »frühen« Tod ist auch deshalb sinnlos, weil bereits in den Jahren zuvor sein – dann noch früherer – Tod wahrscheinlich gewesen war, etwa am Granikos, als ihm Kleitos im letzten Moment das Leben rettete (Plutarch, Vita Alex. 16, 11). Wenn man so will, wäre also der Tod in Babylon rückschauend die unwahrscheinlichere Alternative gewesen, weil Alexander bereits zu Anfang seines Zuges umgekommen wäre, und es gäbe gar keinen »großen« Alexander.

7 So bei Martin (1991), Demandt (1996), Reinsch (1994).

Denn tatsächlich bieten Krankengeschichten einzelner Prominenter der Geschichte reiches Material für die historische Analyse:
- Es handelt sich um gut belegte Einzelfälle, was für bestimmte Epochen der älteren Geschichte besonders wertvoll ist. Handelt es sich um einen Mächtigen oder Reichen, so ist die geschilderte Medizin meist die »Spitzenmedizin« ihrer Zeit, was bei Verallgemeinerungen zu berücksichtigen ist.
- Die Krankheit eines Mächtigen ist von den Zeitgenossen häufig mit Aufmerksamkeit, Angst und Besorgnis aufgenommen worden. Die Versuche, die Krankheit zu verheimlichen und nach außen stark und gesund zu erscheinen, sind gerade bei den prominenten Patienten aller Epochen zu finden. Hier lassen sich sowohl typische Verhaltensmuster auf Seiten der Betroffenen, als auch gesellschaftliche Einstellungen zur Krankheit herausarbeiten.
- Das Interesse der Zeitgenossen für prominente Patienten und das historische Interesse an den Krankheiten der Mächtigen und Berühmten erlauben Rückschlüsse auf die Interessenten selbst. Sigmund Freuds Bemerkungen (1930) über die Biographie treffen auch für die wesensverwandte Pathographie zu. Die Biographie, so Freud, bringe uns die Lebensumstände von Berühmten, deren Werk für uns bedeutsam sei, menschlich näher. Diese menschliche Nähe ähnele derjenigen, die wir zu unseren Vätern, Lehrern und Vorbildern hätten. Indem die Biographie die Distanz zum Berühmten verringere, bewirke sie auch seine Erniedrigung, indem wir »von Gelegenheiten hören, in denen er es nicht besser gemacht hat als wir, uns menschlich wirklich nahegekommen ist« (Freud, 1930/1948: 549f.). Auch das Verhältnis zu unseren Vätern und Lehrern sei so ambivalent, »denn unsere Verehrung für sie deckt regelmäßig eine Komponente von feindseliger Auflehnung«.

Doch nicht nur die Krankheiten einzelner Prominenter der Geschichte beschäftigen die Phantasie. Hinzu kommen Bücher, die den »Geißeln der Menschheit« nachspüren und naiv eine Geschichte der mikrobiologischen Krankheitseinheiten von Adam und Eva bis heute schreiben.[8] Die seuchenhaft verbreite-

---

8 Jenseits aller medizinhistorischen Methodik und in seiner Naivität kaum zu übertreffen ist das jüngst erschienene monumentale Werk (1399 Seiten) von Stefan Winkle, *Geisseln der Menschheit. Kulturgeschichte der Seuchen*, Düsseldorf, Zürich 1997; Leseprobe: »Der Ursprung der Lepra verliert sich im Nebel der Vorzeit« (S. 3). Aber solche Bücher verkaufen sich und finden ihr positives Echo in der Sensationspresse; DER SPIEGEL (24/1997: 200) preist es als »das deutsche Standardwerk zur Seuchengeschichte«.

ten Infektionskrankheiten faszinieren Fachwelt und Laien. Es herrscht die Vorstellung, daß der heutige Kenntnisstand über Infektionskrankheiten den End- und zugleich Hochpunkt einer Entwicklungslinie darstellt; aus »primitiven« und »falschen« Vorstellungen der Vergangenheit habe sich vor etwa einem Jahrhundert die Bakteriologie gelöst und naturwissenschaftlich die biologische Realität der Infektionskrankheiten aufgedeckt. Je nach Kenntnisstand und Vorlieben der meist mikrobiologisch geschulten Verfasser von einschlägigen Überblicksarbeiten werden aus den Jahrtausenden diejenigen Namen ausgewählt, die als vermeintliche Wegbereiter, Vorkämpfer und Heroen »ihrer Zeit voraus« und damit unserer eigenen nahe gewesen sein sollen. Diese Geschichtsbetrachtung nach Art der Hagiographie läßt den römischen Gelehrten Varro und den Renaissance-Arzt Fracastoro genial das Wesen der Mikroben vorausahnen. Der naturforschende Jesuit Athanasius Kircher und der niederländische Autodidakt Antony von Leeuwenhoek (17. Jahrhundert) erscheinen als sympathische, in ihrer Zeit unverstandene Vorläufer der mikroskopischen Erregerkunde. Bei denjenigen Forschern, die in ihrer eigenen Zeit Ruhm und Erfolg ernteten, wie etwa Robert Koch, Emil von Behring und Paul Ehrlich zu Beginn des 20. Jahrhunderts, werden »Genialität« und Schaffenskraft besonders hervorgehoben und ihr Wirken als losgelöst von der jeweiligen Zeit gesehen.

Die Krankheitseinheiten der Mikrobiologie, in Form der Bakterien gerne auch als personalisierte »Feinde« imaginiert, werden hierbei als feststehende, gleichsam unveränderliche Naturgewalten aufgefaßt. Die retrospektive Diagnose wird solcherart nicht als methodisches Problem empfunden, sondern als schwierig gilt alleine, die modernen Krankheitseinheiten in historischen Schilderungen zu erkennen, die als »fehlerhaft«, »ungenau« und »lückenhaft« empfunden werden.

Primärerleben

Die im ersten Abschnitt erwähnten Mißverständnisse rühren, abgesehen von einer allgemeinen Unkenntnis historischer Methoden, daher, daß man annimmt, »Krankheit« bzw. Krankheitseinheiten seien definierte Größen des Naturgeschehens, die unabhängig von der Kultur »existierten«. Bevor diesem Problem hier näher nachgegangen wird, sei die Frage des »Primärerlebens« von

Krankheit angerissen. Gibt es nicht ein »krank sein« auf einer Ebene der Wahrnehmung vor bzw. außerhalb der Medizin? Und ist nicht diese subjektive Wahrnehmung epochenunabhängig?[9]

Die Annahme, daß »Primärerfahrungen« in verschiedenen Kulturen und Zeiten ähnlich gewesen sind, erscheint plausibel, läßt sich jedoch für die historische Analyse kaum nützen, wie ein Beispiel aus einer »fernen« Epoche verdeutlichen mag: Es handelt sich um die Krankengeschichte des byzantinischen Kaisers Alexios I. Komnenos (1081 [geb. ca. 1057] -1118), überliefert von seiner Tochter Anna (1083-1148/55), der (einzigen) byzantinischen Geschichtsschreiberin[10]. Anna war in der hippokratisch-galenischen Heilkunde theoretisch gut bewandert. Daher versuchte sie in ihrem Geschichtswerk auch, die langwierige Krankheitsgeschichte ihres Vaters Alexios nach dem Stand der zeitgenössischen Medizin zu erklären.

Doch im Zusammenhang mit »Primärerfahrung« von Krankheit interessieren nicht diese Konzeptualisierung, sondern direkte Äußerungen des Kranken selbst, die Anna, freilich stilisiert nach den Regeln des literarischen Genus, in dem sie sich bewegte, überliefert hat. So liest man bei Anna:

»Oftmals hörte ich, wie er [Alexios] zur Basilis [Kaiserin] sprach und sich bei ihr gleichsam beschwerte über die Krankheit: ›Was ist nur mit meiner Atmung los? Ich will tief und voll einatmen und mich von dem quälenden Druck, der auf dem Herzen liegt, gleichsam erleichtern; doch obwohl ich das immer wieder versuche, kann ich nicht ein einziges Mal auch nur einen Bruchteil des drückenden Gewichts loswerden, der Rest liegt mir immer noch wie ein ganz schwerer Stein (*kathaper tis lithos barytatos*) auf dem Herzen‹«.

Die von Anna wohl authentisch wiedergegebene Äußerung des Kranken zeigt dessen »Primärerleben« einer für ihn unbegreiflichen und (lebens)bedrohlichen Krankheit. Das Gefühl der Schwere bzw. Enge der Brust bei einem Mann von Anfang 60 ist auch dem heutigen Leser vertraut – von der *Angina pectoris*, die ihren Namen dem Empfinden der Kranken verdankt. Der Medizinhistoriker

---

9 Nach Seidler (1978: 404), ist es »prinzipiell gleichgültig ..., ob sie [die Primärerfahrung] ein Kranker in der abendländischen Antike, bei einem asiatischen Nomadenstamm, in einem Renaissancepalast oder in einer Sozialwohnung der Neuzeit erlebt: ein Fiebernder empfindet sich schwach und unruhevoll ... Alle Deutungen von Reaktionsweisen auf das eigene oder andere Kranksein müssen ein solches Grunderleben zum Ausgangspunkt haben; auf dieses Grunderleben bezieht sich auch jede Kultur- und Epochenspezifität«.

10 Anna Komnene, *Alexias* XV 11, 4 (Übers. Reinsch 1996: 550); vergl. Leven (1988) und Reinsch (1994: 261-263).

Henry Sigerist hat in seinem autobiographischen Essay »Das Leben unter dem Schatten« (1953) als ein Symptom seiner ernsten Herz- und Gefäßerkrankung »einen Druck auf der Brust« genannt (Sigerist 1968: 148). Naturgemäß sah Sigerist als Arzt auf dem Kenntnisstand seiner Zeit den Zusammenhang zwischen organischen Veränderungen und dem bedrohlichen Symptom. Die Vermutung, Alexios habe [als erster literarisch überlieferter Fall] an fortschreitender Angina pectoris gelitten, ließe sich stützen durch weitere von seiner Tochter geschilderte Symptome. Daraus könnte man folgern, daß das »Primärerleben« dieser Krankheit sich innerhalb von einem Jahrtausend nicht geändert habe und weitergehend, daß »Primärerleben« allgemein eine medizinhistorisch nutzbare Kategorie sei. Doch hiergegen ist einzuwenden, daß es sich in dem geschilderten Fall um einen logischen Zirkelschluß handelt: Indem man die Äußerung des Alexios als »Primärempfindung« einer Angina pectoris auffaßt, wird die retrospektive Diagnose Teil der Argumentation. Denn nur wenn wir diese moderne Diagnose annehmen, wird die »Primärempfindung« deckungsgleich mit der heute bekannten.

Das Beispiel zeigt freilich auch, wo eine rückschauende Diagnose praktischerweise anzuwenden ist, wie es auch täglich geschieht: In der Anamnese erhebt der Arzt die Kranken*geschichte* und zieht aus Schilderungen des »Primärerlebens« erste Schlüsse auf die zugrundeliegende Krank*heit*. Um in dem obengenannten Beispiel zu bleiben, würde die Klage eines heutigen Patienten über ein »Engegefühl« in der Brust, verbunden mit anderen Symptomen, auf die Vermutungsdiagnose der Angina pectoris führen. Indem Beobachtungen und Aufzeichnungen am Krankenbett von anderen Ärzten benutzt werden, bedienen diese sich zwanglos der Methode der retrospektiven Diagnose. Dies ist zulässig, solange man sich in denselben medizinischen Konzepten und auch in denselben kulturellen Vorstellungen bewegt.

Das »Primärerleben« des Kranken wird für den Arzt und andere Beteiligte am ehesten faßbar, wenn es sprachlich ausgedrückt wird (Goltz 1969). Nun ist die Sprache des Kranken wiederum durch zeitspezifische Einflüsse geprägt; es ist daher im Einzelfall kaum abzugrenzen, ob das verspürte und geäußerte »Engegefühl« in der Brust der ursprüngliche Eindruck des Kranken gewesen ist, ob es einem Erfahrungsaustausch mit anderen Leidensgenossen oder auch medizinischen Kenntnissen zu verdanken ist.

Mündlich oder schriftlich überlieferte Krankheitsschilderungen, die das wichtigste Material für den Medizinhistoriker darstellen, lassen sich einteilen in von Ärzten und von medizinischen Laien verfaßte Berichte. Hier geht es freilich nicht um ein Qualitätsurteil, sondern um Texteigenheiten, die bei der Interpretation zu berücksichtigen sind. Es liegt auf der Hand, daß in ärztlichen Berichten die jeweilige medizinische Theorie in jedem Fall enthalten ist. Dies gilt auch für solche medizinischen Texte, die scheinbar theoriefreie »reine Beobachtungen« enthalten wie die hippokratischen *Epidemien*.[11]

In den von medizinischen Laien verfaßten Krankheitsschilderungen ist die zeitgenössische medizinische Sichtweise ebenfalls wirksam geworden. Dies gilt um so mehr, da die Kenntnis der theoretischen Medizin seit der Antike und weit darüber hinaus – bis heute – zur »enzyklopädischen« Allgemeinbildung der höheren Schichten gehörte. Man wird demnach keine »unverfälschte«, d.h. theoriefreie Krankengeschichte, aufgezeichnet von einem medizinischen Laien, finden. Dies gilt auch in den Fällen, in denen der Verfasser nach dem Beispiel des Thukydides ausdrücklich betont, medizinische Kenntnisse beiseite zu lassen.

Bei allen überlieferten Schilderungen dieser Art hat man je nach Ausführlichkeit und Detailtreue im günstigsten Fall eine Krankheitsgeschichte, sei es von Individuen, sei es von dem typischen Verlauf einer Krankheit. Es liegt auf der Hand, daß kein heutiger Arzt lediglich aufgrund der Krankenakten eine handlungsleitende Diagnose stellen würde. Gemessen an den modernen Anforderungen an eine Diagnose lege artis ist jede retrospektive Diagnose historischer Krankheitsschilderungen eine mehr oder weniger wahrscheinliche Spekulation.[12]

---

11 Langholf (1996: 135), vermutet, daß den Fallschilderungen der *Epidemien I* und *III*, außer Beobachtungen, auch bereits Texte des *Corpus Hippocraticum* zugrunde lagen; zu den Fallbeschreibungen der *Epidemien* vergl. Potter (1989).

12 Nach Christian Probst (1990: 289), muß eine moderne Diagnose »notwendigerweise in die Irre gehen, weil der heutige Diagnost hier einen grundsätzlichen Fehler in der ärztlichen Kunst beginge, nämlich über einen Patienten ein Urteil fällte, den er selbst nie gesehen, geschweige denn untersucht hat und von dem ihm auch keine den Anforderungen der modernen Medizin entsprechenden Untersuchungsbefunde vorliegen«; zur Problematik auch Rath (1956: 65f.); Poole/Holladay (1979: 282-286); Leven (1991: 137f.).

Historische Pathologie, Krankheitseinheiten, soziale Konstruktion

Die Vorstellung, daß es eine Geschichte einzelner Krankheiten gäbe, die sich beobachten und analysieren ließe wie die Geschichte einer Pflanzen- oder Tierspezies, setzt voraus, daß die Krankheiten als definierte Einheiten verstanden werden. Unter »Krankheitseinheit« versteht man heute das regelhafte Vorkommen von Krankheitserscheinungen, die sich ätiologisch, morphologisch oder symptomatisch abgrenzen lassen. Die regelhafte Krankheitsentwicklung gestattet eine entsprechende Prognose und begründet standardisierte Therapieformen (Anschütz 1987: 108).

Zahlreiche Konzepte der Medizin, so die im Abendland von der Antike bis in die Neuzeit vorherrschende Humoralpathologie, kommen ohne festumrissene Krankheitseinheiten heutiger Prägung aus (Rothschuh 1978). In der humoralen Krankheitslehre spielten die Mischungen von Säften bzw. Qualitäten eine wichtigere Rolle als lokalisierte Veränderungen von Organen oder Organteilen. Gleichwohl gliederten auch die humoralpathologisch ausgerichteten Ärzte ihre Beobachtungen und Aufzeichnungen in Symptome, Diagnose, Prognose. Insofern als die Begrifflichkeit der modernen klinischen Medizin zum größten Teil auf der antiken griechischen Heilkunde basiert, liegt es nahe, antike Texte im Lichte der gegenwärtigen medizinischen Kenntnisse mißzuverstehen.

In der Neuzeit versuchte erstmals Thomas Sydenham (1624-1689), Krankheitseinheiten abzugrenzen und vergleichbar den Pflanzenspezies zu ordnen (Rothschuh 1978: 166). Seine Einteilung der *species morborum* stützte sich, wie er selbst überzeugt war, auf Beobachtungen von Symptomen nach dem Vorbild des Hippokrates. Sydenhams Einteilung der Krankheitsspezies bedeutete jedoch ein neues Prinzip der Nosologie. Ebenfalls an den Klassifikationsschemata der Botaniker orientierte sich 1731 François Boissier des Sauvages (1706-1767), wovon wiederum Carl von Linné (1707-1778) mit seinen *genera morborum* beeinflußt wurde (1763).

In der ersten Hälfte des 19. Jahrhunderts erschien eine Vielzahl von Arbeiten, die sich mit der Geschichte einzelner Krankheiten befaßten (Bleker 1984: 33-52). Ihren Ausgang nahmen diese Arbeiten zur »historischen Pathologie« bei Philipp Gabriel Hensler (1733-1805), der in seiner 1789 erschienenen »Geschichte der Lustseuche« (Bd. 2, S. 4) den Begriff geprägt hatte. Die »naturhistorische Medizin« Johann Lukas Schönleins (1793-1864), in der die Krankheiten

»ontologisch« erfaßt waren, versuchte, auch historisches Material nutzbar zu machen; die Geschichte der Krankheiten sollte dazu beitragen, Fragen nach deren Wesen, ihrer Heilung und ihrer Ausrottung zu klären. Schönleins Schüler Rudolf Wagner (1805-1864) skizzierte am Beispiel der Syphilis die Geschichte einer Krankheit, die er mit einem lebenden Wesen verglich: Entstanden aus unbekannten äußeren Gründen werde eine Krankheit – unter entsprechenden Bedingungen – endemisch. Sie könne danach so erstarken, die räumliche Begrenzung zu überschreiten und ein eigenes Kontagium zu entwickeln. Auf diese Weise breite sie sich über die Erde aus. In einer nächsten Phase werde das Kontagium – und damit die Krankheit selbst – erblich. Mit diesem System ließen sich historische und gegenwärtige Phänomene der Syphilis recht gut erklären. Wagner war zuversichtlich, sein Modell auch gewinnbringend für die Prognose des weiteren Verlaufs von Krankheiten in ihrer Gesamtheit einsetzen zu können.

Wie schon Hensler sahen auch spätere Forscher den Nutzen der »historischen Pathologie« für die eigene medizinische Gegenwart. Die »historische Pathologie«, die Klima, geographische Faktoren, soziale Gegebenheiten und Ernährungsgewohnheiten berücksichtigen sollte, war damit Teil der aktuellen Medizin bzw. Pathologie. Diese »historische Pathologie« der ersten Hälfte des 19. Jahrhunderts war freilich kaum attraktiv für die naturwissenschaftlich ausgerichtete (Zellular-) Pathologie der zweiten Hälfte des 19. Jahrhunderts und wurde daher später wenig beachtet. Hinzu kam, daß die »historische Pathologie« rückschauend mit der Medizin der Biedermeierzeit verbunden wurde, die man für glücklich überwunden hielt. Die Bestrebungen einer »historischen Pathologie«, die aus der Rekonstruktion der Geschichte bestimmter Krankheiten Nutzen für die Medizin zu ziehen suchte, brachen daher gegen Ende des 19. Jahrhunderts ab[13]. Die neue Leitwissenschaft der Bakteriologie definierte die Krankheitseinheiten, zumindest für den Bereich der Infektionskrankheiten, ätiologisch über den jeweiligen Erreger.

Es gilt nun zu zeigen, daß die solcherart definierten Krankheitseinheiten als wissenschaftliche Tatsachen erst »existieren«, sobald ihnen der jeweilige Erreger – entsprechend den Kochschen Postulaten – zugeordnet ist. Damit sei nicht

---

13 Wenn der »Loimologe« [Pestforscher] Georg Sticker (1860-1960) zu Anfang des 20. Jahrhunderts gleichwohl umfangreiche Untersuchungen in der Tradition der »historischen Pathologie« vorlegte (Sticker 1908/1910/1912), so zeigte er sich darin insofern konsequent, als daß er der Bakteriologie eher skeptisch gegenüberstand. Der »Loimologe« Sticker hat daher auch kaum weitergewirkt.

behauptet, daß es vor der Bakteriologie keine Bakterien oder bakteriellen Krankheiten gegeben hätte, doch sind sie nicht als solche wahrgenommen worden. Krankheitseinheiten der heutigen Medizin können nicht als Naturgeschehen wie Regen oder Blitz, das unabhängig vom wissenschaftlichen Beobachter existierte, aufgefaßt werden. Krankheitseinheiten werden nicht von der Natur definiert, sondern von Wissenschaftlern, die freilich nicht willkürlich vorgehen, sondern ihr jeweiliges Verständnis der in der Natur beobachteten Prozesse zugrunde legen (Schlich 1994: 442f.). Demnach sind Krankheitseinheiten, wie sie in (historischen) Texten niedergelegt sind – und die Texte der Gegenwart gehören ebenfalls in diese Kategorie –, als Argumentationsfiguren aufzufassen, die von historischen Akteuren fortwährend neu ausgehandelt werden.[14]

Die Theorie der »sozialen Konstruktion von Krankheit« besagt, daß Kategorien von Gesundheit und Krankheit ebenso wie die Medizin in ihrer Gesamtheit kultur- und epochenspezifisch sind[15]. Ein Naturwissenschaftler könnte die »soziale Konstruktion« einer Krankheitseinheit akzeptieren, aber zugleich darauf beharren, daß ihr als Faktum die »tatsächliche«, mikrobiologisch definierte Krankheitseinheit als biologische Realität zugrunde läge (Wright/Treacher 1982: 4). Die soziale Dimension von Krankheiten bestünde unter dieser Annahme in der Tatsache, daß bestimmte (Infektions-)Krankheiten mit den sozialen Umständen verbunden sind. Die naturwissenschaftlichen Befunde wären damit gleichsam die feste Größe, die ihrerseits die sozialen und kulturellen Faktoren als Variablen beeinflußte. Doch die naturwissenschaftliche Medizin ist selbst ein soziales Phänomen (Wright/Treacher 1982: 7). Die *Science Studies* der letzten Jahre haben gezeigt, daß im Labor gewonnene naturwissenschaftliche Fakten »eine mögliche Form der Wahrnehmung und Erzeugung von Wirklichkeit« sind[16]. Krankheitseinheiten der modernen Medizin sind daher nicht ahistorische biologische Größen, sondern wie andere Kulturleistungen dem historischen Wandel unterworfen. Damit wird der Wert

---

14 Schlich (1994) zeigt auf, wie die Krankheitseinheit »Kretinismus« durch Theodor Kocher organisch auf die Schilddrüse fixiert wurde; daran knüpften sich Entwicklungen der frühen Transplantationschirurgie, der Endokrinologie bis hin zu neuen sozialmedizinischen Vorstellungen.
15 Rothschuh (1978); Schipperges/Seidler/Unschuld (1978); Kleinmann (1980); Wright/Treacher (1982); nicht alle der zitierten Autoren verwenden auch den Begriff »soziale Konstruktion«; vergl. auch den Beitrag von Thomas Schlich in diesem Band.
16 Zitat aus dem Beitrag von Thomas Schlich in diesem Band.

naturwissenschaftlicher Arbeit nicht gemindert, sondern besser verständlich. Eine Geschichte der (heutigen) Krankheitseinheiten in die älteste Zeit zurückzuverfolgen ist also nicht sinnvoll.[17] Die Bedeutung heutigen medizinischen Wissens für das Studium der Medizingeschichte ist begrenzt (Dean-Jones 1995). Gleichwohl ist es möglich, das Phänomen der ansteckenden Krankheiten bzw. die diesbezüglichen Vorstellungen, Theorien, Bekämpfungsstrategien in ihrer historischen Entwicklung sowohl in begrenzten Epochen als auch über längere Zeit darzustellen.[18] Möglich und sinnvoll ist es auch, historische Krankheitseinheiten in ihrer zeitspezifischen Entwicklung und Wahrnehmung zu analysieren. Hervorgehoben seien hier musterhafte Studien zum »Schwarzen Tod« des 14. Jahrhunderts, zur »Französischen Krankheit« um 1500 und zu AIDS.[19]

Das Beispiel der Krankheit »Tuberkulose« möge verdeutlichen, was die »Entdeckung« der Bakterien für die Krankheitseinheit bedeutete (Schlich 1996; Leven 1997: 98f, 113). Der Krankheitsname »Tuberkulose« war von dem Kliniker Schönlein 1834 geprägt worden, doch hatte es seit der Antike Beobachtungen von »Phthisis«, »Auszehrung«, »(Lungen-)Schwindsucht« gegeben, die allerdings keineswegs als zusammengehörig angesehen worden waren. Im 19. Jahrhundert wurde die Krankheit pathologisch-morphologisch abgegrenzt; die verschiedenen Manifestationen der (aus moderner Sicht *einen*) Infektion galten daher weiterhin als jeweils eigene Krankheiten. So unterschied Rudolf Virchow zwischen »Tuberkulose«, »Phthise« und »Skrofulose«.

Robert Koch wies 1882 den Tuberkelbazillus als spezifische und notwendige Ursache der Infektion nach; durch technische und gedankliche Arbeitsschritte (Extraktion, Züchtung, Färbung, photographische Abbildung) erzeugte er eine zeitspezifische »Repräsentation« des Erregers. Damit war es ihm auch möglich, ein, wie er es nannte, neues »Kriterium« für die Tuberkulose zu

---

17 Hans Zinsser (1935) hatte seinem Buch den Untertitel »Being a Study in Biography, which ... Deals With the Life History of Typhus Fever« gegeben, doch erwies er sich im Text um einiges kritischer als der rhetorisch geschickte Titel zunächst ahnen ließ.
18 Leven (1997); die monumentale *Cambridge World History of Human Disease* (hg. von Kiple 1993) enthält reiches Material und ist ein wertvolles Nachschlagewerk, doch vermißt man grundsätzliche Ausführungen zur Problematik einer Geschichte der Krankheiten. Anmerkungen hierzu finden sich verstreut in den Artikeln, so etwa in dem von Ann G. Carmichael zur »Plague of Athens« (S. 936f.).
19 Bergdolt (1994); Arrizabalaga/Henderson/French (1997); Epstein (1996).

setzen: »In Zukunft wird es nicht mehr schwierig sein zu entscheiden, was tuberkulös und was nicht tuberkulös ist« (Koch 1882/1912: 33).

Indem Koch einen, wie er schrieb, »faßbaren Parasiten« als Auslöser der außerordentlich verbreiteten Tuberkulose benannte, hatte er nicht nur ein medizinisch-wissenschaftliches Problem gelöst. Vielmehr war es seine erklärte Absicht, die öffentliche Wahrnehmung und die Bekämpfungsstrategien des staatlichen Gesundheitssystems bakteriologisch auszurichten. Für Koch war nun die Annahme überholt, »die Tuberkulose als den Ausdruck des sozialen Elends anzusehen« (Koch 1882/1912: 37). Die bakteriologische Anschauung setzte auf gezielte Maßnahmen wie Desinfektion und Isolierung von Erkrankten. Diese zentralstaatlichen Maßnahmen der Gesundheitsfürsorge ließen die »soziale« These der Krankheitsentstehung, d.h. Entstehung infolge von Armut und mangelhafter Bildung als rückständig, ja unwissenschaftlich erscheinen. Die bakteriologische Krankheitsdefinition wurde im Kaiserreich auch als sozialpolitisches Instrument genutzt, um konkurrierende Entwürfe der Gesundheitspolitik, so die Anschauung Rudolf Virchows, mit wissenschaftlicher Autorität zurückweisen zu können.

Der Krankheitsname »Tuberkulose« stand damit seit Ende des 19. Jahrhunderts für ein ganzes Konzept: Der zuvor schillernde Krankheitsbegriff wurde durch die Bakteriologie vereinfacht und auf eine einzige notwendige Ursache zurückgeführt. Doch war damit die Tuberkulose kein ausschließlich naturwissenschaftliches Phänomen geworden; vielmehr knüpften sich an die neue naturwissenschaftliche Definition der Krankheit gesundheitspolitische, soziale und ideologische Folgerungen.

Ein neueres Beispiel für den Wandel der Krankheitsauffassungen betrifft die Krankheitseinheit AIDS (Grmek 1989/1990; Hannaway 1995; Epstein 1996). Anfänglich (1980/81) wurde eine rätselhafte Epidemie als »gay cancer« oder »gay plague« aufgefaßt und als Folge des liederlichen Lebenswandels einer Randgruppe gesehen. Durch Arbeit im Labor wurde ein Virus entdeckt (1983), womit die vorher einer sozialen Minderheit zugeordnete Plage unbekannter Genese eine »normale« Infektionskrankheit geworden ist. Die öffentliche Wahrnehmung von AIDS änderte sich daraufhin, und die Bekämpfungsstrategien wurden auf die Virusätiologie abgestellt[20]. Am Beispiel AIDS er-

---

20 Die kausale Rolle des HIV-Virus als notwendige Ursache im Sinne der Kochschen Postulate ist bis heute nicht zweifelsfrei erwiesen; auf diese Tatsache verweisen nicht nur »rebels

weist sich, daß zeitspezifische Krankheitsauffassungen einem gelegentlich dramatischen Wandel unterliegen können. Sie sind daher nicht als unveränderbare Maßstäbe historischen Geschehens nutzbar.

Drei Fallbeispiele

Die medizinische Lehre und Praxis bezog sich bis gegen die Mitte des 19. Jahrhunderts standardmäßig auf die überlieferten Texte. Die Tradition, etwa der Humoralpathologie und der ihr zugehörigen Schriften, bot der aktuellen Medizin sowohl Erfahrungsmaterial als auch autoritativen Rückhalt. So war auch »hippokratische Medizin« bzw. das, was man dafür hielt, ein Teil der lebendigen Medizin – zuletzt noch in der »Krise« der Medizin nach dem Ersten Weltkrieg (Bothe 1991).

Um die überlieferten Texte nutzbar für die eigene Praxis zu machen, waren Terminologie und Inhalt den zeittypischen Vorstellungen und eventuellen neuen Erkenntnissen anzupassen. Dieses Problem stellte sich den Ärzten seit der Antike. So interpretierte Galen (129 – ca. 210 n. Chr.) die hippokratischen Texte, die zu seiner Zeit bereits mehr als ein halbes Jahrtausend alt waren, nach seinem zeitgenössischen Kenntnisstand. Wiederum ein halbes Jahrtausend später adaptierten arabisch-islamische Ärzte wie Rhazes (ca. 865-925) die hippokratisch-galenische Medizin. Hierbei wurden keine rückschauenden Diagnosen im modernen Sinne gestellt, sondern Galen und Rhazes waren gewiß, daß ihr medizinisches Konzept mit demjenigen ihres Quellenautors exakt übereinstimmte. Und dies war auch weitgehend der Fall. Galen war überzeugt, daß er als ein »Hippokratiker« reinsten Wassers mitunter die hippokratischen Texte besser interpretieren könne als der Meister von Kos selbst. Rhazes wiederum bewegte sich ein halbes Jahrtausend nach Galen in »galenischen« Denkvorstellungen. Im Unterschied zu derartigen *Anverwandlungen* überlieferter medizinischer Texte bedeutet die moderne retrospektive Diagnose einen klaren Bruch im Denken. Die retrospektive Diagnose beginnt mit der Bakteriologie

---

Fortsetzung Fußnote 20
without a cause of AIDS«, vergl. Booth (1988) und Grmek (1989/90: 81). Epstein (1996: 105-178) zeigt die vielfältigen wissenschaftspolitischen und wissenschaftssoziologischen Aspekte der scheinbar rein naturwissenschaftlichen Frage, ob das HIV-Virus die Ursache von AIDS sei.

Ende des 19. Jahrhunderts – ein neues wissenschaftliches Erklärungsmodell für (Infektions-)Krankheiten soll nun auch die Geschichte erklären. Die Beispiele der attischen »Pest«, der »Mumpsepidemie« auf Thasos und der Krankheit *ğudarī* bei Rhazes sollen den Unterschied zwischen Anverwandlung, retrospektiver Diagnose und historischer Deutung zeigen.

1. Beispiel

Unter den historischen Seuchenschilderungen nimmt diejenige des Thukydides (II 47-54) eine einzigartige Stellung ein. Das dramatische Bild der »Pest« in Athen 430 v. Chr. wurde stilbildend in der griechischen Geschichtsschreibung: Autoren, die »klassisch« eine Seuche schildern wollten, nahmen Maß an Thukydides, sowohl in der Wortwahl als auch im Aufbau der Darstellung. Das in der griechischen Literatur allgemein sehr häufige Phänomen der *mimesis* (»Nachahmung«) führte dazu, daß noch byzantinische Geschichtsschreiber des 15. Jahrhunderts Pestschilderungen in thukydideischem Stil verfaßten. Dieses literarische Gesellschaftsspiel der Gebildeten war in der Antike hochgeschätzt, auch wenn Lukian von Samosata (ca. 120 – ca. 180 n. Chr.) darüber spottete[21]. Die Ausstrahlungskraft der thukydideischen Schilderung lag freilich nicht in ihrer medizinischen Detailtreue, sondern in dem komplexen Gesamteindruck der Seuche als Bedrohung der Zivilisation auf allen Gebieten.[22]

Die nur wenige Druckseiten umfassende Schilderung des Thukydides ist in vielerlei Hinsicht bemerkenswert und für die historische Interpretation ergiebig:

– Thukydides war Augenzeuge und auch selbst erkrankt; außer Thukydides gibt es keine andere, d.h. von ihm unabhängige Quelle.
– Die epochale Seuche ist im Werk eines Geschichtsschreibers geschildert, der neue Maßstäbe für das Genus setzte.
– Thukydides schildert »typische« Symptome, wobei die Abfolge der Krankheitserscheinungen sich logisch entwickelt. Die Krankheit scheint durch die Körper von Kopf bis Fuß hindurchzugehen. Hinzu kommen eigenartige Begleitumstände wie die Erkrankung von Tieren.

---

21 Lukian, *Quomodo historia conscribenda* 15 (Ed. M.D. McLeod, Luciani opera, Vol. III, Oxford 1980: 296f.)
22 Der Roman *La peste* (1947) von Albert Camus zeigt die anhaltende Wirkung der thukydideischen Schilderung, vergl. auch Demont (1996).

– Thukydides, der mit der zeitgenössischen Medizin vertraut ist, gibt vor, bewußt fern der Medizin zu beobachten; er schildere nur die Zeichen der Krankheit, ohne über ihren Ursprung zu spekulieren. Gleichwohl sind inhaltliche Überschneidungen mit der hippokratischen Medizin offenkundig.
– Die »Pest« bewirkt in Athen, der »Schule von Hellas« (Thuk. II 41, 1), als welche die Stadt zuvor erschien, innerhalb kürzester Zeit den Zerfall aller Werte und aller sozialen Bande. Thukydides prägte hierfür den Begriff der *anomia* (»Sittenlosigkeit«).
– Die »Pest« erscheint innerhalb des »Dramas von Athen«, als welches das thukydideische Werk aufzufassen ist, als die Peripetie. Nach diesem Wendepunkt ist die optimistische Erwartung, den Peloponnesischen Krieg zu gewinnen, geschwunden. Die »Pest« ist die erste in einer Kette verhängnisvoller Katastrophen, die fast 30 Jahre später die totale Niederlage Athens besiegeln. Doch im Unterschied zu anderen Schicksalsschlägen, für die sich menschliche Verantwortliche benennen lassen, erscheint die »Pest« den Zeitgenossen als Schlag des Himmels, Thukydides hingegen als ein Walten der *tyche* (»Schicksal«). Die Bedeutung der »Pest« für den viel späteren Untergang Athens hat zu allen Zeiten die Phantasie angeregt. Hinzu kommt, daß während der »Pest«, obwohl nicht unbedingt an ihr, auch Perikles gestorben ist, der attische Stratege, der Athen in den Krieg geführt hatte, und wie der ihm wohlgesonnene Thukydides glauben macht, einer erfolgreichen »Ermattungsstrategie« gefolgt sei. So scheint es, als habe die »Pest« den Garanten des attischen Sieges oder doch mindestens eines Remis' hinweggerafft – fürwahr ein Feld für Spekulation: Athen als Sieger des peloponnesischen Krieges!

An modernen Deutungsversuchen der thukydideischen »Pest«-Schilderung herrscht angesichts der Vielschichtigkeit des Textes kein Mangel. Die attische »Pest« ist unter zeitgenössisch-medizinischen, allgemeinhistorischen, sozialen, religiösen und literaturgeschichtlichen Aspekten zu deuten.[23]

Thukydides' »Pest«-Schilderung hat auch Galen beschäftigt, sah er doch hierin wichtige Beobachtungen eines intelligenten »Laien« (*idiotes*) und meinte, Übereinstimmungen zwischen der attischen und der Antoninischen »Pest« des 2. Jh. n. Chr., die er selbst erlebt hatte, zu erkennen. Galen verfaßte nach eigener Aus-

---

23 Beste Gesamtanalyse bei Horstmanshoff (1989), deutsch zusammengefaßt in Horstmanshoff (1992).

sage eine – heute verlorene – (medizinhistorische) Abhandlung über die attische »Pest« und beruft sich ferner in terminologischen Fragen gerne auf Thukydides[24]. Für Galen war es überhaupt nicht problematisch, eine Seuche des Jahres 430 v. Chr. mit einer »Pest« seiner eigenen Zeit zu identifizieren. Von den weiter unten zu erörternden retrospektiven Diagnosten unserer Zeit unterscheidet sich Galen allerdings in einem wichtigen Punkt: Weder die attische »Pest« noch die Antoninische »Pest« seiner eigenen Gegenwart waren für ihn nosologische Einheiten. Vielmehr waren beide Seuchen eine »Pest« in dem Sinne, daß sie als Fieberkrankheiten innerhalb kurzer Zeit eine hohe Sterblichkeit verursachten (Leven 1997: 20f.) und auch sonst einige Symptome gemeinsam hatten. Galen interessierte sich auch deshalb so sehr für Thukydides' »Pest«-Schilderung, weil er es hier mit einem der höchstgeschätzten Autoren der griechischen Klassik zu tun hatte. Ähnlich wie in der Literatur allgemein war auch in der medizinischen Schriftstellerei die Vorliebe für »klassische« Vorbilder verbreitet. So finden sich auch bei späteren griechischen Ärzten Zitate aus Thukydides, der damit fast den Rang einer medizinischen Autorität erhielt, freilich aus der Sicht der Ärzte stets als ein *idiotes* gelten mußte.

Gegenüber den antiken Anverwandlungen des thukydideischen Textes und differenzierten modernen Deutungsversuchen nimmt sich die retrospektive Diagnose wie ein armer Verwandter aus.[25] Versatzstücke aus der thukydideischen Schilderung erscheinen als Ausweis von Bildung auch in klinischen Handbüchern.[26] Für Émile Littré, der in den Jahren 1839 bis 1861 die letzte vollständige Ausgabe des *Corpus Hippocraticum* schuf, war die »Pest« von Athen mit keiner modernen Krankheit zu identifizieren. Littré erkannte ein merkwürdiges, oft übersehenes Phänomen in den modernen Abhandlungen über die thukydideische »Pest«:[27] Die Schilderung ist derart charakteristisch,

---

24 Galen, *De difficultate respirationis* II 7 (Ed. Kühn, Bd. VII, S. 851); vgl. Kudlien (1971: 132f.).
25 Überblick über die medizinischen Deutungen bei Leven (1991).
26 So vermerkt Harrison, *Principles of Internal Medicine*, Vol. I, New York 1994: 499), unter dem Stichwort »Immunization«: »The first, active immunization, can be traced at least as far back as Thucydides, who noted that people surviving epidemics of plague in Athens were spared during later outbreaks of the same disease«. Zur Beobachtung des Thukydides, die hier richtig widergegeben, aber falsch interpretiert ist, vergl. Leven (1993b: 59).
27 Littré, Ed. Hippocrate, Vol. V (= Einleitung zu den hippokratischen Epidemien II), S. 64; nur der beschränkte Raum hindert uns daran, Littrés Beobachtung hier erneut zu bestätigen; Übersetzung auch bei Leven (1997: 18f.).

daß sie fast immer wörtlich (übersetzt) wiedergegeben wird; man kann Thukydides' Schilderung kaum paraphrasieren, weil die Worte des Geschichtsschreibers bis zur Rätselhaftigkeit knapp sind.

In modernen Deutungsversuchen werden meist Teile des Textes zitiert, in denen bestimmte für die jeweilige Argumentation wichtige Angaben zur Symptomatik und Epidemiologie vorkommen. Diese werden dann mit modernen Kategorien gemessen. Wenn man einmal von völlig unhaltbaren Vergiftungshypothesen, etwa durch Mutterkornalkaloide oder Arsen, absieht, sind nur Infektionskrankheiten als mögliche Auslöser der attischen »Pest« vermutet worden. Die Vorschläge reichen von der unwahrscheinlichen Beulenpest über recht plausible Vorschläge wie Fleckfieber und Pocken bis zu exotischen Kandidaten wie Tularämie und Rift Valley Fieber.[28] Jede dieser Deutungen hat ihre – gelegentlich sendungsbewußten – Vertreter. Die entschiedensten Diagnose-Vorschläge stammen von klinisch tätigen Mikrobiologen, die ihr jeweiliges Forschungsobjekt mit größter Genauigkeit im thukydideischen Text beschrieben glauben.[29] Bei diesen »Ferndiagnosen« werden oft Krankheiten ausgemacht, die gerade erst in den Blick der Forschung geraten sind.[30]

Allgemein anerkannt wird allerdings, daß auf keine heute bekannte Infektionskrankheit *alle* Merkmale der athenischen »Pest« zutreffen. Einerseits ist die Schilderung der Symptome und sonstigen Begleitumstände recht kurz, doch zugleich äußerst vielgestaltig. Es ist also nicht möglich, auf Anhieb eine einzige Krankheit zu benennen. Dieses Dilemma hat zu verschiedenen Lösungsversuchen geführt, die geradezu grundsätzlichen Charakter für alle retrospektiven Diagnosen haben (Poole/Holladay 1979: 295; Leven 1991: 139). So hat man

---

28 Erwähnt seien auch die seit 1991 neu vorgetragenen Hypothesen, die immer absurder werden: Lhassa-Fieber, »inhalation anthrax« und »fungal poison«, vergl. Smith (1992) und Bellemore/ Plant/ Cunningham (1994).

29 Langmuir (1985) prägte für das einzigartige Bild der attischen Pest den Begriff »Thucydides Syndrome« und sah darin eine Kombination von Krankheiten (Influenza, Staphylokokken, Impetigo). Damit reihte sich sein Vorschlag in die große Gruppe der konventionellen Deutungsversuche ein; bemerkenswerterweise konstruierte Langmuir so aus einer historischen Schilderung eine Art Krankheitseinheit.

30 So schlagen Thwaites/Taviner/Gant (1997) für den »Englischen Schweiß« der Jahre 1485-1551 als »tentative conclusion« eine Hanta-Viren-Epidemie vor; charakteristischerweise fordern sie selbst eine molekulargenetische Bestätigung dieser These, die sie freilich schuldig bleiben.

angenommen, Thukydides habe die Seuche »fehlerhaft« beschrieben, so daß sie kaum zu erkennen sei; ungeachtet dessen »existiere« die Krankheit jedoch, möglicherweise an einem unbekannten Ort. Denkbar ist weiterhin, daß die Krankheit ausgestorben ist, was auch in Einklang stände mit antiken Quellen. Zu berücksichtigen ist ferner das Phänomen der »neuen« Krankheiten, daß nämlich Infektionskrankheiten in einer »virgin population« beim ersten epidemischen Auftreten besonders heftig verlaufen und sich dann in endemische Kinderkrankheiten wandeln. So scheinen exanthematische Krankheiten wie Masern und Pokken bei ihrer Einschleppung nach Amerika in der Neuzeit unter den Indianern und bei Inselpopulationen verheerend gewirkt zu haben[31]. Hier gilt allerdings die gleiche Skepsis gegenüber den Krankheitseinheiten. Sofern eine historische Seuchenschilderung einen einzigen Ausbruch betrifft und keine weiteren Nachrichten über späteres, eventuell endemisches Vorkommen unter abgeschwächtem oder verändertem Bild vorliegen, ist nicht erkennbar, ob es sich bei späteren Ausbrüchen um eine andere Krankheit handelt.

Vielleicht hat Thukydides auch verschiedene Krankheiten als Symptome einer einzigen gedeutet. In der Tat kann man die geschilderte Symptomatik durch die Annahme mehrerer Infektionskrankheiten (z.B. Pocken und Fleckfieber) erklären, doch eine derartige Erklärung ist so spekulativ, daß sie nahezu wertlos ist. Denn für jede Symptomvariante könnte man eine andere Krankheit verantwortlich machen.

Schließlich ist es möglich, daß die Krankheit in den folgenden Jahrhunderten ihr Erscheinungsbild derart gewandelt hat, daß sie heute anders erscheint, als Thukydides sie geschildert hat. Die plausible Hypothese eines Gestaltwandels von (Infektions-)Krankheiten im Sinne einer biologischen Evolution hat für die retrospektive Diagnostik entscheidende Konsequenzen: Daraus folgt nämlich, daß eine heute bekannte Krankheit, die mit der thukydideischen Schilderung übereinstimmt, gerade deshalb *nicht* als Äquivalent zur attischen »Pest« angesehen werden darf. Denn es wäre unwahrscheinlich, daß sich in den 25 Jahrhunderten seit Thukydides das Bild einer (Infektions-)Krankheit *nicht* gewandelt hätte. So ist ein Argument, das die Schwierigkeiten der retrospektiven Diagnose erklären sollte, ein grundsätzliches Argument gegen jeden derartigen Versuch.

Nach medizinhistorischem Forschungsstand ist es grundsätzlich unmög-

---

[31] Le Roy Ladurie (1973: 682-689).

lich, die »Pest« von Athen mit einer modernen Infektionskrankheit zu identifizieren (Leven 1991: 143f.). Die emsige Suche nach einem modernen Krankheitsnamen für die attische »Pest« erscheint als eine Art gelehrtes Gesellschaftsspiel[32], das von der vielschichtigen Natur der thukydideischen Seuchenschilderung geradezu ablenkt. Indem man die Angaben des Geschichtsschreibers allzu wörtlich nimmt und ihm gleichsam »direkte Beobachtung«, ungetrübt von medizinischer Theorie zuschreibt, verkennt man den Charakter des thukydideischen Geschichtswerkes. Thukydides führt nicht die Krankenblätter attischer Seuchenlazarette, wie mancher moderne Diagnost glauben möchte, indem er etwa die Angaben des Geschichtsschreibers auch epidemiologisch auswertet. Thukydides' Geschichtswerk gehört in die Gattung der Kunstprosa. Deshalb ist auch nicht anzunehmen, daß seine Darstellung vollständig bzw. überhaupt »realistisch« ist. Die »Pest«-Schilderung ist daher nicht isoliert als medizinisches Dokument, sondern innerhalb des thukydideischen Gesamtwerkes historisch-kritisch zu deuten, wie es oben angedeutet wurde.

2. Beispiel
Unter den hippokratischen Schriften enthalten die *Epidemien* besonders viele Beobachtungen über Symptome und Krankheitsverlauf einzelner Patienten. Hinzu kommen Schilderungen von häufigen bzw. »typischen« Erkrankungen größerer Kollektive. Einige dieser Fallgeschichten bieten mit ihrer charakteristischen Symptomatik verlockende Ansatzpunkte für eine retrospektive Diagnose. Ein repräsentatives Beispiel findet sich im ersten Buch der hippokratischen *Epidemien*.[33] Dort werden Krankheiten des Frühjahrs auf der Insel Thasos geschildert:

»Bei vielen zeigten sich einseitige und beidseitige Schwellungen (*eparmata*) an den Ohren, bei den meisten ohne Fieber, so daß sie nicht zu liegen brauchten. Manche hatten auch etwas Temperatur. Bei allen erlosch die Krankheit, ohne ihnen zu schaden ... Binnen kurzem, bei einigen auch nach längerer Zeit, traten schmerzhafte Entzündungen (*phlegmonai*) in einem Hoden, bei manchen auch in beiden auf.«

---

32 Smith (1992: 103): »self-indulgent parlour game for classical scholars and medical historians alike«; vergl. Morgan (1994: 208).
33 [Hippokrates], *Epidemien* I 1a (Ed. Littré, II: 600f.), dt. Übers. nach Hippokrates, übers. Diller: 16f.

Bei dieser Schilderung liegt der Gedanke an eine *Parotitis epidemica* (Mumps) mit nachfolgender Orchitis außerordentlich nahe[34]. Doch zeigt dieses Beispiel die erwähnte Möglichkeit, daß vielleicht eine Krankheit, die heute unbekannt ist, die gleichen Symptome verursacht wie die *Parotitis epidemica*. Diese Vermutung läßt sich weder beweisen noch widerlegen. Die Gewißheit Mirko Grmeks (Grmek, 1983/1989: 336), die Diagnose Mumps sei »gesichert«, führt daher in eine falsche Richtung. Wenn die retrospektive Diagnose »Mumps« auf Thasos in den Rang einer Erstbeschreibung einer »klinischen Entität« erhoben wird,[35] so lenkt dies von den eigentlich interessanten Aspekten ab.

Der hippokratische Autor beschreibt nämlich nicht einzelne Krankheitsbilder, sondern schildert ein komplexes Geschehen – den Zusammenhang von Wetter, Jahreszeit und Krankheitszeichen bei Männern, Frauen und Kindern in einem umgrenzten Raum, der Insel Thasos. Es handelt sich um eine klimatologische Theorie der Krankheitsentstehung. Die für ärztliche Kollegen niedergeschriebenen hippokratischen *Epidemien* sollten insbesondere für die Prognose von individuellen und Massenerkrankungen nützlich sein. Dem hippokratischen Autor ging es nicht um eine »Diagnose« im modernen Sinne des Wortes. In diesem Zusammenhang interessiert auch die Feststellung des hippokratischen Autors, daß die Ohrschwellung bei Männern und männlichen Jugendlichen, die in die Palaistrai und die Gymnasia gingen, kaum jedoch bei Frauen aufgetreten sei. Die unterschiedliche Erkrankungshäufigkeit wird der moderne Leser auf die Verbreitungsweise der vermuteten viralen Infektion zurückführen. Der hippokratische Autor vermied jede Spekulation, doch in spätantiken Kommentaren, so in demjenigen des Palladios (6. Jh. n. Chr.), finden sich Erklärungsversuche: Palladios meinte, Frauen blieben von der krankmachenden Luftverderbnis fern, weil sie sich im Hause aufhielten (Leven 1993b: 49). Diese Erklärung basiert ihrerseits auf der hippokratisch-galenischen Miasma-Lehre, mit deren Hilfe man Massenerkrankungen, jahreszeitliche Häufungen und Verschontbleiben wissenschaftlich erklären konnte (Leven 1993b). Zugleich spiegelt sich in der Anwendung dieser Theorie durch den antiken Kommentator die soziale Realität antiken Frauenlebens wider.

---

34 Diese Diagnose wird daher in modernen Ausgaben bzw. Übersetzungen gerne in die Überschrift dieses Kapitels gesetzt.
35 In der *Cambridge World History of Human Disease* (hg. Kiple, 1993: 888), wird Hippokrates zugeschrieben, »to have first recognised mumps as a distinct clinical entity«.

3. Beispiel

Der persisch-arabische Arzt Rhazes (ca. 865-925), der in der Weite und dem Umfang seines Werkes Galen nacheiferte, verfaßte eine Schrift über »Pokken« und »Masern« (*Kitāb fī-l-ǧudarī wa-l-ḥaṣba*).[36] Hierbei handelte es sich um zwei von Rhazes nosologisch nicht scharf voneinander geschiedene »pestilenzialische« Krankheiten, die zu seiner Zeit im Vorderen und Mittleren Orient häufig waren. Rhazes war theoretisch der hippokratisch-galenischen Säftelehre und dem Konzept der *Miasmata* verpflichtet, womit er die Ursachen, das Vorkommen und den Verlauf der exanthematischen Krankheit(en) erklären konnte.

Insbesondere seine Symptomschilderungen haben ihm in der modernen Literatur den Ruhm des »größten Kliniker[s] des Mittelalters« (Diepgen 1949: 176) eingetragen, der »unvoreingenommen« am Krankenbett beobachtet habe. Diese moderne Wertung ist anachronistisch, indem sie unverhohlen den »Kliniker« als den idealen Arzttyp propagiert (und ihm als unsympathisches Gegenbild den »Buchmediziner« gegenüberstellt). Hierzu fügt sich auch, daß Rhazes als »Krankenhausdirektor« gilt, womit Assoziationen an neuzeitliche Verhältnisse geweckt werden. Ob Rhazes mit dem aus dem 19. Jahrhundert stammenden Begriff des »Klinikers« treffend charakterisiert ist, sei bezweifelt. Die Originalität seiner »unvoreingenommenen« Symptomenschilderungen wird sich erst beurteilen lassen, wenn eine genaue Quellenanalyse der von ihm benutzten Schriften früherer Ärzte durchgeführt sein wird, um den Anteil von Rhazes' eigener Beobachtung zu erkennen (Ullmann 1970: 129).

Zu betonen ist, daß *ǧudarī* und *ḥaṣba*, wie Rhazes sie auffaßt, nicht mit den modernen Krankheitseinheiten »Pocken« und »Masern« gleichzusetzen sind. Vorausgesetzt die Symptome der Pocken wären im 10. Jahrhundert dieselben gewesen wie im 20. Jahrhundert – eine gewagte Hypothese –, so entsprächen die *ǧudarī* und *ḥaṣba* einem Ensemble exanthematischer (Kinder-)Krankheiten, so Pocken, Masern, Röteln, Scharlach, Windpocken etc.; das kann nicht verwundern, denn Rhazes beobachtete, schilderte und systematisierte medizinische Phänomene aus der Perspektive der galenischen Medizin. Getreu seiner Arbeitsweise der Anverwandlung antiker Quellen suchte er bei Galen auch Angaben über die »pestilenzialischen« *ǧudarī*. Und tatsächlich fand er ver-

---

36 Ullmann (1970: 133); Leven (1993a: 347); *ǧudarī* bzw. *ḥaṣba* sind die modernen arabischen Wörter für die beiden Krankheiten.

streute Notizen Galens über eine Krankheit, die er mit den *ǧudarī* gleichsetzte. Freilich hielt Rhazes' Galens Ausführungen hierzu für unvollständig und ergänzungsbedürftig, was ein nicht zu unterschätzendes Motiv für die Abfassung seiner Monographie war (Leven 1993a: 347f.). In diesem Zusammenhang ist ein Mißverständnis moderner Diagnosten auszuräumen. In der Literatur über die Geschichte der Pocken hält sich hartnäckig die Meinung, Rhazes habe die von Galen erwähnte Antoninische »Pest« des 2. Jh. n. Chr. mit den *ǧudarī* seiner eigenen Zeit identifiziert.[37] Indem man die *ǧudarī* wiederum mit den Pocken gleichsetzte, erscheint die Antoninische »Pest« als Einbruch der Pocken in den Mittelmeerraum. Diese Theorie basiert auf einer flüchtigen Lektüre der Quellen. Denn Rhazes fand seine *ǧudarī* nicht in dem *loimos*, der von Galen geschilderten Antoninischen »Pest«, sondern in Galens Notizen über eine andere »epidemische« Krankheit, die *anthrakes* (»Karbunkel«) (Leven 1993a: 347). Der kurzsichtige Blick auf moderne Diagnosen wollte sich hier offensichtlich über eine historische Autorität absichern.

Ist die »Pest«-Schilderung des *idiotes* Thukydides ein komplexes Stück Kunstprosa, so handelt es sich beim »Pocken«-Traktat des galenistischen Arztes Rhazes um medizinische Fachliteratur. In beiden Fällen erfordert die historische Deutung auch Kenntnis gattungsgeschichtlicher Eigenheiten der untersuchten Literatur. Bei den Schriften des Rhazes bedarf es einer subtilen Quellenkenntnis, einschließlich der antiken Vorläufer, und der zeitgenössischen arabisch-islamischen Kultur, um diese Texte interpretieren zu können (Ullmann 1970).

Paläopathologie und molekulare Medizingeschichte

Eine moderne medizinische Diagnose historischer Krankheitsfälle ist möglich, wenn man Befunde an organischem Material erheben kann, so an Mumien, Knochen und Geweben. Die Paläopathologie rekonstruiert, arbeitend mit denselben naturwissenschaftlichen Methoden wie die gegenwärtige Medizin, das Krankheitsgeschehen der Vergangenheit (Rothschild/Martin 1993; Roberts/Manchester 1995). Die naturwissenschaftliche Gewißheit suggerie-

---

37 Diese ältere Anschauung gelangte durch die Arbeit von Littman/Littman (1974) in die internationale Forschungsliteratur.

rende Paläopathologie hat freilich in ihrer Aussagekraft für die Medizingeschichte innere und äußere Grenzen.

Um mit den *inneren* Grenzen der Paläopathologie zu beginnen, so basiert die Genauigkeit der erzielten Ergebnisse auf der Exaktheit der Methoden, die genauso lege artis anzuwenden sind, wie es die gegenwärtige Medizin tut (bzw. tun sollte). So reicht bei einer vermuteten Infektionskrankheit der Nachweis des Erregers alleine nicht aus, noch weniger der Nachweis von Bruchstücken seiner DNA durch die *P[olymerase] C[hain] R[eaction]*. Es kann sich um eine spätere Keimbesiedlung des Materials handeln, die nicht mit der Lebenszeit des Individuums zusammenhängt. Die Paläopathologie untersucht individuelle Reste; je verfeinerter und technisch anspruchsvoller die Methoden sind, desto weniger Individuen, deren Auswahl noch dazu zufällig ist, können untersucht werden, wie Paläopathologen selbst einräumen: »biological anthropologists are dealing with a sample of a sample of a sample« (Roberts/Manchester 1995: 9). Die Zufallsauswahl betrifft ebenso Geschlecht und Alter. Das untersuchte Material ist in den seltensten Fällen repräsentativ und in seinem Erhaltungszustand durch zufällige Einflüsse bestimmt. Viele Krankheiten, insbesondere schnell tötende Infektionskrankheiten, hinterlassen keine Zeichen an den Knochen, dem wichtigsten Untersuchungsgegenstand der Paläopathologie. Durch Krankheit veränderte Knochen wiederum können durch Umwelteinflüsse eher beeinträchtigt bzw. vernichtet werden als gesunde. Oft ist es nicht möglich, von den beobachteten Knochenveränderungen auf die Todesursache rückzuschließen. Schließlich können Veränderungen an den Knochen auch *post mortem* entstanden sein und sind somit als Artefakte auszuscheiden.

Grundsätzlich dokumentiert das paläopathologische Material einzelne Befunde individueller Krankheitsfälle, über Epidemien lehrt es dagegen wenig. Indem die Paläopathologie mit den Methoden der gegenwärtigen Medizin arbeitet, gehören auch die erzielten Ergebnisse der gegenwärtigen Medizin an. Hier ist die *äußere* Reichweite paläopathologischer Befunde für die Medizingeschichte zu betrachten. Der Medizinhistoriker versteht unter der Geschichte einer Krankheit oder von Krankheiten nicht in erster Linie die naturwissenschaftlich erfaßbare Dokumentation von biologischen Veränderungen. Auf die Problematik des Begriffs der Krankheitseinheiten wurde bereits hingewiesen. Die unterschiedlichen Perspektiven der Paläopathologie und der Medizingeschichte seien an einigen Beispielen erläutert.

Bezüglich der Lepra besteht die Aufgabe des Paläopathologen darin, an mittelalterlichen Knochen die typischen Veränderungen einer Infektion mit *Mycobacterium Leprae* bzw. das Bakterium selbst nachzuweisen. Doch dies ist nicht die Geschichte der Lepra, sondern ein Baustein dazu. Die Medizingeschichte der Lepra besteht darin, die Vorstellungen von Ärzten und Laien, die Ängste, Reaktionsweisen, die Auswirkungen auf das soziale Gefüge, die literarischen und religiösen Traditionen bezüglich einer vielgestaltigen Krankheitsgruppe zu analysieren, die als »Lepra« oder »Aussatz« (und unter zahlreichen weiteren Namen) im Mittelalter geläufig war (Wolf 1986). So ist beispielsweise für die soziale Stellung des Aussätzigen im Mittelalter die religiöse, auf das Alte Testament (*Leviticus* 13-14) zurückgehende Tradition wichtiger gewesen als der medizinische Charakter der Läsionen nach heutigen Kategorien. Es ist für die historische Betrachtung nicht entscheidend, ob jede in den Quellen als *elephantiasis* (griech.), *lobe* (griech.) oder *lepra* (griech./lat.) bezeichnete Erkrankung dem modernen mikrobiologischen Lepra-Begriff entspricht. Mit hoher Wahrscheinlichkeit sind unter den literarisch dokumentierten Fällen von »Lepra« auch »echte« Lepra-Erkrankungen enthalten. Es wäre jedoch anachronistisch, die »unechten« Fälle von Lepra ausscheiden zu wollen (soweit dies überhaupt möglich wäre). Für den Historiker ist eine mittelalterliche Lepra diejenige Krankheit, die von den Zeitgenossen nach den damaligen Kategorien als Lepra angesehen wurde (Jütte 1995: 32).

Eine der beliebtesten Fragen, für die man die Paläopathologie seit dem 19. Jahrhundert immer wieder herangezogen hat, ist diejenige nach dem Ursprung der Syphilis in Europa. Seit etwa 1494 breitete sich epidemieartig eine Krankheit über Europa aus, die als »Franzosenkrankheit« und unter hunderten weiterer Namen, darunter seit 1530 auch »Syphilis« (Fracastoro), bekannt war. Hieran knüpfen sich zwei Fragen, von denen die erste seit dem 16. Jahrhundert erörtert wird: Ist die Seuche durch die Seefahrten des Kolumbus aus der Neuen Welt nach Europa eingeschleppt worden? Seit dem Beginn des 20. Jahrhunderts hat sich die Frage hinzugesellt, ob die »Franzosenkrankheit« mit der mikrobiologisch definierten Krankheitseinheit Syphilis (*Treponema pallidum*, Schaudinn 1905) identisch ist. Beide Fragen konnten bis heute nicht abschließend beantwortet werden – und daran wird sich vermutlich auch nichts ändern.

Die Debatte über den geographischen Ursprung der »Franzosenkrankheit« wurde zu Anfang des 20. Jahrhunderts zwischen deutschen Medizinhistorikern erbittert geführt. Iwan Bloch stritt als »Amerikanist« gegen Karl Sudhoff als

»Anti-Amerikanisten« und den auf seinen Spuren wandelnden Georg Sticker als Anhänger einer Theorie der »Altertumssyphilis«. Medizinische, epidemiologische, philologische und ideologische Argumente wurden herangezogen. In die quellen- und materialreichen Arbeiten floß auch die tagespolitische Problematik der Geschlechtskrankheiten ein.[38] Dieser Streit über den »Ursprung« der Syphilis spiegelte damit die zeitgenössischen Einstellungen verschiedener Lager in der Gesellschaft des deutschen Kaiserreichs zu Moral, Sexualität und öffentlicher Gesundheitspflege wider. Als 500 Jahre nach Kolumbus die Insel Hispaniola (Haiti) wiederum als Ursprungsort einer »Geschlechtspest« vermutet wurde, vermischten sich im öffentlichen Diskurs über AIDS medizinisch-wissenschaftliche und ideologische Argumente in vergleichbarer Weise (Farmer 1992).

Im Streit über den Ursprung der Syphilis spielten seit dem 19. Jahrhundert paläopathologische Beweise bzw. ihr Fehlen eine Rolle. »Amerikanisten« wie Iwan Bloch waren stets erfreut, daß in Europa keine Knochen mit Zeichen der Syphilis aus der Zeit vor Kolumbus bekannt waren bzw. sind.[39] Dies liegt auch daran, daß syphilitische Veränderungen an Knochen diskret bzw. nicht eindeutig für Syphilis sind. Seit einigen Jahren werden Funde im unteritalienischen Metapont als mögliche Belege für das Vorkommen der Syphilis in der griechischen Antike vermutet, doch konnte der Beweis bis heute nicht naturwissenschaftlich abgesichert werden (Dutour 1994: 92-98).

Die vermeintlich einfache Frage nach dem geographischen Ursprung der Syphilis hat sich durch die mikrobiologische Klärung der Krankheitseinheit kompliziert. Man unterscheidet heute vier Treponematosen (Venerische Syphilis, endemische Syphilis, Frambösie/Yaws, Pinta); die jeweiligen Erreger lassen sich elektronenoptisch und serologisch nicht voneinander unterscheiden. Die historische Entwicklung dieser vier Treponematosen und ihr eventueller Übergang ineinander sind spekulativ (Grmek 1983/89: 133-142; Cambridge World History of Human Disease 1993: 1026). Selbst wenn es also gelänge, in den Knochen aus Metapont *Treponemata* nachzuweisen, so wäre

---

38 Hervorgehoben sei die Studie des überzeugten »Amerikanisten« Bloch (1901/1911), dessen Buch, ungeachtet seines zeitgebundenen, auch ideologischen Standpunkts, in seiner Materialfülle und der Eleganz der Darstellung unübertroffen ist; einige Bemerkungen zu dem Streit bei Leven (1997: 53f.).

39 Bloch, Bd. II (1911: 364), war sich auch sicher, daß es solche Funde niemals geben werde, womit er in gewisser Weise bis heute recht behalten hat.

weder der Ursprung der »Franzosenkrankheit« um 1500 geklärt, noch wüßte man, unter welchem Bild die Treponematose in der Antike verlaufen und wie sie von den Zeitgenossen wahrgenommen worden wäre.

Ein hierzu paralleles Phänomen der Zeitgeschichte bildet die Suche nach dem HIV-Virus in eingefrorenen Blutkonserven aus den 60er Jahren (Grmek 1989/1990: 123-131). Tatsächlich lassen sich Einzelfälle nachträglich mit den heutigen Testverfahren (*Elisa*, *Western Blot*) und klinisch (nach den Krankenakten) als frühe AIDS-Erkrankungen diagnostizieren. Sie wurden freilich in ihrer Zeit nicht als solche wahrgenommen, so daß es sich um zwar interessante, doch für das historische Verständnis der AIDS-Epidemie eher marginale Phänomene handelt.

Ähnlich wie bei der Lepra ist die Medizingeschichte der Syphilis nicht durch paläopathologische Befunde neu zu begründen, sondern lediglich zu ergänzen. Die literarischen Quellen aller Genera berichten seit der ältesten Zeit über Krankheiten der Geschlechtsorgane und seit etwa 1500 auch über die »neue« Seuche der »Franzosenkrankheit«, deren Verbreitung vornehmlich auf geschlechtlichem Wege erfolgte. Hier ergeben sich mannigfache Anknüpfungspunkte für historisch-kritische Analysen (Kinzelbach 1995; Arrizabalaga/Henderson/French 1997). Hingegen erscheint die von Mirko Grmek entworfene Vision, die »pathocènose« (Grmek 1983/1989), das Krankheitsspektrum der griechischen Antike, ließe sich auf der Basis von Textquellen und paläopathologischen Befunden nach heutigen Krankheitseinheiten rekonstruieren, spekulativ.[40]

Zusammenfassung: Ein Auftrag an die Medizingeschichte

Die retrospektive Diagnose historischer Krankheitsschilderungen gehört weiterhin zu den Aufgaben, die man der Medizingeschichte zuordnet. Es läßt sich zeigen, daß diese Aufgabenstellung auf einem Mißverständnis beruht und ein anachronistisches Verhältnis zur Geschichte ausdrückt. In der Frage der retrospektiven Diagnose versucht die moderne naturwissenschaftliche Medizin, ihr Verständnis von Gesundheit und Krankheit in die Vergangenheit zu projizie-

---

40 Ungeachtet dessen ist Grmeks Buch aufgrund der breiten Quellenkenntnis und der geschickten Darstellung außergewöhnlich anregend.

ren. Dies geschieht weder systematisch noch gezielt durch Mediziner; vielmehr neigen auch Historiker und Philologen aller Fachrichtungen zu dieser Sichtweise. Die moderne Medizin hat auf alle Fragen von Gesundheit und Krankheit ein derartiges Deutungsmonopol erlangt, daß der Zeitgenosse sich auch beim Blick in die Geschichte kaum davon befreien kann. Der naturwissenschaftliche Gehalt der Medizin gilt heute als »sicher« und einer historischen Kritik entzogen.

Die zunehmend differenzierten Methoden der Paläopathologie erlauben öffentlichkeitswirksame Untersuchungen und Diagnosen. Hierbei handelt es sich um spektakuläre Seuchen wie die Syphilis oder um Prominente der Vergangenheit, deren irdische Überreste subtilen technischen Verfahren unterworfen werden wie etwa im Fall Kaspar Hauser (1996). Hier entsteht in der Öffentlichkeit der Eindruck, daß man historische Fragestellungen mit naturwissenschaftlichen Methoden »lösen« könne. Demnach wäre die Geschichte der Krankheiten ein biologisch-naturwissenschaftliches Geschehen, das aus demselben Stoff gemacht ist wie die Natur.

Die Kernfrage der historischen Deutung bzw. retrospektiven Diagnose von Krankheiten ist jedoch insofern geklärt, als daß die Definition von Krankheitseinheiten innerhalb von verschiedenen medizinisch-wissenschaftlichen Erklärungssystemen, einschließlich des gegenwärtigen mikrobiologischen, eine *kontingente* Kulturleistung ist. Eine retrospektive Diagnose nach heutigen Kategorien erweist sich damit als hochspekulative und in ihrer Aussagekraft sehr begrenzte Gedankenübung.

Der Trend zur »molekularen« Wahrnehmung auch historischer Phänomene entspricht freilich einer in der Medizin allgemein zu beobachtenden Tendenz zur Naturwissenschaft. Publikationen, die den heutigen medizinischen Blick in die Vergangenheit richten, dürfen damit rechnen, eine weitere Leserschaft anzusprechen, sowohl unter Ärzten als auch unter Laien. Eine retrospektive Diagnose erscheint auf den ersten Blick »aktueller« als eine subtile kritische Studie, die nicht diagnostiziert, sondern historisch deutet. Der wissenschaftlichen Medizingeschichte obliegt es, auch solche Leser bzw. Hörer für eine historische Betrachtung zu gewinnen, die bislang von der Möglichkeit einer retrospektiven Diagnose überzeugt sind. Ein wichtiges Mittel dieser Aufklärungsarbeit besteht darin, die hochtechnisierten, aber in ihrer Denkweise konventionellen Bemühungen einer retrospektiven Diagnose nach allen Regeln der (historischen) Kunst zu widerlegen. Hierdurch wird auch dazu beigetragen, den Eindruck, die Medizin sei eine Naturwissenschaft, zu differenzieren. In der Geschichte der Krankheiten wird vielmehr deutlich, daß der Umgang des Menschen mit Gesundheit und Krankheit untrennbar mit seiner sozialen Existenz verbunden ist[41].

Die medizinhistorische Deutung des Krankheitsgeschehens der Vergangenheit ist spannender als eine retrospektive Diagnose und auch aufschlußreicher für das Verständnis der Gegenwart. Indem man etwa die »Lepra« des Mittelalters historisch analysiert, ergeben sich kultur- und sozialgeschichtliche Parallelen zu anderen, ebenfalls mit Ausgrenzung und Abschließung verbundenen Krankheiten verschiedener Epochen. Der Blick in den »fernen Spiegel« kann den Blick durch das Mikroskop ergänzen.

Literatur

Anna Komnene (1996), *Alexias*, übers., eingeleitet u. mit Anmerkungen versehen von Diether R. Reinsch, Köln.
Anschütz, Felix (1987), *Ärztliches Handeln. Grundlagen, Möglichkeiten, Grenzen, Widersprüche*, Darmstadt.
Arrizabalaga, Jon/Henderson, John/French, Roger (1997), *The Great Pox. The French Disease in Renaissance Europe*, New Haven/London.

Bellemore, Jane/Plant, Ian M./Cunningham, Lynne M. (1994), »Plague of Athens – Fungal Poison?«, in: *Journal of the History of Medicine* 49, 521-545.
Bergdolt, Klaus (1994), *Der Schwarze Tod in Europa. Die Große Pest und das Ende des Mittelalters*, München.
Bleker, Johanna (1984), »Die historische Pathologie, Nosologie und Epidemiologie im 19. Jahrhundert«, in: *Medizinhistorisches Journal* 19, S. 33-52.
– (1995), »Windpocken, Varioloiden oder echte Menschenpocken? – Zu den Fallstricken der retrospektiven Diagnostik«, in: *NTM. Internationale Zeitschrift für Geschichte und Ethik der Naturwissenschaften, Technik und Medizin*, N.S. 3, S. 97-116.
Bloch, Iwan (1901/1911), *Der Ursprung der Syphilis. Eine medizinische und kulturgeschichtliche Untersuchung*, 2 Teile, Jena.

---

41 Sigerist (1963: 12), stellte wie selbstverständlich fest: »Wir müssen immer daran denken, daß Heilkunde keine Naturwissenschaft ist, weder reine noch angewandte. Zwar werden im Kampf gegen Krankheit immer naturwissenschaftliche Methoden angewendet, doch gehört die Medizin selbst mehr zum Gebiet der Sozialwissenschaften, da ihr Ziel sozialer Natur ist«; zur neueren Sozialgeschichte der Medizin vergl. Labisch (1996) und Labisch/Spree (1997).

Booth, William (1988), »A Rebel Without a Cause of AIDS«, in: *Science* 239, S. 1485-1488.
Bothe, Detlef (1991), *Neue Deutsche Heilkunde 1933-1945. Dargestellt anhand der Zeitschrift »Hippokrates« und der Entwicklung der volksheilkundlichen Laienbewegung* (= Abhandlungen zur Geschichte der Medizin und der Naturwissenschaften 62), Husum.

Dean-Jones, Lesley (1995), »The Role of Modern Medical Knowledge in the Study of Ancient Medicine« [Tagungsbericht], in: *Society of Ancient Medicine Review* 23, S. 22-24.
Demandt, Alexander (1986), *Ungeschehene Geschichte. Ein Traktat über die Frage: Was wäre geschehen, wenn ...?*, Göttingen, 2. verb. Aufl.
– (1996), *Das Privatleben der römischen Kaiser*, München.
Demont, Paul (1996), »La Peste. Un inédit d'Albert Camus, lecteur de Thucydide«, in: *Antike und Abendland* 42, S. 137-154.
Diepgen, Paul (1949), *Geschichte der Medizin. Die historische Entwicklung der Heilkunde und des ärztlichen Lebens*, Bd. I: *Von den Anfängen der Medizin bis zur Mitte des 18. Jahrhunderts*, Berlin.
Dutour, Olivier et al. (Hg.) (1994), *L'origine de la Syphilis en Europe. Avant ou après 1493? The Origin of Syphilis in Europe. Before or After 1493*. Actes du Colloque International de Toulon, 25-28 Novembre 1993, Paris.

Epstein, Steven (1996), *Impure Science. AIDS, Activism, and the Politics of Knowledge*, Berkeley/Los Angeles/London.

Farmer, Paul (1992), *AIDS and Accusation. Haiti and the Geography of Blame*, Berkeley/Los Angeles/Oxford.
Franken, Franz Hermann (1989/1991), *Die Krankheiten großer Komponisten*, 3 Bde, Wilhelmshaven.
Freud, Sigmund (1930/1948), »Ansprache im Frankfurter Goethe-Haus« [zur Verleihung des Goethepreises der Stadt Frankfurt 1930], in: *Sigmund Freud. Gesammelte Werke*, Bd. 14, Frankfurt, S. 547-550.

Gilbert, Judson Bennett (1962), *Disease and Destiny. A Bibliography of Medical References to the Famous*, London.
Goltz, Dietlinde (1969), »Krankheit und Sprache«, in: *Sudhoffs Archiv* 53, S. 224-269.
Grmek, Mirko D. (1983/89), *Diseases in the Ancient Greek World*, Baltimore/London 1989 [frz. Orig. *Les maladies à l'aube de la civilisation occidentale. Recherches sur la réalité pathologique dans le monde grec préhistorique, archaique et classique*, Paris 1983].
– (1983/90), *History of AIDS. Emergence and Origin of a Modern Pandemic*, Princeton NJ 1990 [frz. Orig. *Histoire du Sida*, Paris 1983].

Hannaway, Caroline (Hg.) (1995), *AIDS and the Public Debate. Historical and Contemporary Perspectives*, Amsterdam/Oxford u.a.

Hippokrates (1994), *Ausgewählte Schriften*. Aus dem Griechischen übersetzt u. hrsg. von Hans Diller. Mit einem bibliograph. Anhang von K.-H. Leven, Stuttgart.

Horstmanshoff, Manfred (1989), *De Pijlen van de Pest. Pestilenties in de griekse wereld (800-400 v.C.)*, Phil. Diss. Amsterdam.

– (1992), »Epidemie und Anomie. Epidemien in der griechischen Welt (800-400 v. Chr.)«, in: *Medizinhistorisches Journal* 27, S. 43-65.

Jütte, Robert (1995), »Lepra-Simulanten. ›De iis qui morbum simulant‹«, in: M. Dinges/Th. Schlich (Hg.), *Neue Wege in der Seuchengeschichte* (= Medizin, Gesellschaft und Geschichte, Beiheft 6), Stuttgart, S. 25-42.

Kinzelbach, Annemarie (1995), »›Böse Blattern‹ oder ›Franzosenkrankheit‹. Syphiliskonzept, Kranke und die Genese des Krankenhauses in oberdeutschen Reichsstädten der frühen Neuzeit«, in: M. Dinges/Th. Schlich (Hg.), *Neue Wege in der Seuchengeschichte* (= Medizin, Gesellschaft und Geschichte, Beiheft 6), Stuttgart, S. 43-69.

Kiple, Kenneth F. (Hg.) (1993), *The Cambridge World History of Human Disease*, Cambridge/New York.

Kleinmann, Arthur (1980), *Patients and Healers in the Context of Culture. An Exploration of the Borderland between Anthropology, Medicine, and Psychiatry*, Berkeley, Los Angeles, London.

Koch, Robert (1882/1912), »Die Ätiologie der Tuberkulose«, in: *Berliner Klinische Wochenschrift* 19 (1882), S. 221-230; wieder abgedruckt in: *Klassiker der Medizin*, hg. v. Karl Sudhoff, Leipzig 1912, S. 10-38.

Kudlien, Fridolf (1971), »Galens Urteil über die Thukydideische Pestbeschreibung«, in: *Episteme* 5, S. 132f.

Labisch, Alfons (1996), »Geschichte, Sozialgeschichte und Soziologie der Medizin. Ein imaginäres Streitgespräch mit Christian Probst«, in: *Sudhoffs Archiv* 80, S. 1-27.

– /Spree, Reinhard (1997), »Entwicklungen und aktuelle Trends in der Sozialgeschichte der Medizin in Deutschland. Rückschau und Ausblick«, in: *Vierteljahrschrift für Sozial- und Wirtschaftsgeschichte* 84, S. 171-210 und 305-321.

Lange-Eichbaum, Wilhelm (1967/1979), *Genie, Irrsinn und Ruhm. Genie-Mythos und Pathographie des Genies*, München/Basel.

Langholf, Volker (1996), »Nachrichten bei Platon über die Kommunikation zwischen Ärzten und Patienten«, in: R. Wittern/P. Pellegrin (Hg.), *Hippokratische Medizin und antike Philosophie*. Verhandlungen des VIII. Internationalen Hippokrates-Kolloquiums in Kloster Banz/Staffelstein (23.-28. Sept. 1993) (Medizin der Antike, hg. v. G. Preiser, Bd. 1), Hildesheim.

Langmuir, Alexander D. et al. (1985), »The Thucydides Syndrome. A New Hypothesis for the Cause of the Plague of Athens«, in: *New England Journal of Medicine 313*, S. 1027-1030.

Leven, Karl-Heinz (1988), »Der Tod des Alexios I. Komnenos«, in: H. Schadewaldt/K.-H. Leven (Hg.), *Akten des XXX. Internationalen Kongresses für Geschichte der Medizin* [Düsseldorf 1986], Düsseldorf, S. 896-904.

- (1991), »Thukydides und die ›Pest‹ in Athen«, in: *Medizinhistorisches Journal* 26, S. 128-160.
- (1993a), »Zur Kenntnis der Pocken in der arabischen Medizin, im lateinischen Mittelalter und in Byzanz«, in: O. Engels/ P. Schreiner (Hg.), *Die Begegnung des Westens mit dem Osten*, Kongreßakten des 4. Symposium des Mediävistenverbandes in Köln 1991 aus Anlaß des 1000. Todesjahres der Kaiserin Theophanu, Sigmaringen, S. 341-354.
- (1993b), »Miasma und Metadosis – Antike Vorstellungen von Ansteckung«, in: *Medizin, Gesellschaft und Geschichte. Jahrbuch des Instituts für Geschichte der Medizin der Robert Bosch Stiftung*, Bd. 11 (1992), Stuttgart, S. 43-72.
- (1997), *Die Geschichte der Infektionskrankheiten. Von der Antike bis ins 20. Jahrhundert*, Landsberg/Lech.

Le Roy Ladurie, Emmanuel (1973), »Un concept. L'unification microbienne du monde (XIVe-XVIIe siècles)«, in: *Schweizerische Zeitschrift für Geschichte* 23, S. 627-694.

Littman, Robert J./Littman, Margret L. (1974), »Galen and the Antonine Plague«, in: *American Journal of Philology* 94, S. 242-255.

Martin, Régis F. (1991), *Les douze Césars. Du mythe à la réalité*, Paris.

Morgan, Thomas E. (1994), »Plague or Poetry? Thucydides on the Epidemic at Athens«, in: *Transactions of the American Philological Association* 124, S. 197-209.

Poole, J.C.F./Holladay, A.J. (1979), »Thucydides and the Plague of Athens«, in: *Classical Quarterly* (n.s.) 29, S. 282 – 300.

Post, Jerrold M./Robins, Robert S. (1993), *When Illness Strikes the Leader. The Dilemma of the Captive King*, New Haven/London.

Potter, Paul (1989), »Epidemien I/III. Form und Absicht der zweiundvierzig Fallbeschreibungen«, in: G. Baader/R. Winau (Hg.), *Die hippokratischen Epidemien. Theorie – Praxis – Tradition* (= Sudhoffs Archiv, Beiheft 27), Berlin, S. 9-19.

Probst, Christian (1990), »Der Tod des Fürstbischofs von Eichstätt und die Ärzte. Krankengeschichte und Sektionsbericht Johann Antons von Freyberg«, in: *Zeitschrift für bayerische Landesgeschichte* 53, S. 265-317.

- (1994), »Reine Spekulation« [Zuschrift zu dem Artikel »Die Sehstörungen des Apostels Paulus« von Guido Kluxen], in: *Deutsches Ärzteblatt* 91, S. 561f.

Rath, Gernot (1956), »Moderne Diagnosen historischer Seuchen«, in: *Deutsche Medizinische Wochenschrift* 81, S. 2065-2069.

Reinsch, Diether R. (1994), »Der Tod des Kaisers. Beobachtungen zu literarischen Darstellungen des Sterbens byzantinischer Herrscher«, in: *Rechtshistorisches Journal* 13, S. 247-270.

Ritter, Joachim (1974), »Genie, 5. Abschnitt«, in: *Historisches Wörterbuch der Philosophie* 3, Basel, Sp. 301-309.

Roberts, Charlotte/ Manchester, Keith: (1995), *The Archaeology of Disease*, Ithaca, N.Y.

Rothschild, Bruce M./Martin, Larry D. (1993), *Paleopathology. Disease in the Fossil Record*, Boca Ration FL, Ann Arbor/London.

Rothschuh, Karl Eduard (1976), »Krankheit«, in: *Historisches Wörterbuch der Philosophie* 4, Basel, Sp. 1184-1190.
– (1978), *Konzepte der Medizin in Vergangenheit und Gegenwart*, Stuttgart.

Schlich, Thomas (1994), »Changing Disease Identities. Cretinism, Politics and Surgery (1844-1892)«, in: *Medical History* 38, S. 421-443.
– (1995), »›Wichtiger als der Gegenstand selbst‹ – Die Bedeutung des fotografischen Bildes in der Begründung der bakteriologischen Krankheitsauffassung durch Robert Koch«, in: M. Dinges/Th. Schlich (Hg.), *Neue Wege in der Seuchengeschichte* (= Medizin, Gesellschaft und Geschichte, Beiheft 6), Stuttgart, S. 143-174.
– (1996), »Die Konstruktion der notwendigen Krankheitsursache. Wie die Medizin Krankheit beherrschen will«, in: C. Borck (Hg.), *Anatomien medizinischen Wissens. Medizin, Macht, Moleküle*, Frankfurt a.M., S. 201-229.

Seidler, Eduard (1978), »Primärerfahrung von Not und Hilfe«, in: H. Schipperges/E. Seidler/P.U. Unschuld (Hg.), *Krankheit, Heilkunst, Heilung* (= Veröffentlichungen des Instituts für Historische Anthropologie, Bd. 1), Freiburg/München, S. 399-418.

Sigerist, Henry Ernest (1963), »Die geschichtliche Betrachtungsweise der Medizin«, in: ders., *Anfänge der Medizin* [1951/1963], Zürich, S. 1-34.
– (1968), »Das Leben unter dem Schatten«, in: *Medizinhistorisches Journal* 3, S. 138-150 [Engl. Orig. »When Doctors are Patients«, 1953].

Smith, Wesley D. (1992), »Thucydides' Plague and his Relation to Contemporary Medical Thinking« [Sammelrezension], in: *Society for Ancient Medicine, Newsletter* 20, S. 102-104.

Sticker, Georg (1908/1910/1912), *Abhandlungen aus der Seuchengeschichte und Seuchenlehre*; Bd. I: *Die Pest* – 1. Teil: *Die Geschichte der Pest*, 2. Teil: *Die Pest als Seuche und als Plage;* Bd. II: *Die Cholera*, Gießen.

Thwaites, Guy/Taviner, Mark/Gant, Vanya (1997), »The English Sweating Sickness, 1485-1551«, in: *New England Journal of Medicine* 336, S. 580-582.

Ullmann, Manfred (1970), *Die Medizin im Islam* (= Handbuch der Orientalistik, Abt. 1, Erg.-Bd. 6, Abschnitt 1), Leiden/Köln.

Venzmer, Gerhard (1960), *Krankheit macht Weltgeschichte*, Stuttgart 2. Aufl.

Wolf, Jörn Henning (Hg.): *Aussatz, Lepra, Hansen-Krankheit. Ein Menschheitsproblem im Wandel.* Teil 2 (= Kataloge des Deutschen Medizinhistorischen Museums, Beihefte, Bd. 1),Würzburg 1986.

Wright, Peter/Treacher, Andrew (1982), *The Problem of Medical Knowledge. Examing the Social Construction of Medicine*, Edinburgh.

Zinsser, Hans (1935), *Rats, Lice and History*, Boston.

Christoph auf der Horst

Vorstellungen, Ideen, Begriffe: Intellectual History in der Medizingeschichtsschreibung am Beispiel des Naturbegriffs

1. Einleitung

Entsprechend der expliziten Annahme dieses Sammelbandes, daß die neuere Medizingeschichte und -historiographie zunehmend Anschluß an die methodischen Standards der neueren Geschichtswissenschaft findet, soll in diesem Beitrag der Wert des ideengeschichtlichen Ansatzes und seine moderne Ausprägung der Intellectual History für die Medizingeschichtsschreibung diskutiert und die Formen seiner möglichen Anwendung evaluiert werden. Das bedeutet zuerst eine Analyse der Ideengeschichte und Intellectual History bezüglich ihrer Methode und ihres Gegenstandes. Mit einer solcherweise transparent gewordenen Ideengeschichte und Intellectual History ist dann ein Untersuchungsraster gewonnen, das eine Bilanzierung der unterschiedlichen Herangehensweisen in der Medizinhistoriographie erlaubt. Ebenso wird es dann auch möglich sein, die Konturen einer Intellectual History der Medizin schärfer zu umreißen.

In einem ersten Arbeitsschritt sollen die Entwicklungslinien der Ideengeschichte und der Intellectual History nachgezeichnet werden. Da ein wesentlicher Impuls für die Ausbildung der modernen Intellectual History von der sprachgeschichtlichen Kontextualisierung ausging, wird hierbei ein besonderer Akzent auf den für die deutschsprachige Historiographie bedeutsamen begriffsgeschichtlichen Ansatz gelegt, so wie er u.a von Koselleck[1] beispielhaft vorexerziert wurde. Neben diesem für die Ausbildung der Intellectual

---

[1] Brunner/Conze/Koselleck (1972). Für alle Anregung danke ich den Autoren des vorliegenden Bandes. Alfons Labisch (Düsseldorf) danke ich sehr für die konstruktive Kritik. Besonders danke ich Norbert Paul (Düsseldorf) für die fruchtbare Diskussion, die mithalf dem Beitrag sein Profil zu geben. Stefanie Kuhne (Düsseldorf) danke ich für die umsichtsvolle Arbeit bei den Manuskriptkorrekturen.

History wichtigen Ansatz soll mit dem Abschnitt über den sogenannten *linguistic turn* und zwei seiner thematischen Folgeprobleme – Kontextualismus und Narrativik – ein weiterer Schwerpunkt auf die im weitesten Sinne semiotische Problematik der Intellectual History gelegt werden. Dieser ebenso historische wie systematische Überblick soll in einem zweiten Arbeitsschritt die Ansätze der Ideengeschichte und Intellectual History innerhalb der Medizingeschichtsschreibung vorstellen; dieser Versuch kann allerdings nur fragmentarisch und vorläufig sein. In einem dritten und abschließenden Schritt wird in einer beschränkten begriffsgeschichtlichen Untersuchung des Naturbegriffs der Naturheilkunde sowohl die Tauglichkeit des Ansatzes der Intellectual History für die Medizinhistoriographie am Beispiel demonstriert, als auch in einem programmatischen Ausblick gezeigt, wie von der Begriffsgeschichte ausgehend eine Intellectual History der Naturheilkunde insgesamt verfahren könnte.

2. Ideengeschichte

Was ist Ideengeschichte? Ist mit ihr eine Disziplin mit eigener Methode bezeichnet, und ist in der Nomenklatur streng zwischen weiteren Unternehmungen unterschieden, wie z.B. der Intellectual History? Diese Unterscheidungsschwierigkeiten werden dadurch zusätzlich verkompliziert, daß erstens die Terme Intellectual History, *history of ideas* und Ideengeschichte oft synonym verwandt werden[2] und zweitens auch die Intellectual History auf die deutsche Ideengeschichte à la Meinecke zurückgeführt wird.[3] Gleicherweise wird aber kategorisch behauptet, daß die *history of ideas* kein Äquivalent außerhalb Amerikas habe[4] und auch Intellectual History terminologisch nicht außerhalb Amerikas bekannt sei.[5] Und während Chartier Intellectual History als eine durch Perry Miller konstituierte Sonderdisziplin versteht,[6] will LaCapra ihr

---

2 Kelley (1987: 149). G. Lottes (1996: 27-45).
3 Simon (1996: 254).
4 Kelley (1987: 149).
5 Gilbert (1971: 80f.).
6 Chartier (1988: 80).

keine »fadenscheinige Autonomie« erkämpfen und gesteht ihr nur den Status einer interdisziplinär arbeitenden Teildisziplin zu.⁷
Weiterhin ist das Verhältnis der Ideengeschichte zu neueren Ausprägungen der Historiographie wie zur Historischen Sozialwissenschaft, zur *l'histoire des mentalités* oder zur *new cultural history*, um nur einige neuere Varianten zu nennen, erklärungsbedürftig. So werden u.a. Ideengeschichte, Sozialgeschichte der Ideen und Kulturgeschichte von R. Darnton in einem Definitionsversuch wenig trennscharf unter Intellectual History rubriziert.⁸

J. Brucker hat 1718 herausgearbeitet, daß es die besondere Eignung des Begriffs der »Idee« ist, die an den Anfängen der methodisch betriebenen Ideengeschichte steht. Seine Ambiguität (hier muß unterschieden werden zwischen den »ideae purae« und den Ideen, die in Zusammenhang mit ideologischen und sozialen Werten zu verstehen sind)⁹ prädestiniert den Ideenbegriff, »geschichtliche Tendenzen, Motive, Kräfte, Haltungen und Stimmungen im geistigen Bereich zu fassen«.¹⁰ Damit ist erstens angedeutet, daß die Ideengeschichte eine Fortentwicklung der Philosophiegeschichte ist, der es nicht nur um die Werke und Personen »großer« Denker geht, sondern die ihr Unter-

---

7 LaCapra (1988: 46). Mit der von Lawrence Stone entfachten Diskussion um »history and postmodernism« (vgl. hier die Artikelfolge in *Past & Present* 131 (1991: 217-218); 133 (1991: 204-213) und 135 (1992: 189-208)) und Titeln wie »A New Intellectual History?« von Jacoby (1992: 405-424) und dem Tatbestand, daß selbst in Frankreich die *histoire intellectuelle* Eingang findet (vgl. Sirinelli/Sot (1995: 346)), darf aber angenommen werden, daß sich bezüglich des Stellenwertes der Intellectual History Neuorientierungen und Perspektivenwechsel ergeben haben. Vgl. auch das Vorwort von Conrad/Kessel (1994: 9-36).
8 Zitat aus: Chartier (1988: 12). Daß die starke terminologische Diversifizität auch grundsätzlich alternativ interpretiert werden kann, zeigt MacHardy (1993: 337-369). Sie beschreibt hier die Entwicklungen der (post)modernen Geschichtsschreibung als Ausdruck eines Kampfes, so wie er von Bourdieu im Konzept des intellektuellen Feldes und des symbolischen Kapitals dargestellt wird. Dafür untersucht sie die Sprache, die von einigen Wissenschaftlern gebraucht wird, um die künstlichen und überdeterminierten Abgrenzungen innerhalb des intellektuellen Kräftefeldes aufrechtzuerhalten oder auszubauen. Diese Abgrenzungen dienen jeweils der Machterhaltung des eigenen symbolischen Kapitals auf Kosten eines Anderen. Ihr Untersuchungsgegenstand sind die in der Fachdiskussion verwandten ideologischen Dichotomien wie alt-neu, konservativ-radikal, traditionell-modern, faschistisch etc.
9 Kelley (1990: 8f.).
10 Geldsetzer (1976: 135ff.).

suchungsfeld auch auf die Gesamtgeschichte des Denkens erweitert. Zweitens ist damit gesagt, daß ihr Gegenstand geistige Produkte oder Texte (und ihre Interpretationen), Schulen, Traditionen, Denkstile und Diskurse des Menschen sind.

Die Ausgestaltung der Ideengeschichte zu einer eigenständigen Disziplin ist untrennbar mit der *history of ideas* verbunden, so wie sie von A.O. Lovejoy im Journal of the History of Ideas (seit 1940; zusammen mit Philip P. Wiener) initiiert wurde.[11] Im Unterschied zur restriktiver verfahrenden Philosophiegeschichte bindet Lovejoy in das Aufgabenfeld der *history of ideas* historische Studien zur Philosophie, Naturwissenschaft, Literatur, Kunst, Religion, Wirtschaft etc. ein.[12] Innerhalb dieses disziplinär enorm geweiteten Untersuchungsfeldes versucht Lovejoy, sogenannte »unit-ideas« auszuwerten.[13]

Die Ideengeschichte sieht sich aber bis heute vor folgende Probleme gestellt: Es ist erstens durchaus fraglich, ob der Ideenhistoriker das aus der Philosophiegeschichte her bekannte Problem überwunden hat, nur »große Denker« und »große Werke« in den Untersuchungsfokus zu nehmen, also, ob nicht doch ein unbemerkter »elitaristischer bias« bis in die Ideengeschichte hinein verlängert wird. Dahinter steckt auch die Frage, wer warum welche Texte, Werke und Denker kanonisiert bzw. Texte und Philosophien als unklassisch, nicht zum Mainstream gehörig etc. ausschließt.[14]

Dann ist zweitens zu beobachten, daß der Ideenhistoriker sich häufig nur mit einem Material der Qualität »ex post facto« beschäftigt, also mit den Ergebnissen und der Explizitmachung des Gedankens im publizierten Text oder »Hauptwerk«. Eine Analyse der intellektuellen Arbeit an sich, die der Vorbe-

---

11 Im deutschsprachigen Raum können als die prominentesten Wegbereiter und Vertreter der Ideengeschichte E.R. Curtius, F. Meinecke und E. Cassirer, auch Th. Schieder, H. Rothfels, W. Conze und K.-D. Erdmann angeführt werden.
12 Vgl. Kelley (1990: 11f.).
13 »Unit-ideas« sind für Lovejoy »types of categories, thoughts concerning particular aspects of common experience, implicit or explicit presuppositions, sacred formulars and catchwords, specific philosophic theorems, or the larger hypotheses, generalizations or methodological assumptions of various sciences.« Zit.n. Geldsetzer (1976: 135ff.). Daneben beispielhaft Lovejoy (1936).
14 Dagegen ist von Roger Chartier unter Bezugnahme auf Lucien Goldmann eingewendet worden, daß gerade die »großen Texte« das Bewußtsein einer gesellschaftlichen Gruppe am kohärentesten ausdrücken bzw. den ›höchstmöglichen Bewußtseinsstand der repräsentierten gesellschaftlichen Gruppe‹ erreichen. Chartier (1988: 24).

reitung dieses Gedankens in noch unausgesprochenen Ideen und Vorstellungen zugrunde liegt, eine Aufarbeitung des ideenhistorischen Materials »ex ante facto« also, wird selten betrieben. Es sollte vielmehr gefragt werden, welche zeitgenössisch zwar diskutierten, aber noch nicht offiziell geäußerten oder publizierten Vorstellungen von Kollegen oder Konkurrenten auf welche Art aufgenommen und intellektuell verarbeitet werden.

Drittens muß bezweifelt werden, ob »unit-ideas« durch die Zeiten hindurch ihre Bedeutung konstant beibehalten. Wegen des fraglos vorhandenen Bedeutungswechsels der Ideen alterniert der Begriffsgeschichtler zwischen einer synchronen Analyse der Bedeutungsvielfalt und einer diachronen Begriffsanalyse, die den in der Zeit ablaufenden Bedeutungswandel respektiert. Ein vorschnell operierender Ideenhistoriker würde – sofern er nicht konzidiert, daß Ideen in der Zeit sich diskontinuierlich entwickeln können oder zu derselben Zeit an verschiedenen Orten unabhängig voneinander entstehen können – unter Ausblendung der synchronen Perspektive willkürlich Kausalzusammenhänge zwischen geistigen Motiven konstruieren.[15]

Viertens kann die Ideengeschichte Fragen nach der Beziehung von Idee und Interesse, nach der Wirkung eines Gedankens auf eine Handlung, oder der Verbindung von intellektuellen Einstellungen auf soziale Stellungen nicht beantworten,[16] also letztlich nicht den Transfer von geistigen Motiven auf die Lebenswelt leisten.

Die erwähnten Defizite des »elitaristischen bias« (also die Auswahl ausschließlich prominenter Denker/Werke), die Skepsis gegenüber der Zeitdurchgängigkeit von »unit-ideas«, das Unvermögen, hinter die Ideen auf soziale Strukturen zurückzugehen, also das Fehlen einer weiter gefaßten sozialgeschichtlichen Methode, führen seit etwa 25 Jahren zu einer Erneuerung der Ideengeschichte. Die in Deutschland bedeutendste Innovation ist der begriffsgeschichtliche Ansatz, der am Beispiel des von Otto Brunner, Werner Conze und Reinhart Koselleck 1972ff. herausgegebenen Lexikons »Geschichtliche Grundbegriffe – Historisches Lexikon zur politisch-sozialen Sprache in Deutschland« vorgestellt werden soll.

---

15 Geldsetzer (1976: 135ff.).
16 Vgl. Gilbert (1971: 89).

2.1 Begriffsgeschichte

Der Hintergrund des lexikographischen Großunternehmens von Brunner/Conze/Koselleck ist die Frage nach der Auflösung der »alten« und der Entstehung der »neuen« Welt bzw. die Vermutung, daß sich seit Mitte des 18. Jahrhunderts »ein tiefgreifender Bedeutungswandel klassischer topoi vollzogen«[17] habe, der die Entstehung der Neuzeit indiziert. Heuristisch wird von den Herausgebern eine von ca. 1750-1850 reichende »Sattelzeit« eingeführt, in der die politisch-sozialen Leitbegriffe quasi in einer Gemengelage von rückwärts- und vorwärtsgewandter Bedeutungshaltigkeit liegen und auf den Umwandlungsprozeß der Moderne verweisen. Der Umwandlungsprozeß oder langfristige Bedeutungswechsel verläuft über mindestens vier mögliche Prozesse: Demokratisierung, Verzeitlichung, Ideologisierbarkeit und Politisierung.[18]

Der Ansatz der »Geschichtlichen Grundbegriffe« ist im Zusammenhang mit den Historischen Sozialwissenschaften zu verstehen. Denn die Begriffsgeschichte will ihre Analysen an die politischen, sozialen und ökonomischen Strukturwechsel knüpfen,[19] um keine bloße Terminologiegeschichte zu betreiben, da ohnehin jede begriffsgeschichtliche Analyse über sich hinaus auf den mit ihr korrespondierenden Sachbereich verweist. Gegenstandsbereich sind demnach die politisch-sozialen Termini der deutschen Sprache. Vom Umfang sind allerdings nur solche Begriffe von Interesse, die wegen der Reichweite ihres semantischen Feldes bzw. wegen eines Bedeutungsüberschusses normale oder einfache Wörter überragen.

Methodisch geht die Begriffsgeschichte zunächst philologisch-kritisch vor, indem sie unter Zuhilfenahme sozialwissenschaftlicher Daten eine synchronische Analyse der Bedeutungen des ausgewählten Begriffs durchführt. Die Analyse orientiert sich an den spezifischen Inhalten der Bedeutung und an der Art und Weise der Verwendung des untersuchten Begriffs: Wer verwendet ihn, an wen oder welche gesellschaftliche Schicht richtet er sich, was ist sein Gegenbegriff, wem nutzt er etc.? Diese Analyse bleibt keine isolierte historische Momentaufnahme, sondern wird um weitere Analysen diachron ergänzt, die in der Zusammenschau dann die Geschichte eines Begriffs rekonstruieren.

---

17 Koselleck (1972: XV).
18 Koselleck (1972: XVIf.). Die folgende Skizze des methodischen Vorgehens der »Geschichtlichen Grundbegriffe« verdankt sich ebenfalls dieser Einleitung.
19 Koselleck (1967: 81-99), hier S. 91.

Freilich stünde eine solchermaßen durchgeführte Begriffsgeschichte in der Gefahr eines erkenntnistheoretischen Irrtums, wenn sie versäumte, die historischen Sachverhalte in die Untersuchung mit einzubeziehen, bzw. wenn sie naiv von den Begriffen auf die historischen Sachverhalte der Geschichte schlösse. Sie muß deshalb zum einen ihre Analyse in den Kontext geistes- oder sachgeschichtlicher Forschungsergebnisse einordnen und weiterhin die Referenz der sprachlichen Ausdrücke auf die Sachverhalte und Begriffe der realen Welt untersuchen. Erst eine so profilierte Begriffsgeschichte sammelt alle semantischen Eigenschaften eines Terms zu verschiedenen Zeiten und korrigiert diesen Bestand anhand einer gegenläufigen Untersuchung, die von den Sachverhalten der realen Welt ausgeht und die auf sie referierenden sprachlichen Ausdrücke untersucht.

Was nun kritisch eingewendet wird und sich bei einer Durchsicht einzelner Artikel der »Geschichtlichen Grundbegriffe« durchaus bestätigt, ist, daß der »elitaristische bias« keineswegs überwunden ist.[20] Die in den »Geschichtlichen Grundbegriffen« Untersuchungsgegenstand gewordenen Texte prominenter Denker/Werke sind zwar aussagekräftig und verdienen insofern besondere Beachtung. Aber es ist fraglich, inwieweit diese Texte das repräsentieren, was in unterschiedlichen gesellschaftlichen Schichten tatsächlich gedacht wurde. Weiterhin bleibt auch die Begriffsauswahl problematisch und muß sich fragen lassen, ob es nicht sinnvoller ist, Begriffe als Teile eines umfassenderen sozialen und politischen Vokabulars eines Diskurses zu untersuchen, in dessen Zusammenhang sie auftauchen.[21] In diesem Zusammenhang muß auch gefragt werden, ob die Historische Semantik nicht hinter einer Philosophischen Begriffsgeschichte zurückbleiben muß, insofern sie zwar die Morphologie des Bedeutungswandels nachzeichnen kann, aber nicht fragt, was die diskursiven Hintergründe sind, die den Bedeutungseinsatz und den Bedeutungswechsel etc. motivieren.[22] Auch scheint der Betrachterstandpunkt in der Einleitung der »Geschichtlichen Grundbegriffe« nicht ausreichend reflektiert zu sein, denn die Begriffsgeschichte hat nicht nur ein Quellenproblem, das sie philologisch-kritisch in den Griff bekom-

---

20 Richter (1987: 256). Zur Kritik an den »Geschichtlichen Grundbegriffen« siehe auch Teil III der Einleitung von Reichardt (1985: 60-148).
21 Hierbei muß kritisch beachtet werden, daß der weltanschauliche Gehalt bereits vor der Formierung eines Begriffs existieren kann. Lottes (1996: 34). Vgl. hier auch die Kritik Lottes am »Leitbegriff« Kosellecks.
22 Konersmann (1994: 45).

men will, sondern auch ein Beobachtungsproblem. Denn jeder Textbeobachter begegnet seinem Objekt auch quasi produktiv, weil er seine Arbeit immer in eine bereits durch Konventionen und Implikationen vorbelastete Sprache packen muß. Das aber macht deutlich, daß die Konsistenzsuggestion nur ein Effekt der Erzählung und nicht ein Element der Quellen sein muß.[23]

3. Intellectual history

Die Geburtsstunde der modernen Intellectual History im 20. Jahrhundert[24] wird von Gilbert an das Aufkommen der Sozialgeschichte gekoppelt, die gegen eine einseitig verfahrende Politikgeschichte opponierte[25] und mit einem Programm intervenierte, das es der Intellectual History ermöglichte, im engen

---

23 Konersmann (1994: 47). Reichardt entwickelt über eine Kritik an den »Geschichtlichen Grundbegriffen« eine methodische Weiterung des eigenen Unternehmens, einem jüngeren begriffsgeschichtlichen Ansatz, so wie er in dem »Handbuch politisch-sozialer Grundbegriffe in Frankreich 1680-1820« vorliegt. Vor allem bemängelt Reichardt die Effizienz der begriffsgeschichtlichen Methode für die Sozialgeschichte. Er führt vornehmlich zwei Argumente ins Spiel. Einmal, daß der sachgeschichtliche Verweischarakter von Begriffen (z.B. »bourgeoisie«) nur mangelhaft aussagefähig sei gegenüber einer Wirklichkeitsbeschreibung der sozioökonomischen Wechsellagen des Bürgertums, so wie sie durch die Auswertung von Kirchenbüchern, Steuerrollen und Heiratslisten bspw. geschehen kann. Zweitens akzentuiert Reichardt das Verhältnis von Sprache und Wirklichkeit insofern stärker als Koselleck, als daß Begriffsbedeutungen für ihn »durch Alltagserfahrung sedimentierte, versprachlichte Vorräte ›sozialen Wissens‹ [sind], die von der Sinneswahrnehmung über die Themenauswahl und Motivkonstitution bis zum Handeln die ›Sinnbildungsprozesse‹ mitbestimmen«. Insofern versteht Reichardt die Begriffe und ihre Bedeutungen weniger als »Anzeiger materieller historischer Sachverhalte« – wie noch Koselleck – als vielmehr als »sozio-mentale Faktoren«, die der gesellschaftlichen Wahrnehmungsfähigkeit, dem kollektiven Bewußtsein und dem Handeln vorgegeben sind. Vgl. Reichardt (1987: 49-74).
24 Zur langfristigen Entstehungsgeschichte der Intellectual History vgl. Gilbert (1971: 85ff.) und Krieger (1979: 112ff.).
25 Der Hintergrund für die Dominanz der Politischen Geschichte ist nach Gilbert die Überzeugung des Historikers, daß gerade in der Politikgeschichte eine besonders günstige Quellensituation vorliege, da jede Bewegung in allen politischen Bereichen durch schriftliche Belege dokumentiert sei. Für die historiographische Situation in Deutschland registriert Gilbert, daß es der Politikgeschichte gelungen war, »to keep their opponents out of all influential positions«. Vgl. Gilbert (1971: 89 u. 96 Anm. 15).

Schulterschluß ihre eigenen Zielvorstellungen zu präzisieren und ihre Methodik zu verfeinern.[26] Mit der zunehmenden Konturierung eigener disziplinärer Vorstellungen bezüglich Gegenstand und Methode bemerkte die Intellectual History dann aber später auch ihre Unterschiede zur Sozialgeschichte, so daß sich beide Disziplinen voneinander trennten, wie Intellectual History ja auch heute noch à part zur Sozialgeschichte verhandelt wird. Als eine Übergangsform von Sozialgeschichte und Intellectual History[27] kann die »Sozialgeschichte der Ideen« bezeichnet werden, die versucht, »mainstream-Denker und -Werke« unter Miteinbeziehung der sozialgeschichtlichen Situationen und Milieus zu interpretieren. In diesem Sinne kann Intellectual History als eine neue Form der alten Ideengeschichte bezeichnet werden, deren Merkmal eine sozialgeschichtlich orientierte Kontextualisierung von Texten ist. Das heißt, daß Intellectual History Texte und ihre Wirkungen mit quantifizierenden Methoden betrachtet, indem sie etwa die Zahl der Editionen und ihre Auflagenhöhe pro Zeit bemißt, um die Wirkung von Werken auf die Gesellschaft zu bestimmen oder zu vergleichen.

Zum »materiellen« Gegenstand der Intellectual History werden in der Erweiterung des Gegenstandes der Ideengeschichte die textlichen und kulturellen Überreste des menschlichen Denkens gezählt.[28] Damit gerät nicht mehr nur das Denken »großer« Einzelner, sondern auch das Denken von zeitgenössisch schwächer rezipierten Individuen und Gruppen – in dessen wechselseitiger Beeinflussung der »große Denker« steht – in den Fokus des *intellectual historian*, der jetzt auch gezielter nach allen sozialen und intellektuellen Bedingungen des Aufkommens, Verharrens, Wandels und Verlustes bestimmter Vorstellungen und Diskurse fragen kann. So erweitert sich der »geistige« Gegenstand der Intellectual History auch auf die intellektuellen Vorarbeiten, zu den noch inexpliziten Vorstellungen und Ideen, die sich erst auf einer späteren Stufe textlich manifestieren werden, und auf das geistige Gepräge, das Indivi-

---

26 Gilbert (1971: 89); Jacoby (1992: 405f.).

27 Ihre nur ungenügend profilierten Unterschiede zur Sozialgeschichte machen für Jacoby die häufig und heute noch beschworene Identitätskrise der Intellectual History aus. Jacoby (1992: 406f.).

28 Vgl. Kelley (1990: 4). Dieser Gegenstand benötigt zwar einen Einschlägigkeits- und Evidenznachweis. Es wird aber darauf verzichtet, diesen hier zu explizieren, da die Intellectual History in der gegenteiligen Gefahr steht, ihren Skopus thematisch zu verengen.

duen und Gruppen in Akademien und Salons etc. durch Leitvorstellungen erhalten.[29] Damit ist nicht gemeint, daß es dem *intellectual historian* ausschließlich um eine bestimmte Sorte von Diskursen geht, sondern vielmehr, daß er alle kulturellen und sprachlichen Formen untersucht. Denn der *intellectual historian* beschränkt sich nicht von vornherein auf »conventions of academic or even formally logical discourse«.[30]

Vielen Definitionsversuchen ist neben diesem Topos des »broadening of the scope of investigation« die Vorstellung eines komplexen Relationengefüges gemeinsam, in dem die geistigen oder kulturellen Produktionen sowohl in ihrer Einmaligkeit oder Vergleichbarkeit, als auch in diachronischen und synchronischen Beziehungen dargestellt werden. So hat Baker die Intellectual History als den »komplexen Bereich der Überschneidung« definiert, in dem sich der Bereich der geistigen Dimension des sozialen Handelns (also die festen Handlungsmuster, die sich aus ihren Bedeutungen konstituieren) mit dem Bereich der expliziteren Form geistiger Aktivität (also mit bereits etablierten Wissensgebieten) überlagert.[31] Chartier operiert hier mit der Vorstellung des »zweidimensionalen kulturellen Raumes«[32], die es ermöglicht, alle kulturelle Produktion einmal in der historischen Besonderheit ihres Genres oder ihrer Disziplin oder weiteren gleichzeitigen Kulturformen und andererseits zu anderen Bereichen der sozioökonomischen und politischen Totalität in Beziehung zu setzen.[33] Intellectual History betreiben hieße demnach, den Schnittpunkt zu diskutieren, der sich aus der Überschneidung zweier Betrachtungsweisen des einen geistigen Gegenstandes ergibt: Der synchronen Betrachtung im Zusammenhang mit weiteren Kulturbereichen, die sich mit der Betrachtungsweise des Gegenstandes überschneidet, die diachron den engeren Zusammenhang des eigenen Kulturbereichs untersucht.[34]

---

29 Wenn hier von einem »geistigen« Gegenstand gesprochen wird, muß klar sein, daß sich dieser je neu konstituiert, oder wie Paul Veyne schreibt: »In dieser Welt spielt man nicht Schach mit zeitlosen Figuren wie dem König oder dem Läufer; die Figuren sind das, was die wechselnden Konfigurationen auf dem Brett aus ihnen machen.« Zit. n. Chartier (1988: 39).
30 Kelley (1990: 19).
31 Baker (1994: 254).
32 Chartier (1988: 38f.).
33 Chartier (1988: 39).
34 Chartier (1988: 11-44).

3.1 Der *linguistic turn*

Die Debatte um die Intellectual History der letzten 20 Jahre wird nur über die Miteinbeziehung des von der Linguistik ausgehenden und in nahezu alle geistesgeschichtlichen Fächer proliferierenden *linguistic turn* transparent.[35] Der Terminus *linguistic turn* – im Sinne einer Frage nach der Bedeutung der Sprachlichkeit in der Geschichte – begegnet erstmalig in Richard Rortys Anthologie »The Linguistic Turn: Recent Essays in Philosophical Method« von 1967. Der *linguistic turn* ist nun kein spezifisches Phänomen der modernen Historiographie. Vorläufer, die die Vorrangstellung der Sprache vor dem Denken oder die Problematik einer jeden Bezeichnungspraxis wie Tanz oder Ritual behaupten,[36] sind u.a. Rhetoriker der italienischen Renaissance, Vico, Hamann, Herder und Condillac.[37] Als Ausgangspunkt für das Verständnis des *linguistic turn* kann hier die Linguistik des Schweizers Ferdinand de Saussure genommen werden. De Saussure unterscheidet drei generelle Fähigkeiten: Sprache zu erwerben und zu gebrauchen (Faculté de langage), die Sprachverwendung als »parole« und die Sprachfähigkeit als »langue«. Sprache im Sinne von »langue« wird nun als ein Zeichensystem aufgefaßt, in dem jedes Zeichen der Träger sowohl einer materiellen als auch einer begrifflichen Eigenschaft ist. Zwischen dem Signifikant (dem materiellen, sinnlich wahrnehmbaren Teil des Zeichens) und dem Signifikat (dem inhaltlichen Aspekt des Zeichens) besteht aber keine unmittelbare Relation, sondern diese ist arbiträr, prinzipiell unmotiviert und konventionell festgelegt. Gleichwohl gehören Signifikant und Signifikat zusammen wie zwei Seiten einer Medaille.[38]

Jacques Derrida gibt den Gedanken ganz auf, daß es fixe Beziehungen von Signifikant und Signifikat gibt. Die Bedeutung ergibt sich für ihn nicht aus der Differenz zu dem, was nicht gemeint ist,[39] sondern die Bedeutung eines Zei-

---

35 Bedeutend für die Rezeption sind v.a. Stone (1975: 3-24), Toews (1987: 879-907) und LaCapra/Kaplan (1988).
36 LaCapra (1995: 803).
37 Kelley (1987: 154); Kelley (1990: 8); Jay (1988: 87).
38 Saussure (1967: 76-93). Vgl. auch Eagleton (1994: 74-78).
39 Hiermit ist in Anlehnung an de Saussure noch die Auffassung gemeint, daß die Bedeutung dessen, was gemeint ist, sich aus dem ergibt, was nicht gemeint ist, daß also Bedeutung zumindest partiell dadurch generiert wird, daß sich etwas von dem unterscheidet, was nicht gemeint ist.

chens ergibt sich aus einer permanenten Bedeutungsaufschiebung und ist immer relational zu anderen Bedeutungen, die nur ebenso flüchtig und instabil gewonnen werden können. Die letztliche Bedeutung eines Zeichens kann sich also nie zeigen, da jedes Zeichen in einer endlosen Kette von Zeichen immer nur auf ein anderes verweist und so die Bedeutung des vorhergehenden permanent auf ein anderes aufschiebt.[40]

Virulent für die Geschichtsforschung wird die poststrukturale Linguistik insofern, als daß mit der Anerkennung der Sprachlichkeit als fundamentaler Bedingung alles Seins, bzw. mit dem Verzicht darauf, eine Beziehung von Sprachzeichen auf eine extralinguistische Wirklichkeit ziehen zu können, jeder Versuch einer Bezugnahme von Texten auf gesellschaftliche Realität z.B. unsinnig werden muß. Der literarische und auch geschichtsdokumentarische Text verweist nicht auf eine Wirklichkeit außerhalb des (Quellen-)Textes. Mit unerbittlicher Konsequenz hat Derrida das in seinem bekannten Diktum: »Il n'y a pas de hors-texte« (»Ein Text-Äußeres gibt es nicht.«) formuliert[41]. Auch die Geschichtsschreibung erzeugt ihren Sinn nicht über den extralinguistischen Verweis, sondern aus einem immer neuen Signifikantenspiel. Oder wie es Toews ausdrückt:

»Within this perspective, historiography would be reduced to a subsystem of linguistic signs constituting its object, ›the past‹, according to the rules pertaining in the ›prisonhouse of language‹ inhabited by the historian.«[42]

---

40 Derrida versucht diese Bedeutungsaufschiebung und -unterscheidung durch den Neologismus »différance« zu verdeutlichen, indem in der Schrift des eigentlich richtigen Begriffs »différence« das »e« durch ein »a« ersetzt wird, was sich aber lautlich nicht bemerkbar macht. Hiermit hebt Derrida die doppelte Bedeutung des Begriffs »différer« hervor, die dieser im Französischen hat: (Distinktives) unterscheiden und (räumlich/zeitliches) aufschieben. Problematisch an der Begriffsklärung »différance« ist, daß die Bedeutung dieses Begriffs genauso von der Differenz und der Aufschiebung abhängt und insofern immer nur vorübergehend geltend gemacht werden kann, da keine feste Präsenz, kein Ursprung oder Zentrum auch dieses Begriffs gedacht werden kann. Derrida (1976: 6-37). Vgl. hierzu v.a. Behler (1988: 59-86). Vgl. auch Derrida (1994: 23-48) und Eagleton (1994: 110-137).
41 Zit. n. Spiegel (1994: 167). Das Zitat findet sich in deutscher Übersetzung im Anwendungsteil von Derrida (1994: 274).
42 Toews (1987: 882).

Wenn nun das freie Signifikantenspiel das Geschäft der Geschichtsschreibung ist, dann zählt jedes kulturelle Zeichensystem, in dem sowohl die verschlüsselten und symbolischen Formen der Sprache, die »artikulierten« und »subliminalen« Formen der Kommunikation[43] untersucht werden, zum Gegenstand der Geschichte. Mit anderen Worten: Der Diskurs wird Gegenstand der Geschichtsforschung.[44]

3.1.1 Text – Kontext

Eine Konsequenz des *linguistic turn* ist demnach die grundsätzliche Problematisierung des Verhältnisses von Text und Kontext. Denn die o.a. »textualistische« Überzeugung, daß Denken und Sprache nicht mit der reinen, unvermittelten Wirklichkeit verglichen werden können und Bedeutung innerhalb eines freien Signifikantenspiels erzeugt wird, erübrigt die Rede von einem Kontext.

Damit wird die Annahme eines Autoren überflüssig, insofern weder die Autorenperson, noch die Autorintention auf Signifikantenebene anzutreffen sind und insofern zur Sinngewinnung beitragen können. Folgerichtig wird vom »Tod des Autoren« gesprochen. Foucault bestimmt den Autoren als eine für bestimmte Diskurse charakteristische Funktion, die »nicht einfach auf ein reales Individuum« verweist, sondern »gleichzeitig mehreren Egos in mehreren Subjekt-Stellungen Raum geben« kann, »die von verschiedenen Gruppen von Individuen besetzt werden können.«[45] Auch läßt sich der Begriff des »Werkes« nicht exakt bestimmen, da er noch quasi materialistisch von einem Ganzen oder Abgerundeten des Textes ausgeht, wo eigentlich nur eine Fülle von

---

43 Iggers (1995: 557).
44 Diskurs ist nun ein schillernder Begriff, hoch bedeutungsambivalent und vielerorts zu einem Modebegriff avanciert. Der wohl nachhaltigste Einfluß auf den Diskursbegriff ging von Foucault aus, der ihn in »Archäologie des Wissens« folgendermaßen zu bestimmen versuchte: »In dem Fall, wo man in einer bestimmten Zahl von Aussagen ein ähnliches System der Streuung beschreiben könnte, in dem Fall, in dem man bei den Objekten, den Typen der Äußerung, den Begriffen, den thematischen Entscheidungen eine Regelmäßigkeit [...] definieren könnte, wird man übereinstimmend sagen, daß man es mit einer *diskursiven Formation* zu tun hat [...].« Foucault (1995: 58). Hiermit soll keineswegs suggeriert werden, der Diskursbegriff Foucaults sei eindeutig festlegbar, noch daß dieses Zitat der Weite des Begriffs gerecht werde.
45 Foucault (1974: 17f. und 23).

fragmentarischen, sich immer neu konstituierenden Sinneinheiten zu beobachten ist.[46] Darüber hinaus stünde immer die Autorintention in Konkurrenz zu der Bedeutung, die durch den Leseprozeß des Lesers generiert wird.[47]

3.1.2 Narrativik

Eine weitere Konsequenz des *linguistic turn* wird durch die Beobachtung vermittelt, daß, wenn Sprache die fundamentale Bedingung alles Seins ist, bzw. Sprache nicht auf Wirklichkeit referiert, es keinen notwendigen Unterschied zwischen (wissenschaftlicher) Geschichtsschreibung und fiktionaler Literatur oder Poesie gibt. So jedenfalls die zentrale Behauptung Roland

---

46 Zur Problematisierung des Werkbegriffs s.a. Foucault (1974: 12f.).
47 Hiermit wird das Aufgabenfeld der Rezeptionsästhetik bezeichnet. Kelley kritisiert hier allerdings die vorschnelle Übertragung eines aus der Literaturtheorie gewonnenen, auf Literatur und Poesie applizierten Gedankens auf die (dokumentarischen) Quellentexte der Geschichtswissenschaft. Kelley (1990: 21f.). Auch die Unterscheidbarkeit von Text und Kontext erweist sich als problematisch, da für die Konstituierung eines Kontextes sicherlich nicht so etwas wie die Instanz eines Autors wiederbelebt werden darf, und Kontext andererseits nicht anders als Text gedacht werden kann. Das macht aber eine strenge Unterscheidung von Text und Kontext unmöglich. Denn jeder Kontext muß ad infinitum selber zum Text werden, da jeder Kontext, also ergänzendes Daten- und Informationsmaterial, erklärungsbedürftig ist und sich insofern zum Text macht, als daß er seinerseits aus einem Kontext verstanden werden will. Diese unendliche Iterativität der Textualisierung des Kontextes steht neben weiteren Fragen, wie z.B. Autoren- sinnvoll von Rezipientenkontexten unterschieden werden können, oder wie überhaupt ein relevanter Kontext zu eruieren ist, wenn nur ein unverständlicher Text existiert. Denn jeder Kontext kann nur in seiner Beziehung zum Text einsichtig werden. King (1995: 209-233).
Eine historiographische Form, die den extremen Textualismus vermeiden will, ist der »new historicism«. Der »new historicism« kann durchaus als eine amerikanische Gegenbewegung zur Theoriedominanz der dekonstruktivistischen »Yale-Schule« der Literaturkritik verstanden werden, gleichsam als »historical turn« (vgl. MacHardy (1993: 363ff.)), der wieder konkrete gesellschaftliche, kulturelle und politische Phänomene in den Blick nehmen will. Insofern erstrecken »new historicists« ihr Untersuchungsfeld von literarischen auch auf sämtliche nicht-literarische Texte. Zu nennen wären die »new historicists« mit ihrem vielleicht prominentesten nordamerikanischen Vertreter Stephen Greenblatt und dem kontinentalen Gegenstück der »new cultural history« mit Roger Chartier. Vgl. Greenblatts Erweiterung von der »numinosen literarischen Autorität« auf den »kollektiven Charakter der Produktion literarischen Vergnügens und Interesses« und der Einbindung auch von »Metaphern, Zeremonien, Tänzen, Emblemen, Kleidungsstücken, abgegriffenen Geschichten und so weiter« in die Textanalyse. (Aus Greenblatt (1994: 228f.).

Barthes auf seine Frage, wie sich eine den Prinzipien rationaler Darstellung folgende Erzählung zweifelsfrei von einer imaginären Erzählung unterscheiden läßt:

>»Der historische Diskurs folgt nicht dem Realen, er läßt dieses nur bedeuten, wiederholt unablässig das *das ist geschehen*, ohne daß diese Behauptung je etwas anderes zu sein vermöchte als die be-deutete Kehrseite der ganzen historischen Erzählung.«[48]

Deshalb diskutiert der narrative Ansatz die rhetorischen Instrumente, die in der Geschichtsschreibung am Werke sind und die die Unterscheidbarkeit von »fact« und »fiction« undeutlich machen. Hayden White hat in »Metahistory« die Tiefenstruktur der historischen Einbildungskraft analysiert und zu zeigen versucht, wie und welche fiktionalen narrativen Strukturen Historiker in ihrer Geschichtsschreibung verwenden. White zielt also auf die Ermessung des epistemologischen Status des historischen Denkens, auf die »metahistorischen« Vorannahmen, mit denen der Historiker sein Vorgehen legitimieren könnte. Ein Weg, den nach White der Historiker beschreitet, um Geschichte zu erklären, ist der der »narrativen Modellierung« oder des »emplotments«.[49] White versteht darunter das Vorgehen des Historikers, den Fakten einer Chronik etwa eine Struktur zu verleihen, die diese Geschichtsfakten derart anordnet, daß sie nicht länger eine zufällig zusammengewürfelte Menge von Ereignissen darstellen, sondern eine kohärent verstehbare »Geschichte« werden. Die Ereignisfolge der Chronik wird nun zu einer Geschichte gemacht, indem der Historiker ausgewählte Ereignisse hervorhebt oder unterordnet, leitmotivisch voranstellt oder die Perspektive wechselt etc. Mit eben diesen Mitteln wird aber auch in der fiktionalen Literatur aus unbelastetem Stoff eine Geschichte spezifischer Genrezugehörigkeit geschrieben. In Anlehnung an den Literaturtheoretiker Nothron Frye unterscheidet White deshalb die narrative Strukturierung in die vier Grundformen der Romanze, der Tragödie, der Komödie und der Satire. Mittels dieser vier »archetypischen Erzählformen« können die diversen »erklärenden Effekte« anschaulich gemacht werden, die der »Historiker mit seinem narrativen Handlungsentwurf« anstreben kann.[50]

Bevor der Historiker diese drei Strategien – neben der hier vorgestellten

---

48 Barthes (1968: 172 und 180).
49 Daneben verweist White noch auf die formale Schlußfolgerung (*argument*) und die ideologische Implikation.
50 White (1991: 123-157).

narrativen Modellierung kennt er noch die formale Schlußfolgerung und die ideologische Implikation – auf das Feld der schieren, unstrukturierten Ereignisfolge, die man Geschichte nennt, anwendet, konstituiert er das Feld in einem vorkritischen und präfigurierenden Akt als geistigen Gegenstand.[51] Dieser Akt ist ein wesentlich poetischer:

»Durch den poetischen Akt, der den formalen Analysen vorangeht, bringt der Historiker seinen Untersuchungsgegenstand hervor und legt gleichzeitig vorab die begriffliche Strategie fest, der er sich bei seinen Erklärungen bedienen will.«[52]

Daß sich historische Ereignisse durchaus von fiktionalen Ereignissen unterscheiden können, wird von White ebenso wenig bestritten wie die Möglichkeit historischer Erkenntnis überhaupt. Allerdings behauptet er, daß historische Erkenntnis nicht im Sinne von »scientific knowledge« möglich sei bzw. daß sich Geschichte und Fiktion in der notwendig fiktionalen Darstellung von Fakten überlappen würden.[53]

4. Ideengeschichte und Intellectual History in der Medizingeschichtsschreibung

Vor dem Hintergrund dieser Überlegungen zur Intellectual History und zur Ideengeschichte kann jetzt versucht werden, den Status ausgewählter medizinhistoriographischer Werke zu bestimmen.[54] Daß innerhalb der Medizingeschichtsschreibung ein ideengeschichtlicher Zugang existiert, dürfte unbestreitbar sein, wenn dieser auch nicht in jedem Fall von einer bloßen historischen Einbettung in sozio-kulturelle Umgebungen – also von einer letztlich getrennten Verhandlung von Medizin und Kultur – zu unterscheiden ist. Frühe Ansätze einer ideengeschichtlichen Medizingeschichtsschreibung sind

---

51 White (1991: 49).
52 White (1991: 50).
53 White (1966: 121 und 23). Hier zit. n. Jacoby (1992: 411). An kritischen Ansätzen zu Hayden White, die hier nicht resümiert werden sollen, können genannt werden: Kannsteiner (1993: 273-95); Jacoby (1992: 405-424); Wagner (1993: 212ff.).
54 Im Folgenden kann die Literatur nur fragmentarisch aufgeführt werden. Es wird weder eine Literaturübersicht bezweckt noch ein Vollständigkeits- oder Einschlägigkeitsanspruch erhoben.

Petersens »Hauptmomente in der geschichtlichen Entwicklung der Medizinischen Therapie« von 1877 und Neuburgers »Geschichte der Medizin« von 1906 in zwei Bänden. In beiden Werken wird die historische Entwicklung der Therapie und des medizinischen Denkens in eine Darstellung der

> »populären und abergläubischen Anfangsstadien, in ihren successiven Metamorphosen durch die Berührung mit der gesammten Kulturentwicklung und unter dem Einfluss aller metaphysischen und physischen Wissenschaften«[55]

integriert bzw. ein »Zusammenhang zwischen der allgemeinen Kultur und der Medizin«[56] hergestellt. So erhebt auch Diepgen in seiner »Geschichte der Medizin« von 1949 den Anspruch, die Medizin in ihrem historischen Zusammenhang von Volksmedizin und wissenschaftlicher Heilkunde innerhalb der geistigen und materiellen Kultur ihrer Zeit zu beschreiben.[57]

Einen sicherlich präziseren ideengeschichtlichen Status genießt Rothschuhs »Konzepte der Medizin in Vergangenheit und Gegenwart«. Um Fundamentalprobleme wie Krankheit und Heilung vor insgesamt soziokulturellem Hintergrund erklären zu können, faßt Rothschuh die Denkbestrebungen, die über die Zeiten hinweg gemacht wurden, in dem Terminus »Konzept« zusammen.[58] Diese Konzepte konstituieren sich pluridisziplinär. Denn die ihnen zugrunde liegenden Axiome liegen in den jeweils dominierenden philosophischen, religiösen und wissenschaftlichen Weltdeutungen. Rothschuh zeichnet die Konzepte in ihrer Konstituierung, Ausprägung, Transformierung und Wiederholung in der Geschichte nach.

Stellvertretend für eine Sozialgeschichte der Ideen innnerhalb der Medizinhistoriographie soll Léonard genannt sein, der die Ausarbeitung medizinischen Wissens in ihrer Verbindung zur herrschenden Politik nachzeichnet. Beispielsweise in »La pensée médicale« entfaltet er ebenso das Panorama der unterschiedlichen medico-philosophischen Richtungen wie Vitalismus, Neo-Hippokratismus oder Pasteurismus etc., wie er auch die Wirkung des Pasteurismus auf die verschiedenen (medizinischen) Wissenschaftsfächer und die Biopolitik der Hygienik diskutiert.[59] Hier ist auch an den Epistemologen und

---

55 Petersen (1877: 8).
56 Neuburger (1906: V).
57 Diepgen (1949: 9).
58 Rothschuh (1978: XIII-XV).
59 Léonard (1992: 217-240).

Wissenschaftshistoriker Canguilhem zu erinnern, der untersucht, wie medizinische Konzepte in ihren historischen Kontexten funktionieren. Bezüglich einer Untersuchung der Bakteriologie des 19. Jahrhunderts – wiederum nur ein Beispiel – untersucht er die analoge Entwicklung der medizinischen Ideologie Claude Bernards und der Fortschrittsideologie der europäischen Industriegesellschaft.[60]

Als ein Ansatz der Intellectual History in der Medizingeschichtsschreibung kann Grmeks »Die Geschichte des medizinischen Denkens« von 1996 genannt werden. Das Ziel des Buches, das das medizinische Denken von Hippokrates bis zur scholastischen Medizin umreißt, ist es, die Verbindungen von medizinischen Kenntnissen, Mentalitäten, Philosophie und den diversen Wissenschaften und Techniken zu rekonstruieren. Hierbei werden bei der Explizierung ärztlicher Leitgedanken ebenso die unterschiedlichsten Einflüsse berücksichtigt, die vonseiten weiterer Wissenszweige sowie aus der ärztlichen Situation (Praxis und Überzeugungen des Arztes) auf die Entwicklung dieser Leitgedanken wirkten. Ebenso wird umgekehrt auf die von diesen Leitgedanken ausgehenden Wirkungen geachtet.[61] Der hohe programmatische Anspruch wird in der Praxis allerdings nicht immer eingelöst.

Als ein weiteres Beispiel einer Intellectual History der Medizin kann der von Florey und Breidbach herausgegebene Sammelband zur Ideengeschichte der Neurobiologie genannt werden.[62] Die hier zusammengestellten Einzelbeiträge ermöglichen eine Zusammenschau der wissenschaftshistorischen Entwicklung der Neurobiologie, indem an bestimmten Forscherpersönlichkeiten orientierten Querschnitten etwa die zelluläre Neurobiologie Virchows und Nervenphysiologie Müllers ebenso vorgestellt werden wie die prinzipiellen Beziehungen von Anatomie und Philosophie im 19. Jahrhundert und allgemein der Prozeß der Ausbildung eines Neuronenkonzepts. Dabei erscheint die Geschichte der Neurobiologie vielfältig in ihre sozio-kulturellen Umgebungen verflochten, wie es sich z.B. in der mechanistischen Auffassung physiologischer Vorgänge in der Aufklärung, aber auch in der modernen Forschung zeigt, die Begriffe wie »Gedächtnis« und »Instinkt« weitgehend unreflektiert bezüglich ihrer historischen Bedingtheit verwenden. In einem abschließenden Teil werden die philosophisch-systemati-

---

60 Canguilhem (1979: 110-133).
61 Grmek (1996: 9-27).
62 Florey/Breidbach (1993).

schen Bezüge der Neurowissenschaften zu Psychologie, Physikverständnis und Konstruktivismus thematisiert.[63]

Aber hier sind auch die Defizite zu benennen, die diese Art der Medizingeschichtsschreibung aufweist.[64] Als größtes Hindernis ist sicherlich das Fehlen von Theorien der Medizingeschichtsschreibung zu reklamieren,[65] die sich an den modernen Entwicklungen der Literaturtheorie und der Geschichtswissenschaft orientieren.[66]

Als ein zentrales Defizit muß moniert werden, daß häufig noch zu sehr mit dem traditionellen Fokus auf »große« Männer und ihre »großen« Entdeckungen, auf die sozialen Kräfte und Institutionen gearbeitet wird. Die Erhellung der individualen Hintergründe und des Produktionprozesses von medizinisch relevanten Ideen, als auch eine Analyse, wie und in welchem Zusammenhang mit weiteren Ideen, Texten und Philosophien sich Konzepte und Theorien entwickeln, rezipiert und kritisiert werden, bleiben ebenso häufig unberücksichtigt, wie eine Untersuchung, wie der Übergang von medizinischer Theorie auf ärztliche Praxis zustande kommt oder wechselwirkt.[67]

5. Perspektiven einer Intellectual History der Medizin am Beispiel des Naturbegriffs der Naturheilkunde

Wie bereits angeführt, ist für die Intellectual History eine begriffsgeschichtliche Erweiterung wesentlich. Es ist deshalb legitim, den Versuch einer Intellectual History der Naturheilkunde begriffsgeschichtlich beginnen zu lassen. Im Zentrum der folgenden Untersuchung soll deshalb der Naturbegriff stehen, da der bis heute exponiert vorgebrachte programmatische Bezug auf Natur, Natur-

---

63 Vgl. Florey/Breidbach (1993: VII-XXI).
64 Zu kritischen Bestandsaufnahmen vgl. hier (in Auswahl): Ludmerer (1990: 367-386); Leavitt (1990: 1471-1484); King (1991: 407-428).
65 Vgl. hierzu auch Labisch (1996: 16). Hier wird in der Anmerkung das Wenige an Literatur genannt, was an Historik zur Medizingeschichte vorliegt. Vgl. insgesamt hierzu Labisch/Spree (1996: 1-22).
66 Vgl. hier aber die Zusammenführung von histoire des mentalités und Medizingeschichte bei Loetz (1992: 272-291).
67 Hervorgehoben zu werden verdienen: Schlich (1995: 311-331); Gradmann (1994: 35-54); Prüll (1995: 247-263).

nähe, Naturähnlichkeit, Natürliches, Natürlichkeit, Naturhaftigkeit etc. auf einen gegenüber der »Schulmedizin«[68] exklusiven Naturbezug der Naturheilkunde verweist.[69]

Der Naturbegriff soll nun historisch nicht »ab ovo« expliziert werden, sondern in Anwendung einer Hilfskonstruktion, die Natur in zwei ihre Gesamterscheinung maßgeblich konturierende Konzeptionen trennen kann, untersucht werden. Und zwar soll in einem heuristischen Vorgriff Natur in eine natura naturata-Vorstellung, also Natur als Geschaffenes, als Produkt oder Einzelding, und andererseits Natur im Sinne einer natura naturans-Vorstellung, also Natur als Schaffende, als Schöpferin der aus ihr hervorgehenden Einzeldinge geschieden werden.[70]

Die Vorstellung der natura naturata-Konzeption findet sich bei Johann Sigmund Hahn (1696-1773), einem der frühesten deutschen Protagonisten der Wasserheilkunde, einer Vorläuferin der Naturheilkunde. In seiner populären Schrift »Unterricht von der wunderbaren Heilkraft des frischen Wassers« von 1743 referiert Hahn diejenigen Qualitäten des frischen Wassers, die bei innerem und äußerem Gebrauch die gesundmachenden Wirkungen im menschlichen Körper hervorrufen.[71] Systematisch aus der natura naturata-Konzeption stammend ist dieser Naturbegriff historisch aus der Gefolgschaft der naturwissenschaftlichen Orientierung der Medizin zu verstehen. Das Krankheitsverständnis Hahns kommt hier ohne jede Vorstellung einer alle organischen Prozesse in Bewegung bringenden und haltenden Kraft aus, so wie seine Therapieformen vollständig auf den chemo-physikalischen Eigenschaften des Wassers basieren.[72]

---

68 Sicherlich wurde und wird der Begriff »Schulmedizin« polemisch verwendet. Da die neutrale Bedeutung des Begriffs aber trotzdem bekannt ist, soll hier »Schulmedizin« nach wie vor in dieser neutralen Bedeutung (in Apostrophen gesetzt) verwendet werden, nicht zuletzt deshalb, weil auch die substitutive Begrifflichkeit nicht weniger problematisch ist.
69 Wolff (1987: 219-236).
70 Vgl. zur Herkunft dieser Distinktion des Naturbegriffs Siebeck (1890: 370-378).
71 Am Beispiel des Aszites illustriert Hahn die mechanisch-dynamische Wirkweise des Wassers, wenn sich in kollabierten und mit zäher Materie verleimten Wasseradern der Bauchhöhle Körperflüssigkeit staut und durch das Mittel der Wahl, »frisches Wasser«, wieder angefeuchtet und durchgängig gemacht werden können, um somit den Rückstau in den Wasseradern zu beheben. Oertel (1833: 10-14 und 60ff.).
72 Bezeichnenderweise beruft Hahn sich mehrfach auf den »unvergleichlichen« Hermann Boerhaave (1668-1738), der in seinen »Elementis Chemiae« überzeugend die physikalischen und chemischen Eigenschaften des frischen Wassers gezeigt habe.

Es muß nun gefragt werden, ob nicht und wo innerhalb der Naturheilkunde Reflexe sichtbar gemacht werden können, die eine Alternative zu dieser vor allem auch in der »Schulmedizin« verwandten mechanistischen Leitvorstellung der »Natur« darstellen. Denn wenn sich im Verlauf des naturwissenschaftlichen Fortschritts die natura naturata-Konzeption in der Ausbildung eines mechanistischen Naturverständnisses in Medizin und Naturheilkunde durchsetzen konnte, soll das nicht heißen, daß die alternative Konzeption einer natura naturans-Vorstellung im Verlauf der Geschichte aufgegeben worden sei.

Der zentrale Leitgedanke, der über die Entwicklung der Medizingeschichte hinweg die Konzeption einer poietischen Natur, einer schöpferischen, produktivkräftigen natura naturans-Vorstellung grundiert, ist in der Vorstellung der Heilkraft der Natur, oder um die althergebrachte Bezeichnung zu verwenden, in der »vis medicatrix naturae«, artikuliert. Dieser Naturheilkraft liegt sowohl eine teleologische Auffassung des Organismus zugrunde – derzufolge der Organismus mit einer Kraft ausgestattet ist, die so zielgerichtet wie zweckentsprechend gegen akute Krankheiten opponiert –, als auch eine spiritualistische Auffassung, in der »Natur« oder die »vis naturae« als geistig-immaterielles Prinzip veranschlagt, »archaeus«, »anima« oder »archaeus influus« genannt und persönlich gedacht wird.[73]

Diese natura naturans-Konzeption mit teleologischem und spirituellem Aspekt findet sich ebenfalls in der Wasserheilkunde. In der Beschreibung des wasserheilkundlichen Verfahrens, das in seiner neuzeitlichen systematisierten Form von Prießnitz inauguriert wurde, rekurriert Munde, »Schulmediziner« und Gründer einer Wasserheilanstalt in Amerika, auf diese »vis medicatrix naturae«. Von zentraler Bedeutung für den Erfolg oder Mißerfolg aller Behandlung sei das Niveau der »Lebenskraft«. In seinem 1877 erschienenen Werk »Hydrotherapie, das ist: Natur- und Wasserheillehre« präzisiert Munde »Lebenskraft« als »Heilkraft der Natur« bzw. als die Kraft, die die »Integrität des Organismus« zu erhalten sucht.[74] Da, wo nur noch wenig Lebenskraft vorhanden ist, kann die Prießnitzsche Methode ebenso wenig wie eine herkömmliche medizinische Behandlung eine vollständige Heilung erzielen. Folgerichtig versucht die Prießnitzsche Methode nicht, symptomatisch zu kurieren, sondern die Lebenskraft des Körpers zu erhöhen:

---

73 Vgl. zur historischen Entwicklung des Konzepts der »vis medicatrix naturae« Neuburger (1926).
74 Munde (1877: 7f.).

»Die Cur wirkt durch die Stärkung des Körpers, durch Erhöhung der Lebenskraft, durch Vermehrung der Ausdünstung und dadurch, daß sie auf Bereitung besserer Säfte hinwirkt.«[75]

Der Heilungsprozeß an sich, hier offensichtlich auf humoraler Grundlage, kommt also ohne medizinisch-pharmakologische Intervention aus und wird nahezu vollständig dem Wirken der Natur überlassen. An diesem Wirken der Natur hat der Naturheilkundler sich zu orientieren, und klassisch hippokratisch schließt Munde: »Die Natur also ist es, welche die Art und Weise der Heilung selbst bestimmt (...).«[76]

Neben dieser teleologischen Ausprägung der natura naturans-Konzeption existiert innerhalb der frühen naturheilkundlichen Bewegung auch die o.a. spiritualistische Richtung. So versteht der Naturheilkundler Zimmermann in »Der Weg zum Paradies« aus den 1840er Jahren die »vis medicatrix naturae« als einen »Regulator«, der jedem organischen Wesen mitgegeben sei und das System der Natur, also alles organische Entstehen und Bestehen, unterstütze und befördere. Dieser »Regulator«, oder auch »Naturinstinkt« genannt, ist allerdings durch »Alkoholgetränke so wie durch andere Natursünden theilweise vergiftet worden« und deshalb nur noch in einem »geschwächten und gelähmten Zustande vorhanden«.[77] Gott, der »gütige Urheber aller Dinge«, ließ aber unverkennbare Spuren des Instinktes im heutigen Kulturmenschen übrig, und es bedarf nur einer naturgemäßen Lebensweise, um den verlorengegangenen Instinkt zu reanimieren. Bei solcherweise unterstellter Vernünftigkeit und Selbständigkeit wird der Regulator zusehends als Person gedacht und konsequenterweise von Zimmermann als »Urarzt«, »ursprünglicher Arzt«, »Physicus«, »Generalmedicus«, selbst als »Professor« apostrophiert.[78] Zimmermann verwendet also einen Naturbegriff, dem die personifizierte Vorstellung der »vis medicatrix naturae« zugrunde liegt.[79]

---

75 Munde (1877: 55f.).
76 Munde (1877: 57). Auch unter den Prießnitz-Schülern wird die Bedeutung der Naturheilkraft hervorgehoben. So beruft sich Richter, dem die erste geschlossene Theorie des Prießnitzschen Heilverfahrens zu verdanken ist, explizit auf eine teleologisch im Organismus wirkende Kraft, die er »Lebenskraft« nennt, und mit der auf Hippokrates zurückgehenden Tradition der »vis medicatrix naturae« identifiziert. Groh (1960: 45).
77 Zimmermann (1843: 140f.).
78 Zimmermann (1843: 148ff.).
79 Zimmermanns Schrift ist insofern von Bedeutung, als daß diese maßgeblich auf einen sehr breit wirkenden Naturheilkundler, Lorenz Gleich, gewirkt hat, der in seiner Schrift »Gibt es eine Naturheilkunde« weite Passagen aus der Instinktlehre wörtlich übernommen hat.

Es zeigt sich also, daß sich ab ca. Mitte des 18. Jahrhunderts von der »Schulmedizin« eine naturheilkundliche Richtung abspaltet, deren wesentliches Merkmal ihre zunehmende Rückbindung an die Tradition der »vis medicatrix naturae« ist.[80] Insofern kann ein teleologischer Naturbegriff identifiziert werden, der seinerseits intern von einer »spiritualistischen« Richtung unterschieden werden muß. Eigentlich abgewertet durch die Entdeckungen der naturwissenschaftlichen Medizin und die Karriere der Iatromechanik, erlebt dieser teleologische Naturbegriff durch Schelling und die romantische Medizin und auch wegen des durch den therapeutischen Nihilismus entstandenen Therapievakuums eine Renaissance. Ebenso muß für die Wiederbelebung des teleologischen Naturbegriffs aber in Betracht gezogen werden, daß schon in der Aufklärung zunehmend Zweifel an der Übertragbarkeit des physikalisch-mechanistischen Naturbegriffs der Naturwissenschaften und Medizin auf weitere gesellschaftliche Bereiche geäußert wurden. Von dieser Skepsis profitierte die Naturheilkunde.

Diese sich auf Hippokrates zurückberufende Richtung des teleologischen Naturbegriffs der Naturheilkunde ist prima facie nicht von der »Schulmedizin« zu unterscheiden, da Vertreter dieser »hippokratischen« Richtung ansatzweise bereit sind, auch »schulmedizinische« Erklärungsversuche für organisches Leben, Pathogenese und Therapie zu übernehmen. Diese Nähe zur »Schulmedizin« hat deshalb auch immer wieder Annäherungen der »Schulmedizin« an die Naturheilkunde ermöglicht. Die Annahme einer vorgängig existierenden Heilkraft allerdings, die über alle ärztliche Therapie und Medikation dominiert, kann dann nicht mehr mit den Grundlagen einer naturwissenschaftlich orientierten »Schulmedizin« übereinstimmen. Dies gilt erst recht für alle mystischen Prinzipien und persönlich gedachten Heilkraftvorstellungen, die der spiritualistischen Richtung zugrunde liegen.

Es zeigt sich also in dieser vorläufigen Analyse, daß eine Untersuchung der Naturheilkunde vermittels der ihr unterlegten Naturkonzepte einen fruchtbaren Ansatz darstellt, nicht nur die Naturheilkunde, sondern auch ihre Unterschiede zur »Schulmedizin« genauer bezeichnen zu können. Diese begriffsgeschichtliche Studie muß dann weiterhin in synchroner Perspektive das Feld

---

80 Das Beispiel des o.a. »Wasserhahns« sollte zeigen, daß zumindest in den Anfängen der Naturheilkunde auch eine mechanistisch-naturwissenschaftlich orientierte, der natura naturata-Konzeption verpflichtete Richtung existiert hat.

benachbarter Begriffe und mit der Technik verwandte Bedeutungen untersuchen wie z.B. »Regulator«, »Regulation« und »Selbstregulation«. Bezüglich der diachronen Perspektive muß gefragt werden, inwieweit Vorstellungsmodelle der Kybernetik oder der Systemtheorie auf das moderne Konzept der Naturheilkunde gewirkt haben, wie es z.b. bei Hentschel anklingt:

> »Eine Erklärung für alle derartigen Selbstheilungsvorgänge finden wir in der Auffassung des menschlichen Organismus als ein offenes System mit seinem dynamischen Wechselspiel vieler Kräfte.«[81]

Eine Intellectual History der Naturheilkunde muß zusätzlich ihren Textbegriff erweitern.[82] Einmal muß sie jeglichen »elitaristischen bias« zu vermeiden suchen, indem sie ihren Gegenstand nicht nur aus den Werken und der Perspektive der akademischen Medizin wählt, noch indem sie in der Sondierung des Untersuchungsmaterials nur Texte weniger naturheilkundlicher Großer, wie den als »Vorläufer« reklamierten Hippokrates, die sogenannten »Wasserhähne« Johann Hahn und Johann Sigmund Hahn, Prießnitz, Kneipp etc. auswählt, sondern auch die angeblich peripheren, für die Ausbildung naturheilkundlicher Theorie sicher auch bedeutungsschwächeren, aber für die gesellschaftliche Ausbreitung und Akzeptanz der Naturheilkunde gleichwohl bedeutungsvollen Werke vor allem aus dem Bereich der Volkssprache und -dichtung in den Blick nimmt. Hier sind auch die zum medizinischen Schrifttum benachbarten Gattungen zu nennen, wie die englische Literatur des zum Ahnherrn der Naturheilkunde avancierten Puritanismus, die deutsche pietistisch-moralisierende Predigt- und Traktatliteratur, oder auch sozialkritische, etwa im Zusammenhang mit der Kampagne gegen den Pockenschutzimpfungszwang stehende Agitationsliteratur. Auch ist es sinnvoll, Aufzeichnungen von naturheilkundlichen Selbstversuchen und -beobachtungen bezüglich ihres außermedizinischen Themenhorizonts zu analysieren. Andererseits sind unter dem Textbegriff auch seine kulturellen Pendants zu subsummieren, etwa die antikisierenden oder biblisierenden Buchvignetten, die durchaus programmatischen Charakter haben können, das Verhalten bestimmter Gesellschaftsschichten bezüglich des Bade- und Kurbetriebes, insgesamt symbolisch oder rituell codierte Botschaften und heute besonders audio-visuelle Medien.

---

81 Hentschel (1995: 2635).
82 Vgl. zum Folgenden auch Lottes (1996: 27-45).

Mit diesem semiotisch geweiteten Textbegriff rücken dann die institutionellen Verankerungen der Diskurse in das Blickfeld: Die Universitäten, die gegen eine Einrichtung eines naturheilkundlichen Lehrstuhls kämpfen,[83] die naturheilkundliche Schriften herausgebenden Körperschaften bzw. allgemein Vereine und Gesellschaften alternativmedizinischer Couleur, die oft mit extremen Mitteln z.B. für vegetarische Ernährung kämpfen, politische, die Naturheilkunde funktionalisierende Verbände und auch die Magistrate und Verwaltungsorgane von Kurorten und -heilanstalten. Hier wären dann auch die Legitimations- und Argumentationsstrategien zu analysieren, die jeweilig verfolgt werden. Es stellt sich also die Frage, in welches Referenzschema, ob der Antike, der Bibel, Naturwissenschaft oder der Aufklärung etc. der Naturheilkunde-Diskurs eingebettet ist, oder wie z.b. die Legitimierung zur Zeit der Romantik im Vergleich zur NS-Zeit erfolgt.

Als abschließende perspektivische Erweiterung können dann die solchermaßen herausgearbeiteten Naturheilkunde-Diskurse in einen internationalen, interregionalen oder multilingualen Vergleich gestellt werden und die jeweiligen Wechselwirkungen benannt werden.

6. Zusammenfassung

Neben der Öffnung des Faches der Medizingeschichte gegenüber der Sozialgeschichte,[84] die in die erste Hälfte des Jahrhunderts zu datieren ist, kann in der zweiten Hälfte eine zunehmende Beschäftigung des Faches mit Sprache, Diskursen und Symbolen registriert werden.[85] Ergänzend treten neben die einschlägigen Hilfsdisziplinen wie Philologie oder Demographie jetzt Linguistik oder Anthropologie und die erneuerte Ideengeschichte. Diese Entwicklung soll und kann die Sozialgeschichte der Medizin nicht ablösen, sie wird eher durch diese mitbedingt. Wie gezeigt wurde, kann die Medizingeschichte hierbei auf eine Tradition ideengeschichtlicher Medizingeschichtsschreibung zurückgreifen, aus der sich die Intellectual History der Medizin entwickelt. Eine metho-

---

83 Hier sei nur auf die Proteste bei der Einrichtung eines ersten Lehrstuhls für Naturheilkunde an der Berliner Friedrich-Wilhelms-Universität im Jahr 1920 verwiesen.
84 Vgl. hierzu Labisch (1996: 1ff.).
85 Vgl. hierzu Borck (1996); Hagner/Rheinberger/Wahrig-Schmidt (1994).

dologische und theoretische Rückversicherung der Intellectual History der Medizin bei ihrer Mutterdisziplin ist dabei so evident wie unverzichtbar, solange keine methodologischen Standards vorliegen. Denn es fehlen nicht nur ein breites Sortiment an einschlägigen und paradigmatischen Untersuchungen, sondern auch eine Theorie der Intellectual History of Medicine. Inwieweit es wünschenswert ist, diese in abstracto zu liefern, bleibt fraglich, da eine solche Theorie sich auch nach ihrem jeweilig in Anschlag gebrachten Gegenstand richten können muß. Hier wäre also eher ein produktiver Verzicht anzuraten bzw. eine methodologisch gesättigte Studie eines medizinhistorischen Gegenstandes erstrebenswert.

Daß die Medizingeschichtsschreibung ihrerseits sehr wohl von der Intellectual History profitieren kann und der begriffsgeschichtliche Ansatz einer Intellectual History der Medizin subsidiär in die Hand arbeitet, konnte die Analyse des Naturbegriffs zeigen. Denn die hier in groben Zügen durchgeführte Studie präpariert das Feld für zukünftige Diskursanalysen heraus, auf dem sich die Aneignung und die Transformationen verschiedener Naturvorstellungen innerhalb der Naturheilkunde abspielen. Mit der Diskussion diverser Naturkonzepte und der sie motivierenden und hemmenden Diskurse kann insofern ein Hintergrund gemalt werden, vor dem die Auseinandersetzung Naturheilkunde vs. »Schulmedizin« insgesamt verstehbarer gemacht werden kann. Das angeführte Beispiel einer Naturbegriffsstudie zeigt ebenfalls, daß sich eine Medizingeschichtsschreibung disziplinär zu einer Intellectual History der Medizin erweitern kann, da sich einer ihrer klassischen und zentralen Gegenstände, (bio)medizinische Entdeckungen und Entwicklungen, am besten nur über die traditionalistische Verfahrensweise der »großen Männer und Werke« beschreiben läßt. Eine Intellectual History der Medizin nimmt also auch ausdrücklich naturwissenschaftliche Gegenstände in ihr Repertoire auf, insofern diese in Wechselwirkung mit der sozialen und kulturellen Umgebung stehen. Sie schreibt also z.B. die Geschichte der modernen Entwicklung der Genetik, der Molekularbiologie, der Immunologie und Zellphysiologie, die neben der historischen auch die Kompetenz eines medizinischen Sachverständigen erfordert. Hierin ist die Intellectual History der Medizin den *science studies* verwandt.[86]

---

86 Vgl. hierzu Kay (1993) und Moulin (1991).

Literatur

Baker, Keith Michael (1994), »Zum Problem der ideologischen Ursprünge der Französischen Revolution«, in: Conrad/Kessel (1994), S. 251-282.
Barthes, Roland (1968), »Historie und ihr Diskurs«, in: *Alternative* 11, S. 171-189.
Behler, Ernst (1988), *Derrida – Nietzsche; Nietzsche – Derrida*, München.
Borck, Cornelius (Hg.) (1996), *Anatomien medizinischen Wissens – Medizin, Macht, Moleküle*, Frankfurt am Main.
Brunner, Otto/Conze, Werner/Koselleck, Reinhardt (Hg.) (1972), *Geschichtliche Grundbegriffe. Historisches Lexikon zur politisch-sozialen Sprache in Deutschland*, Stuttgart.

Canguilhem, Georges, »Der Beitrag der Bakteriologie zum Untergang der »medizinischen Theorien« im 19. Jahrhundert«, in: G. Canguilhem (1979), *Wissenschaftsgeschichte und Epistemologie*, Frankfurt am Main.
Chartier, Roger (1988), »Geistesgeschichte oder histoire des mentalités«, in: D. LaCapra/S. Kaplan (Hg.), *Geschichte denken. Neubestimmung und Perspektiven moderner europäischer Geistesgeschichte*, Frankfurt am Main, S. 11-44.
Conrad, Christoph/Kessel, Martina (Hg.) (1994), *Geschichte schreiben in der Postmoderne. Beiträge zur aktuellen Situation*, Stuttgart.

Derrida, Jacques (1976), *Randgänge der Philosophie*, Frankfurt am Main.
– (1994), *Grammatologie*, Frankfurt am Main.
Diepgen, Paul (1949), *Geschichte der Medizin*, Berlin.

Eagleton, Terry (1994), *Einführung in die Literaturtheorie*, Stuttgart.

Florey, Ernst /Breidbach, Olaf (Hg.) (1993), *Das Gehirn – Organ der Seele? Zur Ideengeschichte der Neurobiologie*, Berlin.
Foucault, Michel (1974), »Was ist ein Autor?«, in: M. Foucault, *Schriften zur Literatur*, München, S. 7-31.
– (1995), *Archäologie des Wissens*, Frankfurt am Main.

Geldsetzer, Lutz (1976), *Historisches Wörterbuch der Philosophie*, Band 4, Stichwort ›Ideengeschichte‹, S. 135-136.
Gilbert, Felix (1971), »Intellectual History: Its Aims and Methods«, in: *Daedalus* 100, S. 80-97.
Gradmann, Christoph (1994), »Auf Collegen zum fröhlichen Krieg«. Popularisierte Bakteriologie im Wilheminischen Zeitalter, in: *Medizin, Gesellschaft und Geschichte* 13, S. 35-54.
Greenblatt, Stephen J. (1994), »Die Zirkulation sozialer Energie«, in: Conrad/Kessel (1994), S. 219-250.

Grmek, Mirko D. (Hg.) (1996), *Die Geschichte des medizinischen Denkens: Antike und Mittelalter*, München.

Groh, Wilhelm (1960), *Prießnitz, Grundlagen des klassischen Naturheilverfahrens*, Hamburg.

Hagner, Michael/Rheinberger, Hans-Jörg/Wahrig-Schmidt, Bettina (Hg.) (1994), *Objekte, Differenzen und Konjunkturen*, Berlin.

Hentschel, Hans-Dieter (1995), »Naturheilverfahren – Grundlagen, Möglichkeiten, Grenzen«, in: *Deutsches Ärzteblatt* 92, S. 2635 – 2646.

Iggers, Georg G. (1995), »Zur »Linguistischen Wende« im Geschichtsdenken und in der Geschichtsschreibung«, in: *Geschichte und Gesellschaft* 21, S. 557-570.

Jacoby, Ruth (1992), »A new intellectual history?«, in: *The American Historical Review* (97), S. 405-424.

Jay, Martin (1988), »Braucht die Geistesgeschichte eine sprachliche Wende? Überlegungen zur Habermas-Gadamer-Debatte«, in: LaCapra/Kaplan (1988), S. 87-114.

Joyce, Patrick (1991), History and post-modernism, in: *Past & Present* 133, S. 204-213.

Kannsteiner, Wulf (1993), »Hayden Whites Critique of the Writing of History«, in: *History and Theory* 32, S. 273-295.

Kay, Lily E. (1993), *The molecular vision of life: Caltech, the Rockefeller Foundation and the rise of the new biology*, Oxford.

Kelly, Catronia (1991), »History and post-modernism«, in: *Past & Present* 133, S. 209-213.

Kelley, Donald R. (1987), »Horizons of Intellectual History: Retrospect, Circumspect, Prospect«, in: *Journal of the History of Ideas* 48, S. 143-169.

– (1990), »What is Happening to the History of Ideas?«, in: *Journal of the History of Ideas* 51, S. 3-25.

King, Charles R. (1991), »The Historiography of Medical History: From Great Men to Archaeology«, in: *Bulletin of the New York Academy of Medicine* 67, S. 407-428.

King, Preston (1995), »Historical Contextualism: The New Historicism?«, in: *History of European Ideas* 21, S. 209-233.

Konersmann, Ralf (1994), *Der Schleier des Timanthes. Perspektiven der historischen Semantik*, Frankfurt am Main.

Koselleck, Reinhard (1967), »Richtlinien für das »Lexikon Politisch-sozialer Begriffe der Neuzeit««, in: *Archiv für Begriffsgeschichte* 11, S. 81-99.

– (1972), »Einleitung«, in: O. Brunner/W. Conze/R. Koselleck (Hg.) (1972), *Geschichtliche Grundbegriffe. Historisches Lexikon zur politisch-sozialen Sprache in Deutschland*, Stuttgart.

Labisch, Alfons (1996), »Geschichte, Sozialgeschichte und Soziologie der Medizin: Ein imaginäres Streitgespräch mit Christian Probst«, in: *Sudhoffs Archiv* 80, S. 1-27.

– /Spree, Reinhard (1997), »Entwicklungen und aktuelle Trends in der Sozialgeschichte der Medizin in Deutschland – Rückblick und Ausblick«, in: *Vierteljahrschrift für Sozial- und Wirtschaftsgeschichte* 84, S. 171-210 und 305-321 .
LaCapra, Dominick (1988), »Geistesgeschichte und Interpretation«, in: D. LaCapra/S. Kaplan (1988: 45-86).
– (1995), »History, Language and Reading«, in: *The American Historical Review* 100, S. 799-828.
Leavitt, Judith W. (1990), »Medicine in Context: A Review Essay of the History of Medicine«, in: *The American Historical Review* 95, S. 1471-1484.
Léonard, Jacques (1992), »La pensée médical«, in: J. Léonard, *Médecins, malades et société dans la France du XIXe siècle*, Paris, S. 217-240.
Loetz, Franzisca (1992), »Histoire des mentalités und Medizingeschichte: Wege zu einer Sozialgeschichte der Medizin«, in: *Medizinhistorisches Journal* 27, S. 272-291.
Lottes, Günter (1996), »»The State of the Art«. Stand und Perspektiven der Intellectual History«, in: F.-L. Kroll (Hg.) (1996), *Neue Wege der Ideengeschichte*, Paderborn, S. 27-45.
Lovejoy, Arthur O. (1936), *The Great Chain of Being. The Study of the History of an Idea.* New York.
Ludmerer, Kenneth M. (1990), »Methodological Issues in the History of Medicine: Achievements and Challenges«, in: *Proceedings of the American Philosophical Society* 134, S. 367-386.

MacHardy, Karen J. (1993), »Geschichtsschreibung im Brennpunkt postmoderner Kritik«, in: *Österreichische Zeitschrift für Geschichtswissenschaften* 4, S. 337-369.
Moulin, Anne-Marie (1991), *Le dernier langage de la médecine: histoire de l'immunologie de Pasteur au Sida*, Paris.
Munde, Carl (1877), *Hydrotherapie, das ist: Natur- und Wasserheillehre oder die Kunst, die Krankheiten des menschlichen Körpers ohne Hilfe von Arzneien, durch Luft, Wasser und Diät und durch eine naturgemäße Lebensweise zu verhüten*, Leipzig.

Neuburger, Max (1906), *Geschichte der Medizin*, Stuttgart.
– (1926), *Die Lehre von der Heilkraft der Natur im Wandel der Zeiten.* Stuttgart.

Oertel, Eucharius F. (Hg.) (1833), *Unterricht von der wunderbaren Heilkraft des frischen Wassers*, Ilmenau.

Petersen, Julius (1877), *Hauptmomente in der geschichtlichen Entwicklung der Medizinischen Therapie*, Kopenhagen.
Prüll, Cay-Rüdiger (1995), »Die Grundkonzepte der Pathologie in Deutschland von 1858 bis heute und der Fortschrittsbegriff der Medizin«, in: *Gesnerus* 52, S. 247-263.

Reichardt, Rolf (1985), *Handbuch politisch-sozialer Grundbegriffe in Frankreich*, Oldenburg.

– (1987), »Zur Geschichte politisch-sozialer Begriffe in Frankreich zwischen Absolutismus und Restauration. Vorstellung eines Forschungsvorhabens«, in: *Zeitschrift für Literaturwissenschaft und Linguistik*, 12 S. 49-74.
Richter, Melvin (1987), »Begriffsgeschichte and the History of Ideas«, in: *Journal of the History of Ideas* 48, S. 247-263.
Rothschuh, Karl E. (1978), *Konzepte der Medizin in Vergangenheit und Gegenwart*, Stuttgart.

Saussure, Ferdinand de (1967), *Grundfragen der allgemeinen Sprachwissenschaft*, Berlin.
Schlich, Thomas (1995), »How gods and saints became transplant surgeons: the scientific article as a model for the writing of history«, in: *History of Science* (XXXIII), S. 311-331.
Siebeck, Hermann (1890), »Ueber die Entstehung der Termini natura naturans und natura naturata«, in: *Archiv für Geschichte der Philosophie* 3, S. 370-378.
Simon, Christian (1996), *Historiographie*, Stuttgart.
Sirinelli, Jean-François/Sot, Michel (1995), »L'histoire culturelle«, in: F. Bédarida (Hg.) (1995), *L'histoire et le métier d'historien en France 1945-1995*, Paris.
Spiegel, Gabrielle M. (1992), »History and post-modernism«, in: *Past & Present* (135), S. 194-208.
– (1994), »Geschichte, Historizität und die soziale Logik von mittelalterlichen Texten«, in: Conrad/Kessel (1994), S. 161-202.
Stone, Lawrence (1975), »The Revival of the Narrative: Reflections on a New Old History«, in: *Past & Present* 85, S. 3-24.
– (1991), »History and post-modernism (Notes)«, in: *Past & Present* 131, S. 217-218.
– (1992), »History and post-modernism«, in: *Past & Present* 135, S. 189-194.

Toews, John E. (1987), »Intellectual History after the Linguistic Turn: The Autonomy of Meaning and the Irreducibility of Experience«, in: *The American Historical Review* 92, S. 879-907.

Wagner, Irmgard (1993), »Geschichte als Text. Zur Tropologie Hayden Whites«, in: W. Kütteler/J. Rüsen/E. Schulin (Hg.), *Geschichtsdiskurs. Band 1: Grundlagen und Methoden der Historiographiegeschichte*, Frankfurt am Main, S. 212-232.
White, Hayden (1966), *Tropics of Discourse*, Baltimore.
– (1991), *Metahistory. Die historische Einbildungskraft im 19. Jahrhundert in Europa*, Frankfurt am Main.
– (1994), »Der historische Text als literarisches Kunstwerk«, in: Conrad/Kessel (1994), S. 123-157.
Wolff, Eberhard (1987), »Kultivierte Natürlichkeit. Zum Naturbegriff der Naturheilbewegung«, in: *Jahrbuch des Instituts für Geschichte der Medizin der Robert Bosch Stiftung* 6, S. 219-236.

Zimmermann, Wilhelm (1843), *Der Weg zum Paradies. Eine Beleuchtung der Hauptursachen des physisch-moralischen Verfalls der Culturvölker, sowie naturgemäße Vorschläge, diesen Verfall zu sühnen*, o.A.d.O.

Cay-Rüdiger Prüll

Disziplinen: Entwicklungsmöglichkeiten der Medizingeschichte als Disziplinen- und Wissenschaftsgeschichte

Wissenschaftsgeschichte – Medizingeschichte – Disziplinengeschichte

Das Erkenntnisinteresse von Medizingeschichte und Wissenschaftsgeschichte überschneidet sich in Teilen. Will man bestimmte Themen in der Medizingeschichte bearbeiten, setzt dies die Kenntnis von Methode und Inhalt wissenschaftshistorischer Forschung voraus. Der folgende Beitrag handelt von den Chancen und Möglichkeiten, die sich für die Medizingeschichte durch das Aufgreifen wissenschaftshistorischer Fragestellungen und Herangehensweisen ergeben. Die Perspektiven für die Medizingeschichte sind dabei eng mit der historischen Entwicklung der Wissenschaftsgeschichte verbunden. Erst mit der »Ausdifferenzierung der Wissenschaft« im 19. Jahrhundert entstand ein deutlicheres Interesse am historischen Nachvollziehen von wissenschaftlichen »Entdeckungen« und ihren Ursachen.[1] Wissenschaft wurde als intellektuelles Unternehmen aufgefaßt; Wissenschaftsgeschichte erschöpfte sich nicht selten in einer chronologischen Auflistung von Innovationen.[2] Allerdings hatten Karl Marx und Friedrich Engels schon im 19. Jahrhundert den Zusammenhang von Wissenschaft und menschlichen Produktionsverhältnissen, somit die gesellschaftspolitischen Implikationen von Wissenschaft herausgestellt.[3]

---

1 Siehe hierzu: Stichweh (1982).
2 Siehe hierzu die grundlegenden Ausführungen in: Bialas (1975: 122-134, hier 123); Christie (1990: 5-22).
3 Felt u.a. (1995: 22/23). Davon beeinflußt schenkte man der soziologischen und sozialgeschichtlichen Dimension seit den dreißiger Jahren unseres Jahrhunderts zunehmend Aufmerksamkeit. Die sowjetische Forschung und das Referat von Boris M. Hessen über Newton in London im Jahre 1931 und die Werke John Desmond Bernals (1939) können hier nur erwähnt werden. Felt u.a. (1995: 23-25); Christie (1990: 17/18); Schäfer (1988: 7-46); Schuster (1990: 217-242, hier 218-221). Zu Bernal siehe: Bernal ([1939] 1989; [1957] 1961).

Standen zunächst die materiellen Aspekte von Wissenschaft noch im Vordergrund, so versuchte man verstärkt ab den 1960er Jahren einen fundierteren Zugang zu den Hintergründen von Wissenschaft zu erschließen, indem die Entdeckungen in den Zusammenhang der Biographien einzelner Wissenschaftler, der Wissenschaftlergemeinschaft (*scientific community*), der Ideengeschichte[4] und nicht zuletzt auch der Sozialgeschichte gestellt wurden. Dabei wurde die Forderung nach Fallstudien zum Verhältnis von Wissenschaft und Gesellschaft und zum Erkenntnisprozeß selbst erhoben. Die Wissenschaftsgeschichte setzte sich so auch in enge Beziehung zur allgemeinen Universitäts- und Bildungsgeschichte.[5]

In Entsprechung zu neueren Ansätzen der Wissenschaftsgeschichte geht es im folgenden vorwiegend um den wissenschaftssoziologischen Zugang zur Medizingeschichte. Im Mittelpunkt steht die Organisationsstruktur von Wissenschaft, in der wiederum die Disziplin eine wesentliche Rolle spielt. Ebenfalls in den 60er Jahren ist der Beginn einer kritischen Disziplinengeschichtsschreibung anzusetzen: Es ging weniger um Fachgeschichtsschreibung als Legitimationsnachweis der jeweiligen Disziplin oder als Selbstdefinition im Gegensatz zu anderen Disziplinen, sondern um spezielle Disziplinengeschichte als Hilfestellung für die zeitgenössische Standortbestimmung des jeweiligen Faches sowie vor allem auch um allgemeine Disziplinengeschichte und ihre Gesetzmäßigkeiten zur Untersuchung der Innendifferenzierung und des Funktionierens von Wissenschaft. In dieser rezenten Diskussion spielte die Geschichte der Medizin und ihrer Subdisziplinen allerdings eine untergeordnete Rolle. Daher ist zu ermitteln, was eine kritische Disziplinengeschichte für die Medizingeschichte leisten und wo erstere unter Umständen sinnvoll erweitert werden kann.[6]

---

4 Vgl. den Beitrag von Christoph auf der Horst in diesem Band.
5 Vgl. Felt u.a. (1995: 26-28); Bialas (1975: 122-134); Lepenies (1978: 437-451); Stichweh (1994); Weingart (1976). An dieser Stelle ist nicht der Platz für eine ausführliche Darstellung der Geschichte der Wissenschaftsgeschichte und ihrer Probleme. Eine ausführlichere Darstellung und weitergehende Literatur finden sich in den zitierten Werken.
6 Vgl. Christie (1990: 11); Stichweh (1979: 82-101); Guntau (1987: 1-13); Felt u.a. (1995: 22-56); Lepenies (1978: 445-451); Stichweh (1982: 173-178); Lepenies/Weingart (1983: ix-xx).

Grundlagen der Disziplinengeschichte in der Medizinhistoriographie. Was ist Disziplinengeschichte in der Medizingeschichte?

Die Ausbildung von medizinischen Disziplinen ist eng mit der Entwicklung einer naturwissenschaftlich orientierten Medizin seit der Mitte des 19. Jahrhunderts verbunden. Die Zunahme der Erkenntnisse auf zahlreichen Einzelgebieten der Medizin forcierte die Entstehung eines Spezialistentums, das wiederum die Schaffung all der für eine Disziplin notwendigen Einrichtungen initialisierte: die Erarbeitung eines Wissensgutes mit einer Abgrenzung zu anderen Bereichen der Medizin, die Entwicklung einer entsprechenden Ausbildung, ein spezielles Methodenrepertoire, eine gemeinsame Interessensvertretung in Form einer eigenen Fachgesellschaft, die Etablierung einer eigenen Zeitschrift beziehungsweise eines eigenen Verbandsblattes, die Entsendung von Interessensvertretern in andere wissenschaftliche oder wissenschaftspolitische Gremien, die Gründung spezieller Institute und damit zusammenhängend die Entwicklung von speziellen technischen Geräten und Instrumenten. Die Entstehung von Disziplinen kann aber auch wissenschaftssoziologisch begründet werden: Die Herausbildung zum Spezialisten und der Zusammenschluß zu einer Gruppe von Spezialisten war und ist ein Phänomen der Professionalisierung bestimmter Tätigkeitsbereiche und der Kanonisierung von Wissensbeständen. Die klassische Universität nach Humboldtschem Muster war zugleich mit den ersten Disziplinen entstanden. Fachvertreter einer medizinischen Disziplin hatten im Idealfall ein erhebliches Mitspracherecht bei wissenschaftspolitischen Entscheidungen auf verschiedenen administrativen Ebenen. In diesem Sinne ist die Disziplin als »kognitiv-soziale Einheit« zu betrachten.[7] Forscher sind aus sozialen und wissenschaftlichen Gründen an der Ausbildung von Disziplinen interessiert. Disziplinen beeinflussen sich dabei wechselseitig, denn sie definieren sich wenigstens zum Teil durch eine kognitive Ungleichheit zu anderen Disziplinen. Andererseits machen sie sich Konkurrenz, so daß eine Disziplin bei weitgehender Angleichung zu einer »Antidisziplin« für eine andere Disziplin werden kann.[8]

---

7 Guntau/Laitko (1987a: 9-16, hier 10).
8 Siehe auch: Stichweh (1979: 82-101); Lepenies (1978: 447). Zur weiteren Einzelheiten der allgemeinen Disziplinengeschichte vgl. die zitierten Arbeiten und die dortigen weiterführenden Literaturangaben, siehe hier v.a. die Werke von Stichweh.

Disziplinengeschichtsschreibung in der Medizingeschichte – ein Rückblick

Die zeitliche Parallelität der Entstehung der medizinischen Disziplinen und der Medizingeschichte als Fach hatte zur Folge, daß die Disziplinengeschichte seit Ende des 19. Jahrhunderts zum Thema der Medizingeschichte wurde. Daß auch die Medizingeschichte sich in diesem Kontext als Disziplin zu etablieren suchte, beeinflußte ihren inhaltlichen und methodischen Ansatz. Die Disziplinengeschichte war aufgrund der dominierenden Rolle Deutschlands bei der Entstehung der naturwissenschaftlichen Medizin im 19. Jahrhundert zwangsläufig zunächst ein Teilbereich der deutschen Medizingeschichte. Letztere entwickelte etwa in den letzten beiden Dezennien des 19. Jahrhunderts parallel zum Denken der meisten Vertreter der neuen Medizin einen positivistischen Ansatz: Die Geschichte der Medizin wurde als linearer Prozeß einer zunehmenden Anzahl an Entdeckungen verstanden. Diesem Prozeß wurde immanenter Fortschritt unterstellt, er schien auf eine Perfektionierung des Faches und damit der Behandlung der Krankheiten der Menschheit hinauszulaufen. Dieser Ansatz hielt sich in der Medizingeschichte bis etwa zur Mitte unseres Jahrhunderts. Im Hinblick auf die Disziplinengenese wurde er in den Jahren 1902 bis 1905 mit großer Folgewirkung in dem dreibändigen, von Theodor Puschmann begründeten und von Max Neuburger und Julius Pagel herausgegebenen »Handbuch der Geschichte der Medizin« (1902-1905) erstmals popularisiert.[9] Die beiden Letztgenannten empfanden ihr Werk »gegenüber den früheren Geschichtswerken ... nach der litterarischen Seite« als einen »nennenswerten[r] Fortschritt«.[10] Die Geschichte der Medizin war letztlich nur eine Geschichte ihrer Disziplinen. Diese bestanden jeweils aus einem Wissenskonvolut, das durch geniale Entdecker ermittelt worden war. Implizit wurde eine objektive Natur des Menschen als bestehend vorausgesetzt, deren Gesetzmäßigkeiten durch das Experiment zu ermitteln waren. Im Zentrum der Darstellung standen die genialen Köpfe und ihre Niederschriften. Dem entsprechenden Spezialgebiet wurde eine Institutionalisierungsberechtigung zugeschrieben und der Fehler begangen, einseitig Partei für die jeweiligen zeitgenössischen Fachvertreter zu ergreifen, die eine Akzeptanz ihres Fachgebie-

---

9 Neuburger/Pagel (1902-1905a).
10 Neuburger/Pagel (1902-1905b: V/VI, hier VI).

tes als neue Disziplin vehement einklagten. Häufig wurde dabei ein naturalistisches Argument benutzt: Wenn es Störungen bestimmter Organe oder Teilsysteme des menschlichen Körpers als Teil des natürlichen Lebens gab, so mußte es diese immer gegeben haben. Die ahistorische Konstanz der Krankheiten bedeutete auch, daß die Entwicklung der Disziplinen quasi naturgegeben war.[11] Die Geschichte der Disziplinen wurde somit als ein langer Prozeß gesehen, der mit dem Beginn medizinischer Behandlung angelegt wurde und der im 19. bzw. 20. Jahrhundert seinen krönenden Abschluß fand.[12]

Der geschilderte Zugang dominiert die Disziplinengeschichtsschreibung in der Medizingeschichte bis heute. Die extensive zeitliche Rückbindung der Genese der naturwissenschaftlichen Medizin ist gekoppelt an die Beschränkung auf eine Faktenpräsentation, vermischt zuweilen mit durchaus fiktiven Vorstellungen vom Gang einer westlichen Erfolgsgeschichte. Theoretische Reflexionen über Inhalt und Methode, wie sie in der Wissenschaftstheorie, -soziologie, aber auch in der Universitäts- und Bildungsgeschichte im weiteren Sinne gepflegt werden, finden dabei kaum Eingang in die Forschung. Die Disziplinengeschichte wird bevorzugt von Vertretern der deutschen Medizingeschichtsschreibung betrieben. Nicht zuletzt unter dem Einfluß von praktizierenden Medizinern übersteigen viele disziplinenhistorische Arbeiten allerdings kaum das Niveau von Festschriften.[13]

Wozu noch Disziplinengeschichte in der Medizingeschichte?

Diese Frage stellt sich angesichts der geschilderten Historie, die jede weitere Behandlung der Disziplinengeschichte durch den Medizinhistoriker zu desavouieren scheint: Liegen für die Geschichte der medizinischen Disziplinen und den Stammbaum ihrer Genese nicht schon ausreichende Datenmengen

---

11 Zur retrospektiven Diagnostik von Krankheiten siehe den Beitrag von Karl-Heinz Leven in diesem Band sowie: Leven (1992: 43-72, hier 43/44); Leven (1993: besonders 316/317).
12 Siehe die auch heute noch üblichen klassischen Disziplinengeschichten am Beispiel der Chirurgie: Gurlt (1898); Fischer (1978); Killian (1980); Schreiber/Carstensen (1983).
13 Einige stellvertretende Werke werden im folgenden noch aufgeführt. Eines der jüngeren Beispiele für den unkritischen Umgang mit Fachgeschichte ist die von prominenten Vertretern der Inneren Medizin in Deutschland aus Anlaß des 100. Kongresses der Deutschen Gesellschaft für Innere Medizin 1994 herausgegebene Festschrift: Classen (1994).

vor? Es gibt drei Gründe, die eine Auseinandersetzung mit der Geschichte der medizinischen Spezialdisziplinen nach wie vor erforderlich machen:

1) Die medizinischen Spezialdisziplinen sind nicht nur ein Phänomen der Historie, sondern prägen die naturwissenschaftliche Medizin noch heute – man denke an die zunehmende Subspezialisierung und die Ausbildung von Subdisziplinen oder die Schwierigkeiten im Gefolge der explosionsartigen Wissensvermehrung seit etwa 1945. Eine Analyse der Geschichte der medizinischen Spezialdisziplinen vermittelt Erkenntnisse über Inhalte, Inhaltsvermittlung und soziale Repräsentation der zeitgenössischen naturwissenschaftlichen Medizin.

2) Die Medizingeschichte selbst ist eine Disziplin. Disziplinengeschichte ist daher auch unverzichtbare Selbstreflexion.

3) Die Medizingeschichte kann um neue Aspekte bereichert werden, wenn ein neuer Zugang zur Disziplinengeschichte gesucht wird. Die bisher gewonnenen Daten sind das Ausgangsmaterial, um den vernachlässigten zweiten Bereich des Themas zu bearbeiten: die Disziplin als soziales Gebilde. Es fehlt z.B. eine Sozialgeschichte der medizinischen Disziplinen im Bereich der Wissenschaftssoziologie, die über eine Betrachtung der »Professionalisierung« von Medizinern als Fortschrittsgeschichte hinausgehen würde.[14]

Wesentliches Ziel einer neuen Geschichte der medizinischen Spezialdisziplinen ist die Erarbeitung von tieferen Kenntnissen zur Entstehung einer Forschergemeinschaft mit einer bestimmten inhaltlichen Zielsetzung und Weltsicht, zu den sozialen Rollen, die eine solche Forschergemeinschaft in der Medizin spielen könnte, zur Entstehung wissenschaftlicher »Tatsachen« innerhalb dieses Sozialverbandes, zur Aushandlung von Machtfragen in der Disziplin und den Interdependenzen von Forschung und Sozialbeziehungen, zur Abgrenzung der einzelnen Disziplinen innerhalb der Medizin und schließlich zur Durchsetzung von Forschungsinteressen der Disziplin gegenüber der Außenwelt, d.h. der Politik oder der Gesellschaft.

---

14 Zur Professionalisierung allgemein: McClelland (1985: 233-247); Rüschemeyer (1980: 311-325); McClelland (1991). Zur Professionalisierung der Medizin siehe den mittlerweile klassischen Beitrag von Paul U. Unschuld (1978: 517-555), sowie Eulner (1967: 17-34); Huerkamp (1980: 349-382); Waddington (1985: 388-416); Frevert (1985: 41-59); Huerkamp (1985a: 358-387); Huerkamp (1985b). Zur Geschichte des Konzeptes der Professionalisierung: Burnham (1996: 1-24); Morrell (1990: 980-989).

Disziplinengeschichte aus wissenschaftssoziologischer Perspektive

Unter *Wissenschaftssoziologie* versteht man die Beschäftigung mit den »Praktiken, die das Wissen erst erzeugen, ihre sozialen Bedingungen, Gesetzmäßigkeiten, die sozialen Formen, in denen sie sich vollziehen, Möglichkeiten und Richtungen ihres Verlaufs«.[15] Es geht dabei um die soziale Organisation von Wissenschaft und seit der jüngeren Zeit auch um die soziale Konstruktion von wissenschaftlichem Wissen.[16] Die Tradition wissenschaftssoziologischer Forschung reicht zurück bis in die 30er Jahre dieses Jahrhunderts und hat ihren Ursprung in den USA.[17] Betreibt man Wissenschaftssoziologie in der Geschichtswissenschaft, so gehört diese Tätigkeit im weitesten Sinne zur Sozialgeschichte, im vorliegenden Fall zur Sozialgeschichte der Medizin.[18] Historische Wissenschaftssoziologie setzt voraus, daß soziale Strukturen und Prozesse als historisch relevant anerkannt werden. Diese Strukturen und die Spielregeln in der Gesellschaft, die für alle Partizipanten gelten, haben implizit Auswirkungen auf die medikale Kultur.

Ansätze hierzu bieten die Arbeiten des Gießener Landeshistorikers Peter Moraw (Moraw 1985). Für das spätmittelalterliche Reich stellt er den aus heutigen Vorstellungen übertragenen Staatsbegriff in Frage und nähert sich den gegebenen Bedingungen der Zeit dadurch an, indem er heute »als nicht-staatlich aufgefaßte Eigenschaften« integriert. Dabei handelt es sich um »das Wirken von Personenbeziehungen oder von privatem Kapital, und heute ausgegrenzte Kennzeichen, wie Nepotismus und Korruption«.[19] Der Staatsbegriff

---

15 Felt u.a. (1995: 19).
16 (Ebd.: 19). Zur Mehrdeutigkeit des Begriffs »Soziale Konstruktion« vgl. den Beitrag von Thomas Schlich in diesem Band.
17 (Ebd.: 25ff.) sowie: Bernal [1939] 1989; [1957] 1961. Weiterführende Literatur zur Wissenschaftssoziologie: Ben-David (1971); Weingart (1976). Siehe auch Eisenstadt (1977: 43-71).
18 Zur Geschichte der Sozialgeschichte der Medizin: 1.) Aus angelsächsischer Perspektive: D.Porter (1995: 345-359; 2.) Aus deutscher Perspektive: Labisch (1980: 431-469); Labisch (1987: 206-208); Labisch (1996: 1-27); Jütte (1990: 149-164). Zur Sozialgeschichte der Wissenschaften und ihren Inhalten siehe: R.Porter (1990: 32-46); Barnes (1990: 60-73); Pinch (1990: 87-99).
19 Moraw [1985] (1989: 20).

wird damit auf die Kategorien zurückgeführt, die den »Staat« des Alten Reiches im Mittelalter bildeten und repräsentierten: Personen mit entsprechend zugewiesenen Funktionen. Gleichzeitig die Universitätsgeschichte betrachtend, betont Moraw auf der Grundlage von personengeschichtlichen Untersuchungen, »daß in der Universität letztlich Personen den Ausschlag geben« (Moraw 1982).[20] Ausgehend von diesen Überlegungen konnte der Autor dieses Beitrages am Beispiel der Geschichte der Medizinischen Fakultät der Universität Gießen zwischen 1750 und 1918 zeigen, daß in der klassischen Universität des 19. Jahrhunderts personale Beziehungen bei Berufungen in die und Arbeit in der Fakultät eine große Rolle spielten. Dies war im Sinne einer Weiterentwicklung der vorklassischen Universität (bis etwa 1800) geschehen, wo verwandtschaftliche Beziehungen wichtig für die berufliche Laufbahn waren, und gilt in besonderem Maße für die medizinischen Spezialdisziplinen (Prüll 1993). Damit erscheinen die Leistungen der »großen Männer« der Medizingeschichte im Bedingungsgefüge fachlich-wissenschaftlicher und sozialer Komponenten.[21] Als grundlegende sozialhistorische Kategorie für die Bearbeitung der medizinischen Disziplinen empfiehlt sich daher meines Erachtens der Begriff des *»Personenverbandes«*. Dieser grundsätzlich für viele soziale Gruppen anwendbare Terminus ist dabei im Falle der Disziplinen kein Rechtsbegriff. Der Personenverband als Zusammenschluß von Forschern mit gemeinsamen Interessen ist die Disziplin als Institution, er ist das Rückgrat der Disziplin. Die Fokussierung darauf läßt andere, eher zweitrangige Attribute der Disziplin, wie beispielsweise das Verbandsorgan, zugunsten des Hauptcharakteristikums in den Hintergrund treten. Die Mitglieder der Disziplin als Spezialfall eines »Personenverbandes« beschäftigen sich mit einem gesellschaftlich definierten Umweltausschnitt[22], im Falle der Medizin mit der Natur des menschlichen Körpers und seinen Krankheiten. Dieser Umweltausschnitt ist durch ein bestimmtes methodisches und inhaltliches Repertoire nur den Mitgliedern der Disziplin zugänglich, die sowohl Inhalt als auch das eigene Selbstverständnis nach außen vertreten. Die Disziplin ist eine soziale Gemeinschaft, in der gewisse einheitliche Denkformen und gleichzeitig menschliche Beziehungen und bekanntschaftliche und verwandtschaftliche Verbindungen

---

20 Moraw (1982: 1-43, hier 24).
21 Siehe hierzu auch Schröder (1982: 21).
22 Stichweh (1994: 21/22).

entwickelt werden, die nicht zuletzt auch auf eine Durchsetzung des jeweiligen »Personenverbandes« im gesamtgesellschaftlichen Raum abzielen. Vom »Personenverband« als kategorial übergeordnetem Begriff ausgehend läßt sich das wissenschaftsgeschichtliche Thema der Disziplinengeschichte in wissenschaftssoziologischer, aber auch in wissenschaftstheoretischer Perspektive bearbeiten. Die folgenden Ausführungen beziehen sich auf die wissenschaftssoziologischen Aspekte, die Wissenschaftstheorie wird im folgenden nicht mehr explizit angesprochen. Dabei sollen zwei Betrachtungsweisen unterschieden werden.

Der makroskopisch soziologische Ansatz

Der übergeordneten *makroskopischen soziologischen Betrachtung* in wissenschaftshistorischer Perspektive geht es um die allgemeine Betrachtung der »scientific community« insgesamt bzw. des »Personenverbandes« einer oder mehrerer Disziplinen. Thematisiert wird personales Wissen von Forschern. Dadurch kann man zu Erkenntnissen über die Disziplin oder die Disziplinen selbst gelangen. Untersucht werden Veränderungen in wissenschaftlicher Methodik und Zielsetzung, ebenso Phasen in der Disziplinentwicklung. Für den vorgestellten Ansatz grundlegend gerade im Bereich wissenschaftlicher Theorien war Thomas S. Kuhns »The Structure of Scientific Revolutions« aus dem Jahr 1962, der wissenschaftliche Revolutionen durch entsprechende Paradigmenwechsel konstatierte.[23] Damit waren gleichzeitig Veränderungen in der gesamten »scientific community« angesprochen, die einen Wechsel in ihren inhaltlichen Prämissen gestatten mußten, um der Revolution zum Erfolg zu verhelfen. Grundsätzlich läßt sich eine Bedeutung des »Personenverbandes«, die Bedeutung von verschiedenen Schulen[24] für die Akzeptanz wissenschaftlicher Entdeckung und die Bedeutung von Hierarchie- und Machtfragen auch für die Geschichte der medizinischen Disziplinen ableiten. Damit ist die An-

---

23 Kuhn [1962] (1989). Zu Kuhns Wissenschaftsverständnis siehe auch Kuhn (1977). Zur Anwendung von Kuhns Modell in der Medizingeschichte: Rothschuh (1977: 73-88). Siehe auch die anschließenden Diskussionsbemerkungen von Fritz Hartmann, in: Diemer (1977: 88-90).
24 Siehe auch Schröder (1982: 61ff.).

wendbarkeit von Kuhns Analyse für unser Thema allerdings erschöpft. Um zu weitergehenden Ergebnissen zu gelangen, müßten sozialhistorische Fragestellungen präzisiert und entsprechende Methoden zu deren Klärung angewandt werden.

Die Arbeit des Göttinger Medizinhistorikers Hans-Heinz Eulner schuf in dieser Beziehung keine Abhilfe. Er hatte in seiner 1970 erschienenen Darstellung der Entstehung der medizinischen Spezialdisziplinen im deutschsprachigen Raum eine erste überblickshafte Analyse von gesammelten Daten vorgenommen.[25] Das Werk ist allerdings überwiegend deskriptiv und bleibt auf die Ermittlung der berufenen Ordinarien und der gegründeten Institute beschränkt. Seine Studie bildet damit bestenfalls den ersten Ausgangspunkt für ein längst noch nicht erschöpftes Betätigungsfeld in der Disziplinengeschichte: die statistische Auswertung von Material zu einzelnen oder allen Disziplinen. So bietet sich die Möglichkeit einer Untersuchung des innovativen Potentials einer medizinischen Disziplin und der Bezüge zur wissenschaftlichen Organisation und deren Ausweitung, wobei grundlegende Arbeiten der sogenannten »szientometrischen« Forschung die Untersuchung stützen können. Ein rezentes Beispiel ist die Studie Christian Bonahs (1995) zur Entwicklung der Physiologie zwischen 1870 und 1890. Anhand der quantitativen Untersuchung von sechs Zeitschriften aus England, Frankreich und Deutschland im Hinblick auf deren Zeitschriftenzitationen konnte Bonah die inhaltliche Ausrichtung der europäischen Physiologie am Ende des 19. Jahrhunderts näher präzisieren: Morphologische Forschung hatte eine große Bedeutung, die Physiologie war durch einen breiten, vergleichenden biologischen Ansatz charakterisiert. Die Trennung von morphologischer und funktionaler Betrachtung wurde von den Zeitgenossen längst nicht so stark empfunden, wie andere Physiologiehistoriker dies annehmen.[26]

Durch die Szientometrie wurden zwar Grundlagen erarbeitet, aber eine detaillierte und vergleichende inhaltliche Bearbeitung der verschiedenen Disziplinen konnte nur ansatzweise geliefert werden. Jenseits neuer Studien zur »Ausmessung« der inhaltlichen Orientierung einer medizinischen Disziplin zeigt sich, daß durch das Auszählen von Entdeckungen und die Auswertung von Gründungsdaten wissenschaftlicher Gesellschaften allein keine vertieften Erkenntnisse zum

---

25 Eulner (1970).
26 Bonah (1995: 311-333). Zur Bedeutung der Zeitschriften als Indikator für die disziplinäre Wissenschaftsentwicklung siehe auch Schröder (1982: 30).

institutionalisierten medizinischen Spezialistentum erzielt werden können.[27] Es bleibt allerdings der Weg, die Mitglieder des »Personenverbandes« Disziplin kollektiv-biographisch, d.h. prosopographisch zu untersuchen. Die Analyse diverser Parameter des familiären, sozialen, beruflichen (vor allem der Ausbildung) oder auch politischen Bereichs bietet je nach Fragestellung und Fach die Möglichkeit der Erarbeitung eines speziellen Forschertyps, der das Profil der jeweiligen Disziplin maßgeblich bestimmt. Auch werden die Grenzen der Disziplinen wieder neu in Frage gestellt, da im Hinblick auf den historischen Kontext etwaige besondere Gruppierungen oder Subdisziplinen ermittelt werden können.[28] Allerdings kann nicht nur die Untersuchung einer einzelnen Disziplin, sondern vor allem der Vergleich zweier oder mehrerer Disziplinen auf der makrosoziologischen Ebene zu neuen Ergebnissen führen.[29]

Eine weitere Dimension makroskopisch soziologischer Disziplinenforschung stellt neben den disziplineninternen Problemen die Auseinandersetzung von Vertretern der Disziplin mit dem gesellschaftlichen Umfeld im weitesten Sinne dar. Hier sind in den letzten Jahren vereinzelt medizinhistorische Arbeiten entstanden, die versucht haben, die Abhängigkeit der Disziplinenbildung sowohl von den allgemeinen als auch den örtlichen Verhältnissen in Bezug auf Politik, Ökonomie usw. aufzuzeigen.[30] So konnte Richard Kremer (Kremer 1991) in seiner Untersuchung zur experimentellen Physiologie in Berlin zwischen 1807 und 1848 die Entstehung verschiedener Entwürfe zur Etablierung des Faches und seiner Zielsetzung in Auseinandersetzung mit den Humboldtschen Reformen darstellen.[31] Ein anderes Beispiel für eine Disziplinen-

---

27 Zum internationalen Vergleich in der Medizin des 19. Jahrhunderts: Ben-David (1960: 828-843); Ben-David/Zloczower (1962: 62-84). Am Beispiel der Physiologie: Zloczower (1981); Pfetsch/Zloczower (1973). Pfetsch relativiert anhand seiner Ergebnisse in übertriebenem Maße den Einfluß der Politik auf die Arbeit der medizinischen Disziplinen. Auch werden aufgrund fehlenden Detailwissens regionale Unterschiede – beispielsweise die Rolle Berlins – falsch bewertet; (siehe ebd.: 70-75). Im allgemeinen Zusammenhang der Sozialgeschichte der Wissenschaft: Ben-David (1971). Allgemein zur soziologischen statistischen Erforschung des innovativen Potentials von Wissenschaft: de Solla Price [1963] (1974). Siehe auch: v.Gizycki (1976); Ben-David (1977: 244-265).
28 Siehe hierzu auch den Beitrag von Christoph Gradmann in diesem Band.
29 Siehe auch Guntau/Laitko (1987b: 17-89). Ebenfalls ein Plädoyer für die Durchführung von Fallstudien findet sich bei: Schröder (1982: vor allem 67ff.).
30 Vergleiche beispielsweise Kremer (1991: 155-170).
31 (Ebd.: 167/168).

geschichte im nicht herkömmlichen Sinne ist die Arbeit des englischen Medizinhistorikers Roger Cooter (Cooter 1993) zur Geschichte der Orthopädie zwischen 1890 und 1948. Cooter geht es dabei nicht um eine Gründungsgeschichte orthopädischer Institute, sondern um die Verhandlung eines medizinischen Themas im Spannungsfeld von Gesellschaft, Wirtschaft und Gesundheitspolitik. Die Attribute der medizinischen Disziplin treten – wenn auch überzeichnet – zugunsten der gesellschaftspolitischen Umfeldbedingungen des Faches Orthopädie in den Hintergrund.[32] Eine Disziplin kann auch als ein sich selbst organisierendes System interpretiert werden. In Anlehnung an die Arbeiten der beiden Wissenschaftsforscher Wolfgang Krohn und Günter Küppers (Küppers 1989; 1990; 1992) kann man eine medizinische Disziplin als ein System auffassen, dessen Teile aufeinander bezogen und den Gesetzen des Gesamtsystems unterworfen sind. Veränderungen sind durch die Gesetze des Gesamtsystems, die Organisation zu erklären. Das Auftreten einer neuen Theorie oder eines neuen Paradigmas kann nicht durch die geniale Eingebung eines Gelehrten, sondern nur durch eine sich selbst organisierende Prozeßdynamik (Emergenz) erkärt werden: Die Disziplin besteht aus einzelnen Forschergruppen in Instituten, die ein Netzwerk bilden. In diesem »Personenverband« wird ausgehandelt, worüber und wie geforscht wird. Die Disziplin befindet sich jedoch damit keinesfalls in einer stabilen Lage, sondern vielmehr in einem Fließgleichgewicht. Der Personenverband der medizinischen Disziplin arbeitet nicht isoliert, sondern in Wechselbeziehung mit Politik und Wirtschaft. Durch die Vergabe von finanziellen Mitteln wird Forschung gelenkt. Die Forschung und die Arbeit im Labor oder in der Klinik wird von dem Wunsch nach der Befriedigung gesellschaftlicher Bedürfnisse tangiert. Andererseits wird durch die Arbeiten der Forscher gezielt Bedarf geweckt.[33] Aus diesen Überlegungen ergeben sich wichtige Impulse für medizinhistorische Arbeiten zur Geschichte der medizinischen Spezialdisziplinen. Andererseits ist eine Kopplung mit Detailstudien unerläßlich, um die übergeordneten Entwürfe mit ihren Ergebnissen substantiell zu erweitern und ihnen Validität zu verleihen.

---

32 Cooter (1993: besonders 1-5,11). Neuere Beiträge zur modernen Chirurgiegeschichte siehe bei: Lawrence (1992).
33 Siehe hierzu: Krohn/Küppers (1989; 1990; 1992).

Der mikrosoziologische Ansatz

Der *mikroskopische soziologische Blick* sucht nicht den Überblick, sondern das Detail. Im Mittelpunkt steht nicht die gesamte Disziplin, sondern ein Teil derselben, meist der »Personenverband« einer Forschergruppe in einem Institut oder einer anderen Einrichtung, in der geforscht wird. Somit geht es um die forschende Kleingruppe, beispielsweise in einem Laboratorium. Pionierleistungen sowohl inhaltlicher als auch theoretischer Art hat für die Medizingeschichte in dieser Hinsicht der Mikrobiologe Ludwik Fleck (1935) geleistet. Er hatte schon Kuhn zu seinen Arbeiten inspiriert, ohne daß sein eigener mikrosoziologischer Ansatz gerade in der Medizin weiter verfolgt worden wäre. Dabei ist er gerade für die Disziplinengeschichte wichtig. Forschergruppen, sogenannte »Denkkollektive«, haben einen bestimmten »Denkstil«. Dieser ist für die Gruppe verpflichtend und kann sogar zu einem Denkzwang werden. In Flecks Entwurf wird damit einerseits die relative Unfreiheit der Forschung im »Personenverband« und die interessengelenkte Produktion von Wissen in der Forschergruppe als Keimzelle der Disziplin angesprochen.[34] Andererseits werden bei Fleck mit der Frage, wie wissenschaftliche Tatsachen entstehen, auch wissenschaftstheoretische Aspekte behandelt. Diverse wissenschaftstheoretische und auch medizinhistorische Arbeiten konnten zeigen, daß auch Faktenwissen sozial konstruiert ist. Der organisatorische Aufbau einer medizinischen Disziplin und im Zusammenhang damit auch der Erwerb von Wissen durch die Akteure ist ein sozial(historisches) Phänomen. Wissen wird nicht von der Natur preisgegeben, sondern entsteht im Zuge gezielter Beobachtungen oder Experimente. Auf das Endresultat der Forschung nehmen auch Faktoren Einfluß, die nicht wissenschaftsimmanent sind.[35]

Sowohl die Disziplinen- als auch mit ihr zusammenhängend die Entdeckungsgeschichte können nach Studien der letzten Jahrzehnte nicht mehr ohne soziologische bzw. sozialhistorische Implikationen gedacht werden. In der Gewichtung der sozialen und intellektuell/kognitiven Faktoren jedoch bestehen Differenzen. Nicht zuletzt als Gegenreaktion auf einseitig wissenschafts-

---

34 Vergleiche: Fleck [1935] (1993²); Fleck (1983). Zu Fleck siehe ferner: Neumann (1989: 12-25).

35 Zur Schaffung wissenschaftlicher Tatsachen als Thema historischer Forschung vgl. den Beitrag von Thomas Schlich in diesem Band.

soziologische Arbeiten, die die Prägung des Forschers durch seine Sozialisation stark betonen, entstand in den letzten Dezennien ein »*kognitiver*« *Ansatz* in der Medizingeschichtsschreibung (Coleman/Holmes 1988; Laudan 1989). Wiewohl eine Rehabilitation der Ideengeschichte im Hinblick auf einseitige soziologische Forschungen gerade der 1970er Jahre durchaus berechtigt erscheint, sind hinsichtlich des kognitiven Ansatzes Bedenken angebracht: Die Gefahr der Rückkehr zu einer Wissenschaftsgeschichte, in der die großen Männer im Labor die Entwicklung prägen, und dementsprechend zu einer gegenwartszentrierten Geschichtsschreibung ist in starkem Maße gegeben.[36]

Im Zusammenhang mit mikrohistorischen Arbeiten steht ebenfalls die Untersuchung der disziplinenspezifischen Instrumente des Forschers, die Ausstattung des Labors. Damit werden Zusammenhänge der Wechselwirkungen von Technikentwicklung und Differenzierung der Disziplinenbildung aufgezeigt. Allerdings kann bei diesem Thema eine Vernachlässigung des Forschers als soziale Person wiederum zum Problem werden. Ein Beispiel ist die vor allem von Hans-Jörg Rheinberger (Rheinberger/Hagner 1993; Hagner u.a. 1994) vorgeschlagene Betrachtung von Experimentalsystemen, in der die Versuchsanordnung im Labor zum beherrschenden Faktor wird, die eine Eigendynamik entwickelt und letztlich auch steuernde Funktionen im Erkenntnisgewinn übernimmt. Experimentalsysteme enthalten »Forschungsobjekt, Theorie, Experimentalanordnung, Instrumente sowie disziplinäre, institutionelle und soziale Dispositive«[37]. Die Betrachtung des Experimentalsystems ist als bevorzugter Zugangsweg für eine Abbildung der sozialen Dimension des Forschens und damit auch der Disziplinenproblematik nicht tauglich.

Für die Disziplinengeschichte in der Medizingeschichte hat die dargestellte Problematik gravierende Konsequenzen: Vertiefte Erkenntnisse über den Gewinn von medizinischem Wissen durch einen »Personenverband«, die Vermittlung dieses Wissens innerhalb desselben und nach außen an andere »Personenverbände« – vielleicht andere Disziplinen –, die Anwendung dieses Wissens im Kontakt mit dem Patienten, schließlich auch die Steuerung der

---

36 Eine aggressive Vertretung des kognitiven Ansatzes für die allgemeine Wissenschaftsgeschichte findet sich bei: Laudan (1990: 47-59, hier 50-52). Siehe als Beispiel für den kognitiven Ansatz in der Medizingeschichte: Pickstone (1990: 207-216). Pickstones kognitiver Ansatz zeigt sich gemäßigter in: Pickstone (1992:1-16); siehe auch: Coleman/ Holmes (1988: 1-14).
37 Siehe Rheinberger/Hagner (1993: 7-27; das Zitat: 9); Hagner u.a. (1994: 7-21).

Weitergabe dieses speziellen Wissens durch Mitglieder der Disziplin, aber auch durch Laien und damit die Verbindung zu gesellschaftlichen Themenfeldern, können nur durch eine sozialhistorische Mikrogeschichte der Disziplin erreicht werden. Damit kann zugleich eine Strömung der rezenten Sozialgeschichte aufgegriffen werden, die sich weniger strukturorientierten Studien widmet, sondern vielmehr erfahrungsgeschichtliche Untersuchungen betreibt, die den einzelnen Menschen mit seinem bewußten und unbewußten Handeln thematisieren. Das bedeutet zugleich eine Untersuchung des Verhältnisses von individuellen und überindividuellen Faktoren, die Spiegelung von »großen ideellen und kulturellen Strömungen« im Spezialfall.[38] In ihm bündeln sich die Themenfelder der sozialen Wissenskonstruktion, der Transferprozesse zwischen den Disziplinen und zwischen dem »Personenverband« der Forschergruppe und der Außenwelt (Politik und Gesellschaft). Damit wird eine Verbindung zwischen der makrohistorischen und der mikrohistorischen Ebene hergestellt.

Als Beispiel für eine solche wissenschaftssoziologische Studie können William Colemans Forschungen zur Entstehung der Physiologie in Frankreich herangezogen werden (Coleman 1985), ein Vorgang, der eng mit dem Namen Claude Bernards verbunden ist. Der Physiologe entwickelte eine Konzeption für das Fach mit der experimentellen Physiologie als Kern. Bernard war einer der Pioniere dieser Disziplin und förderte ihre Institutionalisierung in der »scientific community« allgemein, besonders natürlich unter den Medizinern. Im Zentrum stand die Entwicklung eines Labors, in dem Forschung und Ausbildung sich gegenseitig befruchten sollten. Dabei konstituierten der Wissensbestand und die soziale Gruppe der Wissenschaftler im Labor die Disziplin. Damit grenzte sich Bernard gleichzeitig gegen andere Disziplinen ab, deren kognitiv-theoretischer Zugang und deren Methoden in seinen Augen nicht geeignet waren, die Phänomene des Lebens zu erklären. Bernards Vorbild war dabei die deutsche Labormedizin, allen voran der deutsche Physiologe Carl Ludwig (1816-1894), der in Leipzig 1869 ein großes physiologisches Labor

---

38 Es handelt sich hier um Bemühungen für eine Erweiterung der strukturalistischen, auf große Prozesse orientierten Sozialgeschichte der sogenannten »Bielefelder Schule«. Dies geschieht vor allem unter dem Einfluß der Alltags- und Mentalitätsgeschichte. Vgl. Sieder (1994: 445-468); Schulze (1994: 618); Hardtwig (1994: 19-32); Daniel (1994: 54-64). Siehe das letzte Zitat bei Schröder (1982: 67). Siehe auch Daniel (1993: 69-99, hier 91-99). Siehe ferner auch die Beiträge in: Hardtwig/Wehler (1996).

errichten konnte, das zur routinemäßigen Ausbildung aller angehenden Mediziner in der experimentellen Technik dienen sollte.[39] Coleman bezieht sich für die Beschreibung und Begründung der Disziplinenbildung also auf den forschungsstrategischen Entwurf Bernards, zugleich aber auch auf die mikrosoziale Welt der Laborgemeinschaft und ihre Bezüge zur makrosozialen Ebene der »scientific community« und ihrer Repräsentanten. Denn Bernards intellektueller Entwurf und der Versuch der Umsetzung innerhalb der Wissenschaften reichte nicht aus, um die Physiologie als Disziplin in Frankreich zu begründen. Es bedurfte hierzu vielmehr auch des entsprechenden allgemeinen sozialpolitischen Umfeldes. Dieses war zunächst nicht unbedingt günstig für Bernards Pläne: Bis etwa 1873 förderte man in Frankreich die praktische Medizin. Theoretische Arbeit in der Medizin wurde vor allem im Rahmen öffentlicher Vorträge wahrgenommen, bei denen nicht so sehr der wissenschaftliche als vielmehr der unterhaltende Wert von Bedeutung war. Erst in der Dritten Republik suchte sich die politische Führung ihre Verbündeten im gebildeten Bürgertum und förderte entsprechend auch deren wissenschaftliche Unternehmungen in größerem Stil. Bernard war dringend auf Förderer angewiesen, wie beispielsweise auf Victor Duruy (1811-1894), der zwischen 1863 und 1869 Unterrichtsminister war und zahlreiche Reformen einführte.[40] Coleman stellt mit seinem Beispiel die Disziplinenentstehung in den gesellschaftspolitischen Kontext. Obwohl er den kognitiven Ansatz aggressiv vertritt und Bernards Ideen als entscheidenden Umstand der Disziplinenentstehung fokussiert[41], enthält Colemans Darstellung starke wissenschaftssoziologische Komponenten. Damit ist diese Studie nicht nur ein gutes Beispiel für sozialhistorische Aspekte der Genese medizinischer Disziplinen, sondern dafür, wie man die Beschränktheit eines einseitigen kognitiven Ansatzes überwinden kann.

Neben der Disziplinengenese zeigen sich im mikrosoziologischen Bereich ebenfalls sehr gut Ausbau, Umbau und Neuorientierung der Fachrichtung sowie die dauerhafte Abgrenzung gegenüber anderen Disziplinen. Dies läßt sich an einer Fallstudie zur Geschichte des pathologischen Institutes am Berliner Charité-Krankenhaus zwischen 1856 und 1917 zeigen:[42] Rudolf Virchow (1821-1902)

---

39 Vgl. Coleman (1985: 49-70, hier 50-59).
40 (Ebd.: 59-70).
41 (Ebd.: 49).
42 Die Pathologie konnte sich in der zweiten Hälfte des 19. Jahrhunderts professionalisieren. An den Universitäten des deutschen Sprachraumes entstanden spezielle Institute. Im Zen-

hatte als erster Institutsdirektor das Fach Pathologie bis 1902 in Berlin etabliert und entscheidend zur Professionalisierung der Disziplin im deutschsprachigen Raum beigetragen. Durch die starke Konzentration auf die pathologische Anatomie und damit auf morphologische Aspekte der Krankheitsforschung stand allerdings die statische Betrachtung der Organe, Gewebe und Zellen im Mittelpunkt seiner Arbeit. Virchow konnte sein Lebensziel, die Errichtung einer pathologischen Physiologie und damit die Erforschung von Krankheitsprozessen, nicht erreichen.[43] Dies versuchte nun sein Nachfolger Johannes Orth (1847-1923) nachzuholen, indem er unter Mithilfe des Preußischen Kultusministeriums drei neue Abteilungen schuf: Neben dem schon bestehenden Museum, der Anatomischen und der Chemischen Abteilung wurden nach 1902 die Histologische, die Bakteriologische und die Experimentell-biologische Abteilung errichtet.[44] Gerade die letztgenannten Einheiten des Instituts waren für die funktional-dynamischen Aspekte der Krankheitsforschung zuständig. Orth wollte den unter Virchow postulierten umfassenden Anspruch der Pathologie auf eine zentrale Stellung in der naturwissenschaftlichen Medizin als Interpretations- und Deutungsmacht der Krankheitstheorie einlösen. Dies konnte jedoch im frühen zwanzigsten Jahrhundert nicht mehr gelingen, da andere Disziplinen in Deutschland bereits ihr Terrain abgesteckt hatten und die morphologisch ausgerichtete Pathologie mit einem Ausweitungsprogramm automatisch Fächergrenzen verletzen mußte. Die Gründung der neuen Abteilungen führte somit konsequenterweise zu Konflikten sowohl mit der Hygiene als auch mit den klinischen Fächern.[45] Methodisch kann gerade die-

---

Fortsetzung Fußnote 42
    trum der Arbeit der Fachvertreter stand die pathologische Anatomie, die Untersuchung der Leichen Verstorbener zur Kontrolle der Krankheitsdiagnose und Feststellung der Todesursache. Siehe hierzu: Hort (1987); Pantel/Bauer (1990: 303-328).

43 Siehe zu Rudolf Virchow die wichtigsten Biographien: Ackerknecht (1957); Vasold (1988).

44 David/Krietsch (1989: 239-260, hier besonders 256).

45 Johannes Orth, Denkschrift über den zukünftigen Arbeitsbetrieb in dem neuen pathologischen Institut in Berlin, Berlin, 20.6.1903, in: Akten betr. das pathologisch-anatomische Institut 1898-1919, Universitätsarchiv der Humboldt-Universität Berlin [UA der HUB], Charité-Direktion, Nr.930, Bl.148-153. Der Preußische Finanzminister an den Preußischen Kultusminister, Berlin, 31.8.1908, in: Akten betr. Das pathologische Institut bei der Universität Berlin (April 1908 bis März 1914), Stiftung Preußischer Kulturbesitz Berlin-Dahlem [GStA PK], I.HA Rep.76 Va, Kultusministerium, Tit.X Nr.153 Bd.III Bl.61. Eine Studie des Autors zur Geschichte der Pathologie in Berlin und in London zwischen 1900 und 1945 ist in Vorbereitung.

ses zweite Beispiel zeigen, wie wichtig für eine Disziplinengeschichte auf der Ebene der »Mikro-Historie« die Verwendung von Archivmaterial ist. Es handelt sich hier im wesentlichen um Verwaltungsakten von Kliniken oder Instituten, ferner aber auch um Personalakten oder sogar – in den seltenen Fällen, in denen ein solcher Quellenbestand noch verfügbar ist – um die Akten bzw. Patientenkarteien von niedergelassenen Spezialisten. Nur über ungedrucktes Material – mit Ergänzungen durch die in vielen Fällen seltenen Andeutungen im gedruckten Schrifttum der Zeit – kann eine Alltags- bzw. Mentalitäts- oder Mikro-Sozialgeschichte entstehen.

Ferner können – wie auch für die makroskopische Betrachtung – gedruckte Quellen verwandt werden. Hier bieten sich vor allem Zeitschriften (z.B. das zentrale Organ des Verbandes o.ä.) und Lehrbücher an. Es besteht die Möglichkeit, beide Quellengattungen nicht nur im Hinblick auf die Vermittlung von wissenschaftlichen Erkenntnissen und Ergebnissen als solchen zu untersuchen. Das »Lesen zwischen den Zeilen« bringt oft weitergehende Erkenntnisse als zunächst vermutet. Dies soll an einem Beispiel aus der Psychiatriegeschichte erläutert werden. Emil Kraepelin (1856-1926), seinerzeit Psychiater an der Universität Heidelberg, schrieb im Jahre 1901 in der Einleitung seines Werkes *Einführung in die Psychiatrische Klinik* über Arzt und psychiatrische Erkrankung:

»Wenn auch die Grenzen seiner Macht gegenüber dem gewaltigen Gegner sehr enge sind, so bietet sich doch jedem praktischen Arzte Gelegenheit genug, sein Theil zur Verhütung und Linderung des unendlichen Elends beizutragen, das alljährlich durch die Geistesstörungen erzeugt wird. Den dankbarsten Angriffspunkt bildet ohne Zweifel der Kampf gegen Alkohol und Syphilis, ferner gegen das Morphium und Cocain, die ja ausschliesslich dem ärztlichen Thun ihre verderbliche Bedeutung verdanken«.[46]

Im Fortgang der Einleitung stellt Kraepelin nicht nur den Stand des Faches Psychiatrie um die Jahrhundertwende dar. Er integriert die bisher vergebliche Suche des 19. Jahrhunderts nach der (morphologischen) Ursache vor allem der endogenen psychiatrischen Leiden (»gewaltige Gegner«). Er widmet sich auch der Zukunft des Faches und vermittelt – trotz des mitschwingenden therapeutischen Nihilismus – eine Aussicht auf Erkenntniszuwachs und Behandlungserfolge. Dafür stehen die Bekämpfung von Krankheiten mit morphologischem Korrelat: Alkoholismus, Syphilis und Drogensucht. Die Degenerationsängste und die

---

46 Kraepelin (1901: 3).

Zivilisationskritik der Jahrhundertwende, die mit ihnen verbundene Beurteilung der genannten Krankheiten als Gefahren für die »Volksgesundheit« bilden den Unterton von Kraepelins Darstellung. Hinter seinen Äußerungen stehen zudem Minderwertigkeitskomplexe der Psychiatrie gegenüber der organtherapeutischen Klinik sowie Aggressionen gegen dieselbe. Letztere spiegeln sich in der Bemerkung, daß bestimmte Therapeutika durchaus auch eine »verderbliche Bedeutung« haben können. Kraepelin versucht mit seiner Stellungnahme, Macht auszuhandeln und tritt dafür ein, der Psychiatrie ihren gebührenden Platz im Fächerkanon der Medizin zu verschaffen.

Ebenfalls kann die Repräsentation von Metaphern und Diskursen durch die Beachtung impliziter Aussagen in wissenschaftlichen Zeitschriftenbeiträgen, Monographien und Lehrbüchern ergänzt werden. Hier ergeben sich zuweilen wichtige Funde, die einen Einblick in den alltagsgeschichtlichen Bereich von medizinischer Forschung vermitteln. In einem Werk zur Chirurgie im Ersten Weltkrieg, das »ein bleibendes Denkmal für den hohen Stand unserer ärztlichen Friedenswissenschaft und ihren Neuerwerb in den Jahren des Weltkrieges« (Payr/Franz 1922: XXX) sein sollte[47], schrieb der Leipziger Chirurg Erwin Payr (1871-1946) im Kleingedruckten über die Messung des Hirndruckes während des Krieges bei Soldaten:

> »Die Lumbalpunktion ist im Felde in den vorderen Sanitätsformationen anscheinend wenigstens im Verhältnis zur großen Zahl der Schädelschüsse selten ausgeführt worden…In den Kriegslazaretten nahe der Front sind die notwendigen Behelfe natürlich rasch beschafft worden … Ich möchte nur sagen, daß die Zahl der mit allem zugehörigen Rüstzeug der Spitaldiagnostik arbeitenden Sanitätsformationen verhältnismäßig recht gering war«.[48]

Deutlich wird an diesem Beispiel nicht nur die Versorgung der Patienten mit spezieller Diagnostik angesprochen, sondern auch die Verhältnisse in der akuten Krisensituation des Krieges. Alltag medizinischer Versorgung zeigt sich somit auch in Fachaufsätzen, die vermeintlich ausschließlich über theoretische Erkenntnisfortschritte berichten. An Fachpublikationen zur zeitgenössischen Medizin können aber auch Wertvorstellungen oder »Mentalitäten« von Vertretern der Medizin in ihrer Übereinkunft oder Konfrontation mit denjenigen der Patienten abgelesen werden. So setzten sich beispielsweise deutsche Pathologen während des Ersten Weltkrieges mit der Frage der Legitimation

---

47 Payr/Franz (1922: XXVII-XXX, hier XXX).
48 Payr (1922: 285-410, hier 314).

routinemäßiger klinischer Leichenöffnungen von Soldaten auseinander (Häßner 1916). Dabei wurden allerdings nicht nur wissenschaftliche Tatbestände diskutiert, sondern es wurde vielmehr auch der Widerstand der Bevölkerung gegen die Autopsie thematisiert.[49]

Zusammenfassung und Ausblick

Vor dem Hintergrund traditioneller Ansichten zu Entstehung und Wesen der medizinischen Spezialdisziplinen wurde versucht, neue Ansätze zur Erarbeitung ihrer Geschichte zu beschreiben. Grundlage hierfür ist eine sozialgeschichtliche Betrachtung der Medizin, in diesem Fall verstanden als historische Wissenschaftssoziologie. Dabei lassen sich eine makrosoziologische und eine mikrosoziologische Untersuchungsebene unterscheiden. Für beide ist hier der Begriff des »Personenverbandes« interesseleitend. Letztlich ist eine Verbindung von mikrosoziologischer und makrosoziologischer Ebene erforderlich.[50] Sie alleine garantiert die Erfassung der verschiedenen Facetten der Disziplinenentstehung und -entwicklung, und vor allem stellt sie die Bezüge der Disziplin zu Nachbardisziplinen und anderen gesellschaftlichen Bereichen her. Auch zeigt sich die Notwendigkeit eines flexiblen Umgangs mit dem Begriff der Disziplin, dessen Zuordnung und inhaltliche Beschreibung im Einzelfall gerade durch mikrosoziologische medizinhistorische Forschungen in Frage gestellt werden kann. Disziplinengenese erweist sich in der »Mikro-Historie« als dynamischer Prozeß, ebenso sind die Grenzen der Disziplin als sozialem Gebilde variabel. Dabei zeigt gerade das Beispiel der Pathologie an der Berliner Charité und die Wissenschaftspolitik Johannes Orths die Abhängigkeit der Disziplinendefinition von der aktuellen Situation des Spezialfaches und der Medizin im allgemeinen. Vor allem die archivalische Analyse des Details vermittelt das Selbstverständnis einer Disziplin, das sich in einer Selbstetikettierung äußert. Wichtig sind in diesem Zusammenhang auch Stu-

---

49 Vergleiche hierzu: Häßner (1916: 309-332, hier 309/310).
50 Ein gutes Beispiel für die nicht sehr große Anzahl derartiger neuer Disziplinengeschichten ist die deutsche Psychiatriegeschichte zwischen 1800 und 1945, verfaßt von dem Essener Sozialhistoriker Dirk Blasius (1994). Eine allgemeine Sozialgeschichte der Psychiatrie wird sowohl mit einer allgemeinen Geistesgeschichte des Fachs als auch mit Fallstudien verknüpft.

dien über die Spezialisten im nichtuniversitären Kontext, d.h. niedergelassene Praktiker oder solche in universitätsfernen medizinischen Einrichtungen. Dabei müssen die medizinischen Spezialfächer als gesellschaftlich bedingte Phänomene begriffen werden,[51] die als Organisationsstrukturen wiederum das Wissen selbst beeinflussen.[52]

Disziplinengeschichte ist nur ein Gegenstandsbereich medizinhistorischer Forschung unter anderen. Sie hat keinen imperativen Anspruch bei der historischen Bearbeitung der naturwissenschaftlichen Medizin. Wird die Disziplinengeschichte allerdings wissenschaftssoziologisch betrieben, so wird sie zur Schnittstelle einer Reihe verschiedener Forschungsthemen. Sie kann darüber hinaus einen Beitrag dazu leisten, die Medizin im zeitgenössischen gesellschaftlichen Kontext zu analysieren.

Literatur

Ackerknecht, Erwin H. (1957), *Rudolf Virchow. Arzt. Politiker. Anthropologe*, Stuttgart.

Barnes, Barry (1990), »Sociological Theories of Scientific Knowledge«, in: R.C. Olby/G.N. Cantor/J.R.R. Christie/M.J.S. Hodge (Hg.), *Companion to the History of Modern Science*, London/New York, S. 60-73.

Ben-David, Joseph (1960), »Scientific Productivity and academic Organization in Nineteenth Century Medicine«, in: *American Sociological Review* 25, S. 828-843.

– /Zloczower, Avraham (1962), »University and Academic Systems in Modern Society«, in: *European Journal of Sociology* 3, S. 62-84.

– (1971), *The Scientist's Role in Society. A Comparative Study*, New Jersey.

– (1977), »Organization, Social Control, and Cognitive Change in Science«, in: J. Ben-David/T. Nichols Clark (Hg.), *Culture and its Creators. Essays in Honor of Edward Shils*, Chicago/London, S. 244-265.

Berger, Peter L./Luckmann, Thomas ([1966] 1996), *Die gesellschaftliche Konstruktion der Wirklichkeit. Eine Theorie der Wissenssoziologie*, [New York]/Frankfurt a.M.

Bernal, John Desmond ([1939] 1989), *Die soziale Funktion der Wissenschaft*, Köln.

– ([1957] 1961), *Die Wissenschaft in der Geschichte*, Berlin.

Bialas, Volker (1975), »Grundprobleme der Wissenschaftsgeschichte«, in: N. Stehr, R. König (Hg.), *Wissenschaftssoziologie. Studien und Materialien*, Opladen, S. 122-134.

---

51 Siehe hierzu: Jordanova (1995: 361-381).
52 (Ebd.: 368).

Blasius, Dirk (1994), »*Einfache Seelenstörung*«. *Geschichte der deutschen Psychiatrie 1800-1945*, Frankfurt a.M.
Bonah, Christian (1995), »Physiology's Evolution: Reassessment of the morphological Tradition. Transformation of a Research Field between 1870 and 1890«, in: *Archives Internationales D'Histoire Des Sciences* 45, S. 311-333.
Burnham, John C. (1996), »How the Concept of Profession evolved in the Work of Historians of Medicine«, in: *Bulletin of the History of Medicine* 70, S. 1-24.

Christie, John R.R. (1990), »The Development of the Historiography of Science«, in: R.C. Olby/G.N. Cantor/J.R.R. Christie/M.J.S. Hodge (Hg.), *Companion to the History of Modern Science*, London, New York, S. 5-22.
Classen, Meinhard (Hg.) (1994), *Internisten und Innere Medizin im 20. Jahrhundert*, München/Wien/Baltimore.
Coleman, William (1985), »The Cognitive Basis of the Discipline. Claude Bernard on Physiology«, in: *Isis* 76, S. 49-70.
– /Holmes, Frederic L. (1988), »Introduction«, in: W. Coleman/F.L. Holmes (Hg.), *The investigative Enterprise. Experimental Physiology in Nineteenth-Century Medicine*, Berkeley/Los Angeles/London, S. 1-14.
Cooter, Roger (1993), *Surgery and Society in Peace and War. Orthopaedics and the Organization of Modern Medicine, 1880-1948*, Hampshire/London.

Daniel, Ute (1993), »»Kultur« und »Gesellschaft«. Überlegungen zum Gegenstandsbereich der Sozialgeschichte«, in: *Geschichte und Gesellschaft* 19, S. 69-99.
– (1994), »Quo vadis, Sozialgeschichte ? Kleines Plädoyer für eine hermeneutische Wende«, in: W. Schulze (Hg.), *Sozialgeschichte, Alltagsgeschichte, Mikro-Historie. Eine Diskussion*, Göttingen, S. 54-64.
David, Heinz/Krietsch, Peter (1989), »Geschichte des Pathologischen Instituts der Charité«, in: *Charité-Annalen, Neue Folge*, 9, S. 239-260.
De Solla Price, Derek J. ([1963] 1974), *Little Science, Big Science. Von der Studierstube zur Großforschung*, Frankfurt a.M.

Eisenstadt, Samuel Noah (1977), »The Sociological Tradition: Origins, Boundaries, Patterns of Innovation, and Crises«, in: J. Ben-David/T. Nichols Clark (Hg.), *Culture and its Creators. Essays in Honor of Edward Shils*, Chicago/London, S. 43-71.
Eulner, Hans-Heinz (1967), »Das Spezialistentum in der ärztlichen Praxis«, in: W. Artelt/W. Ruegg (Hg.), *Der Arzt und der Kranke in der Gesellschaft des 19. Jahrhunderts*, Stuttgart, S. 17-34.
– (1970), *Die Entwicklung der medizinischen Spezialfächer an den Universitäten des deutschen Sprachgebietes*, Stuttgart.

Felt, Ulrike/Nowotny, Helga/Taschwer, Klaus (1995), *Wissenschaftsforschung. Eine Einführung*, Frankfurt, New York.

Fischer, Georg (1978), *Chirurgie vor 100 Jahren. Historische Studie über das 18. Jahrhundert aus den Jahre 1876*, Berlin/Heidelberg/New York.
Fleck, Ludwik ([1935] 1993), *Entstehung und Entwicklung einer wissenschaftlichen Tatsache. Einführung in die Lehre vom Denkstil und Denkkollektiv.* 2. Auflage, mit einer Einl. hg. v. L. Schäfer u. T. Schnelle, Frankfurt a.M.
– (1983), *Erfahrung und Tatsache. Gesammelte Aufsätze.* Mit einer Einl. hg. v. L. Schäfer u. T. Schnelle, Frankfurt a.M.
Frevert, Ute (1985), »Akademische Medizin und soziale Unterschichten im 19. Jahrhundert: Professionsinteressen – Zivilisationsmission – Sozialpolitik«, in: *Jahrbuch des Instituts für Geschichte der Medizin der Robert Bosch Stiftung* 4, S. 41-59.

Gizycki, Rainald von (1973), »Centre and Periphery in the International Scientific Community: Germany, France and Great Britain in the 19th Century«, in: *Minerva* 11, S. 474-494.
– (1976), *Prozesse wissenschaftlicher Differenzierung. Eine organisations- und wissenschaftssoziologische Fallstudie* (Soziologische Schriften, Bd. 21), Berlin.
Golinski, Jan (1990), »The Theory of Practice and the Practice of Theory: Sociological Approaches in the History of Science«, in: *Isis* 81, S. 492-505.
Guntau, Martin (1987), »Der Herausbildungsprozeß moderner wissenschaftlicher Disziplinen und ihre stadiale Entwicklung in der Geschichte«, in: *Berichte zur Wissenschaftsgeschichte* 10, S.1-13.
– /Laitko, Hubert (1987a), »Einleitung«, in: M. Guntau/H. Laitko (Hg.), *Der Ursprung der modernen Wissenschaften. Studien zur Entstehung wissenschaftlicher Disziplinen*, Berlin, S. 9-16.
– /Laitko, Hubert (1987b), »Entstehung und Wesen wissenschaftlicher Disziplinen«, in: M. Guntau/H. Laitko (Hg.), *Der Ursprung der modernen Wissenschaften. Studien zur Entstehung wissenschaftlicher Disziplinen*, Berlin, S. 17-89.
Gurlt, E., (1898), *Geschichte der Chirurgie und ihrer Ausübung*, Bde. 1-3, Berlin.

Hagner, Michael/Rheinberger, Hans-Jörg/Wahrig-Schmidt, Bettina (1994), »Objekte, Differenzen, Konjunkturen«, in: M. Hagner/ H.-J. Rheinberger/B. Wahrig-Schmidt (Hg.), *Objekte, Differenzen, Konjunkturen. Experimentalsysteme im historischen Kontext*, Berlin, S. 7-21.
Hardtwig, Wolfgang (1994), »Alltagsgeschichte heute. Eine kritische Bilanz«, in: W. Schulze (Hg.), *Sozialgeschichte, Alltagsgeschichte, Mikro-Historie. Eine Diskussion*, Göttingen, S. 19-32.
– /Wehler, Hans-Ulrich (Hg.) (1996), *Kulturgeschichte Heute* (Geschichte und Gesellschaft, Sonderheft 16), Göttingen.
Häßner, Hugo (1916), »Pathologische Anatomie im Felde«, in: *Virchows Archiv für pathologische Anatomie und Physiologie und für klinische Medizin* 221, S. 309-332.
Hort, Irmgard (1987), *Die Pathologischen Institute der deutschsprachigen Universitäten (1850-1914)*, Diss.Med.Fak. Köln.
Huerkamp, Claudia (1980), »Ärzte und Professionalisierung in Deutschland. Überlegungen zum Wandel des Arztberufs im 19. Jahrhundert«, in: *Geschichte und Gesellschaft* 6, S. 349-382.
– (1985a), »Die preußisch-deutsche Ärzteschaft als Teil des Bildungsbürgertums: Wandel in

Lage und Selbstverständnis vom ausgehenden 18. Jahrhundert bis zum Kaiserreich«, in: W. Conze/J. Kocka (Hg.), *Bildungsbürgertum im 19. Jahrhundert, Teil I, Bildungssystem und Professionalisierung in internationalen Vergleichen*, Stuttgart, S. 358-387.
- (1985b), *Der Aufstieg der Ärzte im 19. Jahrhundert. Vom gelehrten Stand zum professionellen Experten: Das Beispiel Preußens* (Kritische Studien zur Geschichtswissenschaft, Bd.68), Göttingen.

Jordanova, Ludmilla (1995), »The Social Construction of Medical Knowledge«, in: *Social History of Medicine* 8, S. 361-381.
Jütte, Robert (1990), »Sozialgeschichte der Medizin. Inhalte – Methoden – Ziele«, in: *Medizin, Gesellschaft und Geschichte* 9, S. 149-164.

Killian, Hans (1980), *Meister der Chirurgie und die Chirurgenschulen im gesamten deutschen Sprachraum*, Stuttgart.
Knorr-Cetina, Karin ([1981] 1991), *Die Fabrikation von Erkenntnis. Zur Anthropologie der Naturwissenschaft*, [Oxford]/Frankfurt a.M.
Kraepelin, Emil (1901), *Einführung in die Psychiatrische Klinik. Dreissig Vorlesungen*, Leipzig.
Kremer, Richard (1991), »Between Wissenschaft and Praxis: Experimental Medicine and the Prussian State, 1807-1850«, in: G. Schubring (Hg.), *Einsamkeit und Freiheit neu besichtigt. Universitätsreformen und Disziplinenbildung in Preussen als Modell für Wissenschaftspolitik im Europa des 19. Jahrhunderts*, Stuttgart, S. 155-170.
Krohn, Wolfgang/Küppers, Günter (1989), *Die Selbstorganisation der Wissenschaft*, Frankfurt a.M.
- /Küppers, Günter (Hg.) (1990), *Selbstorganisation. Aspekte einer wissenschaftlichen Revolution* (Wissenschaftstheorie, Wissenschaft und Philosophie, Bd.29), Braunschweig/Wiesbaden.
- /Küppers, Günter (Hg.) (1992), *Emergenz: Die Entstehung von Ordnung, Organisation und Bedeutung*, Frankfurt a.M.
Kuhn, Thomas S. ([1962] 1989), *Die Struktur wissenschaftlicher Revolutionen*, Frankfurt a.M.
- (1977), *Die Entstehung des Neuen. Studien zur Struktur der Wissenschaftsgeschichte*, hg.v. L. Krüger, Frankfurt a.M.

Labisch, Alfons (1980), »Zur Sozialgeschichte der Medizin. Methodologische Überlegungen und Forschungsbericht«, in: *Archiv für Sozialgeschichte* 20, S.431-469.
- (1987), »Sozialgeschichte und Historische Soziologie der Medizin«, in: *Berichte zur Wissenschaftsgeschichte* 10, S. 206-208.
- (1996), »Geschichte, Sozialgeschichte und Soziologie der Medizin: Ein imaginäres Streitgespräch mit Christian Probst«, in: *Sudhoffs Archiv* 80, S. 1-27.

Laudan, Larry (1990), »The History of Science and the Philosophy of Science«, in: R.C. Olby/G.N. Cantor/J.R.R. Christie/M.J.S. Hodge (Hg.), *Companion to the History of Modern Science*, London, New York, S. 47-59.

Lawrence, Christopher (Hg.) (1992), *Medical Theory, Surgical Practice. Studies in the History of Surgery* (The Wellcome Institute Series in the History of Medicine), London/New York.

Lepenies, Wolf (1978), »Wissenschaftsgeschichte und Disziplingeschichte«, in: *Geschichte und Gesellschaft* 4, S. 437-451.

– /Weingart, Peter (1983), »Introduction«, in: L. Graham/W. Lepenies/P. Weingart (Hg.), *Functions and Uses of Disciplinary Histories*, Dordrecht, Boston, Lancaster, S. ix-xx.

Leven, Karl-Heinz (1992), »Miasma und Metadosis – antike Vorstellungen von Ansteckung«, in: *Medizin, Geschichte, Gesellschaft* 11, S. 43-72.

– (1993), *Pest in der byzantinischen Literatur (6. bis 15. Jahrhundert) – Ursprünge und Wirkungen eines Motivs*, [Habilitationsschrift, ungedruckt], Freiburg.

Lynch, Michael/Woolgar, Steve (Hg.) ([1988] 1990), *Representation in Scientific Practice*, London.

Maturana, Humberto (1990), »Wissenschaft und Alltagsleben: Die Ontologie der wissenschaftlichen Erklärung«, in: W. Krohn/G. Küppers (Hg.), *Selbstorganisation. Aspekte einer wissenschaftlichen Revolution* (Wissenschaftstheorie, Wissenschaft und Philosophie, Bd.29), Braunschweig/Wiesbaden, S. 107-138.

McClelland, Charles E. (1985), »Zur Professionalisierung der akademischen Berufe in Deutschland«, in: W. Conze/J. Kocka (Hg.), *Bildungsbürgertum im 19. Jahrhundert, Teil I, Bildungssystem und Professionalisierung in internationalen Vergleichen*, Stuttgart, S. 233-247.

– (1991), *The German Experience of Professionalization. Modern learned Professions and their Organizations from the early nineteenth century to the Hitler Era*, Cambridge u.a.

Moraw, Peter (1982), »Aspekte und Dimensionen älterer deutscher Universitätsgeschichte«, in: P. Moraw/V. Press (Hg.), *Academia Gissensis. Beiträge zur älteren Gießener Universitätsgeschichte* (Veröffentlichungen der Historischen Kommission für Hessen in Verbindung mit der Justus-Liebig-Universität Gießen, Bd.45), Marburg, S. 1-43.

– ([1985] 1989), *Von offener Verfassung zu gestalteter Verdichtung. Das Reich im späten Mittelalter. 1250 bis 1490*, Frankfurt a.M./Berlin.

– (1988), »Vom Lebensweg des deutschen Professors«, in: *Forschung – Mitteilungen der DFG*, Beilage H. 4, S. 1-12.

Morrell, J.B. (1990), »Professionalisation«, in: R.C. Olby/G.N. Cantor/J.R.R. Christie/M.J.S. Hodge (Hg.), *Companion to the History of Modern Science*, London/New York, S. 980-989.

Neuburger, Max/Pagel, Julius (Hg.) (1902-1905a), *Handbuch der Geschichte der Medizin*, begründet von Th. Puschmann, Bde. 1-3, Jena.

– /Pagel, Julius (1902-1905b), »Vorrede«, in: M. Neuburger/J. Pagel (Hg.), *Handbuch der Geschichte der Medizin*, begründet von Th. Puschmann, Bde.1-3, Jena, Bd.1, S. V/VI.

Neumann, Josef N. (1989), »Der historisch-soziale Ansatz medizinischer Wissenschaftstheorie von Ludwik Fleck (1896-1961)«, in: *Sudhoffs Archiv* 73, S. 12-25.

Pantel, Johannes/Bauer, Axel (1990), »Die Institutionalisierung der Pathologischen Anatomie im 19. Jahrhundert an den Universitäten Deutschlands, der deutschen Schweiz und Österreichs«, in: *Gesnerus* 47, S. 303-328.
Payr, Erwin/Franz, Carl (1922), »Vorwort zur Abteilung »Chirurgie««, in: E. Payr/C. Franz (Hg.), *Chirurgie* (Handbuch der Ärztlichen Erfahrungen im Weltkriege 1914/18, hg.v. O.v.Schjerning, Bd.I), Leipzig, S. XXVII-XXX.
– (1922), »Der frische Schädelschuß«, in: E. Payr/C. Franz (Hg.), *Chirurgie* (Handbuch der Ärztlichen Erfahrungen im Weltkriege 1914/18, hg.v. O.v.Schjerning, Bd.I), Leipzig, S. 285-410.
Pfetsch, Frank R./Zloczower, Avraham (1973), *Innovation und Widerstände in der Wissenschaft. Beiträge zur Geschichte der deutschen Medizin*, Düsseldorf.
Pickering, Andrew (Hg.) (1992), *Science as Practice and Culture*, Chicago/London.
Pickstone, John V. (1990), »A Profession of Discovery: Physiology in nineteenth-century History«, in: *British Journal of Historical Studies* 23, S. 207-216.
– (1992), »Introduction«, in: J.V. Pickstone (Hg.), *Medical Innovations in historical Perspective*, Houndmills,Basingstoke/London, S. 1-16.
Pinch, Trevor (1990), »The Sociology of the Scientific Community«, in: R.C. Olby/G.N. Cantor/J.R.R. Christie/M.J.S. Hodge (Hg.), *Companion to the History of Modern Science*, London,New York, S. 87-99.
Porter, Dorothy (1995), »The Mission of Social History of Medicine: An Historical View«, in: *Social History of Medicine* 8, S. 345-359.
Porter, Roy (1990), »The History of Science and the History of Society«, in: R.C. Olby/G.N. Cantor/J.R.R. Christie/M.J.S. Hodge (Hg.), *Companion to the History of Modern Science*, London/New York, S. 32-46.
Prüll, Cay-Rüdiger (1993), *Der Heilkundige in seiner geographischen und sozialen Umwelt. Die Medizinische Fakultät der Universität Gießen auf dem Weg in die Neuzeit (1750-1918)*, Gießen.
– (1995), »Die Grundkonzepte der Pathologie in Deutschland von 1858 bis heute und der Fortschrittsbegriff in der Medizin«, in: *Gesnerus* 52, S. 247-263.

Rheinberger, Hans-Jörg/Hagner, Michael (1993), »Experimentalsysteme«, in: H.-J. Rheinberger/M. Hagner (Hg.), *Die Experimentalisierung des Lebens. Experimentalsysteme in den biologischen Wissenschaften 1850/1950*, Berlin, S. 7-27.
Rothschuh, Karl E. (1977), »Ist das Kuhnsche Erklärungsmodell wissenschaftlicher Wandlungen mit Gewinn auf die Konzepte der Klinischen Medizin anwendbar?«, in: A. Diemer (Hg.), *Die Struktur wissenschaftlicher Revolutionen und die Geschichte der Wissenschaften*, Meisenheim/Glan, S. 73-88.
Rüschemeyer, Dieter (1980), »Professionalisierung. Theoretische Probleme für die vergleichende Geschichtsforschung«, in: *Geschichte und Gesellschaft* 6, S. 311-325.

Schäfer, Wolf (1988), »Äussere Umstände des Externalismus. Über Boris Hessen und das Projekt einer Geschichte der Wissenschaftsforschungs-Geschichte«, in: H. Poser/C.

Burrichter (Hg.), *Die geschichtliche Perspektive in den Disziplinen der Wissenschaftsforschung* (TUB-Dokumentation. Kongresse und Tagungen, H.39), Berlin, S. 7-46.

Schreiber, H.W./Carstensen, G. (Hg.) (1983), *Chirurgie im Wandel der Zeit 1945-1983*, Berlin/Heidelberg/New York.

Schröder, Wilfried (1982), *Disziplinengeschichte als wissenschaftliche Selbstreflexion der historischen Wissenschaftsforschung. Eine Darstellung unter Heranziehung von Fallstudien der Wissenschaftsgeschichte der Geophysik* (Europäische Hochschulschriften, Reihe XII Physik, Bd.7), Frankfurt a.M./Bern.

Schulze, Winfried (1994), »Einleitung«, in: W. Schulze (Hg.), *Sozialgeschichte, Alltagsgeschichte, Mikro-Historie. Eine Diskussion*, Göttingen, S. 6-18.

Schuster, John A. (1990), »The scientific Revolution«, in: R.C. Olby/G.N. Cantor/J.R.R. Christie/M.J.S. Hodge (Hg.), *Companion to the History of Modern Science*, London/New York, S. 217-242.

Sieder, Reinhard (1994), »Sozialgeschichte auf dem Weg zu einer historischen Kulturwissenschaft?«, in: *Geschichte und Gesellschaft* 20, S. 445-468.

Stichweh, Rudolf (1979), »Differenzierung der Wissenschaft«, in: *Zeitschrift für Soziologie* 8, S. 82-101.

– (1982), *Ausdifferenzierung der Wissenschaft – Eine Analyse am deutschen Beispiel*, Bielefeld.

– (1994), *Wissenschaft, Universität, Professionen. Soziologische Analysen*, Frankfurt a.M.

Turner, Steven R. (1991), »German Science, German Universities: Historiographical Perspectives from the 1980s«, in: G. Schubring (Hg.), *Einsamkeit und Freiheit neu besichtigt. Universitätsreformen und Disziplinenbildung in Preussen als Modell für Wissenschaftspolitik im Europa des 19. Jahrhunderts*, Stuttgart, S. 24-36.

Unschuld, Paul U. (1978), »Professionalisierung und ihre Folgen«, in: H. Schipperges/E. Seidler/P.U. Unschuld (Hg.), *Krankheit, Heilkunst, Heilung* (Veröffentlichungen des Instituts für historische Anthropologie e.V., Bd.1), Freiburg/München, S. 517-555.

Vasold, Manfred (1988), *Rudolf Virchow. Der große Arzt und Politiker*, Stuttgart.

Waddington, Ivan (1985), »Medicine, the Market and professional Autonomy: Some Aspects of the Professionalization of Medicine«, in: W. Conze/J. Kocka (Hg.), *Bildungsbürgertum im 19. Jahrhundert, Teil I, Bildungssystem und Professionalisierung in internationalen Vergleichen*, Stuttgart, S. 388-416.

Weingart, Peter (1976), *Wissensproduktion und soziale Struktur*, Frankfurt a.M.

Zloczower, Avraham (1981), *Career Opportunities and the growth of Scientific Discovery in 19th Century Germany with special reference to Physiology*, Jerusalem.

Christoph Gradmann

Leben in der Medizin: Zur Aktualität von Biographie und Prosopographie in der Medizingeschichte

I.

Es gehört zu den Kennzeichen der Medizingeschichte, daß sie – in einem auch im Vergleich zu anderen historischen Disziplinen erstaunlichen Ausmaß – der Biographik frönt. Dabei scheint die Struktur ihres Gegenstandes, besonders in der neueren Medizingeschichte, nur wenig für die liebevoll gepflegte Illusion großer Mediziner herzugeben. Der Alltag der Medizin, sei es in der Klinik oder in der Forschung, läßt einen individualbiographischen Rahmen der Betrachtung auf den ersten Blick als kaum geeignet erscheinen: Große Ärzte, sie wären keine ohne ihre Beziehungen zu Pflegepersonal und Patienten, Forscher treten heutzutage ohnehin zumeist gruppenweise auf, Publikationen mit Dutzenden von Autoren liefern beredtes Zeugnis. Der in der Regel eher sezierende als synthetische Blick der modernen Medizin auf den Menschen scheint mit der Individualbiographik, die – wie auch immer – auf die Totalität einer historischen Person zielt, nicht leicht vereinbar. So ist etwa der Persönlichkeitsbegriff der Psychoanalyse wenig geeignet für eine erfolgreiche Suche nach großen Medizinern.[1] Deren Gründungsvater Sigmund Freud, selbst das Opfer zahlloser Biographen, hatte für das Genre nur Verachtung übrig und hielt es im besten Falle für naiv:

»Wer Biograph wird, verpflichtet sich zur Lüge, zur Verheimlichung, Heuchelei, Schönfärberei und selbst zur Verhehlung seines Unverständnisses, denn die biographische Wahrheit ist nicht zu haben, und wenn man sie hätte, wäre sie nicht zu brauchen«[2].

Tatsächlich führt in historischen Zusammenhängen ein individualbiographischer Ansatz nicht selten in die Irre: Beispielsweise der Versuch festzustellen, wer wann und wo eine bestimmte Impftechnik ›erfunden‹ hat, führt, seriöse

---

1 Als Einführung für Historiker: Gay (1994).
2 Sigmund Freud an Arnold Zweig, 31.5.1936. Nach: Gay (1989: 1/2).

Bemühung am Gegenstand vorausgesetzt, regelmäßig in ein komplexes Geflecht personaler oder institutioneller Akteure, kultureller Praktiken usw. Der einfache Satz »Behring und Kitasato erfanden das Diphtherieserum« erweist sich bei näherem Hinsehen als extrem verkürzend und somit kaum haltbar.[3]

Dennoch gelten Behring und in geringerem Maße auch Kitasato als die Erfinder des Diphterieserums, und in seiner Gesamtheit pflegte und pflegt das Fach Medizingeschichte eine ausgeprägte Liebe zu Biographik. Vom voluminösen *Biographischen Lexikon hervorragender Ärzte aller Zeiten und Völker* über die *Großen Nervenärzte* bis zu bescheidensten Anthologien einiger Lebenserinnerungen und natürlich Einzelbiographien[4] wird die biographische Form in selbstverständlicher Weise genutzt. Auch in nicht-biographischen Werken – etwa Handbüchern der Medizingeschichte – wird bezeichnenderweise fast jedem historischen Ereignis ein Namensetikett zugeordnet.[5] Dies mag nicht zuletzt daran liegen, daß Medizinhistoriker, die häufig Mediziner sind bzw. in Deutschland fast immer medizinischen Fakultäten angehören, in gewisser Weise zumeist die eigene Geschichte schreiben. Jedenfalls biographieren sie überwiegend Angehörige der eigenen Disziplin. Eine Entpersonalisierung der Geschichte des eigenen Faches erscheint offenbar problematischer als bei ferner liegenden Gegenständen.[6] Damit nimmt in der Medizingeschichte die für Biographen ohnehin gegebene Gefahr zu, daß sich die rekonstruierte Subjektivität des historischen Individuums und die des Autors vermischen: Ein idealisierter historischer Charakter spiegelt häufig eher die Werthaltungen des modernen Autors als die der historischen Persönlichkeit, die Gegenstand der Biographie ist.[7]

---

3 Zur Geschichte des Diphtherieserums: Throm 1995. Zur Historisierung von Erfindungen: Pickstone (1992).
4 Hirsch (1884-88); Fischer (1932/3); Kolle (1956-1963).
5 Die gängige Praxis läßt sich gut an Heinz Schotts »Chronik der Medizin«, einem so weitverbreiteten wie nützlichen Standardwerk (Schott 1995: 322) exemplifizieren: In einem der eingefügten Kästen, die jeweils die wichtigsten Ereignisse eines Zeitraums zusammenfassen, sind für das Jahrzehnt 1890-1899 25 biographische gegenüber drei nicht-biographischen Stichworten aufgeführt. Der Soziologe Merton hat diese »Eponymie« als Ausdruck der sozialen Struktur von Wissenschaft analysiert: Merton (1985: 270-276).
6 Vgl. dazu Raphael (1996: 167), der diese Beobachtung für die Historiographie der Geschichtswissenschaften und deren ebenso ausgeprägte Personalisierung formuliert.
7 Vgl. Shortland/Yeo (1996: 31-36).

Selbst für erklärte Anhänger der biographischen Form kann sich – im Angesicht der vielen naiven Biographien – mit der Zeit ein gewisser Leidensdruck aufbauen. So entdeckt man bei der Lektüre des jüngsten Tagungsbandes der *Deutschen Gesellschaft für Geschichte der Medizin, Naturwissenschaft und Technik*, der sich mit dem anspruchsvollen Titel *Geschlechterverhältnisse in Medizin, Naturwissenschaft und Technik*[8] schmückt, doch viel Altbekanntes, sprich: teilweise ziemlich konventionelle Porträts verhinderter Heldinnen der Wissenschaftsgeschichte. Die jüngst gegründete Zeitschrift *Journal of Medical Biography* liefert reihenweise Beispiele anspruchsloser Biographik. Ein kürzlich erschienenes Lexikon *deutschsprachiger Neurologen und Psychiater* erweist sich als eine Art Resteverwertung redaktioneller Materialien der berühmten *Großen Nervenärzte*.[9]

Es wird also fleißig biographiert im Fach. Selbst wenn es neben den erwähnten enttäuschenden Arbeiten auch solide biographische Sammelwerke gibt[10], eines ist unverkennbar: Die Biographik steht nicht mehr im Mittelpunkt des methodischen Interesses der Medizingeschichte. Neuere Forschungsberichte oder Arbeiten, die sich als innovativ verstehen, nehmen kaum zu Biographik als Form der Erforschung und Darstellung von Geschichte Stellung.[11] In einem breit angelegten, aktuellen Standardwerk wie Bynums und Porters *Companion Encyclopedia of the History of Medicine*[12] fehlt nicht nur ein Beitrag zum Gegenstand, auch sucht man den Begriff selbst vergeblich im (sehr umfänglichen) Sachregister. Vor einem guten Jahrzehnt formulierte Thomas Hankins für wissenschaftshistorische Biographik eine Zustandsbeschreibung, die auch für die Medizingeschichte gelten dürfte:

»[...] die Biographie erfreut sich heutzutage nicht gerade des besten Rufs. Die schlechte alte Wissenschaftsgeschichte des frühen 20. Jahrhunderts, die wir alle zu verabscheuen gelernt haben, war überwiegend biographisch. Bücher aus dieser Zeit bestanden üblicherweise aus

---

8 Meinel/Renneberg (1996).
9 Kreuter (1996); Kolle (1956-63).
10 Engelhardt/Hartmann (1991). Dazu darf man wohl auch das »Ärztelexikon« (Eckart/Gradmann 1995) zählen. Der Lübecker Medizinhistoriker Peter Voswinckel ist gegenwärtig mit dem vielversprechenden Projekt eines Ergänzungsbandes des Fischerschen Lexikons (Fischer 1932/3) befaßt.
11 Vgl. Jordanova (1995: 371), die ebenfalls die methodische Anachronistik der gegenwärtigen medizinhistorischen Biographik konstatiert.
12 Bynum/Porter (1993).

einer Reihe illustrer Namen, gefolgt von Geburts- und Todesdaten, hier und da einer Anekdote sowie einer Beschreibung der ›Entdeckungen‹ dieser Person.«[13]

Interessante Annäherungen an historische Persönlichkeiten haben häufig eher episodischen Charakter, finden in Sammelbänden, nicht in Biographien statt. Die herausragende Publikation im 100. Todesjahr des Physiologen und Physikers Hermann von Helmholtz war ein Sammelband, der den kognitiv-sozialen Kontext Helmholtz' bestens ausleuchtete, in dem aber der Person des Physikers und Physiologen eher geringes Interesse entgegengebracht wurde.[14] Eine im Helmholtz-Jahr veröffentlichte Biographie bot dagegen wenig Überraschendes.[15]

Gleichzeitig ist etwas zu beobachten, was man als Dissoziation der historischen Persönlichkeit bezeichnen kann und das die rezenten Biographien von der älteren medizinhistorischen Biographik unterscheidet. In älteren Werken, etwa in Koenigsbergers Helmholtz-Biographie[16], Bruno Heymanns *Robert Koch*[17], aber auch noch in Ackerknechts Virchow-Biographie[18] wird mit einem geschlossenen Persönlichkeitsbegriff argumentiert, und entsprechend Wilhelm Diltheys Diktum vom Menschen als »Urtatsache aller Geschichte« sind Werk und Person eng aufeinander bezogen.[19] Für Walter Artelt war noch 1949 »der Mensch [...] das eigentliche Objekt aller Geschichtsforschung«. Seine *Einführung in die Medizinhistorik* läßt Dilthey noch deutlich anklingen: »Alles historische Geschehen ist menschliches Geschehen oder Sein. Der Mensch ist der Bezugspunkt aller Geschichte.«[20] Insbesondere in der rezenten wissenschaftlichen Biographik ist dagegen nicht selten eine eigentümliche Trennung von Person und Werk zu beobachten. Heinz-Peter Schmiedebachs Remak-Biographie[21] oder Heinz Davids Virchow-Buch[22], um zwei Beispiele

---

13 Hankins (1979: 2-3). Deutsch vom Verfasser.
14 Cahan (1993). Vgl. Gradmann (1997).
15 Rechenbergs Biographie (1994) verzichtete zum Beispiel auf eigene Quellenstudien.
16 Koenigsberger (1902/03).
17 Heymann (1932).
18 Ackerknecht (1957).
19 Dilthey (1979). Zur älteren Biographik: Scheuer (1979); Engelberg/Schleier (1990) sowie über die ältere wissenschaftshistorische Biographik: Hankins (1979); Shortland/Yeo (1996: 14-31).
20 Artelt (1949: 144).
21 Schmiedebach (1995).
22 David (1993).

zu nennen, behandeln jeweils die Persönlichkeit auf wenigen Seiten und widmen, davon getrennt, ihr Hauptaugenmerk dem wissenschaftlichen Werk der behandelten Personen. Ein in der Sache interessantes Buch wie Thomas D. Brocks Koch-Biographie von 1988[23] enthält ein siebenseitiges Kapitelchen mit dem bemerkenswerten Titel »Koch, the man«, das die Verlegenheit des Autors im Umgang mit dem offenbar so unhandlichen Gegenstand der Persönlichkeit Robert Kochs artikuliert.

Wo es in der neueren Medizinhistoriographie an methodischer Reflektion zum Thema Biographie durchaus mangelt, verdankt der gelegentlich bemühte Begriff der ›Bioergographie‹[24] seine Existenz den geschilderten Problemen: Die Dissoziierung des historischen Individuums in Person und Werk ist im Terminus präsent und rationalisiert. Die damit in der Regel einhergehende Vernachlässigung der (historischen) Persönlichkeit erleichtert nur allzu offensichtlich die eingangs erwähnte platte Identifizierung von Werk und Person. Der Name wird zum Etikett.

Die Selbstverständlichkeit, mit der in der Medizingeschichte – man denke nur an die zahllosen Dissertationen – der biographische Zugang gepflegt wird, trägt also bedenkliche Züge und läßt das Genre ein wenig als das historiographische Museum des Fachs erscheinen. Sie indiziert einen zumeist vordergründigen Begriff der historischen Persönlichkeit im Sinne eines abgeschlossenen, kontinuierlich strukturierten Mikrokosmos. Dessen Geschichte wird erzählt, ohne das Problem seiner Konstitution zu berühren, sei es als Konstruktion des historischen Individuums in der biographischen Forschung, sei es im Problem der ästhetisch erzeugten Kohärenz in Darstellung und Argumentation. Nicht selten geschieht dies in Verbindung mit einer entsprechenden Vorstellung von Fortschritt in der Geschichte. Von daher erklärt sich zum Beispiel, warum Fragen der Priorität von Erfindungen und Entdeckungen, die anderswo in der Medizin- und Wissenschaftsgeschichte stärker historisiert sind, in der Biographik noch immer eine große Rolle spielen. Die Fragwürdigkeit eines naiven Verständnisses von Biographik, das auch den Glauben an eine selbstverständliche und unproblematische Auswahl der zu biographierenden Personen beinhaltet, zeigt sich aber auch in dem bemerkenswerten Umstand,

---

23 Brock (1988).
24 Eine Definition dieses Terminus ist nirgends zu finden. Allerdings findet er sich im Titel mancher Biographie. Etwa: Holz (1990); Mülker (1992); Tripps (1989).

daß der einschneidende kollektivbiographische Bruch, den Emigration, Verfolgung und Tod zahlloser, zumeist jüdischer Kollegen nach 1933 markieren, bis in die jüngste Vergangenheit nicht Thema medizinhistorischer biographischer Forschung gewesen ist.[25]

II.

Zu erklären ist dieser Zustand, in dem die medizinhistorische Biographik einen Betrachter jüngst an ein »lebendes Fossil«[26] gemahnte, dadurch, daß die radikale Kritik und spätere Wiederbelebung der historischen Biographie durch die Geschichtswissenschaft seit den 1960er Jahren in der Medizingeschichte ohne Resonanz geblieben ist. Speziell in der deutschen Geschichtswissenschaft geriet die historische Biographie seit den 1960er Jahren als »letzte Auffangstellung des Historismus«[27] in Verruf und wurde in durchaus polemischer Absicht gegen die neu zu etablierende Sozialgeschichte ausgespielt. Ihr Begriff der historischen Persönlichkeit, das Verstehenskonzept und die erzählerische Darstellung brachten sie in Widerspruch zum empirisch-analytischen Selbstverständnis einer Geschichtswissenschaft, die sich zunehmend als historische Sozialwissenschaft verstand.[28] Resultat dieser Kritik war allerdings lediglich, daß die Biographik in den 1970er Jahren aus dem Interesse der Geschichtswissenschaft entschwand, das Ende des Genres selbst blieb jedoch aus. Biographik wurde statt dessen, wie es Jürgen Oelkers formulierte, eine ›unschuldige Gattung‹[29]: Lebensbeschreibungen wurden weiter verfaßt, ohne daß auch nur der Versuch einer Rechtfertigung unternommen wurde.[30]

---

25 Durch das Verdrängen und Vergessen wurden in den 30 Jahren nach dem Zweiten Weltkrieg nicht nur Vertreibung und Ermordung durch Verschweigen quasi legitimiert, gleichzeitig vertiefte sich so der im Nationalsozialismus entstandene Traditionsbruch der Medizin- und Wissenschaftsgeschichte noch ganz erheblich (Voswinckel 1997). Als positives Beispiel der jüngeren Forschung sei genannt: Kröner (1989).
26 Sudan (1993).
27 Oelkers (1974: 299).
28 Programmatisch: Kocka (1986). Vgl. Schulze (1989); Iggers (1978).
29 Oelkers (1974).
30 Eine Ausnahme bot Hagen Schulze, der eine trotzige Verteidigung der Biographie gegen den Zeitgeist verfaßte (Schulze 1978).

Die Renaissance des Genres im Fach – ihre Stellung in der Öffentlichkeit hatten die Biographien vermutlich nie eingebüßt – kam dann mit den sichtbar werdenden Defiziten der historischen Sozialwissenschaft seit den 1980er Jahren. Nun wurde die historische Biographie wieder in den Methodendiskurs eingebunden und ist, auch wenn ein Ende dieser Debatte kaum absehbar scheint, voll rehabilitiert.[31]

Dabei wurde das Genre allerdings in bewußter Vernachlässigung der Probleme, die die ältere Gattungspoetik gewälzt hatte, weiterentwickelt:[32] Nicht mehr die ›Größe‹ einer historischen Persönlichkeit erschien als bedeutendes Problem, sondern ihre Stellung im sozialen System einer Gesellschaft. Damit ließ sich immerhin das historische Individuum gegen den Determinismus einer Sozialgeschichte als Strukturgeschichte in Erinnerung bringen. Der Bismarck-Biograph Fritz Stern formulierte etwa mit klarer Spitze in Richtung der Bielefelder Schule:

»Sie [die zeitgenössischen Historiker; C.G.] wollen über das individuelle, das pragmatische Element in Geschichte hinaus nach der Struktur einer Gesellschaft und nach den weitreichenden anonymen Strömungen forschen, die in diesem Gefüge als fundamentale Gebote und Kräfte erscheinen. Sie meiden die Biographie; bestrickt von der Struktur, verdunkelt sich ihnen oft die Bedeutung des die Struktur belebenden Geists – auch ist der Geist einer Gesellschaft nicht meßbar.«[33]

Zu einer Opposition von Individuum und Gesellschaft, von Biographik und Strukturgeschichte kam es jedoch nicht, die Wiederbelebung der historischen Biographik wurde vielmehr auf der Grundlage der Sozialgeschichte durchgeführt. Die von Siegfried Kracauer bereits in den 1930er Jahren erhobene Forderung, die Biographie müsse, um als Geschichtsschreibung zu bestehen,

---

31 Ebenso Trischler (1997) und Lenger (1994). Der Band von Klingenstein/Stourzh (1979) kann als erstes Indiz einer wiederauflebenden produktiven Auseinandersetzung mit der historischen Biographie gelten. Von der erneuten Popularität des Genres zeugen Biographien wie die über Werner Sombart von Lenger (1994), Karl Lamprecht von Chickering (Chickering 1993) oder Heinrich Best von Ulrich Herbert (Herbert 1996). Aktuelle Reflektion zum Gegenstand: Chickering (1993a), Menges (1994) sowie der im Druck befindliche Band von Füßl/Ittner (1997) zur Biographik in der Technikgeschichte. Als Überblick zur Forschung: Rollyson (1992). Als Bibliographie: Slocum (1986).
32 Also etwa die ›Größe‹ der behandelten Persönlichkeit oder die Mittelstellung der Biographie zwischen Kunst und Wissenschaft. Dazu: Scheuer (1979); Gradmann (1992).
33 Stern (1988: 16).

Sozialbiographie werden, wurde nun erfüllt.[34] Autoren wie Andreas Gestrich oder Hans-Jörg von Berlepsch erklärten die Sozialgeschichte als für die Biographik unverzichtbar[35], und eine der besten Biographien der Zeit, Christian Meiers *Caesar* von 1982, bezog ihre Eigenart aus dem Versuch des Verfassers, einen als diskontinuierliche Persönlichkeit gesehenen ›Helden‹ in den Strukturen seiner Zeit zu zeigen. Caesars ›Größe‹ wurde dabei ausdrücklich problematisiert.[36]

Andere Autoren wie der Literaturhistoriker Helmut Scheuer betonten die Legitimität der Biographie als populäre Form von Historiographie, die immer auch weitere als wissenschaftliche Ziele verfolge und insofern nicht ausschließlich an den Maßstäben der Wissenschaft zu messen sei. Historische Biographik war für Scheuer

»Zweckliteratur, das heißt, sie will etwas erreichen und steht im Dienst bestimmter Normensysteme. […] Die Stellung zwischen Kunst und Wissenschaft erleichtert der Biographie offensichtlich solche allgemeinen, über die Kunstabsicht [und wir dürfen hinzufügen: Wissenschaftsabsicht; C.G.] hinausgehenden Aufgaben.«[37]

Damit war das alte Problem der Mittelstellung der Biographie zwischen Wissenschaft und Kunst auf den Horizont aktueller Fragen bezogen. Scheuer wies auf die Perspektiven hin, die sich der wissenschaftlichen Geschichtsschreibung in Rhetorik und Argumentation durch eine Auseinandersetzung mit moderner Literatur eröffneten. Das steigende Ansehen der Biographie zeigte für ihn die Annäherung von Wissenschaft und Kunst in den Methoden der Erkenntnissicherung an.[38]

Zehn Jahre später ließ sich dann – im Gefolge der mittlerweile stattgefundenen Rehabilitierung der historischen Erzählung[39] – die Bedeutung fiktionaler Elemente in der Geschichtsschreibung ganz allgemein festhalten. Was die Biographie betraf, so wurde in der Bezugnahme auf die Narrativitätstheorie die Chance gese-

---

34 Kracauer (1980 (1937): 9-11).
35 Gestrich (1988); Berlepsch (1989).
36 Meier (1986). Im Zusammenhang seiner Caesar-Biographie hat Meier einen methodischen Aufsatz verfaßt: Meier (1979).
37 Scheuer (1982: 11).
38 Scheuer (1982: 20). Scheuer bezog sich auf die Arbeiten des Geschichtstheoretikers Jörn Rüsen.
39 Stone (1979).

hen, die historische Biographik »ohne vermeidbare Umwege über die ältere Gattungspoetik« als zeitgemäße Form der Geschichtsschreibung zu begründen.[40]

In der Sache wurde das Ansehen der historischen Biographie durch nichts mehr als durch das Aufkommen der Alltagsgeschichte befördert. In den Lebensgeschichten der kleinen Leute war nicht nur der diskreditierte Begriff der ›historischen Größe‹ von vornehrein obsolet, vor allem gelang es insbesondere der *Oral history*, historische Subjekte vermehrt in den unterschiedlichen Dimensionen ihrer Vergesellschaftung wahrzunehmen. Dazu bediente man sich auf methodischer Ebene bei der Kulturanthropologie und der soziologischen Lebenslaufforschung.[41] Auch die Soziologie Pierre Bourdieus, der zum Thema einen kleinen Aufsatz über die ›biographische Illusion‹ beigesteuert hat, erfreut sich hier einiger Beliebtheit.[42] Um ein aktuelles Beispiel zu geben, hat sich in der Sozialgeschichte des Ersten Weltkrieges die in den letzten Jahren erfolgte Erforschung des »Krieges des kleinen Mannes« unter (Wieder)entdeckung biographischer Quellen wie Feldpostbriefen, Tagebüchern u. ä. abgespielt.[43]

Es mangelt also keineswegs mehr an theoretischer Beschäftigung mit historischen Biographien. Nimmt man noch die in letzter Zeit rege Weiterentwicklung der Gruppenbiographie bzw. Prosopographie hinzu[44], so wird man Helmut Trischler zustimmen können, daß sich »eine kritische Masse von methodischer Reflektion«[45] herausgebildet hat, die der weiteren Entwicklung des Genres als Geschichtsschreibung nur nützlich sein kann. Als wichtigstes Ergebnis ist insgesamt eine Differenzierung des Begriffes der historischen Persönlichkeit zu sehen. Sie ist im wesentlichen soziologisch inspiriert und begreift historische Persönlichkeit als ein heterogenes Kontinuum personaler und sozialer Strukturen. Psychologische Methoden, die der Biographik seit den

---

40 Gradmann (1992: 16); Engelberg/Schleier (1990) vertraten allerdings noch kurz zuvor eine konventionelle Position.
41 Süßmuth (1984); Schulze (1994). Die historische Anthropologie erwies sich besonders in der Prosopographie als nützlich. Schröder (1985); Niethammer (1980). Zum aktuellen Stand der sozialwissenschaftlichen Biographieforschung, über die man sich bestens in der Zeitschrift BIOS informieren kann: Nassehi (1994).
42 Bourdieu 1990; dazu Gilcher-Holthey (1996); eine Anwendung bei: Lenger (1994).
43 Wette (1992); Ulrich/Ziemann (1994). Ein Überblick: Ulrich (1996).
44 An einem Band wie Siegrist (1988) wird deutlich, daß die Prosopographie stark von der Bildungsbürgertum-Forschung der 80er Jahre profitiert hat. Eine prosopographische Arbeit zur Universitätsgeschichte ist: Jansen (1992).
45 Trischler (1997).

1960er Jahren wiederholt nahegelegt wurden, haben dagegen weit weniger Anklang gefunden.[46] Verstand die ältere Biographik das Individuum als abgeschlossenen Mikrokosmos, so erscheint dieses gegenwärtig als individuierte soziale Struktur. Diese ist ihrerseits erst einmal zu konstituieren und steht gegenüber der sie umgebenden Gesellschaft in offenen und komplizierten Verhältnissen.[47] Der Gegenstand historischer Biographien sind damit weder Große Männer noch Antihelden und -innen: Die Biographie ist die geeignete Form zur Erforschung des subjektiven Elements in historischen Prozessen.[48]

Die Probleme gegenwärtiger historischer Biographik sind allerdings mit dem erreichten Stand der Debatte eng verbunden: So wie schon eine Überbetonung der Anforderungen der Sozialgeschichte zur Hypothek historischer Biographik werden konnte,[49] erhebt sich ebenso die Frage, ob Biographen willens und in der Lage sind, etwa der soziologischen Biographieforschung in alle Verästelungen zu folgen.[50] Ob die Autoren von Biographien so arbeiten, wie es Theoretiker empfehlen, ist bei einem Genre der Geschichtsschreibung, das nicht an die Geschichtswissenschaft der Universitäten gebunden ist, mehr als fraglich. Auch ist noch nicht absehbar, welche Folgen der gegenwärtige kulturwissenschaftliche Trend in der Geschichtswissenschaft für die Biographik haben wird.[51]

So scheint es empfehlenswert, sich in methodischen Überlegungen auch an der Praxis der meisten Biographen zu orientieren und diese kritisch zu begleiten, anstatt sich in hochfliegenden Diskursen zu verlieren. Letzteres birgt die Gefahr, die Qualitäten historischer Biographik als populärer Geschichtsschreibung durch ein Übermaß an gutgemeinten Ratschlägen zu ersticken.[52]

Es ist daher zu bedauern, wenn in der gegenwärtigen Lage Biographien zwar hochdifferenziert als Forschungsprobleme diskutiert werden, Fragen der

---

46 Am überzeugendsten von Gay (1994), der die Historiker aufforderte, die in ihren Büchern ohnehin praktizierten psychologischen Deutungen zu explizieren. Zur Psychobiographie: Kornbichler (1989), Röckelein (1993).
47 Vgl. Lenger (1994), der ähnlich urteilt.
48 Trischler (1997: Abschnitt 2).
49 Vgl. Gestrich (1988), bei dem diese Probleme deutlich werden. Auch Lenger (1994) ist in dieser Hinsicht sehr einseitig auf die Biographie als Forschungsproblem bezogen.
50 Als Überblicke zur soziologischen Biographieforschung: Nassehi (1994).
51 Einführend: Hardtwig/Wehler 1996.
52 Bei Gestrich, der eine fast beängstigende Fülle von Anforderungen formuliert (1988), werden diese Probleme sehr deutlich.

Darstellung und Ästhetik aber kaum erörtert werden. Für einen Methodendiskurs, der sich an der Praxis der Biographik orientiert, dürfte sich neben der Konstitution des historischen Individuums in der Erforschung auch das Problem der ästhetisch erzeugten Kohärenz in wissenschaftlichen, literarischen und sonstigen Lebensbeschreibungen auf die Dauer nicht umgehen lassen.[53] Eine vorschnelle Grenzziehung zwischen historischer und literarischer Biographie, wie sie gelegentlich befürwortet wird oder doch in Argumentationen, die sich einseitig auf Forschungsprobleme beziehen, implizit ist, macht historische Biographik in einem wichtigen Punkt blind.[54]

III.

Die Aufgaben, vor die sich die Medizingeschichte in der gegenwärtigen Situation gestellt sieht, sind vielfältig aber reizvoll. Keineswegs muß sich die Biographik mit der Randposition zufriedengeben, die ihr Helge Kragh 1987 für ein benachbartes Feld, die Wissenschaftsgeschichte, zugewiesen hat:

»[...], Individualbiographien können in der Wissenschaftsgeschichte nur von begrenzter Bedeutung sein. Die Biographie steht in einem Rahmen, den sie ihrer eigenen Natur halber nicht überschreiten kann. So wird sie auf der zeitlichen Ebene auf die Generation der behandelten Person begrenzt bleiben, gleiches gilt für ihren geographischen Rahmen. In der Praxis wird sich die Biographie zudem nur mit einer bestimmten Art von Wissenschaftlern beschäftigen, den großen Wissenschaftlern, deren Werk von wegbereitender Bedeutung gewesen ist, die von philosophischem Denken beeinflußt und möglicherweise öffentlich in Erscheinung getreten sind – die Aristokraten der Wissenschaft. Tausende weniger wichtiger oder weniger aufregender Wissenschaftler werden außerhalb der Reichweite der Biographie bleiben.«[55]

Biographie wäre in diesem Sinne nur noch eine Art historiographisches Fossil, eine Gattung auf Abruf, die untrennbar mit einem durch die Wissenschaftsentwicklung überholten Gegenstand, den ›großen Männern‹, verbunden ist.

---

53 Fragen der Rhetorik und Ästhetik wurden in allgemeiner Form von Meier (1979), Jauß (1982), Gradmann (1992) thematisiert. Für die Wissenschaftsgeschichte siehe: Sheets-Pyenson (1990); Söderqvist (1996).
54 Lenger (1994); Gestrich (1988). Als Einführung in die literarische Biographie: Nadel (1984); Scheuer (1979). Vgl. auch Novarr (1986).
55 Kragh (1987, deutsch vom Verfasser: 173). Ebenso urteilt Hankins (1979).

Wie die Durchsicht der Diskussion der letzten Jahre gezeigt hat, stehen dem Genre andere Möglichkeiten zur Verfügung[56]: Nicht nur vermag die Biographie der Subjektivität im historischen Geschehen Geltung zu verschaffen, sie ist zudem nicht auf den ›großen Helden‹ angewiesen, kann sich aus linearem Erzählen und dem Bann der teleologischen Argumentation lösen und hat schließlich – was allerdings auch Kragh meint[57] – besonders in der Gruppenbiographie ihre Möglichkeiten. Um die medizinhistorische Biographik aus ihrer teilweise doch musealen Gegenwart zu lösen, dürfte allerdings die Auseinandersetzung mit dem erreichten Stand geschichtswissenschaftlicher Methodik unumgänglich sein: Besonders aufgrund der Fülle der Anregungen, die sich aus Sozialgeschichte, Alltagsgeschichte usw. gewinnen lassen, aber auch um nicht in methodischer Provinzialität zu versinken, die dann in fragwürdigen Leistungen wie dem erwähnten Neurologenlexikons resultiert.

In welcher Weise die medizinhistorische Biographik von einer solchen Erweiterung profitieren kann, zeigt beispielsweise Heinz-Peter Schmiedebachs Remak-Biographie:[58] Durch den sozialgeschichtlichen Rahmen, den der Verfasser seiner Darstellung gibt, kann er die Persönlichkeit des Pathologen in den Strukturen ihrer Zeit, wie etwa der Sozialgeschichte des Bildungsbürgertums, der Universitätsgeschichte oder Fragen jüdischer Emanzipation und Identität etc. konturieren.

Wie im weiteren die Medizingeschichte von einer Reflexion über Themen und Methoden ihrer Biographik profitieren könnte, ohne den methodischen Diskurs der Geschichtswissenschaft einfach nur nachbeten zu müssen, soll an drei Beispielen deutlich werden. Damit ist keinesfalls Vollständigkeit impliziert, wohl aber sollen drei zentrale Felder der Innovation – Gegenstände, Methoden und Theorien der Persönlichkeit – angesprochen werden.

Zum ersten: Medizinhistorische Biographik ist – mit kleinen Einschränkungen – bislang hauptsächlich Ärzte- und Forschergeschichte. Auch wenn die Biographien von Patienten heuristisch vor dem Problem des »Verschwinden(s) der Biographie in der Krankengeschichte«[59] stehen, so läßt die Bedeutung der Sub-

---

56 Für die Medizin- und Wissenschaftsgeschichte urteilen Sheets-Pyenson (1990) und Sudan (1993) ähnlich.
57 Kragh (1987: 175-181).
58 Schmiedebach (1995).
59 Hoffmann-Richter (1995).

jektivität der Patienten für ein medikales System auch deren Biographien als bedeutenden Teil von Medizingeschichte erscheinen.[60] Kritiker gängiger Medikalisierungsthesen beklagen, daß in den Arbeiten dieser Forschungsrichtung Patienten, Wundärzte, Hebammen überdeterminiert sind, nur als ›Opfer‹ der Medikalisierung erscheinen. Derartige Ansätze ließen sich durch Patientenbiographien weiterentwickeln. Insbesondere für prosopographische Arbeiten scheint hier ein weites Terrain zu liegen.[61] Ebenso liegen Biographien von Ärztinnen in bei weitem nicht ausreichender Zahl vor oder gehören, wie die schwärmerische Historiographie der heilkundigen Frauen, »zum Langweiligsten, was die medizinhistorische Literatur zu bieten hat«[62].

Was die Methodik betrifft, so scheint es an der Zeit, daß die Medizingeschichte von der mittlerweile recht regen Diskussion zur Biographik in der Wissenschaftsgeschichte profitiert.[63]

Seit den 1980er Jahren wurde hier die Biographie zunächst als Sozialbiographie wiederbelebt. Thomas Hankins beschrieb in seinem Pionieraufsatz von 1979 die Aufgaben der wissenschaftlichen Biographik unter Bezug auf Sozial- und Kulturgeschichte als »Verbindung der Wissenschaftsgeschichte mit Sozial- und Kulturgeschichte an der Basis statt an der Spitze, [die es ermöglicht; C.G.], die parallelen Ströme der Geschichte auf der Ebene, wo sich Ereignisse und Ideen finden, zu verknüpfen.«[64] Die 1980er Jahre sahen ein insgesamt zunehmendes Interesse der Wissenschaftsgeschichte an ihren historischen Akteuren. Entsprechend sind jüngere Stellungnahmen zur Bedeutung der Biographik in der Wissenschaftsgeschichte weniger bescheiden: »Bio-

---

60 Zur Patientengeschichte einführend: Porter/Porter (1989). Vgl. auch den Beitrag von Eberhard Wolff in diesem Band.
61 Lachmund/Stollberg (1995) kann als ein Versuch in dieser Richtung gelten.
62 Bleker (1996: 20), die einen scharfsinnigen Überblick zum Gegenstand Sex und Gender in der Medizingeschichte liefert. Eine ganze Reihe von Biographien zum Gegenstand finden sich in: Brinkschulte (1993).
63 Le biografie scientifiche (1995), Shortland/Yeo (1996), Sheets-Pyenson (1990), Hankins (1979), Porter (1980). In deutscher Sprache wird gegenwärtig von Wilhelm Füßl und Stefan Ittner ein Sammelband zu technikhistorischen Biographien vorbereitet, der auf einer Tagung zum Gegenstand beruht: Füßl/Ittner (1997).
64 Hankins (1979: 4/5). Ebenfalls 1979 fand eine von Martin Rudwick organisierte Tagung in Amsterdam statt, die sich unter anderem mit der Frage der Kreativität individueller Wissenschaftler beschäftigte. Diese wurde von *History of Science* dokumentiert. Siehe bes. die Beiträge von Geison (1981) und Holmes (1981).

graphik steht in enger Verbindung mit einigen unserer grundlegendsten Annahmen über das Wesen der Naturwissenschaft«[65] formulieren Michael Shortland und Richard Yeo 1996. Thomas Söderqvist sieht die Biographik schließlich als Genre *sui generis* der Wissenschaftsgeschichte:

> »[...] wissenschaftliche Biographik ist nicht einfach ein ›nützlicher Indikator sozialen Handelns‹, sondern ein Genre mit einem klar definierten, ganz eigenen Gegenstand – dem individuellen Wissenschaftler und seinem existentiellen Projekt.«[66]

Derselbe Autor hat übrigens eine bemerkenswerte Kritik der neueren Wissenschaftsgeschichte und ihrer dekonstruktivistischen ›Hermeneutik des Verdachts‹ (Ricoeur), die immer auf diskrete Strukturen des Gegenstandes zielt, vorgelegt. Er plädiert statt dessen auf Basis existentialistischer Philosophie für eine Hermeneutik des Verstehens sowie für einfühlsame Biographien.[67] Ob mit dem Ratschlag zum Verfassen von ›erbaulichen‹ Texten – deren Nützlichkeit für den Leser explizit gefordert wird – der Wissenschaftsgeschichte wirklich gedient ist, mag man bezweifeln.[68] Allerdings wird an dieser originellen Position deutlich, wie sehr sich die wissenschaftshistorische Biographik mittlerweile neben der philosophisch orientierten Wissenschaftsgeschichte wie auch der Sozialgeschichte der Wissenschaften profiliert hat.

Tatsächlich haben die als *science studies*[69] bekannt gewordenen wissenschaftshistorischen Forschungen der Biographik zwei wichtige Anregungen geliefert. Trennt man nicht mehr zwischen der Wissenschaft als solcher und ihren sozialen und sonstigen Bedingungen, sondern bezieht sich auf sozialkonstruktivistische Modelle der Wissenskonstruktion, so kehrt unversehens das historische Individuum in das Zentrum des Geschehens zurück. Jedenfalls

---

65 Shortland/Yeo (1996: 36).
66 Söderqvist (1996: 53).
67 Söderqvist (1996: 74-78).
68 Der Aufruf zum Verfassen lehrreicher bzw. erbaulicher (»edifying«) Biographien ist durchaus wörtlich gemeint. So sieht der Autor ein Problem konstruktivistischer Biographien in der Desillusionierung, die sie beim Leser – etwa einem Forscher – bewirken. Sattdessen sollten sie, so Söderqvist, erbaulich in dem Sinne sein, daß sie Handlungsperspektiven für Forscher aufzeigen, anstatt ihnen zynisch die Grenzen ihres Daseins zu demonstrieren (Söderqvist 1996: 74-77). Ob man den existentialphilosophischen Hintergrund teilt oder nicht, es bleibt die Frage offen, wie derartige Nützlichkeitserwägungen mit einer Vorstellung von Geschichte als Wissenschaft zu vereinen sind.
69 Vgl. den Beitrag von Thomas Schlich in diesem Band.

ist die bequeme Trennung in Person und Werk kaum aufrecht zu erhalten. Es ist nicht zu übersehen, das sich speziell die sogenannten Laborstudien auch massiv biographischer Quellen bedient haben, teilweise neu erschlossener, wie der Laborbücher, aber auch klassischer, wie der Tagebücher.[70] Das Phänomen der sogenannten Darwin-, Helmholtz- oder Einstein-»Industries«, sprich intensiver, quellengestützter Erforschung, beruht auf der Benutzung dieser Quellen.[71] Damit ist nicht gesagt, daß das historische Individuum sich in einer derartigen wissenschaftsgeschichtlichen Perspektive quasi von selbst einstellt, die Methode eignet sich genauso gut zum Verfassen entpersonalisierter Strukturgeschichten. Die Charakterisierung von Bruno Latours *Les Microbes* als eine Art Hamlet ohne den Prinzen von Dänemark durch C.P. Williams indiziert den Abstand dieses Buches zur Biographie Pasteurs.[72]

Von der Forschungsrichtung profitiert hat unverkennbar Gerald Geisons Pasteur-Biographie *The Private Science of Louis Pasteur*.[73] Das Buch lebt geradezu davon, das traditionell heroische und weitgehend entpersonalisierte Bild Pasteurs mit aus den Quellen rekonstruierbaren Intentionen und Handlungen zu kontrastieren. Pasteurs Forschungen erscheinen hier untrennbar und in entscheidender Weise mit den persönlichen Ambitionen und Handlungen des Forschers verbunden.

Das Augenmerk der Wissenschaftsgeschichte für kognitiv-soziale Strukturen in der Wissensproduktion bietet auch der Prosopographie bemerkenswerte Möglichkeiten. Kognitiv-personale, jedoch nicht individuelle Strukturen wie etwa Schulen und deren Konstitution über Theorien, Institutionen und Technologien sind in Verbindung mit Begriffen wie *actor-network* Theorie[74] oder *core-set* Analyse[75] oder Denkkollektiv[76] diskutiert worden.[77]

R. Steven Turner hat jüngst eine Geschichte der Empirismus-Nativismus-

---

70 Als Einführung: Holmes (1987). Vgl. dazu ebenfalls den Beitrag von Thomas Schlich in diesem Band.
71 Junker (1994); Kremer (1994).
72 So L.P. Williams (1991) nach: Shortland/Yeo (1996: 6).
73 Geison (1995).
74 Als Einführung: Latour (1987).
75 Dieses Analyseverfahren zur Untersuchung wissenschaftlicher Kontroversen wurde von Rudwick und Collins entwickelt. (Collins 1981; Rudwick 1985: 426-428)
76 Fleck (1980).
77 Zur Prosopographie in der Wissenschaftsgeschichte auch: Allen (1990).

Debatte in der physiologischen Optik von der Mitte des 19. Jahrhunderts bis zum Ersten Weltkrieg als Geschichte der beiden Schulen Helmholtz' und Herings vorgelegt[78] und verortet die innere Kohärenz und Abgrenzung der Schulen auf ganz verschiedenen Ebenen. Prosopographisch hochinteressant ist das Buch insofern, als die zeitspezifischen Bedingungen von Wissenschaftlerkarrieren genauestens ausgeleuchtet und in enger Beziehung zu intellektuellen Leistungen gesehen werden. So wird etwa die Empirismus-Nativismus-Debatte, unter Rückgriff auf Pierre Bourdieus Begriff des symbolischen Kapitals, als Kampf um die semantische Kontrolle der Objekte der Wissenschaft gedeutet.

Auf Dauer könnte schließlich die als Körpergeschichte bekannt gewordene Forschungsrichtung fruchtbar für die medizinhistorische Biographik werden.[79] Liegen die Möglichkeiten, die die Patientengeschichte bietet, eher in der Erschließung neuer Gegenstände, so könnte sich der körpergeschichtliche Ansatz als fruchtbar für die medizinhistorische Biographik erweisen. Krankheitserleben und Wahrnehmung sind in einem traditionellen Persönlichkeitsbegriff, der in der Dichotomie von Körper und Geist fußt, nur schwer unterzubringen: Geht man von einer solchen Vorstellung aus, so ist die Biographie dann ganz cartesianisch-essentialistisch lediglich die Geschichte eines gewissermaßen handelnden Geistes, dem der Körper nur als Vehikel dient. Körperliches Erleben dringt dann nur im Extremfall von Krankheit ins Zentrum der Biographie vor. Die kulturelle Bedingtheit von Körperwahrnehmung und -konstruktion ist aber durchaus ein lohnendes Thema für Biographien. Nicht zuletzt könnte sich damit eine Möglichkeit bieten, den oben angesprochenen offenen Begriff der historischen Persönlichkeit mit Inhalten zu erfüllen, die nicht selten dem Gegenstandsbereich der Medizingeschichte entstammen.

IV.

Anforderungen, die man an medizinhistorische Biographien stellen könnte, sind also nur teilweise spezifisch. Im Gegenteil handelt es sich im wesentlichen um solche, die man an historische Biographien im Allgemeinen stellen sollte und die dem besonderen Gegenstandsbereich der Medizingeschichte

---

78 Turner (1994).
79 Zur Körpergeschichte einführend: Sarasin (1996) sowie sehr umfänglich: Feher (1989).

angepaßt werden können. Bei aller Vorsicht und zu didaktischen Zwecken lassen sich in allgemeiner Form drei solche Voraussetzungen festhalten[80]:

1. Ein Leben ist noch keine Biographie und diese also keine natürliche, der historischen Wissenschaft vorgegebene Form. Die Zeitspanne zwischen Geburt und Tod einer Person garantiert noch nicht den historischen Zusammenhang einer Biographie. Dieser entsteht vielmehr in der Erforschung historisch gegebener Zusammenhänge und in der Argumentation der Darstellung. Entsprechend sollten medizinhistorische Biographien, wie allgemeinhistorische Biographien auch, sich um ein Methodenbewußtsein, die Konstituierung ihres Gegenstandes betreffend, bemühen.

2. Medizinhistorische Biographien sollten sich insbesondere auf die verschiedenen Dimensionen einer historischen Persönlichkeit einlassen. Das heißt, daß in der Biographie eines Mediziners oder einer Medizinerin auch andere als medizinische Aspekte Beachtung finden sollten. Das impliziert weder bestimmte Methoden der Untersuchung noch Theorien der Persönlichkeit, die eine Vorentscheidung über Anzahl und Art der unterschiedlichen Dimensionen der Persönlichkeit darstellen. Vielmehr geht es um zwei einfache Feststellungen: Die isolierte Betrachtung einzelner Dimensionen einer historischen Person, wie berechtigt sie auch sein mag, ist keine Biographie. Zudem ist die Geschichte der Medizin und damit auch die medizinhistorische Biographik angemessen in größere historische Zusammenhänge einzubetten.

3. Biographien sind – pragmatisch besehen – Publikumsliteratur. Indem sie die Geschichte der Medizin in einer den Lesern vertrauten Form – eben der Biographie – präsentieren, müssen sie mit einer Leserschaft über den Spezialisten hinaus rechnen. Der Einsatz angemessener rhetorischer und stilistischer Mittel ist daher wünschenswert. In diesem Sinne ist es irreführend, wissenschaftliche und literarische Biographik gegeneinander auszuspielen. Biographen sollen damit nicht auf schriftstellerische Ansprüche an ihren Stil verpflichtet werden, wohl aber auf die Beachtung einer über das übliche Maß wissenschaftlicher Historie hinausgehenden Bedeutung der Darstellung und Argumentation in der historischen Biographie.

---

[80] Vgl. die von Hankins (1979) formulierten Anforderungen, die hier als Vorbild gedient haben.

Literatur

Ackerknecht, Erwin (1957), *Rudolf Virchow. Arzt, Politiker, Anthropologe*, Stuttgart.
Allen, David E. (1990), »Arcana ex Multitudine: Prosopography as a Research Technique«, in: *Archives of Natural History* 17, S. 349-359.
Artelt, Walter (1949), *Einführung in die Medizinhistorik*, Stuttgart.

Berlepsch, Hans-Jörg von (1989), »Die Wiederentdeckung des »wirklichen Menschen« in der Geschichte. Neue biographische Literatur«, *Archiv für Sozialgeschichte* 29, S. 488-510.
Bleker, Johanna (1996), »Die Frau als Weib: Sex und Gender in der Medizingeschichte«, in: Meinel/Renneberg, S. 15-29.
Bourdieu, Pierre (1990), »Die biographische Illusion«, in: *BIOS. Zeitschrift für Biographieforschung und Oral History*, S. 75-81
Brinkschulte, Eva (Hg.) (1993), *Weibliche Ärzte. Die Durchsetzung eines Berufsbildes in Deutschland*, Berlin.
Brock, Thomas D. (1988), *Robert Koch. A Life in Medicine and Bacteriology*, Madison/ Wisconsin.
Bynum, William/Porter, Roy (Hg.) (1993), *Companion Encyclopaedia of the History of Medicine*, 2 Bd., London.

Cahan, David (Hg.) (1993), *Hermann von Helmholtz and the Foundations of Nineteenth-Century Science*, Berkeley u.a.
Chickering, Roger (1993a), »Ein schwieriges Heldenleben. Bekenntnisse eines Biographen«, in: Gerhard Diesner (Hg.), *Karl Lamprecht weiterdenken. Universal- und Kulturgeschichte heute*, Leipzig, S. 207-222.
– (1993), *Karl Lamprecht: a German academic life (1856 – 1915)*, New Jersey.
Collins, Harry M. (1981), »The Place of the Core-Set in Modern Science: Social Contingency with Methodological Propriety in Science«, in: *History of Science* 19, S.6-19.

David, Heinz (1993), *Rudolf Virchow und die Medizin des 20. Jahrhunderts*, hg. von Werner Selberg und Hans Hamm, München.
Dilthey, Wilhelm (1979 [1926]). *Der Aufbau der geschichtlichen Welt in den Geisteswissenschaften*, 7. unveränderte Aufl., Ges. Werke Bd.7, Stuttgart.

Eckart, Wolfgang U./Gradmann, Christoph (Hg.) (1995), *Ärztelexikon. Von der Antike bis zum 20. Jahrhundert*, München.
Engelhardt, Dietrich von/Hartmann, Fritz (Hg.) (1991), *Klassiker der Medizin*, 2 Bd., München.
Engelberg, Ernst/Schleier, Hans (1990), »Zur Geschichte und Theorie der historischen Biographie. Theorieverständnis – biographische Totalität – Darstellungstypen und -formen«, in: *Zeitschrift für Geschichtswissenschaft* 38, S. 195-217.

Feher, Michel (Hg.) (1989), *Fragments for a History of the Human Body*, 3 Bde., New York.
Fischer, Isidor (1932/1933), *Biographisches Lexikon hervorragender Ärzte der letzten fünfzig Jahre*, Wien/Berlin.
Fleck, Ludwig (1980 [1935]), *Entstehung und Entwicklung einer wissenschaftlichen Tatsache. Einführung in die Lehre vom Denkstil und Denkkollektiv*, Frankfurt.
Füßl, Wilhelm/Ittner, Stefan (1997), *Biographien und Technikgeschichte*, Opladen (im Druck).

Gay, Peter (1994), *Freud für Historiker*, Tübingen.
– (1989 [1987]), *Freud. Eine Biographie für unsere Zeit*, Frankfurt a.M.
Geison, Gerald (1981), »Scientific Change, Emerging Specialities, and Research Schools«, in: *History of Science* 19, S. 20-40.
– (1995), *The Private Science of Louis Pasteur*, Princeton.
Gestrich, Andreas (1988), »Einleitung: Sozialhistorische Biographieforschung«, in: ders./Peter Knoch/Helga Merkel (Hg.): *Biographie – sozialgeschichtlich. Sieben Beiträge*, Göttingen, S. 5-28.
Gilcher-Holthey, Ingrid (1996), »Kulturelle und symbolische Praktiken: das Unternehmen Pierre Bourdieu«, in: Hardtwig/Wehler, S. 111-130.
Gradmann, Christoph (1992), »Geschichte, Erfahrung und Fiktion. Kritische Anmerkungen zur neuerlichen Aktualität der historischen Biographie«, in: *Internationales Archiv für Sozialgeschichte der deutschen Literatur* 17, S. 1-16.
– (1997), »Hermann von Helmholtz: History and Biography 100 Years Later«, in: *History and Philosophy of the Life Sciences* 19, S.180-189 (im Druck).

Hankins, Thomas L. (1979), »In Defence of Biography: The Use of Biography in the History of Science«, in: *History of Science* 17, S. 1-16.
Hardtwig, Wolfgang/Wehler, Hans-Ulrich (Hg.) (1996), *Kulturgeschichte heute*, Geschichte und Gesellschaft Sonderheft 16, Göttingen.
Herbert, Ulrich (1996), *Best: biographische Studien über Radikalismus, Weltanschauung und Vernunft; 1903 – 1989*, Bonn.
Heymann, Bruno (1932), *Robert Koch. I. Teil 1843-1882*, Leipzig.
Hirsch, August (1962 [1884-88]), *Lexikon der hervoragenden Aerzte aller Zeiten und Völker*, München/Berlin.
Hoffmann-Richter, Ulrike (1995), »Das Verschwinden der Biographie in der Krankengeschichte. Eine biographische Skizze«, in: *BIOS. Zeitschrift für Biographieforschung und Oral History* 8, S. 204-221.
Holmes, Frederic L. (1981), »The Fine Structure of Scientific Creativity«, in: *History of Science* 19, 60-70.
– (1987), »Scientific Writing and Scientific Discovery«, in: *Isis* 78, S. 220-235.
Holz, Eduard (1990), *Ernst Below: Arzt, Tropenhygieniker und Schriftsteller im 19. Jahrhundert. Eine Bioergographie*, Diss. med., Hannover.

Iggers, Georg G. (1978), *Neue Geschichtswissenschaft. Vom Historismus bis zur historischen Sozialwissenschaft: ein internationaler Vergleich*, München.

Jansen, Christian (1992), *Professoren und Politik. Politisches Denken und Handeln der Heidelberger Hochschullehrer 1914-1935*, Göttingen.

Jauß, Hans Robert (1982), »Der Gebrauch der Fiktion in Formen der Anschauung und Darstellung der Geschichte«, in: Reinhart Koselleck/Heinrich Lutz/Jörn Rüsen (Hg.), *Formen der Geschichtsschreibung*, (Beiträge zur Historik 4) München, S. 415-51.

Jordanova, Ludmilla (1995), »The Social Construction of Medical Knowledge«, in: *Social History of Medicine* 8, S. 361-381.

Junker, Thomas (1994), »Historiographische Reflektionen zur ›Darwin-Industrie‹: Kreativität, wissenschaftliches Milieu, Transformation, Diversifikation und Klassifikation«, in: *Jahrbuch für Geschichte und Theorie der Biologie* 1, S. 45-68.

Klingenstein, Grete/Lutz, Heinrich/Stourzh, Gerhard (Hg.) (1979), *Biographie und Geschichtswissenschaft*, München.

Kocka, Jürgen (1986²), *Sozialgeschichte: Begriff – Entwicklung – Probleme*, Göttingen.

Koenigsberger, Leo (1902/03), *Hermann von Helmholtz*, Bd.1-3, Braunschweig.

Kolle, Kurt (Hg.) (1956-1963), *Große Nervenärzte*, 3 Bd., Stuttgart.

Kornbichler, Thomas (1989), *Tiefenpsychologie und Biographik. Ein Beitrag zur Wissenschaftsgeschichte*, Psychobiographie Bd.1, Frankfurt.

Kracauer, Siegfried (1980 [1937]), *Jaques Offenbach und das Paris seiner Zeit*, Frankfurt a.M.

Kragh, Helge (1987), *An Introduction to the Historiography of Science*, Cambridge.

Kremer, Richard L., »Gleaming from the Archives? The ›Helmholtz-Industry‹ and Manuscript Sources«, in: Lorenz Krüger (Hg.), *Universalgenie Helmholtz. Rückblick nach 100 Jahren*, Berlin 1994, S.379-400.

Kreuter, Alma (Hg.) (1996), *Deutschsprachige Neurologen und Psychiater*, 3. Bd. München.

Kröner, Hans-Peter (1989), »Die Emigration deutschsprachiger Mediziner im Nationalsozialismus«, in: *Berichte zur Wissenschaftsgeschichte* 12 (Sonderheft).

Lachmund, Jens/Stollberg, Gunnar (1995), *Patientenwelten. Krankheit und Medizin vom späten 18. bis frühen 20. Jahrhundert im Spiegel von Autobiographien*, Opladen.

Latour, Bruno (1987), *Science in Action: How to Follow Scientists and Engineers Through Society*, Cambridge/Mass.

Le biografie scientifiche, Intersezioni. *Rivista di storia delle idee* 15 (1995).

Lenger, Friedrich (1994), *Werner Sombart: 1863-1941; eine Biographie*, München.

Meier, Christian (1979), »Von der Schwierigkeit ein Leben zu erzählen. Zum Projekt einer Caesar-Biographie«, in: Jürgen Kocka/Thomas Nipperdey (Hg.): *Theorie und Erzählung in der Geschichte*, München, S. 229-58.

– (1986 [1982]), *Caesar*, München.

Meinel, Christoph/Renneberg, Monika (Hg.) (1996), *Geschlechterverhältnisse in Medizin, Naturwissenschaft und Technik*, Stuttgart.
Menges, Franz (1994), »Machen Männer Geschichte? Die Stellung der Biographie in der deutschen Geschichtswissenschaft«, in: *Beiträge zu Kirche, Staat und Geistesleben*, Festschrift für Günter Christ zum 65. Geburtstag am 20. März 1994, hg. v. Josef Schröder und Rainer Salzmann, Stuttgart, S.29-35.
Möllers, Bernhard (1950), *Robert Koch. Persönlichkeit und Lebenswerk 1843-1910*, Hannover.
Mülker, Petra (1992), *Friedrich August Benjamin Puchelt (1784-1856). Biographie und Ergographie*, Diss. med. dent., Heidelberg.

Nadel, Ira Bruce (1984), *Biography: Fiction, Fact and Form*, London.
Nassehi, Armin (1994), »Die Form der Biographie. Theoretische Überlegungen zur Biographieforschung in methodologischer Absicht«, in: *BIOS* 7, S. 46-63.
Niethammer, Lutz (Hg.) (1980), *Lebenserfahrung und kollektives Gedächtnis. Die Praxis der Oral History*, Frankfurt a.M.
Novarr, David (1986), *The Lines of Life: Theories of Biography, 1880 – 1970*, West Lafayette.

Oelkers, Jürgen (1974), »Biographik – Überlegungen zu einer unschuldigen Gattung«, in: *Neue Politische Literatur* 19, S. 296-309.

Pickstone, John (Hg.) (1992), *Medical Innovations in Historical Perspective*, Houndsmill/Basingstoke.
Porter, Dorothy/Porter, Roy (1989), *Patients Progress*, 1989.
Porter, Roy (1980), »Dictionaries and the History of Science«, in: *History of Science* 18, S.148-150.

Raphael, Lutz (1996), »Diskurse, Lebenswelten und Felder. Implizite Vorannahmen über das soziale Handeln von Kulturproduzenten im 19. und 20. Jahrhundert«, in: Hardtwig/Wehler, S.165-181.
Rechenberg, Helmut (1994), *Hermann von Helmholtz: Bilder seines Lebens und Wirkens*, Weinheim.
Röckelein, Hedwig (Hg.) (1993), *Biographie als Geschichte*, Tübingen.
Rollyson, Carl (1992): *Biography: An Annotated Bibliography*, Pasadena (Ca).
Rudwick, Martin J.S. (1985), *The Great Devonian Controversy: The Shaping of Scientific Knowledge Among Gentlemanly Specialists*, Chicago and London.

Sarasin, Philipp (1996), »Subjekte, Diskurse, Körper. Überlegungen zu einer diskursanalytischen Kulturgeschichte«, in: Hardtwig/Wehler, S. 131-164.
Scheuer, Helmut (1979), *Biographie. Studien zur Funktion und zum Wandel einer literarischen Gattung vom 18. Jahrhundert bis zur Gegenwart*, Stuttgart.
– (1982), »Biographie. Überlegungen zu einer Gattungsbeschreibung«, in: Reinhold Grimm/

Jost Hermand (Hg.): *Vom Anderen und vom Selbst. Beiträge zu Fragen der Biographie und Autobiographie*, Königstein, S. 9-27.

Schmiedebach, Heinz-Peter (1995), *Robert Remak (1815-1865). Ein jüdischer Arzt im Spannungsfeld von Wissenschaft und Politik*, Stuttgart.

Schott, Heinz (1993), *Chronik der Medizin*, Dortmund.

Schröder, Wilhelm Heinz (Hg.) (1985), *Lebenslauf und Gesellschaft*, Stuttgart.

Schulze, Hagen (1978), »Die Biographie in der Krise der Geschichtswissenschaft«, in: *Geschichte in Wissenschaft und Unterricht* 29, S. 505-518.

Schulze, Winfried (1989), *Deutsche Geschichtswissenschaft nach 1945*, München.

– (Hg.) (1994), *Sozialgeschichte, Alltagsgeschichte, Mikrohistorie*, Göttingen.

Sheets-Pyenson, Susan (1990), »New Directions for Scientific Biography: The Case of Sir William Dawson«, in: *History of Science* 28, S. 399-410.

Shortland, Michael/Yeo, Richard (Hg.) (1996), *Telling Lives in Science: Essays on Scientific Biography*, Cambridge.

Siegrist, Hannes (Hg.) (1988), *Bürgerliche Berufe. Zur Sozialgeschichte der freien und akademischen Berufe im internationalen Vergleich*, Göttingen.

Slocum, Robert B. (Hg.) (1986), *Biographical dictionaries and related works: an international bibliography of more than 16,000 collective biographies*, Detroit.

Söderqvist, Thomas (1996), »Existential projects and existential choice in science: science biography as an edifying genre«, in: Shortland/Yeo, S. 45-84.

Stern, Fritz (1988 [1978]), *Gold und Eisen. Bismarck und sein Bankier Bleichröder*, Reinbek.

Stone, Lawrence (1979), »The Revival of the Narrative: Reflections on a New Old History«, in: *Past and Present* 85, S. 3-24.

Sudan, Guy (1993), »Biographie médicale: fossiles vivants et retour du sujet«, in: *Gesnerus* 50, S. 242-263.

Süßmuth, Hans (Hg.) (1984), *Historische Anthropologie: der Mensch in der Geschichte*, Göttingen.

Throm, Carola (1995), *Das Diphtherieserum. Ein neues Therapieprinzip, seine Entwicklung und Markteinführung*, Stuttgart.

Tripps, Christine (1989), *Robert Wilhelm Volz (1806-1882): Biographie und Ergographie eines Arztes im Übergang von der Naturhistorischen Schule zur Naturwissenschaftlichen Medizin*, Diss. Med., Heidelberg.

Trischler, Helmuth (1997), »Im Spannungsfeld von Individuuum und Gesellschaft. Aufgaben, Themenfelder und Probleme technikbiographischer Forschung«, Ms., in: Füßl/Ittner.

Turner, R. Steven (1994), *In the Eye's Mind: Vision and the Helmholtz-Hering Controversy*, Princeton.

Ulrich, Bernd/Ziemann, Benjamin (1994) (Hg.), *Frontalltag im Ersten Weltkrieg. Wahn und Wirklichkeit*, Frankfurt.

– (1996), »›Militärgeschichte von unten.‹ Anmerkungen zu ihren Ursprüngen, Quellen und Perspektiven im 20. Jahrhundert«, in: *Geschichte und Gesellschaft* 22, S. 473-503.

Voswinckel, Peter (1997), »Das Vermächtnis Isidor Fischers. Chancen und Dilemma der rezenten Medizin-Biographik«, in: Ralf Bröer/Wolfgang U. Eckart, *Medizinhistoriographie in der Neuzeit*, Pfaffenweiler (15 S., im Druck).

Wette, Wolfram (Hg.) (1992), *Der Krieg des kleinen Mannes. Eine Militärgeschichte von unten*, München.

Williams, C.P. (1991), »The Live of Science and Scientific lives«, in: *Physis* 28, S. 199-213.

Lutz Sauerteig

Vergleich: Ein Königsweg auch für die Medizingeschichte? Methodologische Fragen komparativen Forschens*

Als der belgische Mediävist und Wirtschaftshistoriker Henri Pirenne (1862-1935) 1923 den ersten Internationalen Historikerkongreß nach dem Ersten Weltkrieg in Brüssel eröffnete, tat er dies mit einem rhetorisch glänzenden Vortrag über die Methode des historischen Vergleichs (Pirenne 1923).[1] Pirenne, der sich sehr für die Vermittlung internationaler Kontakte eingesetzt hatte,[2] warf seinen Kollegen vor, sich während des Krieges ganz in den Dienst der nationalen Kriegsinteressen gestellt, ihre Unparteilichkeit dabei aufgegeben und vergessen zu haben, daß die Wissenschaft kein Vaterland habe: »la science n'a pas de patrie« (Pirenne 1923: 21). Als probates Mittel, den Trugbildern der Einbildungskraft, den Illusionen des Gefühls und den Verführungen durch den Patriotismus zu entkommen (ebd.: 29) – Pirenne betonte dabei besonders die Gefahren eines biologistischen Nationaldarwinismus –, forderte er die Historiker auf, ihre nationalen Standpunkte zugunsten einer vergleichenden Perspektive zu verlassen. Nur so könne die Geschichtswissenschaft wieder unparteilich, wieder objektiver werden sowie zu Erklärungen und Synthesen

---

* Für ihre hilfreiche Kritik und ihre wertvollen Anregungen, auch wenn ich sie nicht in jedem Punkt mehr berücksichtigen konnte, möchte ich Christian Bonah (Strasbourg), Flurin Condrau (München), Katharina Ernst (Heidelberg), Andreas-Holger Maehle (Durham), Imke Sturm (Berlin) sowie den beiden Herausgebern sehr danken.
1 Zum Kongreß siehe Erdmann (1987: 97-136); zu Pirennes Eröffnungsvortrag (ebd.: 120ff.).
2 Siehe Fink (1989: 106f.). Pirenne setzte sich besonders für Kontakte zwischen deutschen und französischen Historikern ein; er selbst war z.B. eng mit Karl Lamprecht befreundet, siehe Chickering (1993: 345). 1916 wurde er jedoch bis Kriegsende nach Deutschland deportiert. Während der Vorbereitung dieses Historikerkongresses führte die Frage, ob die Historiker der Mittelmächte geladen werden sollten, in der internationalen Historikergemeinschaft zu heftigem Streit, in dem sich Pirenne erfolgreich dafür einsetzte, die Deutschen diesmal noch auszuschließen und sie erst später wieder einzubinden, siehe Erdmann (1987: 102-120).

kommen. An dieses emphatische Plädoyer für eine Völkerverständigung knüpfte auf dem folgenden Internationalen Historikerkongreß 1928 in Oslo der Mitbegründer der französischen »Annales«-Schule Marc Bloch (1886-1944) an. Seine immer noch grundlegenden methodischen Überlegungen über vergleichendes Forschen in der Geschichtswissenschaft (Bloch 1994) gaben sich jedoch pragmatischer.[3]

Der Stammbaum vergleichender Geschichtsforschung könnte noch weiter zurückverfolgt werden, bis zu Herodot, Thukydides oder Plutarch. Wichtige Impulse für eine vergleichende Methodologie kamen aus ganz verschiedenen Disziplinen, aus der Rechts-, Politik- und Religionsgeschichte, der Geographie, der vergleichenden Anatomie und Anthropologie, der Linguistik und seit Ende des 19. Jahrhunderts besonders aus der Soziologie.[4] In Frankreich erklärte Émile Durkheim (1853-1917) in seinen »Règles de la méthode sociologique« von 1895 den Vergleich zu einer der Soziologie immanenten Vorgehensweise.[5] Für Marc Bloch war neben der Soziologie besonders die vergleichende Linguistik des französischen Sprachforschers Antoine Meillet (1866-1936) von Bedeutung.[6] In Deutschland machte sich Max Weber (1864-1920) u.a. in seinen Arbeiten zur Religionssoziologie und zur Wirtschaftsgeschichte die Möglichkeiten des historischen Vergleichs nutzbar.[7] Der Wirtschafts- und Sozialhistoriker Otto Hintze (1861-1940) gehörte zu den wenigen deutschen Historikern, die die im Entstehen begriffene Soziologie rezi-

---

3 Bloch hatte 1908/09 ein Jahr lang je zur Hälfte in Leipzig (u.a. bei Karl Lamprecht) und Berlin studiert, siehe Raulff (1995: 69). Zum starken Einfluß Pirennes auf Bloch siehe Fink (1989: 105ff.); Raulff (1995: 247 u. 254-256). Zum politischen Impetus Blochs siehe (ebd.: 257f.). Zum Osloer Historikerkongreß, an dem auch Deutschland teilnahm, siehe Erdmann (1987: 163-189), zu Blochs Vortrag (ebd.: 172f.).

4 Siehe Grew (1980: 763); Redlich (1958: 362-376). Die vergleichende Anatomie wurde allerdings nicht, wie Redlich meint, erst von Félix Vicq d'Azyr (1748-1794) begründet, sondern kam schon im 16. Jahrhundert mit Volcher Coiter und Fabricius ab Aquapendente zu einer Blüte und kann bis auf Aristoteles zurückgeführt werden, der zur Klassifikation von Tieren anatomische Unterschiede und Gemeinsamkeiten untersuchte.

5 Durkheim (1984: 216). Siehe Smelser (1976: 38-113); zur Auseinandersetzung mit Durkheims Kritik an der Geschichtswissenschaft in Frankreich Fink (1989: 33-37); Raphael (1994: 30f. [mit weiteren Literaturhinweisen], 100 u. 71-74).

6 Siehe Raulff (1995: 247f.); Hill/Hill (1980: S. 828f.).

7 Siehe Kalberg (1994) und (1989); Smelser (1976: 38-71 u. 114-150).

pierten[8] und sich Ende der 1920er Jahre für eine vergleichende Geschichtswissenschaft einsetzten.

Die Rezeption der Werke Marc Blochs – wie auch der übrigen Arbeiten der Annales-Schule – ließ in Deutschland auf sich warten. In seinem Nachruf auf Bloch, den die »Historische Zeitschrift« erst aufgrund einer entsprechenden Anfrage französischer Historiker 1950 in Auftrag gab, nannte Walther Kienast die Hauptwerke Blochs und wies in einem Satz zumindest auf Blochs »Haupterkenntnismittel«, den Vergleich, hin, ohne jedoch Blochs grundlegenden Aufsatz von 1928 zu erwähnen.[9] Blochs Artikel wurde zwar 1953 erstmals ins Amerikanische übersetzt, eine Übersetzung ins Deutsche aber folgte erst 1994.[10]

Als sich in Deutschland in den 1960er Jahren eine neue Historikergeneration mit Max Weber auseinanderzusetzen und die Schriften Otto Hintzes neu zu entdecken begann, erklärte man den historischen Vergleich zu einem der Grundziele der sozialwissenschaftlichen Erneuerung der Geschichtswissenschaften.[11] Allerdings wollte dieses Ziel lange nicht so recht eingelöst werden, obgleich in Deutschland die ›Sonderweg‹-These, die durch explizite oder implizite Vergleiche mit ›dem Westen‹ den deutschen Weg in den Nationalsozialismus zu erklären suchte, einen entscheidenden Antrieb für vergleichende Forschung lieferte.[12]

Seit den 1970er und besonders seit den 1980er Jahren erfährt die komparative Forschung in den westeuropäischen Ländern und den USA einen Aufschwung. Der sozialhistorische Vergleich sei heute in Deutschland, so Hart-

---

8   Zu Hintze siehe Kocka (1972: bes. 41 u. 56-61); die Arbeit von Ressing (1996) lag mir leider noch nicht vor.
9   Kienast (1950: 223). Zu den Hintergründen siehe Schulze (1989: 170f.).
10 Zur Rezeption der Annales-Schule in Deutschland siehe Schöttler (1994); zur Übersetzung von Blochs Aufsatz ins Amerikanische siehe Hill/Hill (1980: 829, Anm. 2); Sewell (1980: 850, Anm. 4). Allerdings wurde Bloch auch in den USA nicht sofort rezipiert. Selbst der Harvard-Historiker Fritz Redlich nahm in seinem programmatischen Artikel (1958) von Bloch keine Kenntnis. William H. Sewell (1967) scheint der erste amerikanische Historiker gewesen zu sein, der sich ausführlicher mit Blochs Überlegungen auseinandersetzte.
11 Siehe Kocka (1996: 48); Ritter (1989); Rose (1989); Kocka (1986); Wehler (1972: 24).
12 Siehe Kocka (1996: 53f.); Puhle (1991); Kocka (1989c); die ›Sonderweg‹-Debatte zusammenfassend Grebing (1986).

mut Kaelble (1993: 174), nicht mehr das »Aschenputtel der Sozialgeschichte«, im Gegensatz zu Großbritannien, Frankreich oder Italien, wo man von einer relativen Marginalität historisch-komparativer Forschung sprechen kann.[13] Ursachen hierfür sieht Geoffrey Crossick (1996: 64, 69f.) zum einen in den Strukturen der britischen Forschungsfinanzierung und den Forschungsinstitutionen, zum anderen in der in England im Vergleich zu Deutschland und Frankreich fehlenden intellektuellen Tradition vergleichender Forschung, dem spezifischen Verhältnis der Geschichtswissenschaft zu den Sozialwissenschaften. In Großbritannien kamen Anregungen zur komparativen Methodik nicht, wie in Deutschland und Frankreich, aus der Soziologie, sondern aus den Wirtschaftswissenschaften und blieben daher in erster Linie auf die Wirtschaftsgeschichte begrenzt. Die von der englischen Anthropologie entwickelten vergleichenden Methoden hatten zunächst ebenfalls keinen Einfluß auf die Geschichtswissenschaft. Aber auch in Frankreich bewirkte Blochs programmatischer Aufsatz wenig. Zudem war hier die mächtige Tradition regional- wie lokalgeschichtlicher Forschung für die Etablierung komparativer Forschungsprojekte ebenso hinderlich wie die Politisierung historischer Debatten.[14]

Während in der Wirtschafts- und Sozialgeschichte, in der Politikgeschichte und der historischen Demographie international vergleichende Fragestellungen in den letzten Jahrzehnten häufiger verfolgt wurden, blieben andere Spezialdisziplinen wie die historische Frauenforschung, die Alltags-, Kultur- und Diskursgeschichte und eben auch die Medizingeschichte dahinter zurück. In der Medizingeschichte führt der Vergleich tatsächlich noch ein ›Aschenputteldasein‹. Einige Lichtblicke am Horizont sowie die in den letzten Jahren geschaffenen und für die Zukunft projektierten internationalen Konferenzen und Kooperationsprojekte, die eine ganz wesentliche Voraussetzung zur Förderung vergleichender Forschung sind, lassen zumindest hoffen, daß in Zukunft

---

13 Siehe Haupt/Kocka (1996b: 21); Crossick (1996: 61-64); Haupt (1996a: 77f.); Crossick (1993); zu den USA siehe Fredrickson (1980); Redlich (1958: 362). Triebel (1997: 8) sieht mittlerweile sogar die Gefahr, daß der Gesellschaftsvergleich zum »Selbstzweck«, zu »l'art pour l'art« werden könnte. Die Sorge gar vor der »Beliebigkeit einer leerlaufenden Vergleichseuphorie« (ebd.: 17) kann ich, zumindest was die Medizingeschichte betrifft, keinesfalls teilen.
14 Siehe Haupt (1996a: 78, 82f. u. 85ff.).

auch hier häufiger der beschwerliche ›Königsweg‹ beschritten wird.[15] Hierzu soll dieser Beitrag, indem er den Stand der methodologischen Diskussion über vergleichendes Forschen für die Medizingeschichte zusammenfaßt, Anregungen liefern.[16]

Der Vergleich als historische Methode

Der historische Vergleich ist, wie Marc Bloch (1994: 121f.) feststellte, ein methodisches Werkzeug wie die Quellenkritik oder die Numismatik beispielsweise und keine Theorie.[17] Er ist eine Blickweise, so könnte man auch sagen, oder eine Perspektive. Eine eigenständige vergleichende Methode historischer Forschung gibt es gleichwohl nicht. Alle hier auftretenden methodischen Fragen sind solche historischen Forschens an sich: Historikerinnen und Historiker denken ständig vergleichend, nur meist unbewußt.[18] Wenn man beispielsweise von einer ›Entwicklung‹ eines historischen Phänomens spricht, so hat man, zwei Zeitpunkte miteinander vergleichend, einen Unterschied dieses Phänomens in der zeitlichen Abfolge festgestellt. Ist die Rede von Kontinuität, so trat keine wesentliche Veränderung des Phänomens auf, es blieb im Prinzip gleich. Auch jeder Analogieschluß – das ursprünglich wichtigste vergleichende Verfahren[19] – basiert auf einem Vergleich. Im folgenden geht es

---

15 Anregungen gaben zwei Tagungen im Zentrum für Interdisziplinäre Forschung der Universität Bielefeld zur Gesundheitspolitik in Deutschland und England (1986) und zu Gesundheit und Krankheit in Deutschland und Frankreich (1987), siehe Labisch/Spree (1988), bes. S. 51; Bruhns u.a (1989: bes. 198f.). Kontakte fördern u.a. die 1991 gegründete »European Association for the History of Medicine and Health« und das 1993 ins Leben gerufene »International Network for the History of Public Health«, siehe Sauerteig (1996).
16 Meine Überlegungen profitierten dabei besonders von den jüngsten Beiträgen zu dieser Methodendiskussion (Haupt/Kocka 1996b; Welskopp 1995; Eisenberg 1994; Breuilly 1992).
17 Hierauf wies auch Pirenne (1923: 28) hin. Siehe Grew (1990: 326); Schieder (1965: 210f.).
18 Damit setzte sich bereits der französische Historiker Louis Davillé (1913-15) auseinander; siehe Grew (1980: 776f.); Smelser (1976: 3).
19 So z.B. für Friedrich Schiller in seiner Jenaer Antrittsvorlesung von 1789 »Was heißt und zu welchem Ende studiert man Universalgeschichte«, für Johann Gustav Droysen oder für Georg Gottfried Gervinus (einer der ›Göttinger Sieben‹), aber auch für Nationalökonomen wie Wilhelm Roscher oder Karl Knies; siehe Bilcher (1978: 2f., 5-9); Weiler (1978: 243ff.).

um den explizit ausgeführten Vergleich, wie den interlokalen, -regionalen, -temporalen Vergleich und insbesondere um den Vergleich zwischen zwei oder mehreren Gesellschaften oder, wie es Marc Bloch (1994: 122f.) ausdrückte, sozialen Milieus. Zur Vermeidung einer irreführenden Gleichsetzung von Staat und Gesellschaft regt Welskopp (1995: 343f.) an, statt vom ›internationalen‹ hier besser vom ›intergesellschaftlichen‹ Vergleich zu sprechen.

Beim expliziten Vergleich treten eine Reihe methodischer Probleme in besonderem Maße hervor. Deshalb wird seit kurzem auch wieder die Notwendigkeit angemahnt, eine methodologische Diskussion über historisch vergleichendes Forschen zu führen.[20] Zwar erteilen die Herausgeber der seit 1958 erscheinenden Zeitschrift »Comparative Studies in Society and History« den Rat,

»comparison in the social sciences, like virtue, is better practiced than discussed, for theories of how to accomplish either tend to be deceptively simple or impossibly hortatory whereas the attempt *to think comparatively* or to behave virtuously has merit however flawed the result«.[21]

Aber eine bloße Aufforderung zum Vergleich und die Beschwörung der Formel, der Vergleich sei der ›Königsweg‹, reichen nicht aus.

Historisch vergleichend zu forschen soll in Anlehnung an die Definition Thomas Welskopps (1995: 343, 345) im folgenden bedeuten, ein historisches Phänomen in den sozialen Kontexten zweier oder mehrerer Gesellschaften zu suchen und in diesen Kontexten zu analysieren. Vergleichend zu forschen bedeutet nicht Gleichsetzen, ein Mißverständnis, das im ›Historikerstreit‹ immer wieder auftauchte.[22] Für den Vergleich muß ein Vergleichsparameter, ein modellhaftes *Tertium comparationis* konstruiert werden, das den gemeinsamen Bezugspunkt für die in den sozialen Kontexten verschiedenen Ausprägungen des historischen Phänomens bildet. Das Tertium comparationis verhält sich also zu den Ausprägungen des historischen Phänomens »wie ein Allgemeines zu einem Besonderen«.[23] Ein methodisch sicherer Weg zur Kon-

---

20 Siehe Welskopp (1995: bes. 339f.); Matthes (1992b: 75).
21 Editorial Foreword (1980: 143); Hervorhebung vom Verfasser. Siehe Thrupp (1958/59).
22 Wie Kocka (1996: 55) zu Recht feststellt, kann man selbstverständlich Hitlers Deutschland und Stalins Sowjetunion als totalitäre Diktaturen vergleichen, ohne sie gleichzusetzen. Man kann für den Vergleich plädieren und trotzdem die These von der Singularität des Holocaust vertreten.
23 Rüsen (1994b: 98); siehe auch ders. (1994c: 173).

struktion eines Tertium comparationis ist, sich modellhafter Typen zu bedienen.[24] Da sich Historiker in gleichem Maße für alle Fälle, die sie untersuchen, interessieren müssen, darf keiner der Fälle allein die Bedingungen für den Vergleich setzen, sondern es muß eine allgemeine Fragestellung gefunden werden.[25] Deshalb ist der von Christiane Eisenberg (1994: 409f.) vorgeschlagene Weg, bei der Konstruktion des Tertium comparationis von dem ›Pionierland‹, in dem das zu untersuchende Phänomen zuerst auftrat, auszugehen, mit allergrößter Vorsicht zu beschreiben, auch wenn er sich aus pragmatischen Gründen anbieten mag. Denn hier besteht die Gefahr, daß das spezifisch Andere der Entwicklung in den sogenannten »Nachzügler-Gesellschaften« mit ihrer eigenen Logik übersehen wird.[26] Durch ständiges Pendeln zwischen den Vergleichsfällen kann diese Gefahr umgangen und in konzentrischer Bewegung auf eine allgemeine Fragestellung zugesteuert werden.

Die jüngst von Heinz-Gerhard Haupt und Jürgen Kocka (1996b: 9) vorgeschlagene Definition, Vergleich bedeute, »zwei oder mehrere historische Phänomene systematisch nach Ähnlichkeiten und Unterschieden« zu untersuchen, halte ich dagegen für zumindest mißverständlich. Es geht nicht um *zwei* historische Phänomene, die verglichen werden, sondern um *ein* Phänomen, dessen unterschiedliche oder ähnliche bzw. gemeinsame Ausprägungen in *mindestens zwei* sozialen Kontexten herausgearbeitet und erklärt werden sollen. Ein Vergleich, der nicht gleichgewichtig angelegt ist, in dem also nicht jedem der verglichenen sozialen Kontexte die gleiche Aufmerksamkeit zukommt, ist mithin bereits ein Grenzfall. Auch Arbeiten, die sich mit transnationalen oder transkulturellen Themen beschäftigen, sind nicht per se auch vergleichende Arbeiten. Gleiches gilt für Arbeiten, die sich mit Kulturtransfer oder zwischenstaatlichen Beziehungen beschäftigen.

Die Bildung modellhafter Typen kann sich an der theoretisch möglichen Variationsbreite, in der sich die Ausprägung des zu vergleichenden historischen Phänomens bewegt, orientieren. Damit wird der Kontextbezug der Ty-

---

24 Siehe Weber (1988: 190-208); zur Typenbildung bei Max Weber siehe Kalberg (1994: bes. 84-91); Smelser (1976: 54-57 u. 116-123); Schieder (1965: 202f.); Hintze (1964: 251); zur Typenbildung bei Otto Hintze siehe Kocka (1972: 59f.).
25 Siehe Welskopp (1995: 358f.); Linden/Rojahn (1995: 375); Breuilly (1992: 2f.); Matthes (1992b: 95).
26 Hierauf weist Haupt (1996b: 301) deutlich hin. Zum Konzept, das britisch-deutsche Verhältnis als »Pionier« und »Nachzügler« zu analysieren, siehe Berghoff/Ziegler (1995).

pen sichergestellt. Der Vergleich kann dann je nach Erkenntnisinteresse entweder mehr auf eine generalisierende Typensynthese zielen oder anhand der Ausprägungen auf eine Differenzierung der Typen.[27] Ein Beispiel aus der eigenen Forschungspraxis, und zwar die zu Beginn des 20. Jahrhunderts in Deutschland und England diskutierte Frage, ob die Bevölkerung über Schutzmittel gegen Geschlechtskrankheiten aufgeklärt werden darf, soll die Typenbildung veranschaulichen (Sauerteig 1995). Die von Max Weber (1976: 12f.) entwickelten Bestimmungsgründe sozialen Handelns fungieren hier als Tertium comparationis. Während affektuelles, emotionales und traditionales Handeln in diesem Beispiel keine Rolle spielten, dienten zweck- und wertrationales Handeln dazu, die Positionen in der Schutzmittelfrage modellhaft in zwei konträre Typen zu unterteilen. ›Pragmatiker‹ sahen zwar in der Enthaltsamkeit den sichersten Schutz vor Geschlechtskrankheiten, glauben aber, daß der Versuch, die Bevölkerung zu sexueller Enthaltsamkeit und Selbstbeherrschung vor der Ehe und Treue in der Ehe zu erziehen, bei der Mehrzahl der Menschen erfolglos sein werde. In einer ›zweckrationalen‹ Abwägung kamen sie daher zu der Entscheidung, die Öffentlichkeit umfassend über die zur Verfügung stehenden Schutzmittel aufzuklären. ›Moralisten‹ waren der Überzeugung, die Angst vor einer Infektion halte viele Menschen von nicht-ehelichen Sexualkontakten ab. Da Schutzmittel diese Angst beseitigen, sahen Moralisten in ihnen geradezu eine Einladung zum außerehelichen Geschlechtsverkehr und damit zum Verstoß gegen die bürgerliche Sexualmoral. In einer ›wertrationalen‹ Abwägung kamen sie zu dem Schluß, die einzig erfolgreiche Strategie zur Bekämpfung der Geschlechtskrankheiten sei, nichtehelichen Geschlechtsverkehr und Promiskuität zu beseitigen und die Bevölkerung zu sexueller Selbstbeherrschung und Enthaltsamkeit vor der monogam geführten Ehe zu erziehen. Im intergesellschaftlichen Vergleich ist dann zu klären, welcher der beiden Typen in der Diskussion um Schutzmittel sich mit seiner Position durchsetzen konnte.

---

27 Siehe Welskopp (1995: 352f.).

Ziele historisch vergleichenden Forschens

Ziel des historischen Vergleichs ist das Aufzeigen von Ähnlichkeiten, gar Gemeinsamkeiten, und von Unterschieden, sowie diese dann zu erklären. Lange blieb jedoch strittig, ob die Geschichtswissenschaft beides leisten könne.[28] Im Geschichtsdenken der Aufklärung sollte der Vergleich die Gleichartigkeit, von deren Universalität man ausging, bestätigen bzw. man setzte sie voraus, um daraus in Analogien auf Unbekanntes zu schließen. Die Wende ins andere Extrem vollführte der Historismus des 19. Jahrhunderts mit seiner Betonung der unvergleichbaren Individualität, aus der heraus man diese Form des Vergleichs ablehnte. Neukantianer wie Wilhelm Windelband (1848-1915), Heinrich Rickert (1863-1936) oder Ernst Troeltsch (1865-1923) argumentierten dann jedoch, daß im Vergleich die Unterschiede und damit die Individualität bestätigt werden könnten. Die Naturwissenschaften und nicht die Geschichtswissenschaften hätten die Aufgabe, nach allgemeingültigen Gesetzen zu suchen.[29] Otto Hintze (1964: 251) teilte dann der Soziologie die Aufgabe zu, durch Vergleiche »ein Allgemeines zu finden«, und der Geschichtswissenschaft hingegen die Aufgabe, »den einen der verglichenen Gegenstände in seiner Individualität schärfer zu erfassen und von dem anderen abzuheben«. Für Marc Bloch (1994: 122) hingegen war bereits beides Hauptaufgabe des Vergleichs.[30] Historiker werden legitimerweise nach beidem suchen, nach Allgemeinem und Verbindendem wie nach Besonderem und Unterschiedlichem. Sie werden dabei allerdings durchaus unterschiedliche Schwerpunkte setzen. Mit einer Reihe von Abstufungen kann man zwei Grundtypen des historischen Vergleichs unterscheiden. Nach der idealtypischen Einteilung von van den Braembussche (1989: 12-24) bilden die beiden Extrempunkte der »contrasting type«, bei dem nur nach Unterschieden gefragt wird, und der »universalizing type«, bei dem

---

28 Siehe Bichler (1978: 9-58).
29 Siehe mit Beispielen Schieder (1965: 190-201); Bichler (1978: 10f. u. 22-30); Iggers (1971: bes. 192-208).
30 Siehe auch Schieder (1965: 201); Pirenne (1923: 27f.). Kocka (1972: 61) weist darauf hin, daß Hintze hier einen eher »graduellen Unterschied« zwischen Geschichtswissenschaft und Soziologie polarisiere, den er in seiner eigenen Forschungsarbeit selbst nicht beachtet habe. Bloch verstand seinen Aufsatz auch als Positionsbestimmung der Geschichtswissenschaft gegenüber der Soziologie, siehe Aymard (1990).

nur nach Gemeinsamkeiten gesucht wird.[31] Während beim »contrasting type« die einzelnen Vergleichsfälle mehr im Vordergrund des Erkenntnisinteresses stehen, geht es beim »universalizing type« um Verallgemeinerungen und damit um genauere Erkenntnisse über allgemeine Zusammenhänge.

Oft ist es erst der Blick auf ein anderes Land, in dem Historiker Überraschendes und Vertrautes entdecken, der die Entwicklung des eigenen Landes besser verstehen läßt. Gleiches gilt selbstverständlich auch umgekehrt. Der Vergleich kann also eine »spezifische Mischung aus Vertrautheit und Sichwundern« (Kocka 1989b: 23) entstehen lassen, die wissenschaftlich produktiv umzusetzen ist, oder dem Historiker in einer »Art mentalen Schock jenes Gefühl für den Unterschied, für das Exotische« zurückgeben, das eine »unverzichtbare Voraussetzung für jede vernünftige Auffassung von Vergangenheit« ist (Bloch 1994: 124f.). Deshalb ist es durchaus sinnvoll, gerade als einzelner vergleichend zu arbeiten und nicht nur als Spezialist für ein Land im Rahmen einer Forschergruppe. Größere Vergleichsprojekte jedoch wird kaum ein einzelner alleine bewältigen können. So ist es möglich, daß verschiedene Forscher jeweils zwei Fälle vergleichen und die einzelnen Vergleichsergebnisse dann miteinander kombinieren oder daß ein Forscher im Rahmen eines Projekts die von einer Anzahl von Spezialisten erstellten Länderstudien zu einem Vergleich verarbeitet oder die Forschergruppe dann den Vergleich gemeinsam durchführt.[32] Auch eine Kombination aus diesen verschiedenen Möglichkeiten kann sinnvoll sein.

Historisch vergleichendes Forschen kann verschiedene Zwecke verfolgen.[33] Der Vergleich kann erstens – und das ist der vielleicht wichtigste Vorteil – einen heuristischen Zweck erfüllen, denn vergleichendes Forschen läßt Fragen in das Blickfeld rücken, auf die man sonst kaum gestoßen wäre, oder andere, neue Problemstellungen erkennen. Bloch (1994: 130) bezeichnete die vergleichende

---

31 Dazwischen liegen der »generalizing type«, der »macrocausal type« und der »inclusive type«. Ein weiteres Unterteilungskriterium bildet für van den Braembussche der diesen Typen zugrunde liegende Grad der Generalisierung. Anhand der Typologisierung arbeitet er die erkenntnistheoretischen Vor- und Nachteile der makrohistorischen Vergleichsformen heraus. Vgl. auch Haupt/Kocka (1996b: 11). Zu anderen Typologisierungen vergleichender Ansätze siehe Welskopp (1995: 350f.).
32 Siehe Linden/Rojahn (1995: 376), die ein weltweit angelegtes Vergleichsprojekt zur Geschichte der Arbeiterbewegung am Internationalen Institut für Sozialgeschichte in Amsterdam leiten.
33 Zum folgenden siehe Haupt und Kocka (1996b: 12-14); Grew (1980: 769-771).

Methode in diesem Sinne als einen »besonders wirksamen Zauberstab«. In einem asymmetrischen Vergleich soll der Vergleich mit einem anderen Land, mit einer anderen Region, einem anderen Dorf oder einer anderen Gesellschaft in erster Linie helfen, die eigene Geschichte besser erkennen zu können. Max Weber beispielsweise beschritt diesen Weg, um zu einem klareren Verständnis der okzidentalen Zivilisation zu gelangen.[34] Zweitens kann der Vergleich der Deskription dienen. Er erleichtert es, den jeweiligen Einzelfall präziser zu fassen, denn Besonderheiten werden erst durch Vergleichen deutlich. Und umgekehrt bewahrt der Vergleich davor, die individuelle Ausprägung des zu untersuchenden historischen Phänomens als typisch herauszustellen, wenn sie in den Vergleichsfällen ebenfalls zu beobachten ist. Drittens erscheint in vergleichender Perspektive der betrachtete historische Prozeß als vielleicht weniger selbstverständlich, als er es, bevor alternative Entwicklungen auftauchten, möglicherweise war. Der Vergleich weitet den »Blick für andere Konstellationen« und schärft damit das »Möglichkeitsbewußtsein des Historikers« (Haupt/Kocka 1996b: 14). Haupt und Kocka hoffen, daß so der in der deutschen Geschichtswissenschaft – und das gilt auch für die Medizingeschichte, obgleich hier die Ethnomedizin eine gewisse Tradition besitzt – vorherrschende germano- und eurozentrische Blickwinkel aufgelöst wird. Viertens schließlich ist der Vergleich in analytischer Hinsicht hilfreich. Er zwingt Historiker, über eine reine Deskription hinauszugehen, denn er fordert Erklärungen für die festgestellten Unterschiede und Gemeinsamkeiten.

Der häufig behaupteten Möglichkeit, der Vergleich erlaube es Historikern, eine Situation erzeugen zu können, in der sie quasi wie in einem Experiment arbeiten und Hypothesen testen können, stehe ich skeptisch gegenüber.[35] Meist beruft man sich dabei auf John Stuart Mill (1806-1873). Mill (1973: 388-390) will mit der »method of agreement« im Vergleich eine Hypothese oder Theorie anhand einer maximal großen Anzahl von Fällen testen. Auf der Suche nach Erklärungen für ein bestimmtes Phänomen untersucht man dabei mehrere Fälle, in denen das Phänomen auftritt, die aber sonst unterschiedlich sein sollen. Tritt in diesen Fällen neben dem einen Phänomen ein zweites Phänomen gemeinsam auf, so könne auf einen kausalen Zusammenhang geschlos-

---

34 Siehe Kocka (1996: 52f.).
35 Zum folgenden siehe Haupt/Kocka (1996b: 13f.); Linden/Rojahn (1995: 371f.); Eisenberg (1994: 397); Grew (1980: 771); Skocpol/Somers (1980). Zur Kritik siehe Welskopp (1995: bes. 340f.); Matthes (1992b: 79-81).

sen werden und dieses Phänomen zur Erklärung des zunächst untersuchten Phänomens herangezogen werden. Allerdings kann ein rein zufälliges gemeinsames Auftreten beider Phänomene nicht ausgeschlossen werden. Die Brauchbarkeit dieser Methode hänge, so van der Linden und Rojahn (1995: 371), »stark von der Qualität der Analyse der relevanten Faktoren ab« und kann somit nicht als »mechanisch anwendbares Rezept zur Feststellung kausaler Zusammenhänge« benützt werden.[36]

Mit Mills »method of difference« (1973: 391) wird anhand einiger weniger Fälle im Vergleich die Gültigkeit von Theorien oder Modellen getestet und dann gegebenenfalls modifiziert oder widerlegt. Die Perspektive ist jetzt auf die Unterschiede gerichtet und auf den Einzelfall.[37] Stellt man bei ähnlichen Fällen, bei denen entweder das zu untersuchende Phänomen auftritt oder nicht, fest, daß ein weiteres Phänomen in Zusammenhang mit dem untersuchten auftritt, aber ohne dieses nicht, so wird auf einen Kausalzusammenhang geschlossen. Gleichwohl gilt auch hier die Einschränkung, daß ein Zufall nicht ohne weiteres ausgeschlossen werden kann. Für van der Linden und Rojahn (1995: 372) liegt der Ausweg auch nicht in einer Kombination beider Varianten, die Mill (1973: 394ff.) als »joint method« bezeichnete.

Die Grenzen vergleichenden Forschens mit der Intention, wie in einem naturwissenschaftlichen Experiment vorgehen zu können, werden hier grundsätzlich deutlich. Denn die für dieses quasi naturwissenschaftliche Experiment geforderten Grundbedingungen, daß sich alle entscheidenden Faktoren bestimmen und isolieren lassen und daß alle Faktoren außer den untersuchten gleich sein müssen, wird, wie schon Durkheim (1984: 208f.) an Mill kritisierte,[38] nicht zu erfüllen sein. Kausale Zusammenhänge lassen sich also auf diesem Weg nicht mit Sicherheit feststellen. Zu Recht, wie ich meine, fordert daher Welskopp (1995: 349), »die griffige und eingängige Formel vom Vergleich als ›indirektem Experiment‹ über Bord zu werfen«.

---

36 Noch skeptischer steht Eisenberg (1994: 400, 408) der Brauchbarkeit der »method of agreement« gegenüber, die sie für »methodisch fragwürdig« und kaum handhabbar hält.
37 Siehe auch Skocpol/Somers (1980: 176 u. 181).
38 Zwar setzt auch Durkheim (1984: 205) das indirekte Experiment der vergleichenden Methode gleich. Er geht jedoch in der von ihm vorgeschlagenen Methode der parallelen (konkomitanten) Variation nicht von vornherein von Kausalbeziehungen aus, siehe ebd. (209-213). Smelser (1976: 62-67) weist jedoch darauf hin, daß Durkheims Abgrenzung gegenüber Mill gar nicht so scharf gezogen werden kann.

Probleme vergleichenden Forschens

Der als Königsweg der Geschichtswissenschaft gepriesene Vergleich ist allerdings durch einige »Stolpersteine« erschwert, um ein Bild von Welskopp (1995) aufzugreifen. Einen ersten größeren Stolperstein stellt die Quellennähe dar. Wird in der größtmöglichen Quellennähe ein Qualitätsmerkmal historischen Forschens gesehen und steht die Geschichtswissenschaft Generalisierungen eher skeptisch gegenüber, so ist ersteres im Vergleich nur schwer zu realisieren und auf letzteres kaum zu verzichten. Je höher die Vergleichsebene und je mehr Vergleichsfälle einbezogen werden, desto quellenferner werden Historiker arbeiten müssen und desto mehr werden sie sich auf Darstellungen anderer verlassen müssen.[39] Bei einem Vergleich auf mittlerer Ebene jedoch kann es gelingen, eine »konstruktive Brücke zwischen Generalisierung und Kontext zu schlagen« (Welskopp 1995: 346). Der Vergleich kann also sowohl auf Generalisierung zielen wie auch der Einordnung und Verdeutlichung seiner Vergleichsphänomene dienen. Die durch den Vergleich gewonnenen Verallgemeinerungen müssen in ihrem jeweiligen sozialen Kontext wiederauffindbar sein. Der Vergleich kann damit auch helfen, voreilige Generalisierungen zu vermeiden.[40]

Für einen Vergleich, der ja nur ein methodisches Mittel ist und keine Theorie an sich, müssen Fragestellungen und klare Begriffe entwickelt werden, um das für die Analyse notwendige Abstraktionsniveau zu erreichen. Vergleichende Geschichte ist, so Haupt und Kocka, »theoretisch anspruchsvoll« (1996b: 24) und erfordert ein hohes Maß an Abstraktion. Hierin liegt ein weiteres Problem, denn eine vergleichende Arbeit kann immer nur einen relativ kleinen Ausschnitt aus der historischen Realität betrachten, muß also in viel stärkerem Maße auswählen. Die Vielschichtigkeit eines historischen Phänomens zu erfassen wird daher schwieriger und bei einem makrohistorischen Vergleich kaum noch gelingen. Die Isolierung von Vergleichsvariablen steht damit im starken Spannungsverhältnis zu dem geschichtswissenschaftlichen Prinzip, historische Phänomene aus dem Kontext ihrer synchronen und diachronen Beziehungen heraus sehen, erklären und verstehen zu können. Bei Vergleichen dagegen kommt man wohl nicht umhin, in stärkerem Maße historische

---

39 Siehe Haupt/Kocka (1996b: 21f.).
40 Siehe Welskopp (1995: 346).

Phänomene isoliert zu betrachten. Eine ideale Lösung dieses Spannungsverhältnisses gibt es nicht, nur den Kompromiß »so viel Abstraktion wie nötig, so viel Konkretion und Kontextbezug wie möglich«.[41] So ist es sinnvoll, beispielsweise in einem Vergleich der Etablierung der akademischen Ärzte nicht nur deren Anzahl zu erfassen und damit eine statische Zustandsbeschreibung zu erhalten, sondern den vergleichenden Blick auch auf ihre jeweilige soziale Stellung und gesundheitspolitische Funktion und damit weg vom Ereignis auf den prozessualen Charakter von Geschichte zu lenken.[42]

Welche theoretischen Ansätze oder Modelle man einem Vergleich zugrunde legt, ist abhängig vom Erkenntnisinteresse.[43] Für einen Vergleich auf makrohistorischer Ebene, der einen langen Zeitraum umgreift, wird man auf einen sehr viel allgemeingültigeren theoretischen Ansatz – mit all den damit verbundenen Problemen – zurückgreifen müssen als für einen Vergleich, der sich auf mittlerer Ebene mit kleineren Einheiten in kürzeren Zeiträumen beschäftigt.[44] John Breuilly fordert daher, zunächst einmal vergleichend Unterschiede wie auch Gemeinsamkeiten zu beschreiben, bevor man sie mit weitreichenden Modellen und Theorien erklären will. Das geht einfacher – wenn nicht überhaupt nur –, wenn man den Vergleich auf einer mittleren Ebene durchführt.[45] Während bei solchen Vergleichen der Kontextbezug bestehen bleiben kann, entfernen sich makrohistorische Vergleiche durch ihre extreme Abstraktion meist völlig vom Kontext.

Bei der für den Vergleich notwendigen Konstruktion eines Tertium comparationis stellt sich, insbesondere bei interkulturellen Vergleichen, ein weiteres Problem, das zu den Grundschwierigkeiten historischer Forschung gehört, das

---

41 Haupt/Kocka (1996b: 22-24, Zitat S. 24).
42 Siehe mit weiteren Beispielen Loetz (1994: 146-148).
43 Van den Braembussche (1989: 13-16) weist in seiner Typologie komparativer Ansätze auf das unterschiedlich empfundene ›Theoriebedürfnis‹ der Ansätze hin. So wird im »contrasting type« z.B. der theoretische Ansatz nur selten explizit formuliert. Siehe auch Skocpol/Somers (1980: 192f.).
44 Siehe Skocpol/Somers (1980); Lijphart (1971); zusammenfassend mit einer ausführlichen Bibliographie Tilly (1984). Breuilly (1992: 9 u. 23f.) kritisiert scharf die vereinfachenden Ergebnisse makrohistorischer Vergleiche, und auch Kocka (1989b: 24) warnt, nicht das, was verglichen werden soll, zu sehr aus dem historischen Kontext zu lösen.
45 Siehe Breuilly (1992: 7-24), der dies anhand von Vergleichen auf unterschiedlichen Ebenen der englischen und deutschen Arbeiterbewegung und des Liberalismus erläutert.

Normenproblem.⁴⁶ Bei der Konstruktion des Tertium comparationis gilt es zu vermeiden, daß ein an der europäischen Entwicklung gebildetes Normensystem auf außereuropäische Gesellschaften übertragen wird. Es besteht sonst die Gefahr, daß eine europäische Besonderheit unkritisch verallgemeinert und zum Maßstab wird. Als einen Ausweg schlägt Jörn Rüsen (1994c: 173) vor, sich bei der Konstruktion des Tertium comparationis an einer Begrifflichkeit von »anthropologischer Universalität« zu orientieren.⁴⁷ Auch bei einem diachronen Vergleich plädiert Rüsen dafür, nicht aus pragmatischen Gründen die europäische Entwicklung zum Zeitparameter zu verallgemeinern. Als Ausweg aus diesem methodischen Problem stellt er Vorüberlegungen zu einer begrifflichen Unterscheidung historischer Verlaufstypen zur Diskussion.⁴⁸ Inwieweit sich seine Überlegungen zu einer Zeitverlaufstheorie in der Forschungspraxis bewähren, muß sich erst noch zeigen.

Die sich beim Vergleich auf internationaler Ebene stellende Frage, welche Länder verglichen werden sollen, ist abhängig vom Erkenntnisinteresse und beeinflußt von der Vergleichsperspektive,⁴⁹ aber auch, wie die Forschungspraxis zeigt, von vorwissenschaftlichen Erfahrungen, Sprachkenntnissen oder Kontakten. Ohne zumindest passive Kenntnisse der Landessprache wird kein vergleichend forschender Historiker auskommen können. Während es aus methodischen Gründen richtig sein kann, alle möglichen Vergleichsfälle zu untersuchen,⁵⁰ wird man sich als einzelner aus praktischen Erwägungen heraus in der Regel auf zwei oder drei Länder beschränken müssen. Der Vergleich steht methodisch nur dann auf festem Boden, wenn die Historikerin oder der Historiker in der Lage sind, die unterschiedlichen Systeme der zu vergleichenden Länder voll mit einzubeziehen, und das kann schon bei zweien eine immense Aufgabe sein.

---

46 Siehe Rüsen (1994c); Müller (1993: 10-14).
47 Wie hierbei vorgegangen werden kann, zeigt er am Beispiel eines interkulturellen Vergleichs von Menschenrechten. Der Begriff ›Menschenrechte‹, der einer europäischen Rechtstradition entstammt, könne dabei nicht als Tertium Comparationis verwendet werden und wird von Rüsen durch den abstrakteren und allgemeineren Begriff ›Grundrechte‹ ersetzt; siehe Rüsen (1994c: 173f.).
48 Siehe Rüsen (1994c: 178-181).
49 Siehe Haupt/Kocka (1996b: 24f.).
50 Siehe Hill/Hill (1980: 834-837); Sewell (1980: 847).

Vergleiche beschäftigten sich bislang meist mit nationalstaatlich bestimmten Einheiten, mit Institutionen (Parteien, Gewerkschaften, Unternehmen), sozialen Phänomenen (Streiks, Revolutionen) und einigermaßen klar eingegrenzten sozialen Gruppen oder Berufsgruppen (Bürgertum, Juristen). Themen für medizinhistorische Vergleiche lassen sich in diesen Feldern leicht finden, sei es, daß man an Institutionen wie z.B. die Krankenhäuser denkt oder an die medizinischen Fakultäten als Ausbildungsstätten[51] oder an Berufsgruppen wie die Ärzteschaft, das Pflegepersonal, die Hebammen. Für einen internationalen Vergleich der Entwicklung des öffentlichen Gesundheitswesens etwa existiert mittlerweile eine Ausgangsbasis, aus der heraus sich länderübergreifende Fragestellungen entwickeln ließen.[52] Der Grad staatlicher Intervention in der Gesundheitspolitik beispielsweise unterscheidet sich erheblich und reicht in Deutschland oftmals sehr viel weiter als in England oder Frankreich. Anhand der eingangs schon erwähnten Debatte über Schutzmittel gegen Geschlechtskrankheiten (Sauerteig 1995) wird deutlich, daß sich wertrational argumentierende Moralisten in England in der Gesundheitspolitik durchsetzen konnten, während in Deutschland schon vor dem Ersten Weltkrieg und dann endgültig Ende der 1920er Jahre zweckrationale Positionen die Aufklärung der Öffentlichkeit über Schutzmittel gestatteten. Der intergesellschaftliche Vergleich sollte aber nicht auf diese Themenfelder begrenzt werden. Vergleichseinheiten können auch Bewegungen (wie Naturheilkunde, Homöopathie[53] oder Antivivisektion[54]), Ideen oder Diskurse (wie die über Geburtenkontrolle,[55] medizinische Ethik oder theoretische Konzepte[56]) sowie kulturelle Deutungen und Praktiken (wie die Ablehnung oder Befürwortung der Pockenschutzimpfung im 19. Jahrhundert) sein.

---

51 Siehe zum Beispiel die Arbeit von Bonah (1996) über Straßburg und Nancy oder die Studie von Bonner (1995) über die Ärzteausbildung in Großbritannien, Frankreich, Deutschland und den USA.
52 Siehe Toyka-Seid (1995); Eckart/Jütte (1994); Porter (1994b); die verschiedenen Länderartikel in Porter (1994a); Alber/Bernardi-Schenkluhn (1992); Alber (1988).
53 Siehe mit ersten Vorüberlegungen Dinges (1996: 411-416).
54 Siehe Rupke (1987a), darin Beiträge über Frankreich, Deutschland, Großbritannien, Italien, Schweden, die Schweiz und die USA.
55 Siehe Dienel (1995).
56 Siehe Loetz (1994), die erste Überlegungen anstellt, wie das Medikalisierungskonzept und das Konzept medizinischer Vergesellschaftung für vergleichende medizinhistorische Arbeiten fruchtbar gemacht werden kann.

Wird ein Einzelproblem als Vergleichseinheit gewählt, so wird man doch immer auf größere Zusammenhänge zurückgeführt werden. Untersucht man beispielsweise die gesundheitspolitischen Strategien zur Bekämpfung von Infektionskrankheiten, so wird man sich unweigerlich mit dem Grad staatlicher Intervention sowie dem Antagonismus zwischen den individuellen Freiheitsrechten und dem Allgemeinwohl auseinandersetzen und damit auf Grundfragen des Liberalismus zurückkommen müssen (Davidson/Sauerteig 1998). Beschäftigt man sich mit ärztlichen Standesordnungen und Richtlinien ärztlichen Verhaltens, geht es immer auch um den Professionalisierungsprozeß.[57] Ist die Auseinandersetzung zwischen Befürwortern und Gegnern von Vivisektionen das Thema, so wird der Blick auf den Verwissenschaftlichungsprozeß in der Medizin und seine Auswirkungen auf die Gesellschaft gelenkt.[58] Das Einzelbeispiel steht dann als Ausdruck oder als Ergebnis gesamtgesellschaftlicher Zusammenhänge. Der Bezug einer begrenzteren vergleichenden Fallstudie zum gesellschaftlichen Ganzen kann so hergestellt werden.[59] Allerdings ist beim Vergleich von Einzelphänomenen aus verschiedenen Gesellschaften zu überprüfen, ob diese jeweils gleiches bedeuten. Ihr Stellenwert kann in verschiedenen Gesellschaften differieren. »Was identisch aussieht, kann – je nach Systemzusammenhang – Unterschiedliches bedeuten.« (Haupt/Kocka 1996b: 29)

Inwieweit eine, wie Bloch (1994: 123) verlangt, »gewisse Ähnlichkeit der beobachteten Erscheinungen [...] und eine gewisse Verschiedenartigkeit der Milieus, aus denen sie hervorgegangen sind«, herrschen muß, ist von der Fragestellung und dem Zweck des Vergleichs abhängig.[60] Angeregt von der vergleichenden Linguistik unterscheidet Bloch zwei Extremfälle: Einmal den Vergleich von zwei Gesellschaften, die zeitlich wie räumlich so weit voneinander entfernt sind, daß eine irgendwie geartete Beeinflussung als Ursache der in beiden Gesellschaften beobachteten Gemeinsamkeiten ausgeschlossen werden kann. Diese Vergleichsvariante hält Bloch für hilfreich, um überlieferte

---

57 Vgl. das Forschungsprojekt »Medical Ethics in Britain and Germany, ca. 1850-1933«, das von Medizinhistorikern der Universitäten Durham und Freiburg durchgeführt wird, siehe auch den Beitrag von Andreas-Holger Maehle in diesem Band.
58 Siehe Rupke (1987b).
59 Siehe Haupt/Kocka (1996b: 26-29); Welskopp (1995: 344f.).
60 Ähnlich argumentiert auch Schieder (1965: 210). Zur Kritik an Bloch siehe Puhle (1979: 127); Sewell (1967: 214f.).

Erscheinungen wie bestimmte Sitten und Bräuche zu erklären, die Historikern bisher unverständlich geblieben sind, da der Kontext, das ursprüngliche Milieu, in dem sie entstanden sind, verschwunden ist.[61]

Die andere Vergleichsvariante, die er für die Geschichtswissenschaft als die ergiebigere erachtet, ist die parallele vergleichende Betrachtung von »Nachbargesellschaften«, die sich »ununterbrochen gegenseitig beeinflussen«, die in ihrer Entwicklung aufgrund von räumlicher wie zeitlicher Nähe dem »Wirken derselben Hauptursachen unterworfen« sind und die, zumindest teilweise, auf einen oder mehrere gemeinsame Ursprünge zurückgehen (Bloch 1994: 125f.).[62] Das räumlich und zeitlich nahe Beieinanderliegen der verglichenen Gesellschaften und ihre gegenseitige Beeinflussung sind sicherlich nicht immer notwendig und können sogar problematisch sein.[63] Wenn sich in einem an sich synchron konzipierten Vergleich das zu vergleichende historische Phänomen in unterschiedlichen sozialen Milieus nicht zum gleichen Zeitpunkt auf derselben Entwicklungsstufe befindet, was nicht selten der Fall ist, kann der Vergleich chronologisch versetzt durchgeführt werden. Eine strikte zeitliche Parallelität würde hier zu Verzerrungen führen und bedeuten, Unterschiedliches gleichzusetzen. Wer beispielsweise die Auswirkungen der gesetzlichen Krankenversicherung auf die Gesundheitspolitik untersuchen will, muß bei der Wahl des Untersuchungszeitraums die unterschiedlichen Zeitpunkte berücksichtigen, zu denen in den verschiedenen Ländern die allgemeine Versicherungspflicht eingeführt wurde.

Auch eine gegenseitige Beeinflussung, wie sie Bloch fordert, kann problematisch werden. Denn bei der Analyse der Entwicklung eines Phänomens ist klar zwischen endogenen und exogenen Faktoren zu unterscheiden. Gemein-

---

61 Siehe mit Beispielen Bloch (1994: 123-125); vgl. dazu Raulff (1995: 247f.); Hill/Hill (1980: 830f.).
62 Siehe Raulff (1995: 248f.). Die beiden amerikanischen Linguisten A.O. und B.H. Hill (1980: 837f.) werfen Bloch vor, die linguistische Vergleichsmethode für die Geschichtswissenschaft falsch verstanden zu haben. Die nachfolgenden Historikergenerationen hätten dann Blochs Fehler weiter tradiert. Die Hills fordern die Historiker zu einer neuen Auseinandersetzung mit der vergleichenden Methode der Linguistik auf. Die Kritik der Hills wird sowohl von Sewell (1980) als auch von Thrupp (1980) scharf zurückgewiesen. Beide weisen den Hills nicht nur Übersetzungs- und Interpretationsfehler nach, sondern betonen die grundsätzlichen Unterschiede zwischen Linguistik und Geschichtswissenschaft.
63 Siehe Eisenberg (1994: 402f.).

samkeiten können beispielsweise von einer wechselseitigen Beeinflussung herrühren und nicht von endogenen Faktoren bestimmt sein.[64] Je größer die Anzahl der Länder in einem Vergleich ist, desto leichter werden gegenseitige Beeinflussungen und Wechselbeziehungen, besonders wenn sie nur zwischen einigen der untersuchten Länder auftraten, übersehen. Christiane Eisenberg (1994: 409f.) rät daher aus forschungsstrategischen Gründen, als Bezugsland für einen Vergleich das Pionierland zu wählen, da sich dieses im Gegensatz zu den Nachfolgeländern an keinem Vorbild habe orientieren können. Auf die inhärente Problematik dieses Vorgehens habe ich jedoch schon oben hingewiesen.

Das schon angesprochene Sprachproblem führt auch noch in anderer Hinsicht zu Schwierigkeiten, nämlich bei der Übersetzung von Begriffen (Bloch 1994: 156-158). Begriffe wie beispielsweise *Arzt*, *Mediziner*, *surgeon*, *physician* und *médecin* bedeuten im jeweiligen sprachlichen Kontext des späten 19./20. Jahrhunderts durchaus Unterschiedliches.[65] Ein *Arzt* im Deutschen kann im Englischen sowohl ein *physician* als auch ein *medical practitioner* sein, oder er ist ein *surgeon*. Ein *médecin* im Französischen kann im Deutschen sowohl ein approbierter *Arzt* sein als auch ein in der Forschung tätiger *Mediziner*. Probleme gibt es auch bei der Übertragung von Krankheitsnamen, und zwar besonders für die Zeit vor der Mitte des 19. Jahrhunderts. Obwohl die medizinische Terminologie seitdem international allmählich einheitlicher wurde, besteht dieses Problem auch noch heute. So bedeutet beispielsweise der deutsche Begriff *Typhus* im Englischen *typhoid fever*, während der englische Begriff *typhus* im Deutschen das *Fleckfieber* ist.[66] Bei diachronen Vergleichen ergibt sich das noch schwerwiegendere Problem der sich im Laufe der Zeit verändernden Krankheitsentitäten. So blieb zwar zum Beispiel der Ausdruck *Kretinismus* bestehen, aber die unter dieser Bezeichnung zusammengefaßte Patientengruppe änderte sich im 19. Jahrhundert grundlegend.[67] Kann man sich im europäischen Raum zur Vermeidung von Mißverständnissen und

---

64 Siehe Eisenberg (1994: 401), die dies anhand der Geschichte der Arbeiterbewegung verdeutlicht.
65 Dabei ist klar, daß Arzt etc. kein ahistorischer Begriff ist, sondern zu unterschiedlichen Zeiten Unterschiedliches bedeutete, daß im frühen 19. Jahrhundert beispielsweise zwischen Wundarzt, Chirurg I. Klasse etc. unterschieden wurde.
66 Siehe mit weiteren Beispielen Payer (1989: 19f.).
67 Siehe Schlich (1994). Vgl. auch den Beitrag von Karl-Heinz Leven in diesem Band.

Bedeutungsverzerrungen damit behelfen, den landessprachlichen Begriff zu erläutern und dann stehen zu lassen, wird das im Vergleich mit außereuropäischen Ländern nochmals schwieriger.[68] Marc Bloch rief deshalb am Schluß seines Osloer Vortrags die internationale Historikergemeinschaft dazu auf, als einen ersten Schritt aus der babylonischen Sprachverwirrung zu einer Vereinheitlichung, zu einer »Versöhnung« der Terminologie zu kommen und so »schrittweise eine gemeinsame Wissenschaftssprache« zu formen (Bloch 1994: 158f.). Der »Dialog unter Schwerhörigen« sei ein Kunstgriff der Komödie, jedoch keine »empfehlenswerte intellektuelle Übung« (ebd.: 159).

Daß auch die Verwendung statistischer Daten im Rahmen eines Vergleichs aufgrund unterschiedlicher Begriffsdefinitionen große Probleme bereiten kann, muß nicht weiter vertieft werden. Besonders während der 1960er und 1970er Jahre wurden in der wirtschaftshistorischen und in der demographischen Forschung die Möglichkeiten statistischer Vergleiche ausgelotet.[69] Inzwischen haben sich die Erkenntnisinteressen von den quantitativen Schlußfolgerungen mehr in Richtung auf qualitative Fragen verlagert: Welche Praktiken stecken hinter dem Rückgang der Säuglingssterblichkeit im 19. Jahrhundert, oder welche Auswirkungen auf die Lebensgestaltung haben die gestiegenen Lebenserwartungen? Zudem ist die Skepsis über den Aussagewert quantitativer Daten gestiegen. So steht der Forscher, der die Mortalitäts- und Morbiditätsdaten verschiedener Länder miteinander vergleichen will, vor dem Problem, daß sich nicht nur Krankheitsentitäten und Erhebungskriterien (Meldepflicht, Befragung von Ärzten etc.) häufig geändert haben, sondern zwischen den Ländern auch unterschiedlich sind.[70] So können die statistischen Angaben zum Teil mehr über gesellschaftliche Wahrnehmungsphänomene aussagen als über eine historische Realität.

---

68 Siehe Raulff (1995: 256f.); aus ethnologischer Sicht Müller (1993: 10f. u. 17-19); Eisenberg (1994: 403-406; Aoki (1992); Shimada (1992).
69 Siehe zum folgenden Haupt/Kocka (1996b: 32-34 u. 36) und den Beitrag von Jörg Vögele in diesem Band.
70 Dies ist allerdings nicht nur ein Problem, sondern zugleich auch eine Fragestellung für eine die medizinische Kultur vergleichende Untersuchung, siehe z.B. Kleinman (1973: 59f.). Vgl. die Überlegungen von Lynn Payer (1989).

Fazit

Vergleichendes Forschen wird immer eine schwierige, komplexe methodische Vorgehensweise bleiben. Einen einfachen »Königsweg« komparativen Forschens gibt es nicht.[71] Vergleichendes Forschen kann jedoch eine, wie es Welskopp (1995: 346) nannte, »vorzüglich geeignete konstruktive Brücke« liefern zwischen dem Ziel der Generalisierung und dem jeweiligen spezifischen Kontext. Intergesellschaftliche Vergleiche, die in diesem Sinne angelegt werden, bilden einen Schutz sowohl gegen übereilte Universalisierung, wenn sie nämlich die Gegensätze ins Blickfeld nehmen, als auch gegen lokale Pseudoerklärungen (Bloch 1994: 135f., 155), wenn sie den Blick auf das Gemeinsame richten.[72] Diese Chance, zu einer präzisen, an den Kontext gebundenen und durch ihn kontrollierten Generalisierung zu kommen, sollte die Medizingeschichte zukünftig häufiger ergreifen.

Literatur

Alber, Jens (1988), »Die Gesundheitssysteme der OECD-Länder im Vergleich«, in: Manfred G. Schmidt (Hg.), *Staatstätigkeit. International und historisch vergleichende Analysen*, Opladen, S. 116-150.
– /Bernardi-Schenkluhn, Brigitte (1992), *Westeuropäische Gesundheitssysteme im Vergleich. Bundesrepublik Deutschland, Schweiz, Frankreich, Italien, Großbritannien*, Frankfurt/New York.
Aoki, Tamotsu (1992), »Zur Übersetzbarkeit von Kultur«, in: Matthes (1992a), S. 49-67.
Atsma, Hartmut/Burguière, André (Hg.) (1990), *Marc Bloch aujourd'hui. Histoire comparée et sciences sociales*, Paris.
Aymard, Maurice (1990), »Histoire et comparaison«, in: Atsma/Burguière (1990), S. 271-278.

Berghoff, Hartmut/Ziegler, Dieter (1995a) (Hg.), *Pionier und Nachzügler? Vergleichende Studien zur Geschichte Großbritanniens und Deutschlands im Zeitalter der Industrialisierung*, Bochum.
– /Ziegler, Dieter (1995b), »Pionier und Nachzügler. Kategorien für den deutsch-britischen Vergleich?«, in: dies. (1995a), S. 15-28.
Bichler, Reinhold (1978), »Die theoretische Einschätzung des Vergleichens in der Geschichtswissenschaft«, in: Hampl/Weiler (1978), S. 1-87.

---

71 Siehe Linden/Rojahn (1995: 574).
72 Siehe Welskopp (1995: 346); Braembussche (1989: 11).

Bloch, Marc (1994), »Für eine vergleichende Geschichtsbetrachtung der europäischen Gesellschaften« [Pour une histoire comparée des sociétés Européennes, (1928), Wiederabdruck in: ders., *Mélanges historiques*, I, Paris 1963, S. 16-40], [übers. ins Deutsche v. Matthias Middell u. Steffen Sammler], in: Middell/Sammler (1994), S. 121-167.

Bonah, Christian (1996), *Formation, recherche et pratique médicales en France et en Allemagne pendant la deuxième moitié du XIXeme siècle. Comparaisons, transferts et contre-transferts. Etude des cas de deux universités en province: Strasbourg – Nancy*, Diss. phil. Strasbourg.

Bonner, Thomas Neville (1995), *Becoming a physician. Medical education in Britain, France, Germany, and the United States, 1750-1945*, New York/Oxford.

Braembussche, Antoon A. van den (1989), »Historical explanation and comparative method. Towards a theory of the history of society«, in: *History and Theory* 28, S. 1-24.

Breuilly, John (1992), »Introduction. Making comparisons in history«, in: ders., *Labour and liberalism in nineteenth-century Europe. Essays in comparative history*, Manchester/New York, S. 1-25.

Bruhns, Hinnerk u.a. (1989), »Historische, anthropologische und soziologische Aspekte von Gesundheit und Krankheit in Deutschland und Frankreich«, in: *Berichte zur Wissenschaftsgeschichte* 12, S. 193-199.

Chickering, Roger (1993), *Karl Lamprecht: a German academic life (1856-1915)*, New Jersey.

Crossick, Geoffrey (1993), »E che cosa si può sapere dell'Inghilterra? La storia comparata in Gran Bretagna«, in: *Passato e Presente* 28, S. 30-41.

– (1996), »And what should they know of England? Die vergleichende Geschichtsschreibung im heutigen Großbritannien«, in: Haupt/Kocka (1996a), S. 61-75.

Davidson, Roger/Sauerteig, Lutz (1998), »Law, medicine and morality: a comparative view of twentieth-century Sexually Transmitted Desease controls«, in: J. Woodward/R. Jütte (Hg.), *Coping with sickness: medicine, law and human rights*, Manchester [im Druck].

Davillé, Louis (1913-15), »La comparaison et la méthode comparative en particulier dans les études historiques«, in: *Revue de Synthèse Historique* 27, S. 4-33 u. 217-257; 28, S. 201-229.

Dienel, Christiane (1995), *Kinderzahl und Staatsräson. Empfängnisverhütung und Bevölkerungspolitik in Deutschland und Frankreich bis 1918*, Münster.

Dinges, Martin (1996), »Die Internationalität der Homöopathie: Von den persönlichen Netzwerken der Gründerzeit zum weltweiten Boom einer Therapie der Postmoderne«, in: ders. (Hg.), *Weltgeschichte der Homöopathie. Länder – Schulen – Heilkundige*, München, S. 382-425.

Durkheim, Émile (1984), *Die Regeln der soziologischen Methode*, [Les règles de la méthode sociologique, Paris 1885], hg. u. eingel. v. René König, Frankfurt a.M.

Eckart, Wolfgang U./Jütte, Robert (1994) (Hg.), *Das europäische Gesundheitssystem. Gemeinsamkeiten und Unterschiede in historischer Perspektive*, Stuttgart.

»Editorial Foreword« (1980), in: *Comparative Studies in Society and History* 22, S. 143f.

Eisenberg, Christiane (1994), »Die Arbeiterbewegung der Welt im Vergleich. Methodenkritische Bemerkungen zu einem Projekt des Internationalen Instituts für Sozialgeschichte in Amsterdam«, in: *Archiv für Sozialgeschichte* 34, S. 397-410.

Erdmann, Karl Dietrich (1987), *Die Ökumene der Historiker. Geschichte der Internationalen Historikerkongresse und des Comité International des Sciences Historiques*, Göttingen.

Fink, Carole (1989), *Marc Bloch: a life in history*, Cambridge.

Fredrickson, George M. (1980), »Comparative history«, in: Michael Kammen (Hg.), *The past before us. Contemporary historical writing in the United States*, Ithaca/London, S. 457-473.

Grebing, Helga (1986), *Der ›deutsche Sonderweg‹ in Europa 1806-1945. Eine Kritik*, Stuttgart [u.a.].

Grew, Raymond (1980), »The case for comparing histories«, in: *American Historical Review* 85, S. 763-778.

– (1990), »On the current state of comparative studies«, in: Atsma/Burguière (1990), S. 323-334.

Hampl, Franz/Weiler, Ingomar (1978) (Hg.), *Vergleichende Geschichtswissenschaft. Methode, Ertrag und ihr Beitrag zur Universalgeschichte*, Darmstadt.

Haupt, Heinz-Gerhard (1996a), »Eine schwierige Öffnung nach außen: Die international vergleichende Geschichtswissenschaft in Frankreich«, in: Haupt/Kocka (1996a), S. 77-90.

– (1996b), »Bemerkungen zum Vergleich staatlicher Sozialpolitik in Deutschland und Frankreich (1880-1920)«, in: *Geschichte und Gesellschaft* 22, S. 299-310.

– /Kocka, Jürgen (Hg.) (1996a), *Geschichte und Vergleich. Ansätze und Ergebnisse international vergleichender Geschichtsschreibung*, Frankfurt a.M./New York.

– /Kocka, Jürgen (1996b), »Historischer Vergleich: Methoden, Aufgaben, Probleme. Eine Einleitung«, in: dies. (Hg.) (1996b), S. 9-45.

Hill, Arlette Olin/Hill, Jr., Boyd H. (1980), »Marc Bloch and comparative history«, in: *American Historical Review* 85, S. 828-846.

Hintze, Otto (1964), »Soziologische und geschichtliche Staatsauffassung. Zu Franz Oppenheimers System der Soziologie« (1929), Wiederabdruck in: ders., *Soziologie und Geschichte. Gesammelte Abhandlungen zur Soziologie, Politik und Theorie der Geschichte*, hg. v. Gerhard Oestreich, Göttingen, 2. erw. Aufl., S. 239-305.

Iggers, Georg G. (1971), *Deutsche Geschichtswissenschaft. Eine Kritik der traditionellen Geschichtsauffassung von Herder bis zur Gegenwart*, [übers. a.d. Amerikan. v. Christian M. Barth], München.

Kaelble, Hartmut (1987), *Auf dem Weg zu einer europäischen Gesellschaft. Eine Sozialgeschichte Westeuropas 1880-1980*, München.

– (1993), »Vergleichende Sozialgeschichte des 19. und 20. Jahrhunderts. Forschungen europäischer Historiker«, in: *Jahrbuch für Wirtschaftsgeschichte*, I, S. 173-200.

Kalberg, Stephen (1989), »Max Webers historisch-vergleichende Untersuchungen und das ›Webersche Bild der Neuzeit‹: eine Gegenüberstellung«, in: Johannes Weiß (Hg.), *Max Weber heute. Erträge und Probleme der Forschung*, Frankfurt a.M., S. 425-444.
– (1994), *Max Weber's comparative-historical sociology*, Cambridge/Oxford.
Kienast, Walther (1950), »Marc Bloch«, in: *Historische Zeitschrift* 170, S. 223-225.
Kleinman, Arthur M. (1973), »Toward a comparative study of medical systems: an integrated approach to the study of the relationship of medicine and culture«, in: *Science, Medicine and Man* 1, S. 55-65.
Kocka, Jürgen (1972), »Otto Hintze«, in: Hans-Ulrich Wehler (Hg.), *Deutsche Historiker*, III, Göttingen, S. 41-64.
– (1986), *Sozialgeschichte. Begriff – Entwicklung – Probleme*, Göttingen, 2. Aufl.
– (1989a), *Geschichte und Aufklärung. Aufsätze*, Göttingen.
– (1989b), »Probleme einer europäischen Geschichte in komparativer Absicht«, in: ders. (1989a), S. 21-28.
– (1989c), »Deutsche Geschichte vor Hitler. Zur Diskussion über den ›deutschen Sonderweg‹«, in: ders. (1989a), S. 101-113 [zuerst als: German History before Hitler. The Debate about the German ›Sonderweg‹, in: *Journal of Contemporary History* 23 (1988), S. 3-16 (leicht gekürzte Übersetzung durch den Autor)].
– (Hg.) (1989d), *Sozialgeschichte im internationalen Überblick. Ergebnisse und Tendenzen der Forschung*, Darmstadt.
– (1996): »Historische Komparatistik in Deutschland«, in: Haupt/Kocka (1996a), S. 47-60.

Labisch, Alfons/Spree, Reinhard (1988), »Gesundheitspolitik im 19. und frühen 20. Jahrhundert. Deutschland und England als Beispiele«, in: *Berichte zur Wissenschaftsgeschichte* 11, S. 45-52.
Lijphart, Arend (1971), »Comparative politics and comparative method«, in: *American Political Science Review* 65, S. 682-693.
Linden, Marcel van der/Rojahn, Jürgen (1995), »Methodologische Probleme vergleichender Sozialgeschichte: Eine Erwiderung auf Christiane Eisenbergs ›methodenkritische Bemerkungen‹ zu einem IISG-Projekt«, in: *Archiv für Sozialgeschichte* 35, S. 368-376.
Loetz, Francisca (1994), »›Medikalisierung‹ in Frankreich, Großbritannien und Deutschland, 1750-1850: Ansätze, Ergebnisse und Perspektiven der Forschung«, in: Eckart/Jütte, S. 123-161.

Matthes, Joachim (Hg.) (1992a), *Zwischen den Kulturen? Die Sozialwissenschaften vor dem Problem des Kulturvergleichs*, Göttingen.
– (1992b), »The Operation Called ›Vergleichen‹«, in: ders. (1992a), S. 75-99.
Middell, Matthias/Sammler, Steffen (Hg.) (1994), *Alles Gewordene hat Geschichte. Die Schule der Annales in ihren Texten 1929-1992*, Leipzig.
Mill, John Stuart (1973), *A system of logic, ratiocinative and inductive, beeing a connected view of the principles of evidence and the methods of scientific investigation* (1843), hg. v. J.M. Robson, (= Collected works, Vol. 7) Toronto [u.a.].

Müller, Ernst Wilhelm (1993); »Plädoyer für die komparativen Geisteswissenschaften«, in: *Paideuma. Mitteilungen zur Kulturkunde* 39, S. 7-23.

Payer, Lynn (1989), *Andere Länder, andere Leiden. Ärzte und Patienten in England, Frankreich, den USA und hierzulande*, [Medicine and culture. Varieties of treatment in the United States, England, West Germany, and France, New York 1988, übers. a.d. Engl. v. B. Abarbanell], Frankfurt a.M./New York.

Pirenne, Henri (1923), »De la méthode comparative en histoire«, in: G. des Marez/F.-L. Ganshof (Hg.), *Compte rendu du Ve congrès international des sciences historiques Bruxelles 1923*, Brüssel, S. 19-32.

Porter, Dorothy (1994a) (Hg.), *The history of public health and the modern state*, Amsterdam.

– (1994b), »Introduction«, in: Porter (1994a), S. 1-44.

Puhle, Hans-Jürgen (1979), »Theorien in der Praxis des vergleichenden Historikers«, in: J. Kocka/ T. Nipperdey (Hg.), *Theorie und Erzählung in der Geschichte*, München, S. 119-136.

– (1991), »Einleitung«, in: ders. (Hg.), *Bürgertum in der Gesellschaft der Neuzeit. Wirtschaft – Politik – Kultur*, Göttingen, S. 7-13.

Raphael, Lutz (1994), *Die Erben von Bloch und Febvre. Annales-Geschichtsschreibung und nouvelle histoire in Frankreich, 1945-1980*, Stuttgart.

Raulff, Ulrich (1995), *Ein Historiker im 20. Jahrhundert: Marc Bloch*, Frankfurt a.M.

Redlich, Fritz (1958), »Toward comparative historiography. Background and problems«, in: *Kyklos. Internationale Zeitschrift für Sozialwissenschaften* 11, S. 362-389.

Ressing, Manfred (1996), *Zur Methodologie und Geschichtsschreibung des preußischen Historikers Otto Hintze*, Frankfurt a.M.

Ritter, Gerhard A. (1989), »Die neuere Sozialgeschichte in der Bundesrepublik Deutschland«, in: Kocka (1989d), S. 19-88.

Rose, M.E. (1989), »Gute oder schlechte Zeiten? Die Lage der Sozialgeschichte in Großbritannien«, in: Kocka (1989d), S. 187-206.

Rüsen, Jörn (1994a), *Historische Orientierung. Über die Arbeit des Geschichtsbewußtseins, sich in der Zeit zurechtzufinden*, Köln.

– (1994b), »Theorie der Geschichte«, in: Rüsen (1994a), S. 71-100.

– (1994c), »Die Individualisierung des Allgemeinen – Theorieprobleme einer vergleichenden Universalgeschichte der Menschenrechte«, in: Rüsen (1994a), S. 168-187.

Rupke, Nicolaas A. (Hg.) (1987a), *Vivisection in historical perspective*, London [u.a.].

– (1987b), »Introduction«, in: Rupke (1987a), S. 1-13.

Sauerteig, Lutz (1995), »Moralismus versus Pragmatismus: Die Kontroverse um Schutzmittel gegen Geschlechtskrankheiten zu Beginn des 20. Jahrhunderts im deutsch-englischen Vergleich«, in: Martin Dinges/Thomas Schlich (Hg.), *Neue Wege in der Seuchengeschichte*, Stuttgart, S. 207-247.

– (1996), »Health, Disease and Society: New Historical Perspectives. Bericht über die erste

Konferenz des ›International Network for the History of Public Health‹, 6. bis 10. Juli 1995 in Annecy«, in: *Berichte zur Wissenschaftsgeschichte* 19, S. 65-68.

Schieder, Theodor (1965), »Möglichkeiten und Grenzen vergleichender Methoden in der Geschichtswissenschaft«, in: ders., *Geschichte als Wissenschaft. Eine Einführung*, München, S. 187-211.

Schlich, Thomas (1994), »Changing disease identities: cretinism, politics and surgery (1844-1892)« in: *Medical History* 38, S. 421-443.

Schöttler, Peter (1994), »Zur Geschichte der *Annales*-Rezeption in Deutschland (West)«, in: Middell/Sammler (1994), S. 40-60.

Schulze, Winfried (1989), *Deutsche Geschichtswissenschaft nach 1945*, München.

Sewell, Jr., William H. (1967), »Marc Bloch and the logic of comparative history«, in: *History and Theory* 6, S. 208-218.

– (1980), [Kommentar zu Hill/Hill], in: *American Historical Review* 85, S. 847-850.

Shimada, Shingo (1992), »Kommentar des Übersetzers zu: ›Zur Übersetzbarkeit von Kultur‹«, in: Matthes (1992a), S. 69-73.

Skocpol, Theda/Somers, Margaret (1980), »The uses of comparative history in macrosocial inquiry«, in: *Comparative Studies in Society and History* 22, S. 174-197.

Smelser, Neil J. (1976), *Comparative methods in the social sciences*, Englewood Cliffs/N.J.

Thrupp, Sylvia L. (1958/59), »Editorial«, in: *Comparative Studies in Society and History* 1, S. 1-4.

– (1980), [Kommentar zu Hill/Hill], in: *American Historical Review* 85, S. 850-853.

Tilly, Charles (1984), *Big structures, large processes, huge comparisons*, New York.

Toyka-Seid, Michael (1995), »›Sanitary Idea‹ und ›Volksgesundheitsbewegung‹. Zur Entstehung des modernen Gesundheitswesens in Großbritannien und Deutschland im 19. Jahrhundert«, in: Berghoff, Hartmut/Ziegler, Dieter (1995a), S. 145-166.

Triebel, Armin (1997), »Die Pragmatik des Gesellschaftsvergleichs«, in: ders. (Hg.), *Die Pragmatik des Gesellschaftsvergleichs*, Leipzig, S. 7-23.

Weber, Max (1976), *Wirtschaft und Gesellschaft. Grundriß der verstehenden Soziologie*, 5. rev. Aufl., hg. v. Johannes Winckelmann, Tübingen

– (1988), »Die ›Objektivität‹ sozialwissenschaftlicher und sozialpolitischer Erkenntnis« (1904), in: ders., *Gesammelte Aufsätze zur Wissenschaftslehre*, 7. Aufl., hg. v. Johannes Winckelmann, Tübingen, S. 146-214 (Seitenzählung entspricht der 3. Aufl. von 1968).

Wehler, Hans-Ulrich (1972a), »Einleitung«, in: ders. (Hg.), *Geschichte und Soziologie*, Köln, S. 11-31.

Weiler, Ingomar (1978), »Der Vergleich und vergleichende Aspekte in der Wirtschafts- und Sozialgeschichte«, in: Hampl/Weiler (1978), S. 243-283.

Welskopp, Thomas (1995), »Stolpersteine auf dem Königsweg. Methodenkritische Anmerkungen zum internationalen Vergleich in der Gesellschaftsgeschichte«, in: *Archiv für Sozialgeschichte* 35, S. 339-367.

Jörg Vögele

Historische Demographie, Epidemiologie und die Medizingeschichte

Einleitung

Im folgenden Beitrag sollen die Verbindungslinien von Historischer Demographie und Historischer Epidemiologie zur Medizingeschichte ausgeleuchtet werden. Beide erstgenannten Bezugsdisziplinen sind nicht nur inhaltlich verwandt, sondern greifen auch auf ein ähnliches methodisches Instrumentarium zurück; sie arbeiten im wesentlichen quantifizierend. Im folgenden sollen Aufgaben und Inhalte von Historischer Demographie und Epidemiologie wiedergegeben werden. Dazu gehört ebenfalls ein Überblick über die einschlägigen Quellen und Methoden sowie ein kürzerer Abriß der eigenen Geschichte und neuerer Forschungstrends, soweit sie für die Medizingeschichte relevant sind. Gleichwohl kann auf diesen wenigen Seiten selbstverständlich weder eine umfassende Einführung noch ein vollständiger Überblick über die Forschungslage geleistet werden. Vielmehr geht es darum, dem medizinhistorisch interessierten oder medizinhistorisch arbeitenden Leser die Bedeutung und das Potential von Historischer Demographie und Epidemiologie für die Medizingeschichte zu verdeutlichen. Für Teilgebiete der Medizingeschichte und insbesondere der Sozialgeschichte der Medizin sind demographische und epidemiologische Elemente geradezu integraler Bestandteil; Kenntnisse einschlägiger Methoden und Forschungsergebnisse sind hier zwingend. Konkret geht es deshalb im folgenden zunächst um die Historische Demographie, dann um die Historische Epidemiologie und das Konzept des Epidemiologischen Übergangs, mit dem der Wandel zu den modernen Sterblichkeitsverhältnissen beschrieben wird. Abschließend geht es um die Mechanismen des Sterblichkeitswandels, also um die Frage, welche Faktoren Niveaus und Trends der Sterblichkeit bestimmen. Insbesondere am Beispiel der Säuglingssterblichkeit sollen potentielle Determinanten vorgestellt und somit auch die Komplexität der Thematik angedeutet werden.

Historische Demographie

Demographie ist die wissenschaftliche Beschäftigung mit menschlichen Bevölkerungen, primär hinsichtlich Größe, Struktur und Entwicklung. Unter Historischer Demographie soll hier entsprechend die in die Geschichte gewandte Bevölkerungswissenschaft verstanden werden.[1] Sie analysiert das generative Verhalten oder die generative Struktur einer Bevölkerung, also eine bestimmte charakteristische Konstellation demographischer Werte. Die wichtigsten Variablen sind dabei die Geburtlichkeit (Natalität), die Fruchtbarkeit (Fertilität), das Heiratsverhalten (Nuptialität), die Sterblichkeit (Mortalität) sowie Wanderungsbewegungen (Migration).[2] Diese Variablen werden auf bestimmte Populationen oder Bevölkerungsteile bezogen, Untersuchungsebenen sind Staat, Region, Gemeinde, soziale Milieus oder – im Idealfall – Familien. Zum einen geht es darum, langfristige Trends aufzudecken, zum anderen stehen kurzzeitige Schwankungen – wie etwa die Saisonalität von Geburten- und Sterbefällen oder auch Mortalitätskrisen – zur Untersuchung an.

Einschlägige Daten können aus den verschiedensten Quellen gewonnen werden. Diese reichen von Gebäuden, Friedhöfen bis hin zu schriftlichen Quellen wie Urbaren, Testamenten oder etwa Militärlisten. Die Hauptquellen sind allerdings die seit dem 16. Jahrhundert geführten Kirchenbücher sowie ab dem 19. Jahrhundert die Zivilregistratur. Insbesondere die Kirchenbücher bilden die klassische demographische Quelle. Geführt wurden Tauf-, Heirats- und Sterbebücher, in denen der entsprechende Vorgang zeitlich und die entsprechenden Personen namentlich erfaßt wurden. Wie bei jeder historischen Quel-

---

1 Gelegentliche Abgrenzungen von Historischer Demographie als Ansatz auf Mikroebene und Bevölkerungsgeschichte auf Makroebene oder von Demographie als eher formaler Disziplin und Bevölkerungsgeschichte (*populations studies*) als übergeordnetem Begriff, der die Beziehungen von demographischen Vorgängen mit sozioökonomischen oder anderen Phänomenen auslotet, sind nicht nur unscharf, sondern auch wenig hilfreich. Beide Disziplinen beschäftigen sich mit zentralen Bevölkerungsvorgängen, mit Geburt, Heirat und Tod sowie mit Migrationsbewegungen und im weiteren Sinne mit Familienstrukturen. Im folgenden wird deshalb zusammenfassend von Historischer Demographie gesprochen, unterschieden nach Mikro- bzw. Makrodemographie. Die erste Abgrenzung findet sich bei Imhof (1977), letztere ist häufig im angelsächsischen Sprachraum gegeben. Vgl. z.B. Newell (1994 repr.).

2 Ein hilfreiches Glossar der Fachausdrücke findet sich bei Imhof (1975) sowie bei Marschalck (1984).

le ist zu beachten, für welchen Zweck diese verfaßt wurden bzw. welche Informationen sie bieten. So enthalten etwa die Kirchenbücher nicht die eigentlichen Angaben zu vitalstatistischen Vorgängen wie Geburt und Tod, sondern zu Taufen und Begräbnissen. Inwieweit diese als identisch behandelt werden können, muß vor Ort geprüft werden.[3]

Verschiedene Möglichkeiten bieten sich zur Auswertung der Kirchenbücher an. Die Daten können einfach ausgezählt werden (die aggregative Methode) – so erhält man grundlegende Informationen über die Zahl der Geburten, der Heiraten oder der Sterbefälle in einem bestimmten Zeitraum. Bei einer ausführlicheren Auswertung mit der Familienrekonstitutionsmethode werden die Informationen aus den drei Kirchenbüchern verknüpft, das generative Verhalten einzelner Familien läßt sich somit über einen bestimmten Zeitraum verfolgen. So können beispielsweise Heiratsalter, Geburtenabstände (proto- oder intergenetische Intervalle), das Alter der Frau bei der ersten oder der letzten Geburt, Sterbealter etc. analysiert und für die Sozialgeschichte nutzbar gemacht werden.

Die demographische Analyse basiert mithin auf der Anwendung quantitativer Verfahren und Methoden. Diese reichen von der einfachen aggregativen Analyse mittels deskriptiver Statistik über die erwähnte klassische Familienrekonstitutionsmethode bis hin zu analytischen Methoden wie etwa Faktoranalyse, Clusteranalyse, Regression, Zeitreihenanalyse, loglinearen Modellen und mittlerweile auch Computersimulation.[4]

Während die Ursprünge der Demographie ins 17. Jahrhundert zurückreihen – häufig werden die Politischen Arithmetiker John Graunt (1620-1674) und William Petty (1623-1687) als Urväter genannt –, und die Demographie mit Johann Peter Süssmilch (1707-1767) und vor allem Thomas Robert Malthus

---

3 Gerade bei der Berechnung der Säuglingssterblichkeit, per Konvention ist dies die Zahl der während eines Jahres Gestorbenen im ersten Lebensjahr bezogen auf die Zahl der Lebendgeborenen desselben Jahres, ergeben sich Probleme durch die bis heute national sehr unterschiedlichen Kriterien für eine Lebend- bzw. Totgeburt. Bei historischen Untersuchungen sind hierbei insbesondere konfessionelle Unterschiede zu beachten. Durch die Nottaufe, gebräuchlich in katholischen Gebieten, reduzierte sich die Zahl der Totgeburten, weil dadurch mehr Kinder als Lebendgeborene registriert wurden als in Regionen, in denen die Taufe erst nach einigen Tagen durch einen Geistlichen vorgenommen werden konnte.

4 Für eine Übersicht siehe Willigan/Lynch (1982).

(1766-1834) früh prominente Vertreter hervorbrachte, deren Theorien bis heute gesellschaftlich wirksam sind, ist die Historische Demographie eine relativ junge Disziplin, die nach dem Zweiten Weltkrieg in Frankreich im Rahmen der Annales-Schule zunehmendes Gewicht erlangte. Mittlerweile ist sie international zu einem festen Bestandteil der Geschichtswissenschaften geworden.[5] Lediglich in Deutschland faßte sie nach dem nationalsozialistischen Mißbrauch demographischen Materials schwer wieder Fuß.[6] Ihr internationaler Erfolg liegt nicht zuletzt darin begründet, daß die Interpretation historisch-demographischer Sachverhalte günstige Voraussetzungen für eine integrierte Geschichtsschreibung bietet. Sie versuchte, sich in Richtung auf eine »Histoire Totale« zu bewegen.[7] Durch ihren interdisziplinären Charakter wie durch ihre Modellbildung und quantitativen Analyseverfahren stand die Historische Demographie deshalb an prominenter Stelle bei der Entwicklung zur modernen Sozialgeschichte.[8] Gleichzeitig stellte die Disziplin früh internationale Bezüge her und arbeitet mittlerweile intensiv international vergleichend.

Eine der wertvollen Eigenschaften des demographischen Ansatzes ist die Tatsache, daß er quantitative Maßstäbe für Ereignisse in der Vergangenheit liefern kann.[9] Er stellt das notwendige Fundament bereit. So hat die Historische

---

5   Die Zahl wichtiger Arbeiten innerhalb der letzten Jahrzehnte ist Legion. Ohne Anspruch auf Vollständigkeit sollen hier nur einige wenige zentrale Arbeiten genannt werden: Henry (1956); Gautier/Henry (1958); Hajnal (1965); Laslett (1965); Wrigley/Schofield (1981); Wrigley et al. (1997).
    Wer sich über den neuesten Forschungsstand informieren möchte, sei auf die zahlreichen wissenschaftlichen Zeitschriften zur Demographie verwiesen; beispielsweise: *Demography* (Washington, DC. 1964 ff.); *Annales de Démographie Historique* (Paris 1965 ff.); *Population Studies* (London 1947 ff.).
6   Zur Historiographie siehe Willigan und Lynch (1982); Imhof (1977: 12-35).
7   Imhof (1977); Willigan und Lynch (1988: 429-444). An dieser Stelle sei auf einen Klassiker der auf Historischer Demographie basierenden integrierten Geschichtsschreibung verwiesen: Goubert (1960). Zu erwähnen sind hier gleichfalls neuere Arbeiten aus dem Max-Planck-Institut für Geschichte: Medick (1996); Schlumbohm (1994).
8   Nachzulesen etwa bei Iggers (1992).
9   Gute Einführungen in die historisch-demographische Datenanalyse bieten Imhof (1977); Wrigley (1966); Wrigley (1969); Hollingsworth (1969); Guillaume/Poussou (1970); Dupâquier (1974); Rollet (1996). Zur Methodendiskussion siehe Reher/Schofield (1993). Gute Einführungen in Methoden und Techniken geben beispielsweise Henry (1972); Woods (1979); Feichtinger (1973); Esenwein-Rothe (1982); Mueller (1993); Newell (1994, repr.).

Demographie mit verschiedenen Mythen der auf qualitativen Quellen basierenden Geschichtsschreibung nachhaltig aufgeräumt, etwa der Vorstellung einer Großfamilie oder eines früheren Heiratsalters im vorindustriellen Europa. Es ist folglich wenig überraschend, daß auch die moderne Medizingeschichte, häufig als Sozialgeschichte der Medizin betrieben, Anknüpfungspunkte entdeckt. Dazu ein einfaches Beispiel: Die Alters- und Geschlechtsstruktur einer Bevölkerung hat einen wesentlichen Einfluß auf das vorherrschende Krankheitspanorama und strukturiert somit die potentielle Klientel medizinischer Einrichtungen. Ein anderes Beispiel wäre die Entwicklung der Fertilität im Zusammenhang mit der Geburtshilfe. Wenn die Demographie der Geschichte dazu verholfen hat, »wahrhaft sozial« zu werden – so etwas emphatisch der berühmte französische Historiker Pierre Goubert (Goubert 1973: 316) –, so trägt die Demographie dazu bei, daß sich die Medizingeschichte thematisch ausweitet.

Historische Demographie und Medizingeschichte haben sich in den letzten Jahren thematisch in einigen Bereichen angenähert. Ein Kernpunkt der Historischen Demographie ist die Theorie des Demographischen Übergangs, in der der Übergang von den vorindustriellen Verhältnissen mit hohen Geborenen- und Sterbeziffern zur industriellen Bevölkerungsweise mit entsprechend niedrigen Werten modellhaft beschrieben wird.[10] Während die besondere Aufmerksamkeit zunächst der Entwicklung der Fertilität galt (allgemein gemessen als Zahl der während eines Jahres Geborenen bezogen auf die Frauen im Alter von 15 bis 44 Jahren zur Jahresmitte desselben Jahres),[11] rückte in den letzten Jahren die Sterblichkeit zunehmend in den Vordergrund.[12] Hierin liegt ein un-

---

10 Für Deutschland immer noch grundlegend: Mackenroth (1953). Zu kritischen Bemerkungen zur Theorie des demographischen Übergangs noch immer lesenswert: Marschalck (1979). Ein kritischer wissenschaftsgeschichtlicher Rückblick findet sich bei Szreter (1993). Die jüngste Zusammenfassung über die Bevölkerungsentwicklung in Deutschland stammt von Marschalck (1984). Siehe auch Marschalck (1987). Einen guten Überblick über die frühneuzeitliche Entwicklung gibt Pfister (1994).
Kurze und prägnante Zusammenfassungen des Forschungsstandes finden sich in folgenden übergreifenden Darstellungen: Kocka (1983: 57-61); Rürup (1984: 22-29); Wehler (1987: 21-24).
11 Die Standardanalyse für Deutschland ist noch immer Knodel (1974). Für die Entwicklung in Westeuropa vgl. Coale/Watkins (1986).
12 Bahnbrechend in Deutschland waren vor allem die Arbeiten von Arthur Imhof, Robert Lee und Reinhard Spree. Hier seien nur einige zentrale Arbeiten genannt: Imhof (1975); Imhof (1981); Imhof (1990); Imhof (1994); Lee (1980); Lee (1979); Spree (1981) (sehr

mittelbarer Berührungspunkt von Demographie und Medizingeschichte. International gesehen sind historisch-demographische Ansätze und Methoden mittlerweile zu einem festen Bestandteil der Medizingeschichte geworden.[13] Ziel ist es dabei, die Ursachen und Verbreitung von Krankheiten und Todesursachen zu erforschen. Quellenbedingt handelt es sich meist um eine Analyse der Sterblichkeitsverhältnisse und Todesursachen. Methodisch verbinden sich dabei Ansätze aus Demographie und Epidemiologie.

Historische Epidemiologie und das Konzept der Epidemiologischen Transition

Die Historische Epidemiologie beschäftigt sich sowohl beschreibend als auch analytisch mit der Verbreitung einzelner Krankheiten oder Todesursachen in der Vergangenheit.[14] Schriftliche Quellen beginnen hier relativ spät, die Kirchenbücher enthalten nur teilweise Angaben über Todesursachen.[15] Im wesentlichen ist man auf die amtliche Todesursachenstatistik angewiesen, die sich in Deutschland im Verlauf des 19. Jahrhunderts etablierte. Noch spärlicher ist quantifizierbares Material zur Morbidität. Hier kommen etwa Patientenlisten einzelner Krankenhäuser oder Erhebungen der Krankenkassen in Betracht.[16]

Fortsetzung Fußnote 12
  empfehlenswert ist auch die englische Übersetzung: Spree 1988); Spree (1981a); Spree (1992). Als sehr anschaulicher und gut lesbarer Einstieg sei noch immer Imhof (1981) empfohlen. – Eine gute Einführung mit ausführlicher Bibliographie, die auch sehr gut für Unterrichtszwecke zu verwenden ist, bietet die CD-ROM: Imhof (1996). Obwohl für die Schule entworfen, ist folgendes kleine Computerprogramm durchaus auch für Studierende geeignet. Es bietet eine ausgezeichnete, illustrative Einführung in die Demographie: PopTrain (1995).
13 Siehe etwa die zahlreichen demographischen Artikel in *Social History of Medicine*.
14 Spezielle Einführungen in die Historische Epidemiologie liegen bislang nicht vor. Zur einführenden Lektüre sei deshalb empfohlen: Rothmann (1986); Ackermann-Liebrich u.a. (1986); Frentzel-Beyme (1985); Jones/Moon (1987).
15 Nicht eingegangen wird hier auf nicht-schriftliche Quellen, wie sie insbesondere in der Historischen Anthropologie angewandt werden.
16 Vorbildliche Auswertungen von Patientenjournalen unter demographischen und epidemiologischen Gesichtspunkten bieten Brändström/Broström (1989); Imhof (1977); Imhof (1977a). Als Beispiel für eine der wenigen Arbeiten zur Krankenversicherungsstatistik siehe von Stumm (1995).

Im Zentrum der Historischen Epidemiologie steht dabei das von A.R. Omran in den 1970er Jahren entwickelte Konzept der Epidemiologischen Transition. Es beschreibt die trendmäßige Entwicklung der Sterberate in den verschiedenen Phasen des Demographischen Übergangs und geht von Wechselwirkungen zwischen dem durchschnittlichen Gesundheitszustand einer Bevölkerung und dem sozioökonomischen Wandel aus. Drei Phasen werden unterschieden (Omran 1971; 1977):

1.) die Periode der Seuchen und Hungersnöte, gekennzeichnet durch eine hohe und stark schwankende Sterbeziffer, wodurch ein stetiges Bevölkerungswachstum verhindert wird. Die durchschnittliche Lebenserwartung bei der Geburt ist niedrig und liegt zwischen 20 und 40 Jahren;

2.) die eigentliche Übergangsphase, die Periode der rückläufigen großen Epidemien; die Sterberate verstetigt sich und nimmt allmählich ab, besonders in dem Umfang, in dem die schweren Epidemien seltener werden und später ganz ausbleiben. Die Lebenserwartung bei der Geburt steigt auf rund 50 Jahre, das Bevölkerungswachstum nimmt kontinuierlich zu und beschleunigt sich;

3.) die bis heute andauernde Periode der degenerativen und gesellschaftlich verursachten Krankheiten (»man-made diseases«) mit niedriger Sterberate und hoher Lebenserwartung bei der Geburt, die 70 Jahre übersteigen kann. Das Bevölkerungswachstum wird in dieser Phase hauptsächlich durch das Ausmaß der Fruchtbarkeit bestimmt.

Das Konzept des Epidemiologischen Übergangs ist in letzter Zeit insbesondere von der englischen demographischen Forschung konkretisiert worden, indem sie die wichtige Rolle von sozialen und wirtschaftlichen Veränderungen eindrucksvoll herausarbeitete:[17] Dabei wurde betont, daß die Pest schon seit dem späten 17. Jahrhundert aus Mittel- und Westeuropa verschwand und auch die übrigen schweren Seuchen aufgrund geringerer Militäraktivitäten und veränderter Militärorganisation rückläufig waren. Im Zuge wachsender, mit zunehmender Bevölkerungs- und Kommunikationsdichte einhergehender Marktintegration wandelten sich die sogenannten »Human-Crowd Diseases« (besonders Pocken, Masern, Scharlach und Keuchhusten) im späten 18. und frühen 19. Jahrhundert von altersunspezifischen zu typischen Kinderkrankheiten. Dieser Prozeß war mit einer wachsenden relativen Bedeutung von

---

17 Siehe beispielsweise die Arbeiten von Flinn (1974); Flinn (1981); Kunitz (1983); Wrigley/ Schofield (1981).

gastro-intestinalen Infektionskrankheiten verbunden, die wiederum primär Säuglinge und Kleinkinder bedrohten. Da dieser Krankheitskomplex besonders empfindlich auf die sozioökonomischen Lebensbedingungen reagiert, wurde die Lebenserwartung zunehmend durch schichtenspezifische Unterschiede bestimmt, die sich in der differentiellen Höhe der Säuglingssterblichkeit spiegeln.[18]

Für England sind die Zusammenhänge, die den Epidemiologischen Übergang ausmachen, und auch die Determinanten dieses Prozesses relativ gut erforscht. Mit dem Epidemiologischen Übergang in Deutschland haben sich dagegen bisher relativ wenige Arbeiten beschäftigt.[19] Eine umfassende Analyse der sozioökonomischen Grundlagen und Auswirkungen stellt nach wie vor ein Desiderat der Forschung dar. Für Deutschland ist selbst eine Datierung immer noch umstritten (Spree 1986: 78). Im Mittelpunkt der Diskussion steht dabei die Phase 2, da der Beginn von Phase 1 und das Ende von Phase 3 offen sind. Der Beginn von Phase 2 wurde in den 1870er Jahren (Rothenbacher 1982: 361) oder um die Wende zum 20. Jahrhundert gesehen (Imhof 1981: 199). Geht man von der merklichen Verstetigung des Bevölkerungswachstums seit den 20er Jahren des neunzehnten Jahrhunderts aus (Beginn des »Zeitalters der verdeckten Bevölkerungskrisen« im Gegensatz zu den »offenen Krisen« des Ancien Régime mit seinen Sterbeüberschüssen) (Imhof 1981: 202), berücksichtigt man zudem die Veränderungen des Todesursachen-Panoramas (Ausbleiben der »großen Seuchen« im überregionalen Maßstab; Wandel der »Human-Crowd Diseases« zu Kinderkrankheiten; sinkende Häufigkeit der Pocken-, Typhus- und Tuberkulosesterbefälle), so kann das Auslaufen der Phase 1 des Epidemiologischen Übergangs (das »Zeitalter der Seuchen und Hungersnöte«) und der Beginn von Phase 2 in Deutschland allerdings bereits mit den 20er/30er Jahren des neunzehnten Jahrhunderts datiert werden (Spree 1992: 17-19). Das Ende von Phase 2 wiederum wird je nach Datengrundlage und Gewichtung der einzelnen Kriterien zwischen der Wende zum 20. Jahrhundert und den 1920er Jahren angesetzt (Imhof 1981: 199 und 211). Obwohl dieses Modell und die Datierung der einzelnen Phasen angesichts der gegenwärtigen Rückkehr neuer, aber auch längst besiegt geglaubter Infektionskrank-

---

18 Vgl. Spree (1981); Imhof (1981a).
19 Vgl. Imhof (1981); Imhof (1985); Rothenbacher (1982); Spree (1986); Spree (1988); Vögele (1991).

heiten modifiziert und möglicherweise um eine weitere Phase ergänzt werden muß, bietet es nach wie vor eine wichtige Arbeitsgrundlage für historische Arbeiten.

Mechanismen des Sterblichkeitswandels

Die Ursachen und Mechanismen dieses bemerkenswerten Sterblichkeitsrückgangs liegen noch immer im Dunkeln. Der Nobelpreisträger für Wirtschaftswissenschaften des Jahres 1993, der amerikanische Historiker R. Fogel, bezeichnet dies als eines der letzten großen Rätsel – an dessen Klärung allerdings intensiv geforscht wird (Fogel 1986: 1 und 105). Während diese Entwicklungen traditionell Fortschritten in der medizinischen Technologie zugeschrieben wurden, wurde in den letzten Jahren der Beitrag der kurativen Medizin eher bescheiden bemessen. Wesentliche Impulse gingen hier von den Arbeiten Thomas McKeowns aus. Seine Analyse fragt nach den Ursachen des modernen Bevölkerungswachstums (McKeown 1976). Er sieht diese hauptsächlich in einer sinkenden Sterblichkeit. McKeown entwirft ein sehr einfaches Risikomodell mit vier unabhängigen Variablen und gewichtet es für verschiedene Todesursachen. Da zahlreiche Todesursachen bereits entscheidend zurückgingen, bevor spezifische medizinische Therapien zur Verfügung standen, sieht er eine sowohl quantitativ als auch qualitativ verbesserte Ernährungssituation als den primären Faktor an, da sie die Sterblichkeit an Tuberkulose reduziert und damit zur Hälfte zum Rückgang der Gesamtmortalität beigetragen habe. An zweiter Stelle betont McKeown die Rolle der sanitären Reformen. Sie hätten die Abnahme der fieberartigen Krankheiten und der Erkrankungen der Verdauungsorgane bewirkt, so daß sie für ein Viertel des säkularen Sterblichkeitsrückgangs verantwortlich zeichne. Ein Fünftel führt er auf Veränderungen in der Virulenz bestimmter Krankheitsorganismen zurück – besonders bezüglich des Scharlachs. Medizinische Intervention schließlich sei nur im Falle der Kuhpockenimpfung sowie der Serum-Therapie gegen Diphtherie effektiv gewesen und habe lediglich marginal zum gesamten Rückgang der Sterblichkeit beigetragen.

Die Wirkung von McKeowns Publikationen sowohl auf die historische Forschung als auch auf die gegenwärtigen gesundheitspolitischen Maßnahmen ist kaum zu überschätzen. Seine Arbeiten bestimmen bis heute wesentlich die strategischen Konzepte der Weltgesundheitsorganisation (WHO).[20] Die historischen Teile seiner Arbeit lösten eine Welle von Publikationen aus, die sich mit seinen Thesen auseinandersetzten. Sein Ansatz ist dabei nach wie vor heftig umstritten; die Kritikpunkte sind mannigfaltig.[21] So haben demographische Arbeiten betont, daß das Bevölkerungswachstum in England eher durch eine steigende Geburtenrate infolge eines veränderten Heiratsverhaltens verursacht worden sei (Wrigley/Schofield 1981). Auf den Sterblichkeitsrückgang bezogen wird McKeown dem Beitrag der Medizin sicherlich nicht gerecht, wenn er sich in seinen Überlegungen auf kurative medizinische Interventionsstrategien beschränkt, ohne Aspekte der öffentlichen Gesundheitsfürsorge (*Public Health*) zu berücksichtigen.[22] In diese Richtung deuten auch methodische Schwächen der McKeownschen Analyse. Brennpunkt der Kritik waren die Vernachlässigung altersspezifischer Sterberaten sowie der deduktive Ansatz. Inwieweit kann etwa die Sterblichkeit an Tuberkulose mit dem Ernährungszustand in Verbindung gebracht werden? Ist sie möglicherweise stärker abhängig von den Arbeits- und insbesondere den Wohnbedingungen?[23]

Nicht zuletzt aus diesen Gründen hat sich die Forschung in den letzten Jahren insbesondere den städtischen Verhältnissen zugewandt.[24] Traditionell galten die Städte im historischen Europa als besonders ungesunde Orte mit extrem hohen Sterberaten. Bereits im 17. Jahrhundert wurde dieses Bild von John Graunt (1662) entworfen und im 18. Jahrhundert von Johann Peter Süssmilch in seiner berühmten Schrift über die ›göttliche Ordnung‹ (1741) aufgenommen. Im 19. Jahrhundert machten verschiedene Autoren, zunächst in England, auf Gesundheitsgefährdungen durch die Industrialisierung aufmerksam und verwiesen auf die extrem hohen städtischen Sterberaten (Farr 1837; Chadwick 1842; Greenhow 1858). Mit dem Einsetzen der Industrialisierung in Deutschland übernahmen Statistiker hierzulande diesen Topos. Heutzutage beschäftigt sich die internationale historische Forschung intensiv mit dieser Problematik,[25] besonders für die

---

20 Vgl. zum Beispiel Ashton (1992).
21 Für einen aktuellen Überblick siehe Schofield u.a. (1991).
22 Bahnbrechender Aufsatz war hier Szreter (1988). Vgl. auch Kearns (1988); Kearns u.a. (1989); Vögele (1993).
23 Vgl. dazu Cronjé (1984); Kearns (1988); McFarlane (1989); Hardy (1993).
24 Für einen kurzen Forschungsüberblick siehe Labisch/Vögele (1997).
25 Vgl. etwa die Ergebnisse einer Sektion auf dem XVIIIth International Congress on Historical Sciences, die in Kürze von Brändström/Tedebrand publiziert werden.

angelsächsischen Länder, Frankreich sowie Schweden liegen mittlerweile einige grundlegende Untersuchungen vor.[26] Auch in Deutschland wurde diese Thematik aufgenommen, zunächst eher am Rande im Rahmen der allgemeinen demographischen und epidemiologischen Entwicklung. Zahlreiche neuere Arbeiten und derzeit laufende Forschungsprojekte beschäftigen sich inzwischen explizit mit städtischen Sterblichkeitsprofilen und deren Wandel im Verlauf der Industrialisierung.[27] Rapides Bevölkerungswachstum führte zu beengten Wohnverhältnissen und unzureichender gesundheitsbezogener Infrastruktur. Damit wurden die Städte zum idealen Nährboden für Epidemien und Seuchen, die zudem auf eine unzureichend ernährte und durch harte Arbeitsbedingungen geschwächte Bevölkerung trafen.[28] Allerdings ist dabei auf ein wesentliches Entwicklungsmerkmal hinzuweisen:[29] Gegen Ende des 19. und zu Beginn des 20. Jahrhunderts verbesserten sich die städtischen Sterberaten substantiell, die städtische Übersterblichkeit schwächte ab oder verschwand schließlich sogar ganz. Vorreiter dieser Entwicklung waren im wesentlichen die Großstädte (Vögele 1991). Offenbar hatten diese das Potential, auf die hohen Sterbeziffern zur Jahrhundertmitte schnell und effizient zu reagieren. Deshalb betonen einschlägige Arbeiten die Wechselbeziehungen zwischen Urbanisierung und Bevölkerungsentwicklung (Kearns u.a. 1989). Da diese Periode als Blütezeit der kommunalen Selbstverwaltung gilt, in der sich eine umfassende Leistungsverwaltung entfalten konnte, die wesentliche Aspekte des öffentlichen Gesundheitswesens abdeckte,[30] legen diese Untersuchungen nahe, die Auswirkungen der öffentlichen Gesundheitsfürsorge auf den säkularen städtischen Mortalitätsrückgang zu analysieren. Eine systematische Analyse des städtischen Sterblichkeitswandels und seiner Determinanten ist für Deutschland in Vorbereitung,[31] bislang liegen lediglich Zwischenergebnisse sowie Veröffentlichungen zu verschiedenen Einzelaspekten vor. Zwei Forschungsschwerpunkte, die eine besonders enge Ver-

---

26 Siehe beispielsweise Preston/van de Walle (1978); Woods/Woodward (1984); Kearns (1988); Kearns u.a. (1989); Kearns (1993).
27 Vgl. Laux (1985); Vögele (1998b).
28 Zum Forschungsstand siehe Otto u.a (1990).
29 Vgl. Vögele (1996).
30 Vgl. Sutcliffe (1981); Krabbe (1989).
31 Eine solche Analyse wird derzeitig unter dem Arbeitstitel *Die Stadt und der Tod. Urbanisierung und die Entwicklung von Lebenserwartung und Sterblichkeit in deutschen Großstädten, 1870-1913* vom Autor durchgeführt.

bindung zur Medizingeschichte aufweisen, sollen hier beispielhaft angesprochen werden: die Wirkung der sanitären Reformen auf den Sterblichkeitswandel sowie die Entwicklung der Gesundheitsverhältnisse spezieller städtischer Risikogruppen, insbesondere der Säuglinge.[32]

Bislang vorliegende Studien zur Rolle der sanitären Reformen konzentrierten sich dabei im wesentlichen auf den Ausbau von zentraler Wasserversorgung und Kanalisation, der in deutschen Städten ab den 1870er Jahren zunehmend systematisch ergriffen wurde.[33] Im allgemeinen werden dabei die positiven Auswirkungen betont; eine adäquate Ausgestaltung solcher Infrastrukturmaßnahmen bot einen Schutz gegen Epidemien und trug offensichtlich zum Rückgang bestimmter umweltsensitiver Krankheiten, wie beispielsweise Abdominaltyphus oder Cholera, bei. Bei unzureichender Ausführung allerdings konnten sie sogar die Verbreitung von Seuchen begünstigen. In Hamburg etwa wurde das Trinkwasser nicht gefiltert, so daß sich Krankheitserreger durch die zentrale Wasserversorgung über das gesamte Stadtgebiet ausbreiten konnten. Hamburg wurde so in den 1890er Jahren als einzige Großstadt von der letzten großen westeuropäischen Choleraepidemie heimgesucht (Evans 1987).

Epidemiologisch wesentlich bedeutsamer als Cholera und Typhus war im 19. Jahrhundert die enorm hohe Säuglingssterblichkeit; insbesondere in den heißen Sommermonaten starben die Säuglinge zuhauf an gastro-intestinalen Störungen. Gleichzeitig ist der Rückgang der Säuglingssterblichkeit eine wesentliche Komponente des säkularen Sterblichkeitswandels: Erreichte im Kaiserreich in manchen Jahren nur jeder dritte Säugling eines Geburtsjahrganges das Erwachsenenalter, so liegt die Säuglingssterblichkeit heute bei 6,7 von 1.000 Lebendgeborenen, und die Lebenserwartung der Säuglinge ist weitaus höher als die der Einjährigen und Älteren (Daten des Gesundheitswesens 1993: 184). Hier wurde ein komplexes Geflecht von Determinanten für Höhe und Entwicklung der Sterberaten verantwortlich gemacht. Als unabhängige Schlüsselvariablen gelten etwa die Legitimität der Säuglinge, die Fertilität, die lokal und regional vorherrschenden Ernährungspraktiken, die Wohnsituation sowie die allgemeinen Lebensbedingungen, die öffentliche Gesundheitsfürsorge, Bildungsgrad, Wohlstand und Beruf der Eltern.[34] Für Deutschland

---

32 Vgl. hierzu demnächst ausführlich Vögele/Woelk (im Druck).
33 Vgl. Brown (1987); Vögele (1992); Vögele (1993); Brown (im Druck).
34 Vgl. Woods u.a. (1988/89); Imhof (1994); Vögele (1994).

sind die Entwicklung der Säuglingssterblichkeit ebenso wie die konstatierten sozialen und regionalen Unterschiede bereits weitgehend erforscht. Die regionalen Differenzen wurden großenteils auf unterschiedliche Einstellungen gegenüber Leben und Tod im Bewußtsein der Bevölkerung zurückgeführt.[35] Während des 19. Jahrhunderts traten in Preußen jedoch diese regionalen Unterschiede in den Hintergrund, während sich die soziale Ungleichheit vergrößerte.[36] Da diese nicht deckungsgleich mit der spezifischen Schichtenzugehörigkeit verliefen, kann der Sterblichkeitswandel in Deutschland nicht nur mit ökonomischen Faktoren erklärt werden. Als entscheidend gilt vielmehr die Ernährungsweise der Säuglinge.[37] Da der Rückgang der Säuglingssterblichkeit in den Städten im Kaiserreich jedoch mit einem Sinken der Stillquoten einherging, rückt auch hier die Frage nach dem Einfluß der öffentlichen Gesundheitsfürsorge zunehmend in den Vordergrund. Untersucht wird hier vor allem die Wirkung der städtischen Milchversorgung sowie der verstärkten Säuglingsfürsorge nach der Wende zum 20. Jahrhundert.[38]

Selbstverständlich ändern sich dabei die Gewichte der einzelnen Faktoren über die Zeit. Die Bedeutung des Stillens etwa war im 19. Jahrhundert immens und konnte andere sozioökonomische Faktoren, wie etwa das Haushaltseinkommen, austarieren. Darüber hinaus sind, zweitens, einzelnen Faktoren interdependent. So beeinflußt etwa das Haushaltseinkommen die Gesundheit eines Säuglings direkt, aber über die Wohnverhältnisse und den Zugang zur sanitären Infrastruktur auch indirekt. Drittens verschieben sich die Gewichtungen der einzelnen Faktoren mit dem Alter des Säuglings. Viertens schließlich soll an dieser Stelle darauf hingewiesen werden, daß selbstverständlich nicht alle Faktoren gewichtet werden können. Einige sind nicht quantifizierbar, weil entweder kein entsprechendes Quellenmaterial überliefert wurde oder aber keine sinnvollen Indikatoren entwickelt werden können. Es ist deshalb für demographische und epidemiologische Arbeiten wichtig, stets qualitatives Material zu integrieren.

---

35 Vgl. Imhof (1981). Siehe dazu auch Ottmüller (1991).
36 Ausführlich Spree (1981); Spree (1995).
37 Vgl. Kintner (1982); Stöckel (1986).
38 Vgl. Beaver (1973); Dwork (1987); Vögele (1998a).

Literatur

Ackermann-Liebrich, Ursula u.a. (1986), *Epidemiologie. Lehrbuch für praktizierende Ärzte und Studenten*, Wien.
Annales de Démographie Historique (Paris 1965 ff.).
Ashton, John (Hg.) (1992), *Healthy Cities*, Milton Keynes.

Beaver, Michael W. (1973), »Population, Infant Mortality and Milk«, in: *Population Studies* 27, S. 243-254.
Brändström, Anders/Broström, Göran (1989), »Life-Histories for Nineteenth-Century Swedish Hospital Patients: Changes of Survival«, in: *Journal of Family History* 14, S. 195-209.
– /Tedebrand, Lars-Göran (Hg.) (im Druck), *Urban Demography During Industrialization. Papers presented at the round table »Urban demography during industrialization« at the XVIIIth International Congress on Historical Sciences in Montreal from August 27 to September 3, 1995*, Stockholm.
Brown, John C. (1987), *Reforming the Urban Environment: Sanitation, Housing, and Government Intervention in Germany, 1870-1910*, unveröffentlichte Dissertation, Ann Arbor.
– (im Druck), »Public Health Reform and the Decline in Urban Mortality. The Case of Germany, 1876-1912«, in: G. Kearns u.a. (Hg.), *Improving the Public Health: Essays in Medical History*, Liverpool.

Chadwick, Edwin (1965, Reprint der Ausgabe von 1842), *Report on the Sanitary Condition of the Labouring Population of Great Britain*, edited with an introduction by Michael W. Flinn, Edinburgh.
Coale, Ansley J./Watkins, Susan C. (Hg.) (1986), *The Decline of Fertility in Europe*, Princeton.
Cronjé, Gillian (1984), »Tuberculosis and mortality decline in England and Wales, 1851-1900«, in: R. Woods/J. Woodward (Hg.), *Urban Disease and Mortality in Nineteenth-Century England*, London, S. 79-101.

Daten des Gesundheitswesens (1993), (Schriftenreihe des Bundesministeriums für Gesundheit, Bd. 25), Ausgabe 1993, Baden-Baden.
Demography (Washington,DC 1964 ff.).
Dupâquier, Jaques (1974), *Introduction à la démographie historique*, Paris.
Dwork, Deborah (1987), *War is Good for Babies and Other Young Children: A History of the Infant and Child Welfare Movement in England, 1898-1918*, London.

Esenwein-Rothe, Ingeborg (1982), *Einführung in die Demographie. Bevölkerungsstruktur und Bevölkerungsprozess aus der Sicht der Statistik*, Wiesbaden, 1982.
Evans, Richard (1987), *Death in Hamburg. Society and Politics in the Cholera Years 1830-1910*, Oxford.

Farr, William (1837), »Vital statistics or the statistics of health, sickness, disease and death«, in: J. R. McCulloch (Hg.), *A statistical account of the British Empire*, London.
Feichtinger, Gustav (1973), *Bevölkerungsstatistik*, Berlin.
Flinn, Michael W. (1974), »The Stabilization of Mortality in Pre-Industrial Western Europe«, in: *Journal of European Economic History* 3, S. 285-318.
Flinn, Michael W. (1981), *The European Demographic System 1500-1820*, Brighton.
Fogel, Robert W. (1986), »Nutrition and the Decline in Mortality since 1700: Some additional Preliminary Findings«,in: *National Bureau of Economic Research, Inc. Working Paper*, No. 1802, Cambridge.
Frentzel-Beyme, Rainer (1985), *Einführung in die Epidemiologie*, Darmstadt.

Gautier, Etienne/Henry, Louis (1958), *La population de Crulai, paroisse normande*, Paris.
Goubert, Pierre (1960), *Beauvais et le Beauvaisis de 1600 à 1730. Contribution à l'histoire sociale de la France du XVIIe siècle*, Paris.
– (1973), »Vingt-cinq ans de démographie historique: bilan et réflexions«, in: *Sur la population française au XVIIIe et au XIXe siècles. Hommage à Marcel Reinhard*, Paris.
Graunt, John (1662), *Natural and political observations mentioned in a following index, and made upon the bills of mortality*, London.
Greenhow, Edward H. (1858), *Papers Relating to the Sanitary State of the People of England*, General Board of Health, HMSO, London.
Guillaume, Pierre/Poussou, Jean-Pierre (1970), *Démographie historique*, Paris.

Hajnal, John (1965), »European Marriage Patterns in Perspective«, in: D.V. Glass/D.E.C. Eversley, *Population in History*, London, S. 101-143.
Hardy, Anne (1993), *The Epidemic Streets. Infectious Disease and the Rise of Preventive Medicine, 1856-1900*, Oxford.
Henry, Louis (1956), *Anciennes familles Genevoises*, Paris.
– (1972), *Démographie – analyse et modèles*, Paris.
Hollingsworth, Thomas H. (1969), *Historical Demography*, Cambridge.

Iggers, Georg G. (1992), *Geschichtswissenschaft im 20. Jahrhundert. Ein kritischer Überblick im internationalen Zusammenhang*, Göttingen.
Imhof, Arthur E. (1975), *Historische Demographie als Sozialgeschichte. Gießen und Umgebung vom 17. bis zum 19. Jahrhundert*, 2 Bde., Darmstadt.
– (1977), »Die Funktion des Krankenhauses in der Stadt des 18. Jahrhunderts«, in: *Zeitschrift für Stadtgeschichte, Stadtsoziologie und Denkmalpflege* 4, S. 215-242.
– (1977), *Einführung in die Historische Demographie*, München.
– (1977a), »The Hospital in the 18th Century: For Whom?«, in: *Journal of Social History* 10, S. 448-470.
– (1981), *Die gewonnenen Jahre. Von der Zunahme unserer Lebensspanne seit dreihundert Jahren oder der Notwendigkeit einer neuen Einstellung zu Leben und Sterben. Ein historischer Essay*, München.

– (1981a), »Unterschiedliche Säuglingssterblichkeit in Deutschland, 18. bis 20. Jahrhundert – Warum?«, in: *Zeitschrift für Bevölkerungswissenschaft* 7,3, S. 343-382.
– (1985), »From the Old Mortality Pattern to the New: Implications of a Radical Change from the Sixteenth to the Twentieth Century«, in: *Bulletin of the History of Medicine* 59, S. 1-29.
– (1990), *Lebenserwartungen in Deutschland vom 17. bis 19. Jahrhundert*, Weinheim.
– (Hg.) (1994), *Lebenserwartungen in Deutschland, Norwegen und Schweden im 19. und 20. Jahrhundert*, Berlin.
– (1996), *Historische Demographie* 1, [CD-ROM] München.

Jones, Kelvyn/Moon, Graham (1987), *Health, Disease and Society. An Introduction to Medical Geography*, London.

Kearns, Gerry (1988), »The Urban Penalty and the Population History of England«, in: A. Brändström/L.-G. Tedebrand (Hg.), *Society, Health and Population during the Demographic Transition*, Stockholm, S. 213-236.
– (1993), »Le handicap urbain et le déclin de la mortalité en Angleterre et au Pays de Galles 1851-1900«, in: *Annales de Démographie Historique* (1993), S. 75-105.
– u.a. (1989), »The Interactions of Political and Economic Factors in the Management of Urban Public Health«, in: C. Nelson/J. Rogers (Hg.), *Urbanisation and the Epidemiologic Transition*, Uppsala, S. 9-81.
Kintner, Hallie J. (1982), *The Determinants of Infant Mortality in Germany from 1871 to 1933*, unveröffentlichte Dissertation, Michigan.
Knodel, John (1974), *The Decline of Fertility in Germany, 1871-1939*, Princeton.
Kocka, Jürgen (1983), *Lohnarbeit und Klassenbildung. Arbeiter und Arbeiterbewegung in Deutschland 1800-1875*, Berlin/Bonn.
Krabbe, Wolfgang R. (1989), *Die deutsche Stadt im 19. und 20. Jahrhundert. Eine Einführung*, Göttingen.
Kunitz, Stephen J. (1983), »Speculations on the European Mortality Decline«, in: *EHR*, 2. Ser. 36,3, S. 349-364.

Labisch, Alfons/Vögele, Jörg (1997), »Stadt und Gesundheit. Anmerkungen zur neueren sozial- und medizinhistorischen Diskussion in Deutschland«, in: *Archiv für Sozialgeschichte* 37, S. 396-424.
Laslett, Peter (1965), *The World We Have Lost*, London.
Laux, Hans-Dieter (1985), »Mortalitätsunterschiede in preussischen Städten 1905: Ansätze zu einer Erklärung«, in: F.-J. Kemper u.a. (Hg.), *Geographie als Sozialwissenschaft. Beiträge zu ausgewählten Problemen kulturgeographischer Forschung. W. Kuls zum 65. Geburtstag*, Bonn, S. 50-82.
Lee, William R. (1979), »Germany«, in: W. R. Lee (Hg.), *European Demography and Economic Growth*, London, S. 144-195.
– (1980), »The Mechanism of Mortality Change in Germany, 1750-1850«, in: *Medizinhistorisches Journal* 15, S. 244-288.

Mackenroth, Gerhard (1953), *Bevölkerungslehre. Theorie, Soziologie und Statistik der Bevölkerung*, Berlin.
Marschalck, Peter (1979), »Zur Theorie des demographischen Übergangs«, in: *Ursachen des Geburtenrückgangs – Aussagen, Theorien und Forschungsansätze zum generativen Verhalten. Dokumentation von der Jahrestagung 1978 der Deutschen Gesellschaft für Bevölkerungswissenschaft e.V.*, Stuttgart, S. 43-60.
– (1984), *Bevölkerungsgeschichte Deutschlands im 19. und 20. Jahrhundert*, Frankfurt a.M.
– (1987), »The Age of Demographic Transition: Mortality and Fertility«, in: K. J. Bade (Hg.), *Population, Labour and Migration in 19th- and 20th-Century Germany*, Leamington Spa, S. 15-33.
McFarlane, Neil (1989), »Hospitals, Housing and Tuberculosis in Glasgow, 1911-51«, in: *Social History of Medicine* 2, S. 59-86.
McKeown, Thomas (1976), *The Modern Rise of Population*, London.
Medick, Hans (1996), *Weben und Überleben in Laichingen 1650-1900. Lokalgeschichte als Allgemeine Geschichte*, Göttingen.
Mueller, Ulrich (1993), *Bevölkerungsstatistik und Bevölkerungsdynamik. Methoden und Modelle der Demographie für Wirtschafts-, Sozial-, Biowissenschaftler und Mediziner*, Berlin/New York.

Newell, Colin (1994 repr.), *Methods and Models in Demography*, Chichester.

Omran, Abdel R. (1971), »The Epidemiologic Transition. A Theory of the Epidemiology of Population Change«, in: *Milbank Memorial Fund Quarterly* 49,1, S. 509-538.
– (1977), »Epidemiologic Transition in the Unites States. The Health Factor in Population Change«, in: *Population Bulletin* 32,2, S. 1-42.
Ottmüller, Uta (1991), *Speikinder-Gedeihkinder. Körpersprachliche Voraussetzungen der Moderne*, Tübingen.
Otto, Roland u.a. (1990), »Seuchen und Seuchenbekämpfung in deutschen Städten während des 19. und frühen 20. Jahrhunderts. Stand und Desiderate der Forschung«, in: *Medizinhistorisches Journal* 25, S. 286-304.

Pfister, Christian (1994), *Bevölkerungsgeschichte und historische Demographie 1500-1800*, München.
PopTrain (1995). *An Introduction to demography. A computer program for population education in secondary schools. Netherlands Interdisciplinary Demographic Institute*, Den Haag.
Population Studies (London 1947 ff.).
Preston, Samuel H./van de Walle, Etienne (1978), »Urban French Mortality in the Nineteenth Century«, in: *Population Studies* 32, S. 275-297.

Reher, David S./Schofield, Roger (Hg.) (1993), *Old and New Methods in Historical Demography*, Oxford.
Rollet, Catherine (1996), *Introduction à la démographie*, Paris.

Rothenbacher, Franz (1982), »Zur Entwicklung der Gesundheitsverhältnisse in Deutschland seit der Industrialisierung«, in: E. Wiegand/W. Zapf (Hg.), *Wandel der Lebensbedingungen in Deutschland. Wohlfahrtsentwicklung seit der Industrialisierung*, Frankfurt a.M., S. 335- 424.
Rothman, Kenneth J. (1986), *Modern Epidemiology*, Boston.
Rürup, Reinhard (1984), *Deutschland im 19. Jahrhundert 1815-1871*, Göttingen.

Schlumbohm, Jürgen (1994), *Lebensläufe, Familien, Höfe. Die Bauern und Heuerleute des Osnabrückischen Kirchspiels Belm in proto-industrieller Zeit, 1650-1860*, Göttingen.
Schofield, Roger u.a. (Hg.) (1991), *The Decline of Mortality in Europe*, Oxford.
Spree, Reinhard (1981), *Soziale Ungleichheit vor Krankheit und Tod. Zur Sozialgeschichte des Gesundheitsbereichs im Deutschen Kaiserreich*, Göttingen (sehr empfehlenswert ist auch die englische Übersetzung: *Health and Social Class in Imperial Germany. A Social Study of Mortality, Morbidity and Inequality*, Oxford 1988).
– (1981a), »Zu den Veränderungen der Volksgesundheit zwischen 1870 und 1913 und ihren Determinanten in Deutschland (vor allem in Preußen)«, in: W. Conze/U. Engelhardt (Hg.), *Arbeiterexistenz im 19. Jahrhundert. Lebensstandard und Lebensgestaltung deutscher Arbeiter und Handwerker*, Stuttgart, S. 235-292.
– (1986), »Veränderungen des Todesursachen-Panoramas und sozio-ökonomischer Wandel – Eine Fallstudie zum »Epidemiologischen Übergang««, in: G. Gäfgen (Hg.), *Ökonomie des Gesundheitswesens*, Berlin, S. 73-100.
– (1988), »»Volksgesundheit« und Lebensbedingungen in Deutschland während des frühen 19. Jahrhunderts«, in: *Jahrbuch des Instituts für Geschichte der Medizin der Robert Bosch Stiftung* 7, S. 75-113.
– (1992), *Der Rückzug des Todes. Der epidemiologische Übergang in Deutschland während des 19. und 20. Jahrhunderts*, Konstanz.
– (1995), *On Infant Mortality Change in Germany since the Early 19th Century* (=Münchener Wirtschaftswissenschaftliche Beiträge, Nr. 95-03), München.
Stöckel, Sigrid (1986), »Säuglingssterblichkeit in Berlin von 1870 bis zum Vorabend des ersten Weltkriegs – Eine Kurve mit hohem Maximum und starkem Gefälle«, in: *Berlin-Forschungen* 1, S. 219-264.
Stumm, Ingrid von (1995), *Gesundheit, Arbeit und Geschlecht am Beispiel der Krankenstatistik der Leipziger Ortskrankenkasse 1887-1905*, Frankfurt a.M.
Süssmilch, Johann Peter (1741), *Die göttliche Ordnung in den Veränderungen des menschlichen Geschlechts, aus der Geburt, dem Tode und der Fortpflanzung desselben erwiesen*, Berlin.
Sutcliffe, Anthony (1981), *Towards the Planned City: Germany, Britain, the United States and France, 1780 -1914*, Oxford.
Szreter, Simon (1988), »The importance of social intervention in Britain's mortality decline 1850-1914, a reinterpretation of the role of public health«, in: *Social History of Medicine* 1, S. 1-37.
– (1993), »The Idea of Demographic Transition and the Study of Fertility Change: A Critical Intellectual History«, in: *Population and Development Review* 19, S. 659-701.

Vögele, Jörg (1991), »Die Entwicklung der (groß)städtischen Gesundheitsverhältnisse in der Epoche des Demographischen und Epidemiologischen Übergangs« in: J. Reulecke/A. Gräfin zu Castell Rüdenhausen (Hg.), *Stadt und Gesundheit. Zum Wandel von »Volksgesundheit« und kommunaler Gesundheitspolitik im 19. und frühen 20. Jahrhundert*, Stuttgart, S. 21-36.
- (1992), »Sanitäre Reformen in deutschen und englischen Städten-Ansätze eines Vergleichs«, in: *Informationen zur modernen Stadtgeschichte*, S. 11-14.
- (1993), »Sanitäre Reformen und der Wandel der Sterblichkeitsverhältnisse in deutschen Städten, 1870-1913«, in: *Vierteljahrschrift für Sozial- und Wirtschaftsgeschichte* 80, S. 345-365.
- (1994), »Urban Infant Mortality in Imperial Germany«, in: *Social History of Medicine* 7, S. 401-425.
- (1996), »Différences entre ville et campagne et évolution de la mortalité en Allemagne pendant l'industrialisation«, in: *Annales de démographie historique*, S. 249-268.
- (1997), »Urbanization, Infant Mortality and Public Health in Imperial Germany«, in: C.A. Corsini/P.P. Viazzo (Hg.), *The Decline of Infant and Child Mortality. The European Experience 1750-1990*, The Hague, S. 109-128.
- (1998), »The Urban Penalty Revisited: Urban Mortality Change in Imperial Germany«, in: A. Brändström/L.-G. Tedebrand (Hg.), *Urban Demography During Industrialization. Papers presented at the round table »Urban demography during industrialization« at the XVIIIth International Congress on Historical Sciences in Montreal from August 27 to September 3, 1995*, (im Druck), Stockholm.
- /Woelk, Wolfgang (Hg.) (im Druck), *Stadt, Krankheit und Tod. Städtische Gesundheitsverhältnisse während der Epidemiologischen Transition*, Berlin.

Wehler, Hans-Ulrich (1987), *Deutsche Gesellschaftsgeschichte*, Bd. 2, München.
Willigan, J. Dennis/Lynch, Katherine A. (1982), *Sources and Methods of Historical Demography*, New York/London.
Woods, Robert (1979), *Population analysis in geography*, London/New York.
- u.a. (1988/89), »The Causes of Rapid Infant Mortality Decline in England and Wales«, in: *Population Studies* 42, S. 343-366 und 43, S. 113-132.
- /Woodward, John (1984), *Urban Disease and Mortality in Nineteenth Century England*, London.
Wrigley, E. Anthony (1966), *An Introduction to English Historical Demography from the Sixteenth to the Nineteenth Century*, London.
- (1969), *Bevölkerungsstruktur im Wandel. Methoden und Ergebnisse der Demographie*, München.
- /Schofield, Roger S. (1981), *The Population History of England, 1541-1871: A Reconstruction*, Cambridge.
- et al. (1997), *English Population History from Familiy Reconstitution, 1580-1837*, Cambridge.

Eberhard Wolff

Perspektiven der Patientengeschichtsschreibung[1]

Die »Entdeckung« der Patienten

Es ist keine neue Erkenntnis, daß Patienten als Thema medizinhistorischer Forschung die längste Zeit eklatant vernachlässigt wurden.[2] Die schwierige Quellensituation macht Patientengeschichtsschreibung zweifellos aufwendig und begrenzt die Untersuchungsmöglichkeiten. Sie erklärt aber nicht, daß medizinhistorische Forschung trotz durchaus existenter Quellen nur zu oft nicht einmal den Versuch von Patientengeschichtsschreibung unternommen hat. Verantwortlich für diese Vernachlässigung war vor allem ein Fachverständnis, das unter »Medizin« häufig lediglich ärztliches Handeln verstand und das sich vornehmlich für akademisch-medizinische Ideen, Entdeckungen und Erfindungen sowie die dahinterstehenden ärztlichen Persönlichkeiten interessierte. Selbst ein neueres Übersichtswerk wie die *Companion Encyclopedia of the History of Medicine* (Bynum/Porter 1993), in dem das Fachgebiet nach der sozialhistorischen Wende recht breit dargestellt werden soll, leistet sich den

---

1 Für eine kritische Lektüre des Manuskripts danke ich Katharina Ernst, Heidelberg, Iris Ritzmann, Stuttgart/Zürich, Volker Roelcke, Bonn, Thomas Schlich, Freiburg, und Claudia Stein, Berlin.
2 Sicherlich gibt es Ausnahmen, z.B. Artelt/Rüegg (1967), die jedoch, bevor sie als Nachweis einer Tradition patientenorientierter Medizingeschichtsschreibung herangezogen werden können, entsprechend dem in diesem Aufsatz entwickelten Untersuchungsraster daraufhin befragt werden müßten, wie weit in ihnen wirklich eine Patientenperspektive eingenommen wird oder ob in ihnen Patienten wirklich thematisiert werden. Eine Bezugnahme auf Schipperges (1985) unterbleibt hier bewußt, da die unumgängliche kritische Auseinandersetzung mit dem gesamten Band den Rahmen des Aufsatzes sprengen würde. Eine weitere, ebenso bedingte Ausnahme des genannten Forschungsdefizits stellt die sogenannte »Volksmedizin«-Forschung dar. Diese spart der vorliegende Beitrag ebenfalls aus. Auf historische Forschungen, die sich als »volksmedizinisch« im herkömmlichen Sinn verstehen, treffen viele der im folgenden herauszuarbeitenden Kritikpunkte zu. Vgl. Stolberg (1998), Simon (1996).

Widerspruch, in einem Einleitungsaufsatz die Wichtigkeit und gestiegene Wahrnehmung der Patienten in der Medizingeschichte als bereits zum Klischee gewordene Wendung zu bezeichnen (ebd.: 25f.), dem Thema selbst aber gleichzeitig kein eigenes Kapitel und auch sonst kaum Platz einzuräumen.

Doch ist die Klage über solcherlei Forschungslücken (Jütte 1991: 9; Loetz 1993: 21, 37; Labisch/Spree 1997: 174) ihrerseits bereits Geschichte. Patienten sind längst keine »terra incognita« des Faches mehr, wie es Roy Porter[3] in seinem frühen Plädoyer für Patientengeschichtsschreibung noch ausdrückte (Porter 1985a: 181; 1985b: 16). Patienten spielen als Thema der sozialhistorisch orientierten, etwa deutsch- oder englischsprachigen medizingeschichtlichen Forschung mittlerweile eine ernstzunehmende Rolle (Sander 1990: 232f.). Dahinter steht ein erweitertes Fachverständnis, das statt vornehmlich ärztlichem Handeln das gesundheitsbezogene Geschehen allgemein untersucht und nicht nur nach Ideen, sondern auch nach deren Umsetzung, Ausbreitung und gesellschaftlicher Annahme fragt. Wer »Medizin« in diesem weiten, offenen Sinn als jeweils zeitspezifisch definiertes und geformtes Beziehungsnetz mit verschiedenen Gruppen von Beteiligten versteht, die alle einen aktiven Anteil am Geschehen haben, wer darunter mehr oder auch anderes als den heutigen Begriff von »Medizin« versteht, kommt nicht darum herum, Patienten einen legitimen Platz in der Geschichtsschreibung einzuräumen.

Gefördert wurde diese Entwicklung zweifellos von wesentlichen Trends in der Geschichtsforschung allgemein: der Ausweitung einer vormaligen, durch herrschafts- und ideengeschichtliche Zugänge geprägten Geschichtsschreibung um die Betroffenenperspektive, der Wende zur Alltags-, Mikro- bzw. neueren Kulturgeschichte, allgemein der Öffnung der Geschichtswissenschaft für ethnologisch-anthropologische Ansätze sowie der Abwendung vom »Tatsachenblick«, also der Vorstellung einer objektiv existenten Geschichte, und der Hinwendung zu Fragen von »Bedeutungen«, insbesondere Wahrnehmungsweisen und Sinnstiftungen.[4]

»Patientengeschichte« ließe sich als Geschichtsschreibung über kranke Menschen definieren, die sich in Behandlung von Therapeuten gleich welcher Art befinden. Die damit verbundene Fixierung auf die Therapiesituation bedeutet

---

3 Zu Porters Arbeiten vgl. Ernst (1998).
4 Vgl. hierzu die instruktive Übersicht von Daniel (1997: insbesondere 195-210); sowie Ernst (1998, Ms.: 8-10).

jedoch eine unglückliche Einschränkung, die alles außerhalb der Behandlung Gelegene, etwa gesundheitliche Selbsthilfe, ausblendet. Daß unter »Patientengeschichte« in der Forschung bislang etwas viel Allgemeineres verstanden wurde, liegt allerdings eher an der Forschungsgeschichte. Als patientengeschichtlich wurden und werden Forschungen bezeichnet, die von einer bewußten Abkehr von der arztzentrierten Medizingeschichte geleitet sind und sich dem »Gegenüber« der Therapeuten zuwenden. Medizinhistorische Forschungen, die sich patientengeschichtlich verstehen, befassen sich deshalb in der Praxis in einem denkbar weiten Sinne mit Aspekten der Frage, wie Menschen sich zu dem verhielten, was sie in ihrer Zeit als Gesundheit, Krankheit oder Heilung ihrer selbst oder nahestehender Personen verstanden, wie sie diese wahrnahmen, wie sie zu den verschiedenen Heilpersonen standen, was für Vorstellungen sie von Krankheit bzw. Gesundheit hatten und wie sie von außen kommende diagnostische, therapeutische oder präventive Angebote einschätzten und nutzten.

Diese Umschreibung deckt sich über große Strecken mit dem, was unter Forschungen über »medikale Kultur« verstanden wird[5], und nicht zufällig lassen sich viele einschlägige Untersuchungen beiden Gruppen gleichzeitig zuordnen. Während die Etikettierung »medikale Kultur« aber signalisiert, daß sich eine Forschung dem häufig gemeinsamen Untersuchungsgegenstand über die Frage nach Vorstellungen und Praktiken nähert, wird der Begriff »Patientengeschichte« in der Regel dann verwendet, wenn der Zugang zum Thema zunächst über die Auswahl der untersuchten Personengruppe und den damit verbundenen Perspektivenwechsel für die Medizingeschichte (weg von den Ärzten) erfolgt ist. Aus diesem Grund steht die Frage der »Patientenperspektive« auch im Zentrum dieses Beitrags.

Für das oben umrissene Untersuchungsfeld von »Patientengeschichte« ist der Begriff des »Patienten« damit allerdings durchaus problematisch. Diejenigen, um die es geht, sind nur zum Teil Patienten in Sinne von kranken Empfängern professioneller, akademisch-medizinischer Dienstleistungen. Um so weniger sind sie nur »Patienten« im Sinne der häufig proklamierten Rolle als in die Passivität gedrängte Objekte moderner medizinischer Eingriffe. Um diese verengte Perspektive zu umgehen, wird hier auch nicht die beliebte Wendung einer Medizingeschichte »von unten«[6] verwendet. Der Alternativbegriff der »Laien«

---

5 Vgl. den Beitrag von Volker Roelcke in diesem Band.
6 Z.B. bei Porter (1985a) oder Elkeles (1996: 357 f.).

hat jedoch den Nachteil, die untersuchten Personen auf den Aspekt der fehlenden professionellen Ausbildung zu reduzieren. Selbst der über die Behandlung durch Ärzte hinausweisende Begriff des »Kranken« ist noch zu eng gefaßt, da er mit seiner Eingrenzung auf das Kranksein etwa Fragen der Gesunderhaltung ausschließt.[7] Da sich in der Forschung zur Benennung der hier thematisierten neueren medizinhistorischen Ansätze aber der gängige Begriff der »Patientengeschichte« mittlerweile eingebürgert hat, wird er hier trotz seiner Ungenauigkeit, fehlenden Historisierung und offenkundigen Pauschalität übernommen.

Es liegt auch auf der Hand, daß mit dieser Beschreibung keineswegs präzise Grenzen um das Untersuchungsfeld gezogen werden können oder sollen. Fließende Übergänge zu benachbarten Forschungsfeldern wie der Körpergeschichte zeigen sich in einem Thema wie dem Umgang mit Schmerz.[8] Auch mit der Alltagsgeschichte der Grundbedürfnisse Nahrung, Kleidung, Wohnung oder der Armenfürsorge kann sich Patientengeschichte überschneiden.

Eine angemessene Darstellung der Literatur zum weiten Forschungsfeld der Patientengeschichte würde bereits ein eigenes Buch füllen. Aus diesem Grund beschränkt sich der Beitrag auf konzeptuelle Fragen der Patientengeschichtsschreibung. In der genannten Literatur scheint der Frage nach den perspektivischen Spezifiken patientenorientierter Forschung (d.h. welche Perspektiven nimmt sie ein, welche Fragen will und kann sie auf welchen Wegen beantworten, was ist ihr Beitrag zur Gesamtheit medizinhistorischer Forschung) bislang zu wenig Aufmerksamkeit gewidmet worden zu sein. Selbst wenn Untersuchungen patientenspezifische Zugänge haben, mangelt es doch häufig an einer expliziten Auseinandersetzung mit diesen Fragen – selbst bei Veröffentlichungen, die dies ankündigen.[9] Dies kann dazu führen, daß patientengeschichtlich intendierte Arbeiten unbewußt vom Thema abkommen, daß ihre Ergebnisse auf problematische Weise zustande kommen oder daß der spezifische Ertrag in der Vielheit der Perspektiven untergeht.[10] Dieser Beitrag soll deshalb auf der Basis einer

---

7 Vgl. hierzu auch Lachmund/Stollberg (1995: 21); Porter (1985a: 181).
8 *Medizin, Gesellschaft und Geschichte* 15 (1996).
9 So z.B. Lupton (1994); anders etwa bei Herzlich/Pierret (1991: 9-16). Wenn dieses Buch im folgenden nicht weiter herangezogen wird, so deshalb, weil es sich nicht als genuin historisches Werk versteht und zum im folgenden gewählten Fallbeispiel der Heilerwahl fast keine historischen Quellen untersucht.
10 Lachmund und Stollberg zum Beispiel haben ihrem einschlägigen Werk den recht unbestimmten Titel *Patientenwelten. Krankheit und Medizin vom späten 18. bis zum frühen 20.*

nicht-repräsentativen Literaturauswahl eine Orientierungshilfe über Stufen und Wege anbieten, sich den Patienten in der Geschichte zu nähern. Patientengeschichtliche Forschung wird hier in drei verschiedenen Aspekten auf ihre »Nähe« zu den Patienten befragt. Ziel des Beitrages ist es, erstens darauf hinzuweisen, daß medizingeschichtliche Forschungen, die sich mit Patienten befassen, zum Teil nur die äußeren Bereiche des Phänomens abdecken. Es geht zweitens darum, anhand eines aus der Forschungspraxis herausgearbeiteten Modells verschiedener Bereiche der Patientengeschichtsschreibung das Forschungsfeld grob und schematisch zu strukturieren, um die Einordnung bestehender Arbeiten darin zu erleichtern, um für die weitere Forschung die möglichen Dimensionen des Feldes deutlicher als bislang herauszustellen, und schließlich um zu erkennen, wie unterschiedlich bedeutend die Rolle ist, die Patienten bei den verschiedenen Fragebereichen spielen. Am Ende des Beitrags steht schließlich ein Plädoyer: Ein im Sinne dieses Modells umfassenderer Zugang zur Patientengeschichte muß gefunden werden. Es gilt hier, aus derjenigen Perspektive, wie sie die Patienten selbst einnehmen, »alte« Themen in einem neuen, differenzierteren Licht erscheinen zu lassen, wodurch auch neue Forschungsfelder eröffnet werden können.

Der konkret inhaltliche Schwerpunkt des Beitrags liegt auf dem Verhältnis von Patienten zu Angeboten der akademischen Medizin. Die gewählten Beispiele stammen vornehmlich aus deutschsprachigen Forschungen über das 19. Jahrhundert.

Angesichts der eher auf methodische Grundlagen ausgerichteten Fragestellung kann die weiterführende Frage, wie die historische Forschung Bilder von Patienten in der Geschichte unterschiedlich »konstruiert« hat, an dieser Stelle nicht eigens aufgegriffen werden.

Es wäre schließlich ein großes Mißverständnis, in diesem Beitrag ein Plädoyer für eine vom Umfeld isolierte Patientengeschichtsschreibung zu sehen. Patienten sind immer nur ein Teil eines eng verwobenen Netzes aller am Gesundheitsgeschehen Beteiligten.[11] Es soll lediglich für einen methodisch bewußteren Umgang mit diesem Teilaspekt von Medizingeschichte geworben werden.

Fortsetzung Fußnote 10
Jahrhundert im Spiegel von Autobiographien gegeben. Im Text springen sie dementsprechend zwischen der Aufgabe, aus den Autobiographien einerseits die subjektiven Sichtweisen der Patienten und andererseits »objektive« Umstände herauszufiltern.
11 Vgl. den Beitrag von Volker Roelcke in diesem Band.

Forschung anhand von Patienten – Forschung im Umfeld von Patienten – Forschung über Patienten

Ebenso wie Patientengeschichte thematisch nicht genau eingegrenzt werden kann, läßt sie sich auch im Hinblick auf die Frageperspektive nicht exakt umreißen. Würde man jede historische Forschung, in der Patienten eine Rolle spielen, als Patientengeschichtsschreibung verstehen, müßte der größte Teil der medizingeschichtlichen Forschung unter diesem Dach subsumiert werden. Es liegt auf der Hand, daß in diesem sehr weiten Verständnis die hier vorzustellende Spezifik der Forschungsrichtung untergehen würde. Auf der anderen Seite lassen sich keine genauen Grenzen ziehen, ab wann eine Fragestellung nicht mehr zu diesem Feld zu zählen ist. Trennscharfe Unterteilungen in »richtige«/»falsche«, »eigentliche«/»uneigentliche«, »direkte«/»indirekte«, »innere«/»äußere« Patientengeschichte führen in der Regel irgendwann zu Ein- und Ausgrenzungen, die der Komplexität der Materie nicht gerecht werden. Andererseits gibt es, wie zu zeigen ist, unzweifelhaft graduelle Unterschiede, in welchem Grad eine Forschung patientengeschichtlich ausgerichtet ist.

Ob eine Untersuchung eher in einem engeren oder in einem weiteren Sinn Patientengeschichte ist, erweist in der Regel ein Blick auf ihre Fragestellung bzw. ihr Erkenntnisinteresse: Wie weit zielt die Untersuchung darauf ab, Erkenntnisse über Patienten zu gewinnen? Sind Patienten das eigentliche Ziel der Fragestellung, bzw. sollen sie der Gegenstand der Untersuchung sein, oder stellen sie gar lediglich das »Material« für eine andere Fragestellung? Wenn die Konzeption der Arbeit auf Patienten zielt, ist darüber hinaus zu fragen, ob in ihrer Umsetzung wirklich Patienten untersucht werden.

Ein recht deutliches Beispiel gibt in dieser Hinsicht Reinhard Hickmanns homöopathiegeschichtliche Untersuchung über das *Psorische Leiden der Antonie Volkmann* (1996). Bei dieser Analyse einer Krankengeschichte geht es nicht darum zu erfahren, was mit dieser Patientin getan wurde, was die Patientin selbst tat oder gar, was sie empfand.[12] Es geht dem Autor statt dessen darum, am Beispiel eines langdauernden Behandlungsfalles nachzuzeichnen, wie Samuel Hahnemann, der Begründer der Homöopathie, seine Therapieform im Laufe der Jahre entwickelte. Ähnlich sind die Arbeiten der letzten beiden Jahrzehnte im Umfeld der Medikalisierungsthese. Die früheren Unter-

---

12 Dies tun anhand anderer Personen z.B. Sander (1989) oder Baum/Schnegg (1995).

suchungen befaßten sich vornehmlich mit der Frage, wie Staat, Ärzte oder gesellschaftliche Eliten das gesundheitliche Verhalten der Bevölkerung in die von ihnen gewünschte Richtung zu verändern versuchten (Frevert 1984) oder wie sie über diese Veränderung debattierten (Göckenjan 1985). Patienten erschienen hier meist lediglich als Adressaten der untersuchten Vorstöße und allenfalls beiläufig als denkende und handelnde Subjekte. Spätere Arbeiten haben hingegen den Reaktionsweisen der Patienten auf diese Aktivitäten größere Aufmerksamkeit geschenkt (Faure 1993; Loetz 1993; Wolff 1989) und stellen damit Patientengeschichte in einem engeren Sinne dar.

Auch Arbeiten, die Vorstellungen »der Gesellschaft« etwa über Krankheit und Gesundheit thematisieren, sind allenfalls am Rande dessen angesiedelt, was man als Patientengeschichte bezeichnen kann; zum einen deshalb, weil »Gesellschaft« eine sehr allgemeine Kategorie ist, zu der etwa auch Ärzte gezählt werden, zum anderen weil es in der Regel weniger um selber erfahrene Krankheit/Gesundheit geht und somit statt individueller Vorstellungen häufiger abstrahierte Ideen und Konzepte etwa von Krankheit untersucht werden.[13]

Anhand dreier neuerer Arbeiten zum Thema »Patienten und Krankenhaus« lassen sich solche Unterschiede etwas differenzierter illustrieren. Bleker u.a. veröffentlichen eine Untersuchung über *Kranke und Krankheiten im Juliusspital zu Würzburg 1819-1829*. Darin fragen sie nicht etwa nach der Rolle der Patienten im Krankenhaus, sondern anhand sozialstruktureller Daten der Patienten, deren Verweildauer im Krankenhaus, deren Krankheiten und Behandlungsergebnissen etc. nach dem Charakter dieser Einrichtung. Im Text wird die Arbeit denn auch nicht als »Patientengeschichte«, sondern treffend als »patientenorientierte Krankenhausgeschichtsschreibung« bezeichnet (Bleker u.a. 1995: 11). Die Fragestellung von Barbara Elkeles' interessanter Untersuchung über die Beziehung zwischen Patient und Krankenhaus zielt dagegen viel eher auf die Patienten ab, da es dort um den »Stellenwert« des Krankenhauses für die Patienten und die »Patientenerwartungen« (Elkeles 1996: 357f., 369) gehen soll. De facto aber entfernt sich die Autorin über weite Strecken von der Patientenperspektive und beschreibt die Situationen, die die Patienten in den Krankenhäusern erwarteten, wie mit Patienten umgegangen wurde und die öffentliche Diskussion um die in den Krankenhäusern auftretenden Probleme (ebd.: 363-368). Wesentlich konsequenter behalten Lachmund und Stollberg

---

13 Z.B. bei Rüegg (1967); Herzlich/Pierret (1991) unterscheiden beide Perspektiven explizit.

in ihrer Autobiographien-Analyse (Lachmund/Stollberg 1995: 152-178) die Wahrnehmungsweisen des Krankenhauses durch die Patienten und ihre Umgangsweisen mit der Krankenhaussituation im Blick.

Arbeiten im Umfeld des Arzt-Patient-Verhältnisses sind ein weiteres dankbares Feld, um zu untersuchen, in welchem Ausmaß Autoren Patientengeschichte betreiben. Claudia Huerkamp etwa hat in ihrem einschlägigen Beitrag über *Ärzte und Patienten* (Huerkamp 1985) das Verhältnis beider Beteiligten fast ausschließlich anhand der Vorstellungen und Verhaltensweisen von Ärzten beschrieben. Patienten erscheinen darin im Gegensatz zu den Ärzten kaum als denkende oder handelnde Beteiligte, allenfalls werden sie in zeitgenössischen ärztlichen Vorwürfen gespiegelt.

Eine weitere Variante von Patientengeschichte im engeren und weiteren Sinne läßt sich an Arbeiten über den Zusammenhang zwischen medizinischen Konzepten und dem jeweiligen Arzt-Patient-Verhältnis aufzeigen: Heinz Schott ging in einem Aufsatz des Jahres 1993 daran, Typologien des Arzt-Patient-Verhältnisses zwischen Aufklärung und Romantik anhand damaliger medizinischer Konzepte wie dem Brownianismus bzw. dem Mesmerismus und ihrer Therapieprinzipien (»Korrektur« des Kranken versus Beeinflussung der Heilkraft des Organismus via »Sympathie«) zu untersuchen. Mit diesem Ansatz stand statt des Arzt-Patient-Verhältnisses das medizinische Konzept im Vordergrund der Untersuchung. Angesichts dieser Herangehensweise konnte der Autor lediglich über einen von mehreren möglichen Einflußfaktoren auf das Arzt-Patient-Verhältnis Aussagen machen, nämlich über die Rolle, die Ärzte den Patienten zuzuweisen versuchten. Die Erkenntnisse über das Arzt-Patient-Verhältnis selbst fallen dementsprechend knapp aus.

In umgekehrter Richtung ging vor kurzem Michael Stolberg (Stolberg 1996) eine ähnliche Thematik an. Dabei baute er auf die Thesen N.D. Jewsons zur Dominanz bessergestellter Patienten über die von ihnen wirtschaftlich abhängigen Ärzte im 18. Jahrhundert auf. Anhand von Patientenbriefen konnte Stolberg materialgesättigter und plastischer zeigen, wie diese einflußreichen Patienten mit ihrer starken Stellung bei den Ärzten solche medizinischen Konzepte durchsetzten, die den Patientenvorstellungen und -bedürfnissen entgegenkamen.[14] Bei Stolbergs Ansatz stehen – im Gegensatz zu dem von Schott –

---

14 Vor allem auf S. 390-392.

das Arzt-Patient-Verhältnis, und mehr noch die Patienten selbst, im Vordergrund der Fragestellung, die medizinischen Konzepte resultieren erst daraus. So legitim beide Ansätze für sich genommen sind, so unterschiedlich ist doch der fragespezifische Ertrag.[15]

Fragebereiche patientenorientierter Forschung

Auch wenn eine medizinhistorische Untersuchung im beschriebenen engeren Sinne Patientengeschichte darstellt und die Fragestellung auf die Patienten selbst abzielt, kann ihre »Nähe« zu den Patienten unterschiedlich groß sein. Dies läßt sich an einem etwas genaueren Blick auf die Fragestellungen der jeweiligen Arbeiten und die damit verbundene Perspektive ablesen. Es bedarf dazu vorab jedoch einer Übersicht, mit welchen unterschiedlichen Fragebereichen sich die einschlägige Forschung im wesentlichen befaßt. Zu nennen wären hier:
– die gesundheitlichen oder sozialen *Umstände* von Patienten,
– die *Beziehungen* von Patienten zu anderen gesundheitsrelevanten Akteuren,
– die *Verhaltensweisen* von Patienten in bezug auf Kranksein oder Gesundsein bzw. Gesundwerden und schließlich
– die *Vorstellungen* von Patienten in bezug auf diese gesundheitsrelevanten Fragen.[16]

Dabei stellt der erste Bereich eher eine Domäne der klassischen historischen Sozialforschung im Sinne einer Strukturgeschichte dar, der zweite ein typisches Forschungsfeld historisch-soziologisch ausgerichteter Forschung, der dritte findet insbesondere in der Alltagsgeschichte größere Beachtung, während der letzte besonders in der ethnologisch-anthropologisch inspirierten Geschichtswissenschaft ausgeprägt ist. Häufig werden diese miteinander zusammenhängenden Bereiche in der neueren, interdisziplinär orientierten Literatur aber analytisch kaum voneinander getrennt. So begrüßenswert diese per-

---

15 Vgl. eine ähnliche, vom Patienten ausgehende Untersuchung des Arzt-Patient-Verhältnisses auch bei Lachmund/Stollberg (1995: 67-130; insbesondere 99-106, 123-125).
16 Vgl. eine ähnliche, gröbere Unterscheidung bei Porter (1985a: 185), Porter (1985b: 4f.) und Lupton (1994: 80).

spektivische Vielfalt ist, so problematisch ist jedoch das geringe Bewußtsein in der entsprechenden Literatur darüber, zu welch unterschiedlichen Aussagen diese verschiedenen Fragerichtungen führen, was die Arbeiten letztlich verwirrend, zumindest inkohärent erscheinen läßt.[17] Im folgenden sollen die Fragebereiche aus analytischen Gründen getrennt behandelt werden. Am Beispiel der Nutzung bzw. Nichtnutzung verschiedener Heilpersonen im Krankheitsfall soll in einer Skizze einiger möglicher Fragestellungen durchgespielt werden, was sie im einzelnen konkret beinhalten können.

Gesundheitlich relevante *Umstände* von Patienten zeigen sich in einer ganzen Reihe möglicher Fragen: Welche Arten von Heilpersonen standen einer bestimmten, zu untersuchenden Patientengruppe zur Verfügung? Wie weit unterlagen sie Konsultationsverboten oder -geboten (etwa bei Impfungen oder im Militär)? Welches diagnostische, therapeutische und präventive Wissen konnten welche Heilpersonen den Patienten anbieten? Mit welchen Verhaltensweisen der Heilpersonen wurden Patienten konfrontiert? Soziale *Beziehungen* von Patienten spiegeln sich vornehmlich im typischen Themenfeld der Arzt-Patient-Beziehung. An der Stelle der Ärzte können aber auch andere Heiltätige stehen. Zu nennen wäre etwa die Frage, ob auf Seiten bestimmter Patienten eine grundsätzliche Distanz oder Affinität zu bestimmten Heilpersonen bestand. Wie war dieses Verhältnis im Hinblick auf eventuelle Machtverteilungen ausgestattet, etwa als Dominanz von Ärzten über ihre jeweiligen Patienten oder umgekehrt in einer Überlegenheit der Patienten, die ihren Arzt frei wählen. Anders als in der Dimension von Macht und Ohnmacht ließe sich auch fragen, auf welche Art etwa die Heilpersonen und die Patienten eine Krankheit gemeinsam bewältigten.

Beim Thema *Verhaltensweisen* von Patienten steht zunächst die Frage im Vordergrund, ob von einer Patientengruppe überhaupt Heilpersonen konsultiert wurden und wenn ja, welche dies waren und welche nicht. Hier könnte speziell hinsichtlich Ausbildungsstand (Ärzte, Handwerkschirurgen, Laienheiler) oder Therapieangebot (z.B. »schulmedizinische« und »außerschulmedizinische« Heilverfahren) unterschieden werden. Wurden die therapeutischen Angebote von Patienten nachgefragt, oder reagierten Patienten indifferent auf ein Angebot, ließen sie sich davon überzeugen, oder wiesen sie es zurück? Wenn medizinische Maßnahmen verordnet wurden, wie reagierten Patienten

---

17 Vgl. z.B. Lupton (1994: 79-86).

auf solche Eingriffe in ihre Autonomie? Wie verhielten sich Patienten gegenüber Heilpersonen? Nützten sie eine etwaige Machtstellung wirklich für die Durchsetzung der eigenen Interessen aus, etwa mittels Heilerwechsel oder dessen Androhung? Fügten sie sich in eine etwaige Unterlegenheit, oder leisteten sie Widerstand? Und jenseits der engen Perspektive von Macht und Ohnmacht: Wie äußerten sich Patienten gegenüber Heilpersonen? Handelten sie die zu unternehmenden Maßnahmen mit der Heilperson aus, und wenn ja, mit welchen Strategien taten sie dies?

Eine Analyse von Umständen, Beziehungen und Verhaltensweisen allein würde aber die Hintergründe eines solchen Verhaltens noch nicht beleuchten. Hierbei hilft eine Untersuchung des breiten Komplexes, der hier mit *Vorstellungen* von Patienten umschrieben ist. Es geht darin um die subjektiv geprägten Bilder bzw. Wahrnehmungen oder Deutungen, Einschätzungen oder Bewertungen, die sich Patienten von Krankheiten, Heilpersonen, Institutionen, Praktiken etc. machen (die ihrerseits natürlich auf den speziellen Erfahrungen und Wissensbeständen von Patienten beruhen). Diese Vorstellungen bzw. Einstellungen wiederum geben Aufschluß über allgemeinere Glaubens- und Denkmuster bzw. Normvorstellungen oder »Mentalitäten« (Loetz 1992: 274 f.) von Patienten.

In unserem Beispiel würde dies bedeuten, aus den oben angesprochenen Spezifika Kriterien der Heilerwahl zu entwickeln und damit nach den Patienteninteressen und -bedürfnissen zu fragen. Kriterien wie die akademische Professionalität oder die der Heilperson von Patienten zugesprochene praktische Erfahrung, die »Fortschrittlichkeit« oder die »Ganzheitlichkeit« bzw. »Natürlichkeit«, die »Mildheit« oder die »Drastik«, die Gewöhnlichkeit oder Außergewöhnlichkeit des Therapieangebots oder einfach die Schnelligkeit, Bequemlichkeit oder Langsamkeit der Therapie verweisen auf entsprechende Vorstellungen davon, wie in den Augen bestimmter Patienten eine Heilperson beschaffen sein sollte. Es können auch außermedizinische Faktoren eine Rolle spielen wie die soziale Nähe zur Heilperson bzw. pragmatische Fragen wie die geographische Nähe oder Kostenaspekte. Aus solchen Kriterien ließen sich dann die eigene Logik des Patientenverhaltens und damit Modelle von Denkmustern, Wertvorstellungen oder Mentalitäten entwickeln, die für die Entscheidung bei der Heilerwahl verantwortlich sind: Möglich wären hier etwa Wissenschafts- bzw. Arztaffinität oder -feindlichkeit, Fortschritts- oder Traditionsorientierung, der Wunsch nach Patientenautonomie oder Wertschätzung der Spezialistenkompetenz, Ausrichtung an Gesundheitsfragen oder gesundheitliche Gleichgültigkeit, Technik- oder Natürlichkeitsorientierung, Pragmatik oder deren Gegenteil.

Forschungen, die sich weniger intensiv mit Patientengeschichte im hier beschriebenen Sinne befassen, beschränken sich in der Regel auf einen Teil der genannten vier Bereiche, und zwar eher auf die zuerst genannten. Doch das Verständnis der Rolle von Patienten in der Geschichte wird um so umfassender, je weiter patientenorientierte Forschungen ihre Fragestellung von Umständen über Beziehungen und Verhaltensweisen auf die Untersuchung von Vorstellungen ausdehnt. Ein solcherart breiter Ansatz erweitert aber nicht einfach nur den Themenkanon der Medizingeschichte inhaltlich um neue, lange Zeit vernachlässigte Gegenstandsbereiche. Ein Vorgehen, das über die genannten Fragestellungen bis zur Untersuchung von Vorstellungen vordringt, bietet darüber hinaus den Vorteil, die verschiedenen Perspektiven auf die Patientengeschichte zu integrieren, denn die vier Bereiche stehen zwar in einem engen Wechselverhältnis zueinander, jedoch nicht gleichgewichtig nebeneinander. Die jeweils zuvor Genannten stellen in gewisser Weise die Grundlage für die nachfolgenden Perspektiven dar und sind deshalb Voraussetzungen für deren Verständnis: Kenntnisse über die äußeren Verhältnisse sind wichtig, um die Beziehungen zu den Heilpersonen zu verstehen. Das Wissen z.B. über Machtverhältnisse ist essentiell, um Verhaltensweisen von Patienten gegenüber den Heilpersonen zu verstehen. Und schließlich können erst auf der Basis dieser Erkenntnisse Aussagen dazu gemacht werden, welche Vorstellungen und Werthaltungen bzw. welche Ausformung medikaler Kultur bestimmte Patientengruppen repräsentieren. Umgekehrt konstituieren die Vorstellungen in gewissem Umfang auch die Verhaltensweisen von Patienten, diese wiederum ihre Beziehungen zu anderen Akteuren und wirken zumindest mitgestaltend auf die äußeren Umstände ein.[18]

Mit den aus der Untersuchung von Vorstellungen entwickelten Modellen von Denkmustern, Wertvorstellungen oder Mentalitäten bestimmter Patientengruppen ließe sich damit der gesamte dargestellte Komplex von Beziehungen und Verhaltensweisen von Patienten vor dem Hintergrund ihrer Möglichkeiten in umfassenden Konzepten beschreiben. Um ein konstruiertes Beispiel

---

18 Als Beispiel für das Neben- und Ineinander von Einstellungen und Verhaltensweisen vgl. Wolff (1998: 268-275).

anzuführen: Patienten, deren wichtigstes Kriterium der Heilerwahl die akademisch-wissenschaftliche Kompetenz ist (Vorstellungen), werden sich bei Gesundheitsproblemen, wenn sie können (Umstände), vornehmlich an akademische Ärzte, am liebsten an »Kapazitäten« wenden (Verhaltensweisen), sich deren Ansicht möglicherweise aber eher unterwerfen müssen als denen anderer Heilern (Beziehungen). Sieht sich eine patientenorientierte Medizingeschichte also nicht nur als beschreibende, sondern auch als »verstehende« (nicht im Sinne von »rechtfertigende«, sondern im Sinne von »deutende«) historische Wissenschaft (Daniel 1997: 210-213), ist es ein unabdingbarer Teil der Forschung, gerade die Dimension der »Vorstellungen« anzusprechen.

Annäherungen an die Patienten durch Perspektivenwechsel

Für die spezifische Fragestellung dieses Beitrags ist jedoch ein anderer Aspekt besonders wichtig: Bei jedem dieser vier Bereiche einer Patientengeschichtsschreibung ist die Rolle, die den Patienten als handelnden und denkenden Subjekten zugewiesen wird, unterschiedlich bedeutend und mithin die »Nähe« der Forschung zu den Patienten verschieden. Die Umstände, in denen Patienten leben, sagen für sich genommen noch wenig über Patienten aus, etwa wie sie dachten und handelten. Die Verfolgung dieser Fragestellung liefert lediglich Informationen über den Rahmen der äußeren Bedingungen bzw. den Handlungsspielraum, den sie zulassen. Hier sind Patienten Spiegelungsfläche äußerer, etwa gesundheitlicher Umstände, nicht eigenes Thema. Für sich genommen befördert diese Art der Patientengeschichtsschreibung – wenn auch implizit und nicht unbedingt willentlich – eine Vorstellung von Patienten als passiven Objekten äußerer Umstände.

Bei der Untersuchung von Beziehungen treten Patienten immerhin als Beteiligte neben denen auf, mit denen die Beziehung besteht. Forschungen über das Arzt-Patient-Verhältnis im engeren Sinne räumen allerdings individuellen Ärzten wie Patienten zunächst auch noch keinen hohen Stellenwert ein, da es dabei in der Regel um ein Verhältnis zwischen zwei Gruppen und damit nur indirekt um die untersuchten Personen bzw. Gruppen selbst geht, das darüber hinaus häufig in groben, schematischen Kategorien wie »Dominanz« oder »Abhängigkeit« gefaßt wird. Erst in einem weiteren Schritt, wenn die Forschung z.B. über die Frage der Machtverteilung von Ärzten und Patienten hinausgeht und untersucht, wie die Beteiligten etwa Macht anstrebten, herstellten und ausübten oder Unterlegenheit erfuhren und darauf reagierten, geraten die Beteiligten mit ihrem Verhalten und ihren Wahrnehmungsweisen ins Blickfeld und erscheinen als Handelnde und Denkende. In der Forschungspraxis besteht allerdings angesichts der leichter zugänglichen Quellen über Ärzte häufig die Gefahr, daß dann eher über diese und ihr Verhältnis zu den Patienten geschrieben wird als andersherum über Patienten und deren Verhältnis zu den Ärzten). Patienten bleiben hier immer noch weitgehend passiv, sprach- und konturlos.

Stehen in der medizinhistorischen Forschung allerdings die Verhaltensweisen von Patienten zur Debatte, sind sie selbst vollends Thema der Untersuchung, sie werden automatisch als Handelnde wahrgenommen. Die Rekonstruktion solcher Verhaltensweisen verleiht Patienten darüber hinaus mehr Kontur, als es die schematische Untersuchung einer Beziehung tut.

Aus dem letzten Schritt, der Untersuchung von Vorstellungen, resultiert eine noch größere Nähe zum Patienten. Durch diese neue Qualität von Orientierung am Patienten erfolgt, bildlich gesprochen, ein Schritt in dessen Inneres, indem man sich seine spezifische Sichtweise zu eigen macht (Jütte 1990: 158). Dieser Perspektivenwechsel läßt sich mit den feinen Bedeutungsunterschieden der Begriffe »Nutzung«, »Nachfrage« und »Bedürfnis« illustrieren: Die Frage nach der *Nutzung* medizinischer Angebote deckt lediglich das äußere Verhalten ab; der Begriff der *Patientennachfrage*[19] (d.h. Nachfrage der Patienten nach Angeboten) kann neben einer äußeren Verhaltensweise bereits die Vorstellungen der Patienten beinhalten; die Untersuchung des *Bedürfnisses* nach einem Angebot zielt jedoch in jedem Fall auf die Vorstellungen von Patienten, darüber hinaus sogar auf ihre allgemeineren Einstellungen ab.

Allein die Einbeziehung des Bereiches »Vorstellungen« in die patientenorientierte historische Forschung bietet aber noch keine Gewähr für eine umfassende »Nähe« zu den Patienten. Um Patienten in der Geschichte zu »verstehen«, ist ein weiterer bewußter Schritt der Annäherung vonnöten: Man muß das Denken und Handeln von Patienten aus der Perspektive der spezifischen Situation bzw. »Logik« heraus interpretieren, so wie sie sich für die Patienten darstellt. Dies bedeutet nicht, die jeweils subjektive Sichtweise der Dinge durch Patienten unhinterfragt als einzig mögliche Wahrheit anzusehen, sondern wahr-

---

19 Dieser Begriff steht im Vordergrund der patientenorientierten Forschung von Faure (1993).

zunehmen, daß sich eine Situation für Patienten aufgrund anderer Bedingungen, Interessen und Bedürfnisse anders als etwa aus der Perspektive von Ärzten darstellen kann. Ein Umstand, der in der Literatur mit dem Begriff der »lebensweltlichen« Perspektive beschrieben wird (Wolff 1996a; Dinges 1996). Verhaltensweisen von Patienten lassen dadurch häufig eine andere Logik erkennen als in der Außenperspektive.

Dafür gibt es eine Reihe von Beispielen aus der neueren Literatur[20]; gerade am gewählten Beispiel der Heilerwahl läßt sich dies illustrieren: Bis in die 1980er Jahre wurde in der Sozialgeschichte der Medizin häufig das Bild verbreitet, die Mehrheit der Bevölkerung, vor allem die Landbevölkerung, habe in der Zeit vor der Einführung einer allgemeinen Krankenversicherung nicht nur unfreiwillig wegen der äußeren Umstände (Entfernung zum nächsten Arzt und Kosten), sondern auch aus eigenem Willen aufgrund einer sozialen und kulturellen Distanz zum akademischen Arzt auf dessen Konsultation verzichtet und sich lieber an die sozial und kulturell vertrauten Laienpraktiker aus der Umgebung gewandt (Huerkamp 1985: 40; Huerkamp 1989: 58; Frevert 1984: 274). Die Ursache dafür sahen die entsprechenden Autoren in der Regel in Rationalitätsdefiziten der vormodernen Gesellschaft. Typisch für die damals herrschende, von der »Zwei-Kulturen-These« geprägte Meinung ist etwa das von Annette Drees vor allem auf der Basis ärztlicher Situationsbeschreibungen gezeichnete Bild, daß ein tiefes Mißtrauen gegenüber ärztlicher Behandlung sowie die erhebliche Kluft zwischen Ärzten und Landbevölkerung u.a. auf Unwissen, Aberglauben und fatalistischer Lebenseinstellung der letzteren beruht habe (Drees 1988: 135, 141-44). So wurde ein eingeschränktes Bild einer Vorstellungswelt der Patienten gezeichnet, die, mehr oder minder ausgeprägt, das Gegenteil von wahlweise ärztlich-wissenschaftlicher oder modern-aufgeklärter Denkweise darstellte. Aus geringer Arztnutzung wurde so eine Ärzte- und damit Wissenschaftsfeindlichkeit. Auch Claudia Huerkamp bewertete das einschlägige Patientenverhalten, wenn auch relativierend, so grundsätzlich doch mit dem Maßstab finsterer Aberglaube und blanke Unvernunft (Huerkamp 1989: 58f.). Auch wenn sie diese Einschätzung des Patientenverhaltens mit Blick auf die begrenzten therapeutischen Möglichkeiten der Ärzte um die

---

20 Jütte (1996) anhand frühneuzeitlicher Körpervorstellungen; Wolff (1996a; 1998) anhand der Pockenschutzimpfung; als Teil eines breiteren Zugangs über »Praktiken« anhand des Fieberthermometers auch Hess (1997).

Wende zum 19. Jahrhundert etwas relativiert, setzt sie dieser Perspektive keine Alternative entgegen.

Im folgenden Jahrzehnt wurde diese These der traditionellen Arztdistanz weitgehend verworfen. Wesentlich differenziertere Modelle wurden ihr entgegengesetzt, die der These vom Rationalitätsdefizit widersprachen. Allerdings haben Kritiker der alten Lesart der Patientengeschichte kaum herausgestellt, daß die beiden Interpretationen im wesentlichen das Ergebnis der je spezifischen Herangehensweise an die Patientengeschichte ist, nämlich einer auf der einen Seite halbherzigen, auf der anderen Seite wesentlich konsequenteren Annäherung an die Patienten.

Sicherlich haben Autoren mit Konzepten wie dem der kulturellen Distanz zum Arzt intendiert, die Vorstellungswelt von Patienten zu rekonstruieren, nur haben sie dies de facto nicht oder kaum getan. Ihr Bild von diesen Patienten entstammte hinsichtlich der Fragerichtung einer Außenperspektive auf den Forschungsgegenstand. Quellen dieser Arbeiten waren in der Regel die Klagen von akademischen Ärzten darüber, daß »das Volk« bei ihnen häufig ausblieb und zu ihrer Konkurrenz ging. Das Hauptproblem ist jedoch nicht, daß solche ärztlichen Quellen überhaupt herangezogen wurden, sondern daß die Historiker deren Perspektive häufig unhinterfragt übernahmen.[21] Das heißt, daß damit der Blick nur auf ein Segment der Thematik freigegeben und dieses aus einer anderen subjektiven Perspektive ausgeleuchtet wurde, als es der Fragestellung entsprechen würde.[22] Konkret wurde also weniger gefragt, weshalb sich Patienten welche Heilpersonen wünschten oder wählten, sondern wie Ärzte sich erklärten, warum sie ihrer Meinung nach von zu wenig Patienten aus dem »Volk« konsultiert wurden.

In diesem Sinne patientennäher hat etwa Francisca Loetz das Thema bearbeitet (Loetz 1993: 123-136, 227-252). Mit den von ihr verwendeten Totenlisten z.B., die Angaben einer vorangegangenen (wund-)ärztlichen Behandlung der Gestorbenen enthalten, kann sie das Patientenverhalten viel direkter rekonstruieren, als es mit den Klagen von Ärzten möglich wäre. Weitere Quellen wie Medizinalberichte, Verwaltungsakten, Eingaben, Protokolle bieten ihr die Grundlage, nicht nur die Meinung unzufriedener Ärzte über das Patienten-

---

21 So z.B. Drees (1988: 135).
22 Vgl. ein ähnliches Problem in der »Volksmedizin«-Forschung; s. Stolberg (1998), Wolff (1996b).

verhalten, sondern dieses Verhalten selbst zu fassen und systematisch aus der Patientenperspektive der Frage nachzugehen, bei welchen Formen von Krankheit welche Patienten (Alter, Arbeitsfähigkeit) welche Art von Heilperson wünschten bzw. wirklich konsultierten. Es dürfte gerade dieser (bei ihr implizite) Perspektivenwechsel sein, der als Ergebnis das Bild der traditionellen Arztdistanz zumindest erheblich differenzierte. So ließ sich in den Unterschichten keine grundsätzliche Arztfeindlichkeit, statt dessen teils sogar eine gewisse Nachfrage nach (wund-)ärztlicher Konsultation aufzeigen. Die Heilerwahl erfolgte verhältnismäßig pragmatisch auf der Basis eigener Erfahrung. So spielte etwa die geographische Distanz eine geringere Rolle als die Frage, für wie effizient eine Heilperson von bestimmten Patienten gehalten und ob ein partnerschaftliches Vertrauensverhältnis erwartet wurde. Ähnlich fanden auch Lachmund und Stollberg in den Unterschichten durchaus nachweisbare Arztnutzung, ohne daß deshalb aber das bestehende Distanzverhältnis aufgegeben worden wäre (Lachmund/Stollberg 1995: 74f.).[23]

Anhand von Autobiographien bürgerlicher Patienten haben die zuletzt genannten Autoren noch deutlicher gezeigt, daß ein konsequentes Einnehmen der Patientenperspektive bei der Untersuchung zu einem Bild von Patienten führt, das nicht nur differenzierter ist, sondern auch eher die Interessen der Untersuchten selbst widerspiegelt als die herkömmliche Literatur (ebd.: 67-80, 136-139): Eine Arztkonsultation bei ernsten Erkrankungen war hier, so ihr Ergebnis, nicht nur geübte Praxis, sondern allgemeine, akzeptierte Norm. Unterordnung unter die fachliche Autorität stand neben dem vertrauten Umgang mit dem Arzt. Diese Patienten suchten bevorzugt einen Arzt, der mit ihrer »Konstitution« und der speziellen Krankheit vertraut war, die therapeutischen Vorlieben mit ihnen teilte, z.B. keine »heroischen Medikationen« verordnete und daneben ihnen auch von Charakter und Bildung her entsprach. Zwischen Ärzten und Handwerkschirurgen machten bürgerliche Patienten nicht immer grundsätzliche Unterschiede, doch war das Verhältnis zu den letzteren eher unpersönlich (ebd.: 80-83). Die verhältnismäßig patientennahe Perspektive vermag hier sogar über die Darstellung von Patienteninteressen hinaus zu

---

23 Arbeiten über Städte der Frühen Neuzeit kamen mit diesem Perspektivenwechsel zu ähnlichen Differenzierungen. Vgl. Jütte (1991: 90, 100, 105, 226); Kinzelbach (1995: 295-300).
24 Als Beispiel hierfür siehe etwa Wolff (1998: 467-69).

einem differenzierteren Bild des Arzt-Patient-Verhältnisses beizutragen, indem dieses nicht in starren Dichotomien von Dominanz und Unterordnung verbleibt, sondern etwa über den Beitrag und Gestaltungsspielraum von Patienten bei der Diagnosefindung in Form vielgestaltiger Aushandlungsprozesse (etwa wechselseitige Kritik und Überzeugungsversuche) nachgezeichnet werden kann (ebd.: 99-106).

Mit solchen Gegenentwürfen ist keinesfalls ein »objektives« Bild von Patienten entstanden. Die Bilder, die von Patienten (ebenso wie von allen anderen Beteiligten) in der Geschichte gezeichnet werden, sind immer auch »konstruiert«, d.h. Produkte der spezifischen Interessen und Fragestellungen der Historiker.[24] Im konkreten Fall heißt das: Die Forscher können bei den von ihnen untersuchten Patienten jeweils das Eigensinnige, das Andersartige, das Vernünftige oder das undurchschaubar Vielfältige besonders hervorheben. Das Bewußtsein, daß auch Historiker ihr Bild von Patienten konstruieren, darf allerdings nicht dazu führen, in methodische Beliebigkeit zu verfallen. Wenn eine im aufgezeigten Sinn »patientennahe« Patientengeschichtsschreibung auch nicht zu einem »wahren« Bild von Patienten in der Geschichte führen kann, so doch sicherlich zu einem weniger von den Interessen anderer handelnder Akteure und weniger von Vorannahmen der Forschenden geprägten sowie differenzierteren und damit adäquateren Bild.

Sicherlich kann dieser Perspektivenwechsel einfach vollzogen werden mit Quellen wie Autobiographien, die Denk- und Verhaltensweisen von Patienten trotz aller Schwierigkeiten[25] mit weniger Vermittlungsschritten als andere Quellengattungen zeigen.[26] Schwieriger ist dies mit Quellen, in denen die fraglichen Angaben nur von Mittelsmännern wie Ärzten referiert werden. Doch ist die Quellenart selbst nicht die eigentliche Ursache des Problems, sondern die Herangehensweise an sie. Berichte von Ärzten z.B. lassen sich durchaus verwerten, wenn für eine genaue Quelleninterpretation die Eigeninteressen der Autoren mit einberechnet werden.[27] Als Beispiel hierfür seien zwei Quellen über den Fall eines von der Dorfbevölkerung zum Teil verheimlichten Pok-

---

25 Vgl. den Beitrag von Christoph Gradmann in diesem Band.
26 Hier kann nicht näher auf die weitere Quellengattung der quantifizierbaren, etwa demographischen Daten eingegangen werden, aus denen sich neben Verhaltensweisen bedingt auch Einstellungen eruieren lassen. Vgl. etwa Spree (1981).
27 Ausführlicher hierzu Wolff (1995) und (1998: 51-57).

ken- bzw. »Varicellen«-Ausbruchs von 1825 in Randersacker herangezogen, die von Bleker und Brinkschulte kürzlich zitiert wurden. Ein eifriger Arzt interpretierte dieses Verheimlichen als »bösen Willen«. Ein Kollege von ihm entdeckte in der Verheimlichung jedoch den Versuch, damit die wirtschaftlich einschneidenden Quarantänemaßnahmen zu verhindern (Bleker/Brinkschulte 1993: 99). Beide Ärzte versuchten das Verhalten zu erklären, nur schaffte es der zweite eher, sich aus der eigenen ärztlich-obrigkeitlichen Logik zu lösen, das Patientenverhalten aus der Sicht der Patienten zu sehen und sie damit besser zu verstehen.

Wie vorsichtig man mit solchen Quellen aber umgehen muß, zeigt der 1997 erschienene Aufsatz der Historikerin Barbara Clow, der für eine konsequente Patientenperspektive mit dem Argument des dadurch erreichten Erkenntniszugewinns wirbt. In ihrem Fallbeispiel will sie auf diese Weise die Attraktivität des nordamerikanischen »Alternativ«-Arztes Mahlon Locke adäquater erklären. Statt aber aus den Quellen – vor allem Zeitungsberichten und Literatur der um den Arzt entstandenen »Bewegung« – die Interessen der Patienten herauszufiltern, wirft sie die zu dieser Bewegung gehörenden Patienten, Journalisten und Propagandisten kurzerhand in einen Topf und fängt damit neben den Patienteninteressen ungewollt auch das taktisch für die Außenwelt gemalte Selbstbild der »Bewegung« ein, das mit den Ansichten der Patienten beileibe nicht identisch sein muß (Clow 1997).

Eine konsequent betriebene Patientengeschichte kann indes noch mehr bewirken, als nur adäquatere Bilder von Patienten zu zeichnen. Sie kann einen Anstoß für ein grundsätzlich verändertes Verständnis von Medizingeschichte geben. In der einschlägigen Literatur wird die wichtige Erkenntnis, daß Quellen wie etwa Autobiographien subjektiv gefärbt seien und sie damit die Geschichte nur verzerrt wiedergeben würden, bisweilen als Problem aufgeworfen (z.B. Elkeles 1996: 358). Dies ist aber nur so lange ein Problem, wie es Ziel der Forschung ist, anhand solcher Quellen »objektive Umstände« zu rekonstruieren. Wird, wie es in der Geschichtswissenschaft zunehmend geschieht, nach Wahrnehmungsweisen, Deutungen und Vorstellungen gefragt (Daniel 1997: 200f.), ist die Subjektivität dieser Quellen kein Manko, sie kann vielmehr ein Tor zum Verstehen historischer Phänomene sein. Beispielhaft hat das Gijswijt-Hofstra kürzlich an den »Bekehrungserzählungen« homöopathischer Laien und Ärzte gezeigt (Gijswijt-Hofstra 1997). Solange Medizingeschichte weitgehend eine Geschichte aus der Perspektive der Ärzte (genauer: derjenigen Ärzte, die in ihrer Zeit dem heutigen Wissensstand am nächsten kamen) war, wurde deren Blickwinkel häufig unausgesprochen als objektive Sicht auf die Umstände und die damit verbundenen Bewertungen als »richtig« angesehen. Patientenverhalten, das nicht den Ansichten der Ärzteschaft entsprach, war damit per se falsch, schlecht, oder doch zumindest defizitär. Gerade die Erweiterung durch eine Geschichtsschreibung aus anderer Perspektive, aus der der Patienten, und die daraus entstandenen Gegensätze machen deutlich, daß ein Bewußtsein für das Subjektive bzw. die individuelle Situation eine Chance für historische Forschung darstellen kann, weil dies eine erweiterte Sicht auf Geschichte hervorbringen kann: die tendenzielle Abkehr von der Suche nach einem einzigen »objektiven« Bild von ihr, statt dessen ein Verständnis, das Geschichte auch als Summe subjektiver bzw. individueller und damit gleichzeitig auch historisch bzw. kulturell bedingter (Stolberg 1998) Wahrnehmungen versteht. Was aus der Ärztesicht betrachtet als Defizit verstanden wird (»Unvernunft«), kann aus Patientensicht durchaus vernünftig erscheinen (»Effizienz«) – eine Situation, in der Kategorien wie »richtig« und »falsch« relativ werden. Die Erkenntnis, daß aus unterschiedlicher Perspektive verschiedene Denk- und Verhaltensweisen als vernünftig angesehen werden können, bietet aber die Möglichkeit, zu erkennen, wie abhängig Beurteilungen vom jeweiligen Bezugssystem sind. In der Konsequenz führt dies weit über unterschiedliche Bilder von Patienten hinaus: Auch die professionellen Vertreter einer naturwissenschaftlich orientierten Medizin sind damit in der historischen Betrachtung auf ihre Art Akteure, die auch aufgrund ihres spezifischen, kulturell geprägten Standortes einen von vielen möglichen Wegen der Wahrnehmung und Gestaltung von Wirklichkeit gewählt haben. In welche Richtung sich die medizinische Wissenschaft entwickelt, ist kein vorgezeichneter Weg des Fortschritts, sondern das Ergebnis von historisch kontingenten, d.h. nicht notwendigen Entscheidungsvorgängen, die auch von jeweils zeitspezifischen kulturellen und sozialen Faktoren bestimmt werden[28].

---

28 Vgl. den Beitrag von Thomas Schlich in diesem Band.

Literatur

Artelt, Walter/Rüegg, Walter (Hg.) (1967), *Der Arzt und der Kranke in der Gesellschaft des 19. Jahrhunderts.* Stuttgart, S. 35-49.

Baum, Angelica/Schnegg, Brigitte (1995), »›Cette faiblesse originelle des nos nerfs‹. Intellektualität und weibliche Konstitution – Julie Bondelis Krankheitsberichte«, in: H. Holzhey/ U. Boschung (Hg.), *Gesundheit und Krankheit im 18. Jahrhundert,* [Referate der Tagung der Schweizerischen Gesellschaft zur Erforschung des 18. Jh./Bern, Oktober 1993] (= Clio Medica, Bd. 31), Amsterdam/Atlanta, S. 5-17.

Bleker, Johanna/Brinkschulte, Eva/Grosse, Pascal (1995), *Kranke und Krankheiten im Juliusspital zu Würzburg 1819-1829. Zur frühen Geschichte des Allgemeinen Krankenhauses in Deutschland,* (= Abhandlungen zur Geschichte der Medizin und der Naturwissenschaften, 72), Husum.

-/Brinkschulte, Eva (1995), »Windpocken, Varioloiden oder echte Menschenpocken? – Zu den Fallstricken der retrospektiven Diagnostik. Eine Untersuchung anhand der Patientendateien des Würzburger Juliusspitals 1819-1829«, in: *NTM* N.S. 3, S. 97-115.

Brieger, Gert (1993), »The Historiography of Medicine«, in: W.F. Bynum/R. Porter (Hg.), *Companion Encyclopedia of the History of Medicine,* London, New York, vol. 1., S. 24-44.

Bynum, William F./Porter, Roy (Hg.) (1993), *Companion Encyclopedia of the History of Medicine,* London, New York.

Clow, Barbara (1997), »›Swapping Grief‹, The Role of the Laity in Alternative Medical Encounters«, in: *Journal of the History of Medicine and Allied Sciences* 52, S. 175-201.

Daniel, Ute (1997), »Clio unter Kulturschock. Zu den aktuellen Debatten der Geschichtswissenschaft«, in: *Geschichte in Wissenschaft und Unterricht* 48, S. 195-219, 259-278.

Dinges, Martin (1996), »Medizinkritische Bewegungen zwischen ›Lebenswelt‹ und ›Wissenschaft‹«, in: M. Dinges (Hg.), *Medizinkritische Bewegungen im Deutschen Reich (ca. 1870 – ca. 1933),* (= Medizin, Gesellschaft und Geschichte, Beiheft 9), Stuttgart, S. 7-38.

Drees, Annette (1988), *Die Ärzte auf dem Weg zu Prestige und Wohlstand. Sozialgeschichte der württembergischen Ärzte im 19. Jahrhundert,* (= Studien zur Geschichte des Alltags, Bd. 9), Münster.

Elkeles, Barbara (1996), »Der Patient und das Krankenhaus«, in: A. Labisch/R. Spree (Hg.), *»Einem jeden Kranken in einem Hospitale sein eigenes Bett«: Zur Sozialgeschichte des Allgemeinen Krankenhauses in Deutschland im 19. Jahrhundert,* Frankfurt a.M./New York, S. 357-373.

Ernst, Katharina (1998), »Patientengeschichte. Die kulturhistorische Wende in der Medizinhistoriographie«, in: R. Bröer/W. U. Eckart (Hg.), *Medizinhistoriographie der Neuzeit,* (= Neuere Medizin- und Wissenschaftsgeschichte. Quellen und Studien), Pfaffenweiler [im Druck].

Faure, Olivier (1993), *Les Français et leur médecine au XIXe siècle*, Paris.

Frevert, Ute (1984), *Krankheit als politisches Problem 1770-1880. Soziale Unterschichten in Preußen zwischen medizinischer Polizei und staatlicher Sozialversicherung*, (= Kritische Studien zur Geschichtswissenschaft, Bd. 62), Göttingen.

Gijswijt-Hofstra, Marijke (1997), »Conversions to homoeopathy in the nineteenth century. The rationality of medical deviance«, in: M. Gijswijt-Hofstra/H. Marland/H. de Waardt (Hg.), *Illness and healing alternatives in Western Europe*, London/New York, S. 161-182.

Göckenjan, Gerd (1985), *Kurieren und Staat machen. Gesundheit und Medizin in der bürgerlichen Welt*, Frankfurt a.M.

Herzlich, Claudine/Pierret, Janine (1991), *Kranke gestern, Kranke heute. Die Gesellschaft und das Leiden*, München.

Hess, Volker (1997), »Die Normierung der Eigenwärme. Fiebermessen als kulturelle Praktik«, in: Volker Hess (Hg.), *Die Normierung von Gesundheit. Messende Verfahren der Medizin als kulturelle Praktik*, (= Abhandlungen zur Geschichte der Medizin und der Naturwissenschaften, Bd. 82), Husum, S. 169-188.

Hickmann, Reinhard (1996), *Das psorische Leiden der Antonie Volkmann. Edition und Kommentar einer Krankengeschichte aus Hahnemanns Krankenjournalen von 1819-1831*, (= Quellen und Studien zur Homöopathiegeschichte, Bd. 2), Heidelberg.

Huerkamp, Claudia (1985), *Der Aufstieg der Ärzte im 19. Jahrhundert. Vom gelehrten Stand zum professionellen Experten – Das Beispiel Preußens*, (= Kritische Studien zur Geschichtswissenschaft, Bd. 68), Göttingen.

– (1989), »Ärzte und Patienten«, in: Alfons Labisch/Reinhard Spree (Hg.), *Medizinische Deutungsmacht im sozialen Wandel des 19. und frühen 20. Jahrhunderts*, Bonn, S. 57-73.

Jütte, Robert (1990), »Sozialgeschichte der Medizin: Inhalte – Methoden – Ziele«, in: *Medizin, Gesellschaft und Geschichte* 9, S. 149-164.

– (1991), *Ärzte, Heiler und Patienten. Medizinischer Alltag in der frühen Neuzeit*, München, Zürich.

– (1996), »Die Frau, die Kröte und der Spitalmeister. Zur Bedeutung der ethnographischen Methode für eine Sozial- und Kulturgeschichte der Medizin«, in: *Historische Anthropologie* 4, S. 193-215.

Kinzelbach, Annemarie (1995), *Gesundbleiben, Krankwerden, Armsein in der frühneuzeitlichen Gesellschaft. Gesunde und Kranke in den Reichsstädten Überlingen und Ulm, 1500-1700* (= Medizin, Gesellschaft und Geschichte, Beiheft 8), Stuttgart.

Labisch, Alfons/Spree, Reinhard (1997): »Neuere Entwicklungen und aktuelle Trends in der Sozialgeschichte der Medizin in Deutschland – Rückschau und Ausblick«, in: *Vierteljahrschrift für Sozial- und Wirtschaftsgeschichte* 84, S. 171-210.

Lachmund, Jens/Stollberg, Gunnar (1995), *Patientenwelten. Krankheit und Medizin vom späten 18. bis zum frühen 20. Jahrhundert im Spiegel von Autobiographien*, Opladen.
Loetz, Francisca (1992), »Histoire des mentalités und Medizingeschichte: Wege zu einer Sozialgeschichte der Medizin«, in: *Medizinhistorisches Journal* 27, S. 272-291.
– (1993), *Vom Kranken zum Patienten.* »*Medikalisierung« und medizinische Vergesellschaftung am Beispiel Badens 1750-1850*, (= Medizin, Gesellschaft und Geschichte, Beiheft, Bd. 2), Stuttgart.
Lupton, Deborah (1994), *Medicine as Culture: Illness, Disease and the Body in Western Societies*, London u.a.

Medizin, Gesellschaft und Geschichte 15 (1996): Themenheft »Schmerz«.

Porter, Roy (1985a), »The Patient‹s View. Doing Medical History from Below«, in: *Theory and Society* 14, S. 175-198.
– (1985b), »Introduction«, in: Roy Porter (Hg.) *Patients and practitioners. Lay perceptions of medicine in pre-industrial society,* London u.a., S. 1-22.

Rüegg, Walter (1967), »Der Kranke in der Sicht der bürgerlichen Gesellschaft an der Schwelle des 19. Jahrhunderts«, in: W. Artelt/W. Rüegg (Hg.), *Der Arzt und der Kranke in der Gesellschaft des 19. Jahrhunderts*, Stuttgart, S. 35-49.

Sander, Sabine (1989), »› ... Gantz toll im Kopf und voller Blähungen ...‹. Körper, Gesundheit und Krankheit in den Tagebüchern Philipp Matthäus Hahns«, in: *Philipp Matthäus Hahn 1739-1790 – Aufsatzband*, Stuttgart, S. 99-112.
– (1990), »Medizin und Gesundheit im 18. Jahrhundert. Forschungsbericht und Bibliographie des internationalen Schrifttums (12975-1989)«, in: *Das achtzehnte Jahrhundert* 14, S. 223-252.
Schipperges, Heinrich (1985), *Homo patiens. Zur Geschichte des kranken Menschen*, München, Zürich.
Schott, Heinz (1993), »Das Arzt-Patient-Verhältnis zwischen Aufklärung und Romantik«, in: *Medizin, Gesellschaft und Geschichte* 12, S. 9-20.
Simon, Michael (1996): *»Volksmedizin« im frühen 20. Jahrhundert. Zum Quellenwert des Atlas für Deutsche Volkskunde*, Habil. Ms., Münster.
Spree, Reinhard (1981), *Soziale Ungleichheit vor Krankheit und Tod*, Göttingen.
Stolberg, Michael (1996), »›Mein äskulapisches Orakel!‹ Patientenbriefe als Quelle einer Kulturgeschichte der Krankheitserfahrung im 18. Jahrhundert«, in: *Österreichische Zeitschrift für Geschichtswissenschaften* 7, S. 385-404.
– (1998), »Probleme und Perspektiven einer Geschichte der »Volksmedizin««, in: T. Schnalke/ C. Wiesemann (Hg.), *Die Grenzen des Anderen. Medizingeschichte aus postmoderner Perspektive,* Köln/Wien [im Druck].

Wolff, Eberhard (1989), *Gesundheitsverein und Medikalisierungsprozeß. Der Homöopathische Verein Heidenheim/Brenz zwischen 1886 und 1945*, (= Studien und Materialien, Bd. 2), Tübingen.
- (1995), »Der ›willkommene Würgeengel‹. Verstehende Innenperspektive und ›genaue‹ Quelleninterpretation – am Beispiel des erwünschten Kindertodes in den Anfängen der Pockenschutzimpfung«, in M. Dinges/T. Schlich (Hg.), *Neue Wege der Seuchengeschichte*, (= Medizin, Gesellschaft und Geschichte, Beiheft 6), Stuttgart.
- (1996a), »Medizinkritik der Impfgegner im Spannungsfeld zwischen Lebenswelt- und Wissenschaftsorientierung«, in: M. Dinges (Hg.), *Medizinkritische Bewegungen im Deutschen Reich (ca. 1870 – ca. 1933)*, (= Medizin, Gesellschaft und Geschichte, Beiheft 9), Stuttgart, S. 79-108.
- (1996b), »›Volksmedizin‹ als historisches Konstrukt. Laienvorstellungen über die Ursachen der Pockenkrankheit im frühen 19. Jahrhundert und deren Verhältnis zu Erklärungsweisen in der akademischen Medizin«, in: *Österreichische Zeitschrift für Geschichtswissenschaften* 7, S. 405-430.
- (1997), *Einschneidende Maßnahmen. Pockenschutzimpfung und traditionale Gesellschaft im Württemberg des frühen 19. Jahrhunderts*, (= Medizin, Gesellschaft und Geschichte, Beiheft 10), Stuttgart.

Andreas-Holger Maehle

Werte und Normen:
Ethik in der Medizingeschichte*

Der Stand der Diskussion

Das breite öffentliche Interesse an den medizin- und bioethischen Problemen unserer Tage – man denke nur an Gentechnologie, Schwangerschaftsabbruch und Sterbehilfe – hat auch die Geschichte ärztlichen Verhaltens und seines gesellschaftlichen Kontexts ins Blickfeld gerückt. Die Beziehungen zur Geschichtlichkeit medizinischer Ethik[1] sind allerdings nicht widerspruchsfrei. So wird nach wie vor der Hippokratische Eid als autoritatives, normatives Dokument zitiert[2] und neuerdings auch die Deontologie des schottischen Arztes John Gregory (1724-1773) zum Modell einer Bioethik für das 21. Jahrhundert erhoben.[3] Andererseits wird heute in den Vereinigten Staaten die Berechtigung retrospektiver moralischer Urteile über Forschungspraktiken zur Zeit des Kalten Krieges diskutiert, da sich nach Auffassung mancher Autoren die ethischen Standards seither erheblich geändert hätten.[4] Der Neigung zur Ver-

---

* Ich danke dem Wellcome Trust, der Robert Bosch Stiftung und der Werner Reimers Stiftung für ihre freundliche Unterstützung, den Organisatoren und Teilnehmern des Bad Homburger Symposions »Medizingeschichte: Aufgaben – Probleme – Perspektiven« und der History and Philosophy of Science and Medicine Group des Department of Philosophy der University of Durham für ihre kritischen Ratschläge sowie Professor Ulrich Tröhler (Freiburg i. Brsg.), Dr. Barry Gower (Durham) und Dr. Kai Torsten Kanz (Göttingen) für nützliche Literaturhinweise.
1 Der Begriff »medizinische Ethik« impliziert nicht eine medizinische Sonderethik, sondern lediglich den Bezug allgemeiner Ethik auf medizinische Situationen und Probleme. Er wird daher auch synonym mit »Ethik in der Medizin« gebraucht.
2 Siehe im Einzelnen Leven (1994).
3 McCullough (1996).
4 Siehe zu den unterschiedlichen Positionen Beauchamp (1996).

absolutierung historischer Medizinethik stehen also Tendenzen zur Relativierung derselben entgegen.

Angesichts des »Ethik-Booms« haben in der letzten Zeit Historiker begonnen, über das Verhältnis der Medizingeschichte zur Medizinethik öffentlich nachzudenken und Aufgaben einer angemessenen Historiographie letzterer zu formulieren. In einem weithin beachteten Essay Review mit dem provokanten Titel *The Resistible Rise of Medical Ethics* (Der widerstehbare Aufstieg der medizinischen Ethik) hat Roger Cooter kürzlich dazu angeregt, die moderne Bioethik mit geschichtlichen Methoden kritisch zu hinterfragen. An Sozialhistoriker richtet er die Forderung, die »Konstruktion, Kolonisation und Institutionalisierung medizinethischer Diskurse und Praktiken« zu kontextualisieren.[5] Eher zurückhaltend geben sich dagegen die Herausgeber des historischen Sammelbandes *Doctors and Ethics*, Andrew Wear, Johanna Geyer-Kordesch und Roger French. In der Einleitung heißt es, dieses Buch suche nicht so sehr nach definitiven Antworten auf die Frage, was die Geschichte zur heutigen Medizinethik beitragen könne, sondern es sei ein Versuch, mit dem Schreiben einer solchen Geschichte der medizinischen Ethik überhaupt zu beginnen.[6] Cooter, als Rezensent, erkennt dieses Bemühen an, vermißt hier allerdings »große konzeptuelle Sprünge und Verknüpfungen«.[7] Zwar auch keine »konzeptuellen Sprünge«, aber ein durchaus gangbares Konzept haben Dorothy und Roy Porter und der New Yorker Philosoph Robert Baker vorgelegt, indem sie unter dem Aspekt der »Kodifizierung medizinischer Moralität« historische und philosophische Studien zum 18. und 19. Jahrhundert herausgegeben haben.[8] Sie fordern, die verschiedenen sukzessiven Kodifikationen zu analysieren, in ihren jeweiligen Kontext zu setzen und ihre historischen Beziehungen und Einflüsse zu untersuchen.[9]

In Deutschland hat sich unlängst Urban Wiesing mit der Frage auseinandergesetzt, was die Medizingeschichte für die Medizinethik leisten kann. Aufgrund geschichtsphilosophischer Überlegungen kommt er zu dem Ergebnis, daß kein systematischer Zusammenhang zwischen dem Verlauf der Geschich-

---

5 Vgl. Cooter (1995: 270). Eine Geschichte der amerikanischen Bioethik seit den 1960er Jahren liefert Rothman (1991).
6 Vgl. Wear u.a. (1993: 1).
7 Vgl. Cooter (1995: 262).
8 Baker u.a. (1993); Baker (1995a).
9 Vgl. Baker u.a. (1993: 2).

te und moralischen Entscheidungen bestehe und folglich Historiker keine unmittelbaren Lösungen für die heutigen ethischen Probleme in der Medizin liefern könnten.[10] Gleichwohl erscheinen ihm historische Erkenntnisse für die Ethik relevant, da sie in der Lage seien, die Genese gegenwärtiger Überzeugungen zu erhellen – ein wichtiger Punkt, auf den schon vor einigen Jahren Ulrich Tröhler in Bezug auf die moderne Diskussion um Tierversuche hingewiesen hat.[11] In Weiterführung dieses Gedankens und mit Blick auf Sterbehilfe, therapeutische Entscheidungsfindung und wirtschaftliche Praxisführung hat Tröhler Medizinhistoriker als »Anamnestiker der heutigen Situation« charakterisiert.[12] Eduard Seidler spricht geradezu von einer Chance für den Historiker, mit geschichtlichen Beispielen die Tatsache aufzuzeigen, daß die Einstellung der Medizin zu ihren moralischen Problemen untrennbar sei von der Geschichte ihrer Einstellungen. Das Wissen um die Abhängigkeit der gegenwärtigen Medizinethikdebatte von ihren Vorläufern könne zumindest helfen, ihre unterschwelligen Dilemmata besser zu begreifen.[13]

Wiesing hofft darüber hinaus, daß die Medizinethik der Gegenwart von der »exemplarischen Klugheit« der Vergangenheit profitieren könnte (sofern die Rahmenbedingungen vergleichbar seien). In diesem Zusammenhang bezeichnet er die Geschichte der Medizin als lesenswerten »Text für den medizinethischen Diskurs«, der imstande sei, einen moralpragmatischen Beitrag zu leisten.[14] Wiesings Hoffnung auf verwertbare historische Klugheit scheint allerdings recht optimistisch. Zum Beispiel bietet weder die relativ gut erforschte Geschichte des Tierversuchs[15] noch die des Schwangerschaftsabbruchs historische Auswege aus den moralischen Dilemmata ihres jeweiligen Gegenstands an. Dementsprechend hat auch Robert Jütte als Herausgeber und Mitautor einer umfassenden *Geschichte der Abtreibung* betont, es sei Aufgabe des Historikers, »die in der gegenwärtigen politischen Diskussion immer wieder anklingende trügerische Hoffnung auf eine einfache, wie auch immer geartete,

---

10 Vgl. Wiesing (1995: 135, 140); siehe jedoch auch die jüngst erschienene systematische Analyse in Paul (1997), die zu einem anderen Ergebnis kommt.
11 Vgl. Wiesing (1995: 139-140); Tröhler (1985).
12 Tröhler (1992).
13 Vgl. Seidler (1996: 10).
14 Wiesing (1995: 137-140).
15 Siehe Rupke (1990); Maehle (1992); Maehle (1996a).

rechtliche Problemlösung zu zerstören«.[16] Schließlich spricht auch Dietrich von Engelhardt eher allgemein davon, daß sich in der historischen Entwicklung der medizinischen Ethik »Grundzüge« manifestierten und »Anregungen aus der Vergangenheit für die Gegenwart und Zukunft« gewonnen werden könnten.[17]

Der Forschungsstand

Mit diesen Stimmen und Beiträgen sind wir im zentralen Problembereich der Historiographie medizinischer Ethik angelangt. Ihre Aufgaben und zugleich Schwierigkeiten sind erstens eine hinreichende Kontextualisierung relevanter Quellen, zweitens die Anwendung brauchbarer Organisations- und Deutungskonzepte und drittens ein angemessener Gegenwartsbezug im Sinne eines Beitrags zur heutigen Medizinethik. Bevor wir diese Themen behandeln, ist der allgemeine Gegenstandsbereich noch etwas genauer zu fassen. Eine Definition desselben mag nicht unbedingt nötig sein, kann aber vielleicht die Verständigung erleichtern. So könnte man sagen:

Gegenstand der Historiographie medizinischer Ethik können alle Handlungen, Bedürfnisse und Äußerungen in und bezüglich der Medizin sein, welche Werturteile implizieren oder mit moralischen Verhaltensnormen zusammenhängen.

Unter diese Definition lassen sich verschiedene Forschungsgebiete fassen, die zum Teil schon recht intensiv bearbeitet worden sind, zum Teil aber auch noch ganz am Anfang stehen. Ein wichtiger Bereich ist zweifellos die medizinisch-deontologische Literatur im weiten Sinne, vom Hippokratischen Eid über Gabriele de Zerbis *De cautelis medicorum* (1495)[18], Friedrich Hoffmanns *Medicus politicus* (1738)[19] und Thomas Percivals *Medical Ethics* (1803)[20] hin zu Albert Molls *Ärztlicher Ethik* (1902)[21] und weiter zum *Nuremberg Code*

---

16 Jütte (1993: 10).
17 Vgl. von Engelhardt (1990/91 [Teil I]: 77).
18 Siehe French (1993a).
19 Siehe French (1993b).
20 Percival (1803); Pickstone (1993); Baker (1993).
21 Moll (1902); Schultz (1986).

(1947)[22] und zur *Helsinki Deklaration des Weltärztebundes* (1964)[23] – um nur einige der bekanntesten Beispiele zu nennen. Diese Literaturgattung ist außerordentlich reichhaltig und keineswegs vollständig analysiert, geschweige denn erschöpfend kontextualisiert. Seiner bis heute anhaltenden Bedeutung entsprechend ist der Hippokratische Eid einschließlich seiner Rezeptionsgeschichte der wohl bislang am intensivsten untersuchte Text jener Gattung.[24] Eine hilfreiche Ergänzung können hier Studien zu ärztlichen »Selbstbildern« sein, wie sie in letzter Zeit von Karl-Heinz Leven, Cay-Rüdiger Prüll und Urban Wiesing für das 20. Jahrhundert durchgeführt worden sind.[25] Noch wenig erforscht sind ferner die möglichen Einflüsse der neueren Moralphilosophie, Moraltheologie und Jurisprudenz auf die Entwicklung der medizinischen Ethik.[26]

Einen weiteren wesentlichen Forschungsbereich bilden ethische Probleme, Kontroversen und Diskurse in der Medizin. Hierzu zählen etwa die Geschichte der Abtreibung, der Sterbehilfe, der Schweigepflicht, des Informed Consent, der Transplantations- und Reproduktionsmedizin, der Humanversuche und der Tierexperimente.[27] Im weiteren Sinne gehören hierher auch die verbrecherischen Menschenversuche, die Zwangssterilisation und die sogenannte »Euthanasie« im Dritten Reich – als Beispiele für die Pervertierung und Negation ärztlicher Ethik.[28]

---

22 Siehe Annas/Grodin (1992); Peter (1994); Tröhler/Reiter-Theil (1997).
23 Siehe Schaupp (1993).
24 Nutton (1993); von Staden (1996); Galvão-Sobrinho (1996); Rütten (1996); Smith (1996).
25 Leven/Prüll (1994); Wiesing (1996).
26 Ansätze dazu bei Wear u.a. (1993); Baker u.a. (1993); Baker (1995a); Maehle (1996b). Zum Verhältnis der rezenten philosophischen Ethik zur Medizin(-ethik) siehe Toulmin (1982); Rothman (1991); Fulford (1996).
27 Zur Abtreibung: Jütte (1993); Carrick (1987); Brookes (1988); Keown (1988). Zur Euthanasie: Carrick (1987); von Engelhardt (1993). Zur Schweigepflicht: Villey (1986); McLaren (1993). Zu Aufklärung und Einwilligung (Informed Consent): Faden u.a. (1986); Elkeles (1989); Fennell (1996). Zur Transplantationsmedizin: Schlich (1995); Schlich (1996); Schlich (1997). Zur Reproduktionsmedizin: Pfeffer (1993). Zu Humanversuchen: Lederer (1995); Elkeles (1996); Annas/Grodin (1992); McNeill (1993). Zu Tierversuchen: Rupke (1990); Maehle (1992); Maehle (1996a).
28 Siehe u.a.: Annas/Grodin (1992); Baader/Schultz (1995); Bleker/Jacherz (1993); Burleigh (1994); Kater (1989); Lifton (1986); Meinel/Voswinckel (1994); Tröhler/Reiter-Theil (1997).

Während zu diesen Gebieten zum Teil schon sehr differenzierte und umfangreiche historische Arbeiten vorgelegt worden sind, ist das Studium der ärztlichen Berufsethik im Kontext der Professionalisierung im 19. und frühen 20. Jahrhundert noch vergleichsweise wenig fortgeschritten. Zu denken wäre hier etwa an die ärztliche Ehrengerichtsbarkeit, die Statuten und Ehrenräte ärztlicher Vereine, das Problem der Reklame und das Konkurrenzverhalten gegenüber Kollegen und anderen Heilkundigen, aber auch an den täglichen Umgang mit Patienten in der Praxis und im Krankenhaus.[29] Wenig wissen wir auch noch über die Erwartungshaltungen von Patienten hinsichtlich der »ethischen Standards« des behandelnden Arztes.[30] Und nicht zuletzt sind wir über die ethischen Maßstäbe der handwerklich ausgebildeten Heilergruppen der Neuzeit – Chirurgen, Apotheker, Hebammen – nur bruchstückhaft orientiert.[31] So bleibt die politische Konstruktion von Ethik im Hinblick auf die bekannten Konflikte zwischen Ärzten und anderen Heilern (wie auch unter diesen selbst) ein Desiderat für künftige Untersuchungen.[32] Angesichts des skizzierten Forschungsstandes ist es schließlich nicht erstaunlich, daß es generell an umfassenden Gesamtdarstellungen medizinischer Ethik für bestimmte Epochen fehlt. Die vorliegenden Monographien, wie Carrick zur Antike, Schleiner über die Renaissance und Brand zum 19. Jahrhundert, fußen jeweils auf einer recht selektiven Quellenbasis und berücksichtigen nur bestimmte Aspekte.[33] Dem an der Geschichte der Ethik in der Medizin Interessierten bietet sich also ein weites und lohnendes Bearbeitungsfeld. Dieses Feld ist aber auch durch besondere Schwierigkeiten gekennzeichnet, auf die nun im folgenden unter den Stichworten der Kontextualisierung, Konzeptualisierung und des Gegenwartsbezugs eingegangen werden soll.

---

29 Ansätze bei Huerkamp (1985); Morrice (1994); Bartrip (1995); Elkeles (1988).
30 Ansätze bei Lachmund/Stollberg (1995).
31 Ansätze zum Beispiel bei Fissell (1993); Harley (1993); Marland/Pelling (1996).
32 Vgl. Harley (1996: 368).
33 Carrick (1987); Schleiner (1995); Brand (1977).

Medizinethik im historischen Kontext

Fallstricke der Kontextualisierung sind unlängst am Beispiel einer klassischen deontologischen Schrift, Thomas Percivals *Medical Ethics* aus dem Jahr 1803, offenkundig geworden.[34] In den 1970er Jahren haben die Soziologen Jeffrey Berlant und Ivan Waddington Percivals Code mit Blick auf die Professionalisierung im 19. Jahrhundert als Instrument zur ärztlichen Monopolisierung der Medizin und Mittel gegen intraprofessionelles Konkurrenzverhalten beschrieben.[35] Diese in der Folgezeit akzeptierte Interpretation stützte sich zum Teil auf Max Webers Monopolisierungstheorie.[36] Darüber hinaus war sie aber auch durch die Rezeptionsgeschichte und spätere Indienstnahme von Percivals Text beeinflußt. Bekanntlich machte zum Beispiel die American Medical Association diesen 1847 zur Grundlage ihres eigenen ethischen Kodex.[37] Neue Studien von John Pickstone und Robert Baker haben Pervicals Schrift hingegen in ihrem ursprünglichen Kontext um 1800 analysiert. (Die erste Version ließ Percival schon 1794 unter dem Titel *Medical Jurisprudence* zirkulieren.) So zeigt Pickstone die konkreten Entstehungsbedingungen der Schrift in den Konflikten um das Manchester Infirmary auf und kennzeichnet Percival als verspäteten Verteidiger einer »ärztlich-bürgerlichen Tugendethik« in der philosophischen Tradition des Bischofs von Durham, Joseph Butler (1692-1752), *nicht* als einen medizinischen Reformer des 19. Jahrhunderts.[38] Bakers Textanalyse kommt zu dem Ergebnis, daß *Medical Ethics* die Idee eines Gesellschaftsvertrags zwischen Ärzten und Öffentlichkeit repräsentiert, also ein gängiges Konzept im Denken der Aufklärung.[39] Es mag hier dahingestellt bleiben, ob diese philosophisch-historischen Interpretationen künftigen Untersuchungen standhalten werden. Das Beispiel zeigt aber deutlich, daß die Rezeptionsgeschichte und Instrumentalisierung deontologischer Texte klar von ihren ursprünglichen Rahmenbedingungen abgegrenzt werden müssen. In die-

---

34 Percival (1803).
35 Berlant (1975: 64-127); Waddington (1975); Waddington (1984: 153-175). Ähnlich auch Chapman (1984: 75-88).
36 Siehe Berlant (1975: 47-58).
37 Siehe Chapman (1984: 103-112); Baker (1995b); Reiser (1995).
38 Pickstone (1993). Zu Butlers Ethik siehe einführend MacIntyre (1995: 164-167).
39 Baker (1993). Zur Geschichte der Idee des Gesellschaftsvertrags siehe einführend Kymlicka (1994).

sem Zusammenhang sei auch auf die Verzerrungen des Hippokratischen Eides im 20. Jahrhundert hingewiesen, auf die Leven aufmerksam gemacht hat.[40] Das Beispiel Percivals wirft nicht zuletzt die Frage auf, inwieweit es hilfreich ist, mit Interpretationskonzepten der modernen Soziologie an historische medizinethische Quellen heranzugehen.

Dies führt auch hin zu einem weiteren Problem der Kontextualisierung medizinethischer Schriften, dem der Identifikation konkreter moralphilosophischer und moraltheologischer Einflüsse. Percival und mehr noch sein bedeutender Vorläufer John Gregory, in seinen *Lectures on the Duties and Qualifications of a Physician*, sind außerordentlich sparsam mit expliziten Verweisen auf »allgemeinethische« Schriften und Autoren.[41] Das gleiche gilt für ärztliche Deontologen des 19. Jahrhunderts, wie Abraham Banks und Jukes de Styrap in England, Maxime Simon in Frankreich oder Christoph Wilhelm Hufeland, Karl Friedrich Heinrich Marx und Julius Pagel in Deutschland.[42] Dieselbe Beobachtung macht man bei Albert Molls immerhin über 600 Seiten starken *Ärztlichen Ethik* von 1902. Obwohl Moll mit Denkern wie Georg Simmel und Max Dessoir in Verbindung stand, lehnte er die Übernahme philosophischer Moralsysteme, zum Beispiel Utilitarismus und universellen Evolutionismus[43], als Basis medizinischer Ethik grundsätzlich ab.[44] Bemerkenswert ist in diesem Zusammenhang auch ein neuerliches Forschungsergebnis des amerikanischen Ethikers Robert Veatch, der für das 19. Jahrhundert eine erhebliche Divergenz der Professionsethik der American Medical Association und Positionen der katholischen Moraltheologie in medizinischen Fragen konstatiert.[45] Man könnte also vermuten, daß die Entwicklung der modernen medizinischen Ethik überwiegend von der ärztlichen Professionalisierung und Änderungen im Arzt-Patienten-Verhältnis geprägt war und kaum von spezifischen philosophischen oder theologischen Einflüssen. Andererseits könnten diese Einflüsse aber auch so vermittelt zum Ausdruck gekommen sein, daß ihre Identifikation schwerfällt. In der Tat sind Versuche eindeutiger

---

40 Leven (1994).
41 Gregory (1772).
42 Siehe Banks (1839); de Styrap (1886) sowie den Reprint der 1. Ausg. von 1878 in: Baker (1995a: 149-171); Simon (1845); Hufeland (1836: 891-912); Marx (1876); Pagel (1897).
43 Zur evolutionären Ethik und ihren Weg in die Rassenhygiene siehe Sandmann (1990).
44 Moll (1902: VI, 7-10).
45 Veatch (1995).

Zuschreibungen, zum Beispiel die These, daß Gregorys Konzept der ärztlichen »Sympathie« auf David Hume zurückgeht, nicht unumstritten.[46]

Als letztes Kontextualisierungsproblem sei die Geschichte ärztlicher Berufsethik in der täglichen Praxis genannt. Eine faszinierende Quelle sind hier die Disziplinarverfahren gegen Ärzte. Für Großbritannien sind sie in den veröffentlichten *Minutes* (Protokollen) der Sitzungen des General Medical Council seit 1859 festgehalten und kürzlich von Russell G. Smith unter juristischen Gesichtspunkten bis in die Gegenwart analysiert worden.[47] Im deutschen Sprachraum liegen in publizierter Form ausgewählte Entscheidungen des Preußischen Ehrengerichtshofs für Ärzte ab 1900 vor. Archivalische Quellen dieser Institutionen sind bisher nicht systematisch erschlossen worden.[48] Aber auch die veröffentlichten Quellen bieten spezifische und generelle Probleme. In Großbritannien fand die eigentliche Beratung über Disziplinarfälle *in camera*, also unter Ausschluß der Öffentlichkeit statt, und die Urteile wurden ohne Begründung bekanntgegeben. Die preußischen Entscheidungen sind dagegen mit Begründungen versehen, doch wurden nur Fälle publiziert, denen eine »allgemeine und rechtsgrundsätzliche Bedeutung« beigemessen wurde.[49] Ein generelles Problem für den Historiker besteht ferner darin, hier von geahndeten (oder auch nur vermeintlichen) Verstößen gegen die ärztliche Berufsethik auf diese selbst zu schließen – also gewissermaßen »von den schwarzen Schafen auf die weißen« zu folgern. Weder in Preußen noch in Großbritannien bestanden nämlich anfänglich *verbindliche* ethische Richtlinien. In Großbritannien wurden sogenannte »Warning Notices« des General Medical Council erst auf der Grundlage von Präzedenzfällen allmählich erstellt, in Preußen auf dieselbe Weise die Begriffe des »standesunwürdigen Verhaltens« und des »Verstoßes gegen die gewissenhafte Berufsausübung« im Sinne von § 3 des

---

46 McCullough (1993); Haakonssen (1997).
47 General Medical Council (1858ff.); R.G. Smith (1993); R.G. Smith (1994); R.G. Smith (1995); siehe auch Stacey (1992).
48 Preuß. Ehrengerichtshof (1908-1914). Zur Ehrengerichtsbarkeit in Preußen siehe Huerkamp (1985: 254-272); Luther (1975); Winkelmann (1964a); Winkelmann (1964b); Maehle (1996c). Die Geschichte der ärztlichen Disziplinarverfahren und Ehrengerichtsbarkeit in Großbritannien und Deutschland wird jetzt im Rahmen eines von der University of Durham, dem British Council und dem Deutschen Akademischen Austauschdienst geförderten Kooperationsprojekts zwischen A.-H. Maehle et al. (University of Durham) und U. Tröhler et al. (Universität Freiburg i. Brsg.) zur britischen und deutschen Medizinethik von 1850 bis 1933 untersucht.

Ehrengerichtsgesetzes von 1899 überhaupt konkretisiert. Mit den genannten Einschränkungen läßt sich indessen sagen, daß die sogenannte »medizinische Ethik« des 19. und frühen 20. Jahrhunderts in beiden Ländern im wesentlichen »Standesethik« war. In vielen Disziplinarfällen ging es um Probleme des intraprofessionellen Konkurrenzverhaltens, die in Preußen durch das Kassenarztwesen[50] noch akzentuiert wurden. Hinzu kamen Vergehen außerhalb der Berufsausübung, welche zusätzlich zu ärztlichen Disziplinarverfahren in Hinblick auf die mögliche Standesunwürdigkeit führten. Verstöße innerhalb des Arzt-Patienten-Verhältnisses standen dagegen im Hintergrund. Öfter handelte es sich hier um sexuelle Übergriffe, vereinzelt um einen Verstoß gegen die Schweigepflicht. Kurz: So bedeutsam die Disziplinarfälle auch für den Medizinhistoriker sind, dem modernen Medizinethiker, der sich für Probleme der Arzt-Patienten-Beziehung interessiert, werden sie vergleichsweise wenig bieten.

Bearbeitungskonzepte

Welche Konzepte erscheinen geeignet, medizinethische Fragen historisch anzugehen? Bereits angesprochen wurde das Konzept, die Kodifizierung medizinischer Moralität herauszuarbeiten, ein Vorgehen, das sich insbesondere in Studien zur Professionsethik bewährt. Es läßt sich in gewissem Umfang auch auf die Geschichte ethischer Diskurse in der Medizin anwenden. Manche derselben, zum Beispiel die über Tierversuche, Humanexperimente und (mit Einschränkungen) über die Abtreibung, scheinen einem typischen Verlauf zu folgen. Die Diskussionen dehnen sich vom innermedizinischen auf den allgemein akademischen Bereich aus, treten dann in die öffentlich-politische Sphäre ein und erfahren schließlich eine gesetzliche oder administrative Regelung. Mit dieser sind die Diskussionen allerdings keineswegs abgeschlossen, wie etwa historische Arbeiten zur gesetzlichen Zwangsimpfung oder zum Tierschutz (in Deutschland und England) gezeigt haben.[51]

---

49 Preuß. Ehrengerichtshof (1908-1914, Bd. 1: III).
50 Siehe Frevert (1984); Huerkamp (1985).
51 Zur Impfgegnerschaft: Maehle (1990); Wolff (1996); Porter/Porter (1988). Zur Tierversuchsgegnerschaft: Maehle (1996a); Rupke (1990).

Es bietet sich ferner an, jene Debatten auf verschiedenen Ebenen zu untersuchen: zuerst auf der Ebene einer Art »historischer Meinungsumfrage«, mit der die gängigen Positionen und Argumente ermittelt werden, sodann auf der Motivationsebene, auf der persönlichen und gesellschaftlichen Gründen für bestimmte Haltungen nachgespürt wird, und schließlich der Kulturebene, auf der es um Grundeinstellungen und -wertungen geht, zum Beispiel zum ungeborenen menschlichen Leben oder zum Tier. Eine nicht immer leichte Aufgabe ist die anschließende Vernetzung dieser Ebenen. Ländervergleiche bzw. intergesellschaftliche Vergleiche[52] können vor allem auf der Motivations- und Kulturebene nützlich sein. Sie sind für einzelne Themen, wie Tier- und Humanversuche sowie Abtreibung, zum Teil geleistet, zum Teil durch verschiedene nationale Studien jetzt möglich geworden.[53] Im Bereich der ärztlichen Berufsethik scheinen Ländervergleiche auch innerhalb der westlichen Welt interessante Unterschiede zutage fördern zu können. So war einer neuen Arbeit des amerikanischen Historikers Robert Nye zufolge die ärztliche Ethik im Frankreich des 19. Jahrhunderts besonders durch männliche Ehrbegriffe und Ehrenkodizes geprägt, wie sie in bürgerlichen Vereinigungen gepflegt wurden.[54] Im angloamerikanischen Raum wie auch in Deutschland war hingegen Percivals Deontologie und Tugendethik einflußreich.[55]

Es soll hier betont werden, daß der konzeptuelle Zugriff über die Kodifizierung oder über Verlaufsformen ethischer Diskurse keine moralische Fortschrittsgeschichte impliziert. Die Erfahrungen des 20. Jahrhunderts, vor allem im Dritten Reich, verbieten eine solche Perspektive. Eine früher öfter geübte Methode bestand darin, ethische Grundforderungen in der Geschichte der Medizin zu identifizieren, also gleichsam die Konstanten innerhalb des Wandels.[56] Typische Beispiele solcher »Konstanten« sind die Forderungen, dem

---

52 Siehe hierzu allgemein den Beitrag von Lutz Sauerteig in diesem Band.
53 Zu Tierversuchen: Rupke (1990); Maehle (1996a). Zu Humanversuchen: Lederer (1995); Elkeles (1996). Zu Abtreibung und Geburtenkontrolle: Brookes (1988); Keown (1988); Jütte (1993); McCann (1994); Shapiro (1995); Grossman (1995).
54 Nye (1995).
55 Baker (1995a); Porter (1995); Tannenbaum (1994); Brand (1977); von Engelhardt (1989); Maehle (1995).
56 Zum Verhältnis von Wandelbarem und Unwandelbarem in der Medizinethik siehe von Engelhardt (1987); Jonsen (1990); Toellner (1991).

Kranken nicht zu schaden, dem Mittellosen unentgeltlich zu helfen[57], die Verschwiegenheit und die kollegiale Rücksichtnahme. Die heutigen Forschungsansätze, mit ihrer starken Betonung des historischen Kontexts medizinischer Ethik, weisen hingegen in die Richtung eines ethischen Relativismus, betonen also den Wandel vor den Konstanten. Welche Wegweisungen kann dann aber die heutige Medizinethik von der neueren Medizinhistoriographie erwarten?

Der Bezug zur Gegenwart

Zunächst sei festgehalten, daß ein offenbares Bedürfnis dafür besteht, historische Arbeiten zu medizinethischen Themen, zum Beispiel zur Geschichte der Tierversuchsdiskussion[58], direkt mit Problemen der Gegenwart zu vergleichen. Diese Neigung zur Parallelisierung von Vergangenheit und Gegenwart ist ein Medizinhistorikern gut bekanntes Phänomen – man denke etwa an die rezente Popularität von Seuchengeschichte(n) vor dem Hintergrund von AIDS.[59] Es soll hier nicht in Abrede gestellt werden, daß sich solche Parallelen tatsächlich öfter aufdrängen. Vielmehr soll die eingangs angesprochene Frage aufgenommen werden, was über einfache Vergleiche hinausgehend historische Arbeiten in der Diskussion heutiger medizinethischer Fragen im Sinne eines angemessenen Gegenwartsbezugs leisten können.

Aus den erwähnten Gegenstandsbereichen einer Historiographie medizinischer Ethik geht hervor, daß sich in manchen geschichtlichen Perioden und in der Gegenwart *strukturelle* Gemeinsamkeiten und Ähnlichkeiten finden lassen. Beispiele sind die verschiedenen Argumente in den Kontroversen um Tierversuche oder Abtreibung, die häufig wiederkehrenden Forderungen in ärztlichen Deontologien, die Mechanismen der professionellen Disziplinierung und die Wege der Kodifizierung medizinischer Ethik. Das historische Wissen auf diesen Gebieten schärft zweifellos den Blick für heutige Standpunkte, Argumentationen und Organisationskonzepte. Die Betonung solcher »Strukturen«

---

57 Hierzu Elkeles (1990).
58 Siehe etwa Hoerster (1993) in Bezug auf Maehle (1992).
59 Die zeitweilige Popularität einer Thematik kann Historiker ihrerseits zur methodologischen Weiterentwicklung auf dem betreffenden Gebiet anregen; siehe Dinges/Schlich (1995).

geht allerdings zulasten des zeitspezifischen Kontexts, das heißt gerade dessen, was Historiker von einer Geschichte medizinischer Ethik zu Recht verlangen. Für den Medizinhistoriker muß dies aber keinen Konflikt bedeuten. Gerade indem er die zeitspezifischen Kontexte medizinethischer Diskurse aufzeigt, hilft er, auch gegenwärtige Standpunkte zu relativieren, auf deren Bedingungen aufmerksam zu machen und so vielleicht verhärtete Fronten aufzubrechen. Er bietet auf diese Weise keine Antworten aus der Geschichte, oft nicht einmal Modelle. Auch wird er wegen der andersartigen historischen Rahmenbedingungen keinen normativen Beitrag im Sinne einer ethischen Strukturanalyse leisten können. Aber er erhöht die Bereitschaft und das Vermögen derjenigen, die heute an der verantwortlichen und kritischen Diskussion medizinethischer Fragen beteiligt sind, selbst zeitgemäße Lösungen zu erarbeiten. Für diesen Personenkreis ist es daher auch praktisch wichtig, vom Medizinhistoriker zu erfahren, auf welchen Wegen heutige Standpunkte zustande gekommen sind und welche gesellschaftlichen und kulturellen Faktoren hierbei eine Rolle gespielt haben. Kurz gesagt: Um zu wissen, wohin wir gehen sollen, müssen wir nicht nur wissen, wo wir stehen, sondern auch, woher wir kommen.

Um diesen Anspruch erfüllen zu können, sollten historische Arbeiten zur Medizinethik »ausgewogen« sein, das heißt im besten Sinne einer Diskursethik alle identifizierten Standpunkte, Strömungen und Perspektiven ausgiebig in der Retrospektive zu repräsentieren. Hieraus ergibt sich auch die Forderung eines interdisziplinären Ansatzes. Es ist nicht zu leugnen, daß letzterer auf praktische Schwierigkeiten stößt, bedingt durch die begrenzten Kompetenzen des jeweiligen Bearbeiters. Abhilfe kann hier die Kooperation mit Historikern der relevanten Fachrichtungen, also Historikern der Philosophie, der Theologie (Religion), des Rechts, der Politik etc. schaffen. Wo dies nicht möglich ist, sollte sich der Medizinhistoriker mit den für ihn relevanten Forschungsergebnissen derselben vertraut machen. Es genügt heute allerdings nicht mehr, wenn Historiker in medizinethischen Roundtable-Veranstaltungen lediglich die jeweiligen Standpunkte »des Klinikers«, »des Theologen«, »des Philosophen« usw. zur Kenntnis nehmen. Um in ihrer eigenen Arbeit weiterzukommen, brauchen sie die Kompetenz der Fachhistoriker.

Wenngleich oben der Nutzen einer Geschichte der Medizinethik für die Diskussion und Lösung heutiger Probleme betont wurde, soll doch abschließend davor gewarnt werden, daß sich Historiker dieses Gebiets ausschließlich als Katalysatoren gegenwärtiger Ethikdebatten in der Medizin begreifen. Geschieht dies, so wird lediglich ein neues Terrain eröffnet für die alte, seit dem frühen 19. Jahrhundert diskutierte Frage, was die Medizingeschichte der Medizin nützt.[60] Gut geschriebene Geschichte der Ethik in der Medizin hat den gleichen Anspruch auf Selbständigkeit und Anerkennung aus sich selbst heraus wie die Geschichte der Medizin insgesamt und Geschichte überhaupt. Sie ist eines von vielen Teilgebieten der Medizingeschichte und sollte es bleiben, auch wenn sie direktere Bezüge zur Gegenwart hat als manche anderen Teilgebiete. Es ist hinlänglich bekannt, daß viele Studierende und Praktiker der Medizin ein vergleichsweise schwaches Interesse an Medizingeschichte zeigen, während ein wachsendes Interesse an Medizinethik zu beobachten ist. In dieser Situation sollte die Geschichte medizinischer Ethik weder zum Flaggschiff der Medizingeschichte avancieren noch zum Terrain für Rückzugsgefechte werden.

Literatur

Annas, George J./Grodin, Michael A. (Hg.) (1992), *The Nazi Doctors and the Nuremberg Code*, New York.

Baader, Gerhard/Schultz, Ulrich (Hg.) (1995), *Medizin und Nationalsozialismus: Tabuisierte Vergangenheit – ungebrochene Tradition*, 4. Aufl., Frankfurt a. M.

Baker, Robert (1993), »Deciphering Percival's Code«, in: Baker/Porter/Porter (1993), S. 179-211.

– (Hg.) (1995a), *The Codification of Medical Morality. Historical and Philosophical Studies of the Formalization of Western Medical Morality in the Eighteenth and Nineteenth Centuries*, Bd. 2: *Anglo-American Medical Ethics and Medical Jurisprudence in the Nineteenth Century*, Dordrecht.

– (1995b), »The Historical Context of the American Medical Association's 1847 Code of Ethics«, in: Baker (1995a), S. 47-63.

– /Porter, Dorothy/Porter, Roy (Hg.) (1993), *The Codification of Medical Morality. Historical and Philosophical Studies of the Formalization of Western Medical Morality in the Eighteenth and Nineteenth Centuries*, Bd. 1: *Medical Ethics and Etiquette in the Eighteenth Century*, Dordrecht.

Banks, Abraham (1839), *Medical Etiquette; or an Essay upon the Laws and Regulations, which ought to govern the Conduct of Members of the Medical Profession in their Relation to each other. Compiled exclusively for the Profession*, London.

---

60 Zu dieser Frage Tröhler (1981).

Bartrip, Peter (1995), »Secret Remedies, Medical Ethics, and the Finances of the British Medical Journal«, in: Baker (1995a), S. 191-204.

Beauchamp, Tom L. (1996), »Looking Back and Judging Our Predecessors«, in: *Kennedy Institute of Ethics Journal* 6, S. 251-270.

Berlant, Jeffrey Lionel (1975), *Profession and Monopoly: A Study of Medicine in the United States and Great Britain*, Berkeley.

Bleker, Johanna/Jacherz, Norbert (Hg.) (1993), *Medizin im »Dritten Reich«*, 2. erw. Aufl., Köln.

Brand, Ulrich (1977), *Ärztliche Ethik im 19. Jahrhundert: Der Wandel ethischer Inhalte im medizinischen Schrifttum. Ein Beitrag zum Verständnis der Arzt-Patient-Beziehung*, Freiburg i. Brsg.

Brookes, Barbara (1988), *Abortion in England 1900-1967*, London.

Burleigh, Michael (1994), *Death and Deliverance: ›Euthanasia‹ in Germany 1900-1945*, Cambridge.

Carrick, Paul (1987), *Medical Ethics in Antiquity: Philosophical Perspectives on Abortion and Euthanasia*, korrig. Reprint, Dordrecht.

Chapman, Carleton B. (1984), *Physicians, Law, and Ethics*, New York.

Cooter, Roger (1995), »The Resistible Rise of Medical Ethics«, in: *Social History of Medicine* 8, S. 257-270.

Dinges, Martin (Hg.) (1996), *Medizinkritische Bewegungen im Deutschen Reich (ca. 1870 – ca. 1933)*, Stuttgart.

– /Schlich, Thomas (Hg.) (1995), *Neue Wege in der Seuchengeschichte*, Stuttgart.

Elkeles, Barbara (1988), »Arbeiterautobiographien als Quelle der Krankenhausgeschichte«, in: *Medizinhistorisches Journal* 23, S. 342-358.

– (1989), »Die schweigsame Welt von Arzt und Patient: Einwilligung und Aufklärung in der Arzt-Patienten-Beziehung des 19. und frühen 20. Jahrhunderts«, in: *Medizin, Gesellschaft und Geschichte* 8, S. 63-91.

– (1990), »Das Ende eines Mythos? Die Frage der unentgeltlichen Behandlung armer Kranker in deontologischen Texten des 17. Jahrhunderts«, in: *Sudhoffs Archiv* 74, S. 129-147.

– (1996), *Der moralische Diskurs über das medizinische Menschenexperiment im 19. Jahrhundert*, Stuttgart.

Engelhardt, Dietrich von (1987), »Dauer und Wandel in der Geschichte der medizinischen Ethik. Ein Beitrag zur Prüfung der Paradigmawechsel des Thomas S. Kuhn in der Medizin«, in: U. Schlaudraff (Hg.), *Ethik in der Medizin. Tagung der Evangelischen Akademie Loccum vom 13. bis 15. Dezember 1985*, Berlin, S. 35-44.

– (1989), »Entwicklung der ärztlichen Ethik im 19. Jahrhundert – medizinische Motivation und gesellschaftliche Legitimation«, in: Alfons Labisch/Reinhard Spree (Hg.), *Medizinische Deutungsmacht im sozialen Wandel des 19. und 20. Jahrhunderts*, Bonn, S. 75-88.

– (1990/91), »Medizinische Ethik in historischer Sicht« (Teil I-III), in: *Geriatrie & Rehabilitation* 3, Nr. 2, S. 77-84, Nr. 3, S. 113-123; 4 (Aug.), S. 167-174.

– (1993), »Euthanasie in historischer Perspektive«, in: *Zeitschrift für medizinische Ethik* 39, S. 15-25.

Faden, Ruth/Beauchamp, Tom L./King, Nancy M.P. (1986), *A History and Theory of Informed Consent*, New York.
Fennell, Philip (1996), *Treatment without Consent: Law, Psychiatry and the Treatment of Mentally Disordered People since 1845*, London.
Fissell, Mary E. (1993), »Innocent and Honorable Bribes: Medical Manners in Eighteenth-Century Britain«, in: Baker/Porter/Porter (1993), S. 19-45.
French, Roger (1993a), »The Medical Ethics of Gabriele de Zerbi«, in: Wear/Geyer-Kordesch/French (1993), S. 72-97.
– (1993b), »Ethics in the Eighteenth Century: Hoffmann in Halle«, in: Wear/Geyer-Kordesch/French (1993), S. 153-180.
Frevert, Ute (1984), *Krankheit als politisches Problem 1770-1880. Soziale Unterschichten in Preußen zwischen medizinischer Polizei und staatlicher Sozialversicherung*, Göttingen.
Fulford, William (1996), »Modern Conceptions of Health and Illness: The Case for Co-operation between Historians and Philosophers of Medicine«, in: Woodward/Jütte (1996), S. 15-41.

Galvão-Sobrinho, Carlos R. (1996), »Hippocratic Ideals, Medical Ethics, and the Practice of Medicine in the Early Middle Ages: The Legacy of the Hippocratic Oath«, in: *Journal of the History of Medicine and Allied Sciences* 51, S. 438-455.
General Medical Council (1858ff.), *Minutes of the General Council of Medical Education and Registration of the United Kingdom and of its Committees and Branch Councils*, London.
Gregory, John (1772), *Lectures on the Duties and Qualifications of a Physician*, London.
Grossman, Atina (1995), *Reforming Sex: The German Movement for Birth Control and Abortion Reform, 1920-1950*, Oxford.

Haakonssen, Lisbeth M. (1997), *Medicine and Morals in the Enlightenment: John Gregory, Thomas Percival and Benjamin Rush*, Amsterdam.
Harley, David (1993), »Ethics and Dispute Behavior in the Career of Henry Bracken of Lancaster: Surgeon, Physician, and Manmidwife«, in: Baker/Porter/Porter (1993), S. 47-71.
-(1996), »Anglo-American Perspectives on Early Modern Medicine: Society, Religion, and Science«, in: *Perspectives on Science* 4, S. 346-386.
Hoerster, Norbert (1993), »Tiere sahen sie an. Dr. Drewermanns Vorläufer: Ein aktueller Streit in historischem Licht«, in: *Frankfurter Allgemeine Zeitung*, 13. April 1993, Nr. 85, S. 31.
Huerkamp, Claudia (1985), *Der Aufstieg der Ärzte im 19. Jahrhundert. Vom gelehrten Stand zum professionellen Experten: Das Beispiel Preußens*, Göttingen.
Hufeland, Christoph Wilhelm (1836), *Enchiridion medicum, oder Anleitung zur medizinischen Praxis: Vermächtnis einer fünfzigjährigen Erfahrung*, 2., erw. Aufl., Berlin.

Jonsen, Albert R. (1990), *The New Medicine and the Old Ethics*, Cambridge, Mass.
Jütte, Robert (Hg.) (1993), *Geschichte der Abtreibung: Von der Antike bis zur Gegenwart*, München.

Kater, Michael H. (1989), *Doctors under Hitler*, Chapel Hill.
Keown, John (1988), *Abortion, Doctors, and the Law: Some Aspects of the Legal Regulation of Abortion in England from 1803 to 1982*, Cambridge.
Kymlicka, Will (1994), »The Social Contract Tradition«, in: P. Singer (Hg.), *A Companion to Ethics*, Reprint, Oxford, S. 186-196.

Lachmund, Jens/Stollberg, Gunnar (1995), *Patientenwelten: Krankheit und Medizin vom späten 18. bis zum frühen 20. Jahrhundert im Spiegel von Autobiographien*, Opladen.
Lederer, Susan (1995), *Subjected to Science: Human Experimentation in America before the Second World War*, Baltimore.
Leven, Karl-Heinz (1994), »Hippokrates im 20. Jahrhundert: Ärztliches Selbstbild, Idealbild und Zerrbild«, in: Leven/Prüll (1994), S. 39-96.
– /Prüll, Cay-Rüdiger (Hg.) (1994), *Selbstbilder des Arztes im 20. Jahrhundert: Medizinhistorische und medizinethische Aspekte*, Freiburg i. Brsg.
Lifton, Robert J. (1986), *The Nazi Doctors: Medical Killing and the Psychology of Genocide*, London.
Luther, Ernst (1975), »Die Herausbildung und Sanktionierung der ärztlichen Standesauffassung in der zweiten Hälfte des 19. Jahrhunderts«, in: *Wissenschaftliche Zeitschrift der Universität Halle*, Math.-Nat. Reihe 24/2, S. 5-28.

MacIntyre, Alasdaire (1995), *A Short History of Ethics*, Reprint, London.
Maehle, Andreas-Holger (1990),»Präventivmedizin als wissenschaftliches und gesellschaftliches Problem: Der Streit über das Reichsimpfgesetz von 1874«, in: *Medizin, Gesellschaft und Geschichte* 9, S. 127-148.
– (1992), *Kritik und Verteidigung des Tierversuchs: Die Anfänge der Diskussion im 17. und 18. Jahrhundert*, Stuttgart.
– (1995), »History of Medical Ethics: Nineteenth Century: Europe«, in: Reich (1995), Bd. 3, S. 1543-1550.
– (1996a), »Organisierte Tierversuchsgegner: Gründe und Grenzen ihrer gesellschaftlichen Wirkung, 1879-1933«, in: Dinges (1996), S. 109-125.
– (1996b), »The Ethics of Prevention: German Philosophers of the Late Enlightenment on the Morality of Smallpox Inoculation«, in: Woodward/Jütte (1996), S. 91-114.
– (1996c), »From Deontology to Discipline: German Medical Ethics, 1800-1914«, in: *The Wellcome Trust Review* 5, S. 54-56.
Marland, Hilary/Pelling, Margaret (Hg.) (1996), *The Task of Healing. Medicine, Religion and Gender in England and the Netherlands, 1450-1800*, Rotterdam.
Marx, Karl Friedrich Heinrich (1876), *Ärztlicher Katechismus. Über die Anforderungen an die Ärzte*, Stuttgart.
McCann, Carole R. (1994), *Birth Control Politics in the United States, 1916-1945*, Ithaca.
McCullough, Laurence B. (1993), »John Gregory's Medical Ethics and Humean Sympathy«, in: Baker/Porter/Porter (1993), S. 145-160.

– (1996), »Bioethics in the Twenty-First Century: Why We Should Pay Attention to Eighteenth-Century Medical Ethics«, in: *Kennedy Institute of Ethics Journal* 6, S. 329-333.
McLaren, Angus (1993), »Privileged Communications: Medical Confidentiality in Late Victorian Britain«, in: *Medical History* 37, S. 129-147.
McNeill, Paul M. (1993), *The Ethics and Politics of Human Experimentation*, Cambridge.
Meinel, Christoph/Voswinckel, Peter (Hg.) (1994), *Medizin, Naturwissenschaft, Technik und Nationalsozialismus. Kontinuitäten und Diskontinuitäten*, Stuttgart.
Moll, Albert (1902), *Ärztliche Ethik. Die Pflichten des Arztes in allen Beziehungen seiner Thätigkeit*, Stuttgart.
Morrice, Andrew A.G. (1994), »›The Medical Pundits‹: Doctors and Indirect Advertising in the Lay Press 1922-1927«, in: *Medical History* 38, S. 255-280.

Nutton, Vivian (1993), »Beyond the Hippocratic Oath«, in: Wear/Geyer-Kordesch/French (1993), S. 10-37.
Nye, Robert A. (1995), »Honor Codes and Medical Ethics in Modern France«, in: *Bulletin of the History of Medicine* 69, S. 91-111.

Pagel, Julius (1897), *Medicinische Deontologie. Ein kleiner Katechismus für angehende Praktiker*, Berlin.
Paul, Norbert (1997), »Von der medizinethischen Reichweite strukturhistorischer Erklärungsmodelle in der Medizingeschichte«, in: R. Toellner/R. Spree (Hg.), *Geschichte und Ethik in der Medizin. Von den Schwierigkeiten einer Kooperation*, Stuttgart u.a.
Percival, Thomas (1803), *Medical Ethics, or, A Code of Institutes and Precepts, Adapted to the Professional Conduct of Physicians and Surgeons*, Manchester.
Peter, Jürgen (1994), *Der Nürnberger Ärzteprozeß im Spiegel seiner Aufarbeitung*, Münster.
Pfeffer, Naomi (1993), *The Stork and the Syringe: A Political History of Reproductive Medicine*, Cambridge.
Pickstone, John V. (1993), »Thomas Percival and the Production of Medical Ethics«, in: Baker/Porter/Porter (1993), S. 161-178.
Porter, Dorothy/Porter, Roy (1988), »The Politics of Prevention: Anti-Vaccinationism and Public Health in Nineteenth-Century England«, in: *Medical History* 32, S. 231-252.
Porter, Roy (1995), »History of Medical Ethics: Nineteenth Century: Great Britain«, in: Reich (1995), Bd. 3, S. 1550-1554.
Preußischer Ehrengerichtshof (Hg.) (1908-1914), *Entscheidungen des Preußischen Ehrengerichtshofes für Ärzte*, 3 Bde., Berlin.

Reich, Warren Thomas (Hg.) (1995), *Encyclopedia of Bioethics*, Revised Edition, 5 Bde., New York.
Reiser, Stanley Joel (1995), »Creating a Medical Profession in the United States: The First Code of Ethics of the American Medical Association«, in: Baker (1995a), S. 89-103.
Rothman, David J. (1991), *Strangers at the Bedside: A History of How Law and Bioethics Transformed Medical Decision Making*, New York.

Rupke, Nicolaas A. (Hg.) (1990), *Vivisection in Historical Perspective*, 2. Aufl., London.

Rütten, Thomas (1996), »Receptions of the Hippocratic Oath in the Renaissance: The Prohibition of Abortion as a Case Study in Reception«, in: *Journal of the History of Medicine and Allied Sciences* 51, S. 456-483.

Sandmann, Jürgen (1990), *Der Bruch mit der humanitären Tradition. Die Biologisierung der Ethik bei Ernst Haeckel und anderen Darwinisten seiner Zeit*, Stuttgart.

Schaupp, Walter (1993), *Der ethische Gehalt der Helsinki Deklaration. Eine historisch-systematische Untersuchung der Richtlinien des Weltärztebundes über biomedizinische Forschung am Menschen*, Frankfurt a. M.

Schleiner, Winfried (1995), *Medical Ethics in the Renaissance*, Washington, D.C.

Schlich, Thomas (1995), »Medizingeschichte und Ethik der Transplantationsmedizin: Die Erfindung der Organtransplantation«, in: F.W. Albert/W. Land/ E. Zwierlein (Hg.), *Transplantationsmedizin und Ethik: Auf dem Weg zu einem gesellschaftlichen Konsens*, Lengerich, S. 11-32.

– (1996), »Die Geschichte der Herztransplantation: Chirurgie, Wissenschaft, Ethik«, in: A. Frewer/ M. Köhler/C. Rödel (Hg.), *Herztransplantation und Ethik: Historische und philosophische Aspekte eines paradigmatischen Eingriffs der modernen Medizin*, Erlangen, S. 13-38.

– (1997), *Die Erfindung der Organtransplantation: Erfolg und Scheitern des chirurgischen Organersatzes 1880-1930*, med. Habilitationsschrift, Albert-Ludwigs-Universität Freiburg i. Brsg.

Schultz, Julius Henri (1986), *Albert Molls Ärztliche Ethik*, Zürich.

Seidler, Eduard (1996), *Ethics in Medicine. Historical Aspects of the Present Debate*, Sheffield.

Shapiro, Ian (Hg.) (1995), *Abortion: The Supreme Court Decisions*, Idianapolis.

Simon, Maxime (1845), *Déontologie médicale; ou, des devoirs et des droits des médecins dans l'état actuel de la civilisation*, Paris.

Smith, Dale C. (1996), »The Hippocratic Oath and Modern Medicine«, in: *Journal of the History of Medicine and Allied Sciences* 51, S. 484-500.

Smith, Russell G. (1993), »The Development of Ethical Guidance for Medical Practitioners by the General Medical Council«, in: *Medical History* 37, S. 56-67.

– (1994), *Medical Discipline: The Professional Conduct Jurisdiction of the General Medical Council, 1858-1990*, Oxford.

– (1995), »Legal Precedent and Medical Ethics: Some Problems Encountered by the General Medical Council in Relying upon Precedent when Declaring Acceptable Standards of Professional Conduct«, in: Baker (1995a), S. 205-218.

Stacey, Margaret (1992), *Regulating British Medicine: the General Medical Council*, Chichester.

Staden, Heinrich von (1996), »›In a pure and holy way‹: Personal and Professional Conduct in the Hippocratic Oath«, in: *Journal of the History of Medicine and Allied Sciences* 51, S. 404-437.

Styrap, Jukes de (1886), *A Code of Medical Ethics. With General and Special Rules for the Guidance of the Faculty and the Public in the Complex Relations of Professional Life*, 2., überarb. u. erw. Aufl., London.

Tannenbaum, Rebecca J. (1994), »Earnestness, Temperance, Industry: The Definition and Uses of Professional Character Among Nineteenth-Century American Physicians«, in: *Journal of the History of Medicine and Allied Sciences* 49, S. 251-283.

Toellner, Richard (1991), »Tradiertes Arztbild und ärztliche Ethik im Wandel der Zeit«, in: *Fortschritte der antimikrobiellen und antineoplastischen Chemotherapie* 10, Nr. 1, S. 1-8.

Toulmin, Stephen (1982), »How Medicine Saved the Life of Ethics«, in: *Perspectives in Biology and Medicine* 25, S. 736-750.

Tröhler, Ulrich (1981), »Medizin mit oder ohne Geschichte?«, in: *Praxis. Schweizerische Rundschau für Medizin* 70, S. 2295-2297.

– (1985), »Was ist neu? – Der medizinische Tierversuch im Meinungsstreit«, in: *Swiss Pharma* 7, Nr. 5, S. 7-16.

– (1992), »Medizinethik: Innovation aus Mangel?«, in: *Praxis. Schweizerische Rundschau für Medizin* 81, S. 1307-1312.

– /Reiter-Theil, Stella (Hg.) (1997), *Ethik in der Medizin 1947-1997. Was leistet die Kodifizierung von Ethik?*, Göttingen.

Veatch, Robert M. (1995), »Diverging Traditions: Professional and Religious Medical Ethics of the Nineteenth Century«, in: Baker (1995a), S. 121-132.

Villey, Raymond (1986), *Histoire du secret médical*, Paris.

Waddington, Ivan (1975), »The Development of Medical Ethics – A Sociological Analysis«, in: *Medical History* 19, S. 36-51.

– (1984), *The Medical Profession in the Industrial Revolution*, Dublin.

Wear, Andrew/Geyer-Kordesch, Johanna/French, Roger (Hg.) (1993), *Doctors and Ethics: The Earlier Historical Setting of Professional Ethics*, Amsterdam.

Wiesing, Urban (1995), »Zum Verhältnis von Geschichte und Ethik in der Medizin«, in: *NTM. Internationale Zeitschrift für Geschichte und Ethik der Naturwissenschaften, Technik und Medizin* 3, S. 129-144.

– (1996), »Die Persönlichkeit des Arztes und das geschichtliche Selbstverständnis der Medizin: Zur Medizintheorie von Ernst Schweninger, Georg Honigmann und Erwin Liek«, in: *Medizinhistorisches Journal* 31, S. 181-208.

Winkelmann, Otto (1964a), »Stellungnahme Berliner Ärzte zur Frage einer allgemeinen Standesvertretung (Ärztekammer) um 1880«, in: *Berliner Medizin* 15, S. 126-134.

– (1964b), »Anfänge und Aufgaben des Ehrengerichts der Ärztekammer Berlin-Brandenburg vor 1914«, in: *Berliner Medizin* 15, S. 323-325.

Wolff, Eberhard (1996), »Medizinkritik der Impfgegner im Spannungsfeld zwischen Lebenswelt- und Wissenschaftsorientierung«, in: Dinges (1996), S. 79-108.

Woodward, John/Jütte, Robert (Hg.) (1996), *Coping with Sickness: Perspectives on Health Care, Past and Present*, Sheffield.

Hans-Uwe Lammel

Historizität: Das Fach »Medizingeschichte« und die historischen Wissenschaften

Der Titel des Beitrages versteht sich als eine Anspielung, und das in doppelter Hinsicht. Zunächst will ich behaupten – und darauf basiert die geringere Provokation –, daß bis zum heutigen Tag fachintern bisweilen von einem bestimmten Standard der Medizingeschichte gesprochen und dabei auf das Werk des Hallenser Botanikers und Medizinhistorikers Kurt Sprengel verwiesen wird, bei dem man die Anfänge einer modernen Medizingeschichtsschreibung ausmachen zu können meint. Eine solche Ansicht, die sich meist auf seinen *Versuch einer pragmatischen Geschichte der Arzneikunde* bezieht, speist sich in erster Linie aus der vermeintlichen Solidität der von ihm angeführten Quellennachweise oder, wie Sprengel es sagt, aus dem Umstand, daß er alles, was er zitiert, auch selbst in der Hand gehabt habe, d. h. auf eine historiographische Praxis, die sich damit zufrieden gibt, die Tatsächlichkeit eines überlieferten geschichtlichen Ereignisses durch Quellenkritik zu sichern. Heutzutage, wie es scheint, eine Selbstverständlichkeit, von der ein sich selbst ernstnehmender Historiker kaum mehr laut redet, die das *Wörterbuch zur Geschichte* allerdings vor einigen Jahren noch zum Inhalt des Stichworts »Historizität« machte.[1] Sprengel meinte darüber hinaus aber auch, die Geschichte würde höchst selbst aus den Quellen zu ihm sprechen.[2]

Die zweite Anspielung scheint zunächst mehr formal. Sie bezieht sich direkt auf die Formulierung des von mir gewählten Titels. Otto Brunner hatte 1959 seine Hamburger Rektoratsrede *Das Fach ›Geschichte‹ und die historischen Wissenschaften* überschrieben. Er stellte damals der eigentlichen Geschichte oder »Geschichte im engeren Sinne«, deren Träger für ihn einzelne Menschen wie menschliche Gruppen waren und der es »um die geschichtli-

---

1 Bayer (1974: 227a), Lemma: Historizität: die in der Quellenkritik in Frage gestellte Tatsächlichkeit eines überlieferten geschichtlichen Ereignisses.
2 Siehe zum Verhältnis von Narrativität, Literarizität und Geschichte Fulda (1996).

chen Voraussetzungen unserer eigenen Existenz, um eine ›Ortsbestimmung‹ unserer jeweiligen Situation« geht, die historischen Einzelwissenschaften gegenüber (Brunner 1980: 19). Zu diesen historischen Einzelwissenschaften wie Kunstgeschichte, Philosophiegeschichte u. a. zählt er aber auch die an medizinischen und mathematisch-naturwissenschaftlichen Fakultäten betriebene Geschichte der Wissenschaften. Allerdings zeige, so konzediert er, das Historische hier eine recht verschiedene Bedeutung. »Es mag in dem einen Fach zentral sein, in einem anderen doch nur nebensächlich, ergänzend.« Ein Verhältnis indessen, das sich im Verlaufe der Zeit ändern könne, so Brunner (Brunner 1980: 16). Das primäre, zentrale Objekt der historischen Fachwissenschaften sei eben nicht der Mensch und die menschlichen Gruppen, sondern deren Werke (Brunner 1980: 20). Brunner benutzt hier den von Hans Freyer in den 20er Jahren entwikkelten Begriff der »Logoswissenschaften« (Freyer 1930: 21-30). Für diese »Geisteswissenschaften« im engeren Sinne sei die Frage nach dem Träger, der geschichtlichen Umwelt, den historischen Bedingungen wohl wichtig, aber sie sei doch sekundär. »Alles Geschichtliche ist hier nur Hilfsmittel, dient der Erschließung des Gehaltes der Werke, ist durchaus zweiten Ranges.« (Brunner 1980: 21) In diesen historischen Fachwissenschaften werde »daher Geschichte nicht so sehr als kontinuierlicher Ablauf« gesehen, wichtiger seien hier »Epochen«, »Zeiträume«, »Folgen von Zeitaltern«, »in ›Stufen‹ wie in der Wirtschaftsgeschichte, in ›Stilen‹ wie in der Kunstgeschichte oder in ›Schulen‹ wie in der Philosophiegeschichte.« (Brunner 1980: 22) Eigentümlich sei diesen Wissenschaften der Methodenstreit, die Auseinandersetzung von Theorie und Geschichte (Brunner 1980: 21).

Brunner lokalisiert auch den historischen Ursprung dieser historischen Fachwissenschaften, wenn er darauf aufmerksam macht, daß sie durch die Umformung älterer Wissenschaften in der zweiten Hälfte des 18. Jahrhunderts entstanden sind, nachdem ihr Gegenstand als ein »autonomer, eigengesetzlicher Bereich« erfaßt worden war, was im Verband der entsprechenden Fachwissenschaften geschah (Brunner 1980: 19). Diese Rede, in der u. a. auch eine Auseinandersetzung mit dem Historismus vollzogen wird, bekennt bereits – und für Brunner »liegt es auf der Hand« –, daß »die allgemeine Geschichte [wie er sie vertritt, H.-U. L.] den Sozialwissenschaften näher steht als den Geisteswissenschaften im engeren Sinne« (Brunner 1980: 21).

Ich habe nun die Brunnersche Formulierung des Titels seiner Hamburger Rektoratsrede und dabei auch die Problemkonstellation insofern modifiziert und damit zugespitzt – und darin besteht die direkte Anspielung im Titel –, als ich die Medizingeschichte, die von ihm zu den historischen Wissenschaften gezählt wurde, aus dieser Gemeinschaft herausgenommen und ihr gegenübergestellt habe. Gleichzeitig wurde die Geschichte im engeren Sinne aus der von Brunner gebildeten Dichotomie herausgelöst und der Gemeinschaft der historischen Wissenschaften zugeordnet. Diese zunächst als Wortspielerei erscheinende Umstellung soll einerseits dem Sachverhalt Rechnung tragen, daß in den letzten 30 Jahren ein Zuwachs an inhaltlichen Gemeinsamkeiten und ein methodischer Gewinn bei allen beteiligten Sparten historischen Arbeitens zu verzeichnen sind, so daß untereinander mehr ein Zustand der Gleichberechtigung als der Unterordnung eingetreten ist, andererseits erlaubt sie zu fragen, inwieweit die Medizingeschichte sich heutzutage insgesamt an den historiographischen Standards der Geschichtswissenschaft(en) messen lassen kann, wozu auch die Beachtung von Historizität zu zählen wäre. Ich halte nämlich gerade mein vielleicht auf den Leser etwas vexierend wirkendes Vorgehen für einen ersten Ausdruck einer Berücksichtigung von Historizität, und zwar in einem anderen als dem eingangs zitierten Sinne. Historizität bezieht sich auf das Faktum, daß geschichtliches Arbeiten zu einem konkreten historischen Moment einer Zeit- und Kontextbedingtheit unterliegt. Diese manifestiert sich in einem abgestimmten System aufeinander bezogener Grundregeln und Forderungen zu Geschichtsschreibung, Geschichtsforschung, Geschichtsphilosophie und Geschichtstheorie. Man nennt ein solches System seit Droysen *Historik*. Zu Brunners Zeiten wäre ein solcher Standortwechsel sicherlich problematisch gewesen, da er dem Selbstverständnis des Historismus (Oexle 1986; Rüsen 1993) widersprochen hätte. Nach den Diskussionen um eine Posthistoire – aber nicht erst seitdem – scheint der Standpunkt der Abwesenheit von Standpunkten theoretisch denkbar, die Objektivierung von Subjektivität (Ankersmit 1993), und dies, auch wenn die forschungspraktischen Hürden unübersehbar sind.[3] Von einer solchen Konstruktion, der Gegenüberstellung von Medizingeschichte und allen anderen historischen Wissenschaften, lassen sich meines Erachtens einige Thesen entwickeln, die für das Problemfeld der Historizität in der Medizingeschichte darüber hinaus bedeutsam sind. Im folgenden möchte ich zu zweien von ihnen Stellung nehmen:

---

3   Siehe hierzu den vermittelnden Lösungsvorschlag von Groh (1988).

1. Dem Faktum der Historizität (Geschichtlichkeit), also dem Umstand der Existenz einer zeitgebundenen und zeitspezifischen Historik, zu begegnen und mit ihm umzugehen, bedeutet für die Medizingeschichte die Verabschiedung einer Vorstellung, die von einem als Fortschreiten gedachten historiographischen Prozeß, der – im Falle der Geschichte der Medizin – eben als eine immer bessere Beherrschung des historischen Handwerkszeugs beschrieben werden könnte, ausgeht und auf die Perfektibilität historischen Arbeitens ausschließlich auf dieser Ebene zielt. Als Walter Artelt 1949 seine *Einführung in die Medizinhistorik* veröffentlichte, hatte das hier behandelte historische Wissensgebiet methodisch damit zwar einen Anschluß an die Standards des Historismus kundgetan, das Verhältnis zur Geschichte hatte sich indessen kaum gewandelt, es war ein ›Sie-Verhältnis‹ geblieben, um ein Wort Heiner Müllers (Schumacher 1996: 828) zu gebrauchen. Das Mittel der Kontextualisierung – also ein historisches Mittel – auf unser Problem angewandt, zeigt in einer historiographiegeschichtlichen Perspektive vielmehr, daß Medizingeschichte im späten 18. und in der ersten Hälfte des 19. Jahrhunderts gerade als »Fachwissenschaft« sehr viel stärker in die aktuellen Probleme des Faches, deren »Geschichtschreibung [!]« ihr oblag, eingebunden war, als daß beispielsweise eine Annäherung an die Geschichte im engeren Sinne in den Intentionen Brunners hätte vollzogen werden können.[4] Die einzelnen Gründe sollen hier nicht aufgeführt werden. Nun ist dieser Unterschied allerdings in der Tat auch ein objektiv gegebener, vom Gegenstand her zu erklärender und ein durch die Institution, an der Medizingeschichte in Deutschland verankert wurde – nämlich die medizinische Fakultät –, bedingter, aber eben auch ein Ausdruck der Wirksamkeit von bestimmten Vorgaben und Zwängen einer festgeschriebenen Historik. Es sei denn, man definiert den Gegenstand neu oder wechselt die Stätte seiner Forschung. Aber selbst wenn man bei den Vorgaben einer klassischen bzw. traditionellen philologischen Medizingeschichte bleiben will, wie sie in Deutschland in der ersten Hälfte des 19. Jahrhunderts entstand, so war eine Annäherung von Medizingeschichte und Geschichte im engeren Sinne nicht nur nicht unnütz und auch nicht undenkbar, sondern es hat Versuche in dieser Richtung tatsächlich im Sinne einer Verteilung und Verteidigung von thematischen Forschungsflächen gegeben. Sie waren Ausdruck einer bestimmten historiographischen Praxis und disziplinären Situation. Eine Annäherung

---

4 Vgl. hierzu die Entwicklungen im Bereich der Geschichte bei Blanke/Fleischer (1991).

auf einer qualitativ neuen Stufe wurde jedoch überhaupt erst sehr viel später möglich durch die Verabschiedung des Historismus und die Begründung des Paradigmas einer Historischen Sozialwissenschaft auf seiten der Geschichte im engeren Sinne. So wurde ein gegenseitiges Aufeinanderzugehen von Historischer Sozialwissenschaft und der Fachgeschichte thematisiert und eine Neuordnung der historischen Wissenschaften und eine Neugruppierung zueinander überhaupt erst zugelassen. An den medizinischen Fakultäten hatte sich seit 1850 mit der Übernahme eines naturwissenschaftlich orientierten Paradigmas ein Ausschluß der Medizingeschichte als integraler Bestandteil der Medizin vollzogen, dem sich nach 1900 eine – jetzt disziplinären Ausbau zulassende – Reintegration der Medizingeschichte als Kulturgeschichte anschloß. Insgesamt auf beiden Seiten eine Entwicklung, über die in Brunners Rektoratsrede bereits verhandelt wird. Insofern stellt sich die eingangs aus dem *Wörterbuch zur Geschichte* von 1974 zitierte Bestimmung von Historizität für unsere Überlegungen als nicht mehr brauchbar heraus. Sie erscheint als Relikt einer historistischen Position.

2. Aus einer Rekonstruktion einer Geschichte der Medizingeschichtsschreibung, also einer historiographiegeschichtlichen Perspektive, läßt sich ein methodischer Gewinn für die heutige Medizingeschichte ableiten. Das ist nicht in dem Sinne gemeint, daß aus einer Beschäftigung mit der Geschichte der Historiographie, wie sie in den letzten 20 Jahren wieder verstärkt von Historikern betrieben wird, eine Historik, eine Theorie von Geschichte als Resultat der Forschung erwartet werden könnte. Die Aufarbeitung der Historiographie als Historiographiegeschichte sollte also nicht dazu dienen, der traditionalen Beglaubigung einer theoriegeleiteten Historie den Dienst zu leisten (Blanke 1991; Hörz 1991). Wichtiger scheint, daß eine Analyse der Geschichtskultur,[5] was Historiographiegeschichtsschreibung in ihrem Kern ist, kritische und konstruktive Theorien über die Dienstbarkeit der Historie ausbilden könnte (Niethammer 1993: 48). Geschichtskultur impliziert Kontexterfassung historischen Arbeitens und Argumentierens, nicht nur im Sinne einer historistischen Kontextualisierung, sondern im Sinne eines Aufzeigens von Entwicklungsoptionen. Diese historiographiegeschichtliche Position verweist auf einen Verwissenschaftlichungsprozeß der Historie, der die Differenzie-

---

5 Rüsen (1988) unterscheidet eine theoretisch-wissenschaftliche von einer politisch-praktischen und einer ästhetischen Dimension historischen Arbeitens.

rung und Systematisierung der Grundlagen historischen Denkens zum Inhalt hat und sich historisch – wie bereits erläutert – in Form einer zeitgebundenen Historik zeigt (Blanke/Fleischer 1990). Diese wiederum umfaßt von der fachwissenschaftlichen Seite her zum einen die »Regeln der empirischen Forschung« als Methoden, zum zweiten die Formen der Darstellung und zum dritten die »erkenntnisleitenden Perspektiven auf die Erfahrungen der Vergangenheit« in Form von Theorien bzw. Ideen. Zur lebenspraktischen Seite gehören die Funktionen der Daseinsorientierung, wie sie Geschichtsschreibung seit der Aufklärung erfüllt, und die als Interessen interpretierten Bedürfnisse nach einer Orientierung in der Zeit. Dieses Modell ist im Anschluß an Thomas Kuhns Überlegungen zum Wissenschaftsparadigma zuerst von Jörn Rüsen (1983: 23-32) als geschichtswissenschaftliche Matrix entwickelt worden.

Beide Thesen gehören natürlich auch zueinander, und sie sind aufeinander bezogen formuliert.

Vielleicht läßt sich dies an zwei Beispielen verdeutlichen, einem französischsprachigen, belgischen und einem deutschen Text, wobei es nicht um eine begriffsgeschichtliche Erörterung, sondern um eine prozessual-funktionale Rekonstruktion gehen soll. Der Vergleich beider Stellungnahmen über das Selbstverständnis der Medizingeschichte in den 30er Jahren des letzten Jahrhunderts soll die eben gemachten Aussagen zu der uns hier interessierenden Frage nach der Historizität illustrieren.

So äußert sich 1839 in Antwerpen Corneille Broeckx zu den Gründen für das schlechte Ansehen der Medizingeschichte und macht dafür die Demagogen verantwortlich, die alle Wissenschaft der Vergangenheit verdammt hätten und das eigentlich medizinische Zeitalter mit ihrer »apparition glorieuse« (Broeckx 1839: 6) beginnen ließen. Auch sei es inzwischen unzuläßig zu glauben, in der Nachfolge Bichats alle Krankheiten mit dem Skalpell entdecken zu wollen (Broeckx 1839: 8). Es werden Zweifel geäußert, ob die Anatomie überhaupt das Prinzip sein könne, von dem ein »raisonnement medicale« auszugehen habe (ebd.). Die Folge sei, daß durch das völlig übertriebene Interesse für die Pathologische Anatomie die »études therapeutiques« unterdrückt würden. Gerade die Beschäftigung mit der Geschichte der unterschiedlichen therapeutischen Verfahren und Vorgehensweisen wird als von Nutzen und unbestrittener Notwendigkeit erachtet. Prinzipiell sei das Studium der Geschichte so angelegt, daß es Fortschritte in Theorie als auch Heilkunst zutage fördere, deren Kenntnis einen Gewinn darstellen und die für die Mühen der historischen

Kärrnerarbeit entlohnen würden. Gerade weil man nicht alles mit eigenen Augen gesehen haben könne, soll dieser Mangel durch das Studium der Geschichte ausgeglichen werden (Broeckx 1839: 8-9). Neben dieser um die Sicherung eines Grundbestandes an medizinischen Wissens bemühten Perspektive fürchtet der Autor durch diejenigen neuen Ansätze in der Wissenschaft, die mit ihren Vorgängern radikal brechen und wie sie u.a. von Bichat vertreten werden, eine Unterbrechung des historischen Kontinuums. Fortschritt kenne indessen keine Sprünge. Das Gegenwärtige müsse die Fortsetzung der Vergangenheit sein wie die Zukunft die Fortsetzung der Gegenwart ist. »La chaine scientifique« darf niemals unterbrochen werden (Broeckx 1839: 10). Eine Wissenschaft kann nur fortschreiten, indem sie weiterführt.

Wie sie hier vor uns ausgebreitet wird, ist es eine kumulative Vorstellung von Wissenschaftsentwicklung, die 40 Jahre nach der Französischen Revolution diskutiert und – mit ihren bisherigen Ergebnissen konfrontiert – als unbefriedigend empfunden wird. Die Medizingeschichte sei nämlich nichts anderes als die Medizin selbst, (natur-)historisch dargestellt. Die Frage nach dem, was aus der bisherigen Medizingeschichtsschreibung an brauchbaren, diesem Anspruch und dieser Problemstellung genügenden Werken vorliegt (Haller, Eloy, Sprengel, Dezeimeris), wird negativ beantwortet. Das hinge insbesondere mit einem völlig anderen Ansatz dieser Autoren zusammen. Sie hätten eben keine Geschichte der Kunst – eine Geschichte medizinischer Praxis – im Auge gehabt, sondern eine Geschichte derjenigen, die diese Kunst kultiviert haben, und der gedruckten Werke, die sie offenbar als Ziel dieser von ihnen angestrebten Kultivierung zu hinterlassen sich bemühten: eben eine Literargeschichte. Gerade Sprengel sei hinter seinem eigenen Plan zurückgeblieben, unterscheide sich kaum von seinen Vorgängern und verließe selten das von der historischen Methode seiner Zeit vorgeschriebene Vorgehen (Broeckx 1839: 14). Nur die Entdeckungen eines Autors und die von ihm gemachten Fehler und Irrtümer zu kennen, sei zu wenig (Broeckx 1839: 15). Das geht gegen die philologisch-orientierte Richtung Sprengels. Man solle stattdessen »les faits pour guide« nehmen, denn man sehe ja, welchen Schaden die Medizin erlitten habe dadurch, daß man Hypothesen für Tatsachen gehalten hat (Broeckx 1839: 16). Man solle sich hüten, allgemeine Revolutionen mit einem wirklichen Fortschritt der Wissenschaften zu verwechseln (Broeckx 1839: 17). Eine Geschichte, die nur angenehm und neugierig ist, ohne direkte und positive Nützlichkeit zu zeigen, verdient keine Beschäftigung (ebd.). Man dürfe aber auch nicht in den Fehler der Autoren des 15. und 16. Jahrhunderts verfallen und die Beobachtung völlig der Geschichte opfern (ebd.). Das, was die Geschichte mit Gegenwart und Zukunft verbindet, ist das »enchainement des faits« und das Gesetz der Kontinuität (Broeckx 1839: 18).

Von Justus Friedrich Carl Hecker, seit 1834 auf dem ersten deutschen Lehrstuhl für Methodologie, Literatur und Geschichte der Medizin an der Berliner Universität (Lammel 1995), stammt das deutsche Beispiel. Hier ein scheinbar völlig anderes Herangehen. Die Entwicklungsgeschichte der Menschheit, die es zu schreiben gilt – so verortet sich unser Autor selbst – und in der eine Medizingeschichtsschreibung ihren Platz finden muß, ist eine durch den Wechsel von »Blüte und Fall«, »Erhaltung wie ... Vernichtung« gekennzeichnete Geschichte, für deren Verlauf neben den politischen Begebenheiten, Kriegen, Eroberungen und Völkerwanderungen auch »physische Unfälle« in Form von Weltseuchen verantwortlich gemacht werden können. Diese Option legitimiert die Arbeit des »ärztlichen Geschichtforscher[s]« (Hecker 1865a: 3), ebenso wie es das Selbstverständnis der Historiker kennzeichne. Dieses Selbstverständnis geht von einfachsten moralischen Eigenschaften aus, die als eine Grundlage für eine Wahrheitsfindung durch Wissenschaft angesehen werden und diese glaubwürdig machen sollen. Der damit zum Ausdruck gebrachte Kompetenzanspruch wird als dafür hinreichend angesehen zu behaupten, die Forschung könne der redlichen und mutigen Arbeit eines jeden Interessierten und Gebildeten überlassen werden (Hardtwig 1978: 18), was als eine Anspielung auf das Laienelement in der zeitgenössischen Geschichtsschreibung verstanden werden darf. Obgleich sich eine wie hier geforderte Entwicklungsgeschichte der Menschheit in ihrem Vorgehen am empirischen Material der Quellen orientiert, es zum Ausgangspunkt macht, zielt sie auf die Erkenntnis »ewiger Gesetze« (Hecker 1865a: 3) im Vorbildsinne von Philosophie und aristotelischem Wissenschaftsverständnis, die von der Suche nach dem »Wesen der Dinge« getragen werden. Geschichte ist für Hecker »wahrheitsliebende Philosophie der Wirklichkeit« (Hecker 1865b: 21). Dabei wird eine Sinnhaftigkeit von Geschichte in Form einer »allwaltende[n] Vorsehung« unhinterfragt angenommen, die selbst wieder essentielle Voraussetzung historischen Forschens ist, wobei Hecker sich eine noble pädagogische Option vorbehalten möchte. Sie besagt, daß sie – die »allwaltende Vorsehung« – durch die »physischen wie durch die psychischen Einflüsse« dem »Werk der Erziehung der Menschheit« zu dienen versteht (Hecker 1865a: 3). Erziehung besitzt somit im Verständnis unseres Autors zweierlei Ebenen: Zum einen existiert sie als die bekannte Erziehung im Sinne von geistiger Bildung am Beispiel des historischen Materials, seiner erzählerischen Darstellung sowie dessen Rezeption, ganz im Verständnis von Historismus und Neuhumanismus, zum anderen wird ärztlicherseits der über die Natur vermittelten Vorsehung eine physisch-psychisch geleitete und an der Natur des Körpers orientierte Erziehung, die sich in historischen Zeiträumen vollzieht und auf eine Höherentwicklung hinzielt, konzediert, womit indirekt Fragen nach mentalen, aber auch körperlichen, historischen Lernprozessen im Sinne einer auf den Leib bezogenen Perfektibilität aufgeworfen werden.

Aber gerade die Seuchen demonstrieren »unglaubliche Niederlagen«, »Verzweifelung und entfesselte dämonische Leidenschaften« sowie den »Abgrund allgemeiner Gesetzlosigkeit« (Hecker 1865b: 20). Das Bild der allgemeinen Anarchie, das hier als Folge von große Teile der Erde betreffenden Epidemien apokalyptisch beschworen wird, weist auf die Zielbestimmung der hier angetretenen Wissenschaft hin, dem »grossartigen Gesichtspunkte« aller Lebenswissenschaften zu genügen: die »Ahnung des Weltorganismus, in welchem das organische Gesammtleben den großen Naturkräften unterthan ist.« (Hecker 1865b: 21)[6] Die Geschichte als »Spiegel des Menschenlebens in allen seinen Richtungen« wird als Pendant und Ergänzung zu den deskriptiven Naturwissenschaften aufgefaßt, da beide zu ihrem Gegenstand die Beschreibung des Weltorganismus gemacht haben. Durch die historische Beschäftigung mit den Weltseuchen war man imstande, Merkmale dieser »Weltbegebenheiten« herauszuarbeiten, einerseits den »kosmische[n] Ursprung« und andererseits die »folgenreiche krampfhafte Regung der unterliegenden Völker«, wobei Formveränderungen der Seuchen über Jahrtausende festgestellt wurden, die eine Periodisierung der Weltgeschichte in durch vorherrschende, »bestimmt ausgeprägte Seuchen« charakterisierte, große Zeiträume gestatten. Auch wenn

---

6   Siehe auch Hecker (1833: 1), wo es heißt: »Man fordert billig von uns, dass wir das Leben von dem rechten Standpunkte auffassen, weil wir uns allein mit dem Leben beschäftigen. Wir sollen das Eine und das Ganze wahrnehmen, in jenem die allgemeine Weltordnung im Auge behalten, in diesem der einzelnen Erscheinung Zusammenhang und Deutung geben, Eins durch das Andere erkennen, und mit ernster Haltung in das Heiligthum der Wissenschaft von der grossen und der kleinen Welt eindringen. Diese Forderung ist nicht überspannt, und die Wahrheit der Grundsätze[,] welche sich aus ihr für den ärztlichen Naturforscher ergeben, liegt am Tage; schwerlich möchte sie irgend bezweifelt werden.«

dieser Teil der »medicinischen Geschichtschreibung« erst in den Kinderschuhen stecke, erlaube er indessen dennoch, den »noch nicht ganz verschütteten Boden der deutschen ärztlichen Gelehrsamkeit« wiederzubeleben und fruchtbar werden zu lassen (ebd.).

In den Bildern, in denen Hecker sich ergeht, ist von einer als äußerst bedrohlich empfundenen Natur die Rede, der der »gewöhnliche Wechsel von Leben und Tod« nicht genüge; es wird hier von Zerstörung gesprochen, die diese Natur in ihrer Unbändigkeit anrichtet, und von einem »sein flammendes Schwert« über Menschen und Tieren schwingenden »Würgeengel«. Die Natur in ihrer Unberechenbarkeit bringe »Umwälzungen« hervor, die »in großen Umläufen« geschehen, dem »Geiste des Menschen in seiner Beschränkung auf einen kleinen Kreis der Erkenntnis [aber] unerforschlich bleiben.« (Hecker 1865b: 22)

Die (welt-)historische Wucht, mit der sich diese biologischen Revolutionen vollziehen, wird höher veranschlagt als diejenige, mit der der gewöhnliche Wechsel von Krieg und Frieden, das Emporkommen oder der Fall von Reichen das Leben der Menschen beeinflußt. Denn es sind eben die Naturkräfte selbst, die die Seuchen hervorbringen, wobei das Besondere darin bestünde, daß sie dabei sogar den menschlichen Willen zu unterjochen imstande sind, der gewöhnlich in den Kämpfen der Völker bestimmend hervortritt (Hecker 1865b: 23). Dieses biologisch gedeutete Weltgeschehen, dem als historische Idee im Sinne Humboldts und als »sittliche Macht« im Sinne Rankes die Seuche dient, avanciert bei Hecker zur höchsten Instanz, von der aus Vergangenheit betrachtet werden kann, und zum wirkmächtigsten Antrieb der Entwicklung.[7] Wer sich damit wissenschaftlich abgab, rückte in die erste Reihe brauchbarer Historiker. Die hierin eingebunden formulierte, unerhörte wissenschaftliche Aufgabenstellung will »die geistige Entwickelung des Menschengeschlechts auf klare Anschauungen zurückführen«, damit die »Wege der Vorsehung ... deutlicher erkannt werden« können. Das Ziel besteht darin, nachzuweisen, daß der »Geist der Völker durch das zerstörende Widerspiel der Naturkräfte tiefe Eindrücke« erleide und in der »allgemeinen Gesittung ... Wendepunkte« hervortreten läßt, die auf durch Seuchen herbeigeführte »Niederlagen« zurückgehend gedeutet werden können (Hecker 1865b: 22).[8]

---

7 Siehe hierzu Getz (1991).
8 Bei Hecker (1865: 21) heißt es: »Denn alles, was in dem Menschen liegt, Gutes und Böses, wird durch die Gegenwart grosser Gefahr gesteigert, sein Inneres geräth in Aufruhr,

Hecker glaubt mit seinen Untersuchungen zur historischen Pathologie, den Pflichten eines gelehrten Arztes nachzukommen, von dem »mit allem Rechte eine vielseitige Einsicht in das Wesen und die Ursachen der Volkskrankheiten« gefordet wird, erwartet doch der »Staat, der seine Gesetzgebung auf die Erkenntniss der Wirklichkeit gründet, ... von den Naturwissenschaften Aufklärung über das menschliche Gesammtleben in jeder Beziehung« (Hecker 1865c: 200). Diese Haltung ist Ausdruck eines von ihm verkörpert geglaubten Selbstverständnisses, nämlich in einem »Zeitalter des Verstandes, des siegreichen Kampfes gegen die natürlichen Beschränkungen des menschlichen Lebens, [in] ein[em] Zeitalter der materiellen Interessen, ... aber im bessern Sinne«, zu leben (Hecker 1865d: 125). Die historische Pathologie wird als ein der Geschichtsschreibung zugehöriger, aber durch ärztliche Forschung realisierter Aufgabenbereich bestimmt. Dabei geht man von der Ansicht aus, daß die »gegenwärtigen Körperleiden ... in ihrer Gesammtheit nur eine Stufe der Entwickelung, nur eine Phase des kranken Lebens in einer grossen Reihenfolge von Erscheinungen« ausmachen. Ihren Sinn und ihre Bedeutung erhalten diese gegenwärtigen Leiden, ganz historistisch kontextualistisch, durch die »Erkenntniss des Vergangenen, nur durch geschichtliches Forschen« (Hecker 1865c: 200). Aber auch forschungspraktisch läßt sich der hohe Stellenwert der historischen Pathologie begründen. Da ein Menschenalter kaum hinreicht, um einzelne Volkskrankheiten zu beobachten, in denen die »Natur ... niemals alle ihre Seiten entfaltet« und »von den Gesetzen des allgemeinen Erkrankens immer nur wenige in Wirksamkeit treten«, soll die »Erfahrung aller Jahrhunderte« hier als Quelle dienen, »aus der geschöpft werden« muß (Hecker 1865c: 201).

Auf den ersten Blick haben diese beiden Stellungnahmen kaum eine Gemeinsamkeit und scheinen eher zwei sehr extreme Standpunkte bei der Beschreibung der Aufgaben des Medizinhistorikers und der Themen von Medizingeschichte in der 1. Hälfte des 19. Jahrhunderts zu bezeichnen. Und sicherlich würde eine weitere Beschäftigung, Analyse und Kontextualisierung diesen Eindruck um ein vielfaches verstärken. Ganz abgesehen davon, daß sie reiz-

---

Fortsetzung Fußnote 8
    wie bei dem Anblick eines jähen Abgrundes, – der Gedanke der Selbsterhaltung beherrscht die Gemüther, die Selbstverleugnung wird auf härtere Proben gestellt, und wo irgend Finsterniss und Rohheit walten, da fliehen die geängsteten Sterblichen zu den Götzen ihres Aberglaubens, und göttliche wie menschliche Gesetze werden frevelhaft übertreten.«

voll und ergiebig wären. Das alles soll hier nicht mehr geleistet werden. Unser Thema ist die Historizität und unser Zugang der historiographiegeschichtliche.

Von beiden Positionen aus werden auf die Erweiterung des empirischen Wissens gedrängt, das in Form der Autopsie der Quellen den historischen Erfahrungsbestand meint, und Zweifel an der Möglichkeit einer ausschließlich physiologisch-biologischen Begründung von Medizin geäußert. Auf beiden Seiten ist der Topos der *Historia magistra vitae* (Koselleck 1984) latent. Klar wird aber, daß wir auf der belgischen Seite ein deutliches Votum für einen Positivismus vor uns haben, der verbunden wird mit der Vorstellung einer vervollkommnungsfähigen Zivilisation. Auf der deutschen Seite ist dagegen eine ausgeprägte historistische, geschichtsphilosophisch-naturalistische Argumentation auffällig, die von einem Gesellschaftsmodell der dauernden Schwankungen und Brüche ausgeht, zu denen hier nicht nur die politischen, durch Personen getragenen Entwicklungen gerechnet werden, sondern darüber hinaus ein physiologisch-biologischer Faktor eingeführt wird, der in seiner Unberechenbarkeit und Schicksalshaftigkeit wie in seiner Effizienz fast wie auf die erste Stelle gerückt wirkt und die politischen Ereignisse, die in jenen Zeiten ablaufen, räumlich überformt, so daß sich gleichsam wie von selbst der Ruf und die Forderung nach einer Rettung aus dieser unglaublich bedrohlichen Situation zu ergeben scheint, der Ruf nach dem Experten mit physiologisch-biologischer Kompetenz.

Wo ist unsere Historizität? Die Geschichtlichkeit liegt bei Broeckx nicht dort, wo er beispielsweise von dem Einfluß der Demagogen und dem Ungenügen des Bichatschen Ansatzes spricht, was beides als hinderlich bzw. nicht hinreichend für eine als notwendig erachtete Reform der Medizin betrachtet wird. Die Historizität der Aussagen Heckers läßt sich nicht besser verstehen, wenn man die Cholera-Opfer zahlenmäßig argumentativ ins Spiel bringt oder darüber nachdenkt, welche Todesraten dem Autoren von vergangenen Pesten und Pocken bekannt gewesen sein mögen, um zu verstehen, wo die Quellen seiner Ängste, die wohl auch als kollektive Ängste gedeutet werden dürfen, zu finden sind. Ohne daß ich die Möglichkeit habe, dies hier im Detail herzuleiten, liegt die Historizität auf einem anderen Feld, das zwar vom einzelnen Text eröffnet wird, nicht aber auf ihn beschränkt bleibt. Der Text als Überrest einer Vergangenheit dient dem Historiker zur Rekonstruktion einer historischen Wirklichkeit, die es bisher so nicht gegeben hat, um einen viel benutzten Satz von Hayden White zu bemühen, und die sicherlich wiederum eine andere als die unwiederholbar historisch erfahrene ist. Der Kontextualisierung des einzelnen Textes folgt eine wechselseitige Kontextualisierung beider Texte. Es geht um die Bestimmung von Werten einer Zivilisation im Anschluß einer gesellschaftserfassenden Revolution, die auch ein neues Berufsbild des Arztes und neue ärztliche Ausbildungsformen kreierte bzw. um die Bestimmung von Werten einer Kulturgesellschaft, in der die Umformung ärztlicher Tätigkeit zum ärztlichen Beruf über größere Zeiträume erfolgte, und um den Anteil der Ärzteschaft an dieser Wertebestimmung und -neubestimmung. Es geht um die Dienstbarmachung von Medizingeschichte zum Zwecke der Ansehensvergrößerung und Reputationserheischung eines Berufes bzw. eines Standes. Es geht um eine höhere Funktionalität der ärztlichen Profession in einer sich differenzierenden Gesellschaft bei dem belgischen Beispiel und um die Verdeutlichung der Rolle eines Gelehrten neueren Typs (Mischung aus akademischem Bildungsbürger und Elite) für die Gestaltung einer von oben reformierten preußischen sozialen Wirklichkeit. Das alles ist nicht im einzelnen Text zu lesen, wenn man ihn Wort für Wort liest, erst ein komparatives Vorgehen[9] erhellt die scheinbar dunklen Stellen des Gleichzeitigen im Wechselspiel. Es wird deutlich, wie die oben erläuterte Matrix (medizin-)geschichtlichen Arbeitens von den Machern dieser Art Geschichtsschreibung, von den Interessen der Medizin und der Ärzte selbst, dominiert wird, die versuchen, ihrem Tun einen Sinn und eine Legitimation zu geben. Sinn- und Legitimationsstiftung sind Bestandteil der medizinhistorischen Matrix dieses Zeitraumes im Sinne Rüsens.

Und damit sind wir wieder am Ausgangspunkt. *Sprengel, Sprengel, und kein Ende?*, könnte man provokant fragen. Nach den Erörterungen zu Historik und Historizität scheint eine deutliche Zäsur angebracht: *Sprengel, Sprengel, und ein Ende!* Das Ende der historistischen Vorstellung von raunenden Quellen und damit eines überholten Verständnisses von Historizität. Und beides verweist auf etwas Drittes: auf die Verhältnismäßigkeit historischen Arbeitens, auf seine zeitbedingten Möglichkeiten und Grenzen. Es sind aber auch Signale, auf eine neue Weise über das eigene historiographische Tun nachzudenken.[10]

---

9 Vgl. den Beitrag von Lutz Sauerteig in diesem Band.
10 Gemeint sind hier Merkmale einer reflexiven Moderne mit ihrem postinstrumentellen Gestus (van Heteren 1997), und einer vielleicht erneuerten Medizingeschichte, wie sie sich in Form einer Sozialgeschichte der Medizin (Brüggemeier 1994) oder eines wissenschaftshistorischen Ansatzes (Rheinberger/Hagner/Wahrig-Schmidt 1997; Lagrée/Lebrun 1994) seit einiger Zeit äußert.

Literatur

Ankersmit, Frank R. (1993), »Historismus, Postmoderne und Historiographie«, in: W. Küttler/ J. Rüsen/E. Schulin (Hg.), *Geschichtsdiskurs*, Bd. 1: *Grundlagen und Methoden der Historiographiegeschichte*, Frankfurt a.M., S. 65-84.
Artelt, Walter (1949), *Einführung in die Medizinhistorik*, Stuttgart.

Bayer, Erich (Hg.) (1974), *Wörterbuch zur Geschichte. Begriffe und Fachausdrücke*, Stuttgart.
Blanke, Horst Walter (1991), *Historiographiegeschichte als Historik* (Fundamenta historica. Texte und Forschungen, hrsg. von Georg G. Iggers, Peter Hanns Reill, Jörn Rüsen und Hans Schleier, Bd. 3), Stuttgart/Bad Cannstatt.
– /Fleischer, Dirk (1990), »Artikulation bürgerlichen Emanzipationsstrebens und der Verwissenschaftlichungsprozeß der Historie. Grundzüge der deutschen Aufklärungshistorie und die Aufklärungshistorik«, in: H. W. Blanke/D. Fleischer, *Theoretiker der deutschen Aufklärungshistorie*, Bd. 1: *Die theoretische Begründung der Geschichte als Fachwissenschaft* (Fundamenta historica. Texte und Forschungen, hrsg. von Georg G. Iggers, Peter Hanns Reill, Jörn Rüsen und Hans Schleier, Bd. 1.1), Stuttgart/Bad Cannstatt, S. 19-102.
– /Fleischer, Dirk (1991), *Aufklärung und Historik. Aufsätze zur Entwicklung der Geschichtswissenschaft, Kirchengeschichte und Geschichtstheorie in der deutschen Aufklärung*, Waltrop.
Broeckx, Corneille (1839), *Discours sur l'utilité de l'histoire de la médecine*, Anvers.
Brüggemeier, Franz-Josef (1994), »Konstruktion und Wirklichkeit. Neuere Arbeiten zur Geschichte von Medizin und Gesellschaft«, in: *Archiv für Sozialgeschichte* 34, S. 489-494.
Brunner, Otto (1980), »Das Fach ›Geschichte‹ und die historischen Wissenschaften«, in: O. Brunner, *Neue Wege der Verfassungs- und Sozialgeschichte*, dritte, unveränderte Aufl., Göttingen, S. 11-25.

Freyer, Hans (1930), *Soziologie als Wirklichkeitswissenschaft. Logische Grundlegung des Systems der Soziologie*, Leipzig/Berlin.
Fulda, Daniel (1996), *Wissenschaft aus Kunst. Die Entstehung der modernen deutschen Geschichtswissenschaft 1760-1860* (European Cultures. Studies in Literature and the Arts, vol. 7), Berlin/New York.

Getz, Faye Marie (1991), »Black Death and the Silver Lining: Meaning, Continuity, and Revolutionary Change in Histories of Medieval Plague«, in: *Journal of the History of Biology*, 24, S. 256-289.
Groh, Dieter (1988), »Postinstrumentelle Geschichtswissenschaft«, in: J. Rüsen/E. Lämmert/ P. Glotz (Hg.), *Die Zukunft der Aufklärung*, Frankfurt a.M., S. 115-121.

Hardtwig, Wolfgang (1978), »Konzeption der Forschung in der deutschen Historie des 19. Jahrhunderts«, in: A. Diemer (Hg.), *Konzeption und Begriff der Forschung in den Wissen-*

schaften des 19. Jahrhunderts. Referate und Diskussionen des 10. wissenschaftstheoretischen Kolloquiums 1975 (Studien zur Wissenschaftstheorie, hrsg. von A. Diemer, Bd. 12), Meisenhain am Glan, S. 11-26.
- (1982), »Die Verwissenschaftlichung der Geschichtsschreibung und die Ästhetisierung der Darstellung«, in: R. Koselleck/H. Lutz/J. Rüsen (Hg.), *Theorie der Geschichte. Beiträge zur Historik*, Bd. 4: *Formen der Geschichtsschreibung*, München, S. 147-191.

Hecker, Justus Friedrich Carl (1833), »Aufforderung an Deutschlands Aerzte«, in: *Wissenschaftliche Annalen der gesammten Heilkunde*, hrsg. von J. F. C. Hecker, 25, S. 1-10.
- (1865a), »Die Pest im sechsten Jahrhundert« (1828), in: J. F. C. Hecker, *Die grossen Volkskrankheiten des Mittelalters. Historisch-pathologische Untersuchungen*, gesammelt und in erweiterter Bearbeitung hrsg. von August Hirsch, Berlin, S. 3-12.
- (1865b), »Der schwarze Tod im vierzehnten Jahrhundert. Nach den Quellen für Aerzte und gebildete Nichtärzte bearbeitet« (1832), in: J. F. C. Hecker, *Die grossen Volkskrankheiten des Mittelalters. Historisch-pathologische Untersuchungen*, gesammelt und in erweiterter Bearbeitung hrsg. von August Hirsch, Berlin, S. 19-100.
- (1865c), »Der englische Schweiß. Ein ärztlicher Beitrag zur Geschichte des funfzehnten und sechzehnten Jahrhunderts« (1834), in: J. F. C. Hecker, *Die grossen Volkskrankheiten des Mittelalters. Historisch-pathologische Untersuchungen*, gesammelt und in erweiterter Bearbeitung hrsg. von August Hirsch, Berlin, S. 199-337.
- (1865d), »Kinderfahrten« (1845), in: J. F. C. Hecker, *Die grossen Volkskrankheiten des Mittelalters. Historisch-pathologische Untersuchungen*, gesammelt und in erweiterter Bearbeitung hrsg. von August Hirsch, Berlin, S. 124-142.

Hörz, Herbert (Hg.) (1991), *Historiographiegeschichte als Methodologiegeschichte. Zum 80. Geburtstag von Ernst Engelberg* (Sitzungsberichte der Akademie der Wissenschaften zu Berlin, Jg. 1991, Nr. 1), Berlin.

Koselleck, Reinhart (1984), »Historia Magistra Vitae. Über die Auflösung des Topos im Horizont neuzeitlich bewegter Geschichte«, in: R. Koselleck, *Vergangene Zukunft. Zur Semantik geschichtlicher Zeiten*, 2. Aufl., Frankfurt a.M., S. 38-66.

Lagrée, Michel/Lebrun, François (Hg.) (1994), *Pour l'Histoire de la Médecine. Autour de l'oeuvre de Jacques Léonard. Actes le la journée d'études organisée le 9 janvier 1993 par le Groupe de recherche en épistémologie et histoire de la médecine* (G.R.E.H.M., Université de Paris XII), Rennes.

Lammel, Hans-Uwe (1995), »Lehre und Forschung in der Medizingeschichte«, in: P. Schneck/H.-U. Lammel (Hg.), *Die Medizin an der Berliner Universität und an der Charité zwischen 1810 und 1850* (Abhandlungen zur Geschichte der Medizin und der Naturwissenschaften, hrsg. von Rolf Winau und Heinz Müller-Dietz, H. 67), Husum, S. 79-89.

Niethammer, Lutz (1993), »Die postmoderne Herausforderung. Geschichte als Gedächtnis im Zeitalter der Wissenschaft«, in: W. Küttler/J. Rüsen/E. Schulin (Hg.), *Geschichtsdiskurs, Bd. 1: Grundlagen und Methoden der Historiographiegeschichte*, Frankfurt a.M., S. 31-49.

Oexle, Otto Gerhard (1986), »›Historismus‹. Überlegungen zur Geschichte des Phänomens und des Begriffs, in: *Jahrbuch 1986 der Braunschweigischen Wissenschaftlichen Gesellschaft*, Göttingen, S. 119-155.

Rheinberger, Hans-Jörg/Hagner, Michael/Wahrig-Schmidt, Bettina (Hg.) (1997), *Räume des Wissens. Repräsentation, Codierung, Spur*, Berlin.

Rüsen, Jörn (1983), *Historische Vernunft* (Grundzüge einer Historik, Bd. 1). *Die Grundlagen der Geschichtswissenschaft*, Göttingen.

– (1988), »Vernunftpotentiale der Geschichtskultur«, in: J. Rüsen/E. Lämmert/P. Glotz (Hg.), *Die Zukunft der Aufklärung*, Frankfurt a.M., S. 105-114.

– (1993), *Konfigurationen des Historismus. Studien zur deutschen Wissenschaftskultur*, Frankfurt a.M.

Schumacher, Ernst (1996), »Theater nach Brecht. Gespräch mit Heiner Müller 1984«, in: *Sinn und Form* 48, S. 827-838.

Sprengel, Kurt (1792/1801), *Versuch einer pragmatischen Geschichte der Arzneikunde*, 5 Bde., 4, Halle.

van Heteren, Godelieve (1997), »Gibt es noch Sprache für Gesellschaftskritik? Über den historiographisch-methodischen Raum und das kritische Potential in der Wissenschaftsforschung und Medizingeschichte Anno 1993«, in: M. Hubenstorf/H.-U. Lammel u.a. (Hg.), *Medizingeschichte und Gesellschaftskritik. Festschrift für Gerhard Baader (Abhandlungen zur Geschichte der Medizin und der Naturwissenschaften, hrsg. von Rolf Winau und Heinz Müller-Dietz, H. 81)*, Husum, S. 491-508.

Über die Autorinnen und Autoren

Christoph AUF DER HORST, geb. 1961; Maître d'allemand, Wissenschaftlicher Mitarbeiter am Institut für Geschichte der Medizin der Heinrich-Heine-Universität Düsseldorf; Hauptarbeitsgebiete: Literatur der Romantik und des Vormärz; Geschichte und Theorie der Naturheilkunde; jüngste Buchveröffentlichung: (in Vorbereitung), *Heinrich Heine, die Französische Geschichte und seine Rezeption der französischen Historiographie*.
Korrespondenzadresse:
Christoph auf der Horst
Institut für Geschichte der Medizin
der Heinrich-Heine-Universität
Postfach 10 10 07, D-40001 Düsseldorf
Tel.: 0211/ 811 39 47/ E-mail: chorst@uni-duesseldorf.de

Christoph GRADMANN, geb. 1960; Historiker, M.A., Dr. phil., Wissenschaftlicher Assistent am Institut für Geschichte der Medizin, Universität Heidelberg; Hauptarbeitsgebiete: Geschichte der Bakteriologie; Medizin und Krieg; Geschichte und Methodik der historischen Biographie; jüngste Buchveröffentlichung: (Hg.) (1996) (mit Wolfgang U. Eckart als Co-Herausgeber), *Die Medizin und der Erste Weltkrieg*, Freiburg.
Korrespondenzadresse:
Dr. phil. Christoph Gradmann M.A.
Institut für Geschichte der Medizin
Universität Heidelberg
Im Neuenheimer Feld 368
D-69120 Heidelberg
Tel.: 06221/ 54 89 55, Fax: 06221/ 54 54 57
E-mail: Christoph.Gradmann@urz.uni-heidelberg.de

Volker HESS, geb. 1962; Studium der Philosophie und Medizin, Wissenschaftlicher Assistent am Institut für Geschichte der Medizin der FU Berlin; Hauptarbeitsgebiete: Geschichte der klinischen Medizin v.a. 19. Jahrhundert; Geschichte und Grundlage des ärztlichen Denkens und Handelns; jüngste Buchveröffentlichung: (Hg.) (1997), *Normierung von Gesundheit. Messende Verfahren der Medizin als kulturelle Praktik um 1900* (= Abhandlungen zur Geschichte der Medizin und Naturwissenschaften, 82), Husum.

Korrespondenzadresse:
Dr. med. Volker Hess
Institut für Geschichte der Medizin der Freien Universität Berlin
Klingsorstraße 119
D-12203 Berlin
Tel.: 030/ 83 00 92-20, Fax: 030/ 83 00 92-37
E-mail: hess@medizin.fu-berlin.de

Hans-Uwe LAMMEL, geb. 1952; Studium der Medizin, postgraduale Fortbildung in Geschichte, Philosophiegeschichte, Kunstgeschichte (18./19.Jh.), Leiter des Bereiches Geschichte der Medizin am Institut für Gesundheitswissenschaften der Medizinischen Fakultät der Universität Rostock; Hauptarbeitsgebiete: Anfänge der Medizingeschichtsschreibung in Deutschland zwischen 1750 und 1850; Geschichtsschreibung und Anthropologie; jüngste Buchveröffentlichung: (Hg. mit M. Hubenstorf, R. Münch, S. Schleiermacher, H.-P. Schmiedebach und S. Stöckel) (1997), *Medizingeschichte und Gesellschaftskritik. Festschrift für Gerhard Baader (Abhandlungen zur Geschichte der Medizin und der Naturwissenschaften, hrsg. von Rolf Winau und Heinz Müller-Dietz, H. 81)*, Husum.
Korrespondenzadresse:
Dr. med. Hans-Uwe Lammel
Universität Rostock
Medizinische Fakultät
Bereich Geschichte der Medizin am Institut für Gesundheitswissenschaften
Postfach 10 08 88
D-18055 Rostock
Tel.: 0381/ 494 59 44/41
Fax: 0381/ 494 59 42

Karl-Heinz LEVEN, geb. 1959; Medizinhistoriker, Arzt, Oberassistent am Institut für Geschichte der Medizin der Universität Freiburg; Hauptarbeitsgebiete: Geschichte der Infektionskrankheiten; antike und byzantinische Medizin; medizinische Ethik im 20. Jahrhundert; jüngste Buchveröffentlichung: (1997), *Die Geschichte der Infektionskrankheiten. Von der Antike bis ins 20. Jahrhundert*, Landsberg/Lech.
Korrespondenzadresse:
Priv.-Doz. Dr. med. Karl-Heinz Leven
Institut für Geschichte der Medizin
Stefan-Meier-Str. 26
D-79104 Freiburg i.Br.
E-mail: leven@ruf.uni-freiburg.de

Francisca LOETZ, geb. 1962; Studium der Anglistik, Romanistik und Geschichte; wissenschaftliche Assistentin am Institut für Sozial- und Wirtschaftsgeschichte Heidelberg; Hauptarbeitsgebiete: westeuropäische Sozial- und Kulturgeschichte der Frühen Neuzeit; methodologische Probleme der Geschichtswissenschaft; jüngste Buchveröffentlichung: (1993), *Vom Kranken zum Patienten. »Medikalisierung« und medizinische Vergesellschaftung am Beispiel Badens 1750-1850*, Stuttgart.

Korrespondenzadresse:
Dr. phil. Francisca Loetz, D.E.A.
Institut für Sozial- und Wirtschaftsgeschichte
Grabengasse 14
D-69120 Heidelberg
E-mail: francisca.loetz@urz.uni-heidelberg.de

Andreas-Holger MAEHLE, geb. 1957; Arzt, Medizinhistoriker, Reader in History of Medicine am Department of Philosophy der University of Durham, England; Hauptarbeitsgebiete: Medizingeschichte des 17. bis 20. Jahrhunderts, insbesondere Geschichte der experimentellen Medizin und medizinethischer Fragen; jüngste Buchveröffentlichung: (1992), *Kritik und Verteidigung des Tierversuchs: Die Anfänge der Diskussion im 17. und 18. Jahrhundert*, Stuttgart.

Korrespondenzadresse:
Priv.-Doz. Dr. med. Andreas-Holger MAEHLE, Ph.D.
Department of Philosophy
University of Durham
50 Old Elvet
Durham DH1 3HN
Great Britain
Tel.: 0044/191-374-7641
Fax: 0044-191-374-7635

Norbert PAUL, geb. 1964; Studium der Geschichte, Philosophie, Germanistik und Medizin; Wissenschaftlicher Assistent am Institut für Geschichte der Medizin der Heinrich-Heine-Universität Düsseldorf; Hauptarbeitsgebiete: Sozialgeschichte der Medizin, Schwerpunkt »Krankenhaus- und Pflegegeschichte«; Methoden der (Medizin-)Geschichtsschreibung; Theorie, Geschichte und Ethik der Medizin des 20. Jahrhunderts, Schwerpunkt »Molekulare Medizin und prädiktive Diagnostik«; jüngste Buchveröffentlichung: (1995), *Medizinische Wissensbasen. Vom Wissensmodell zur Repräsentation*, Frankfurt a.M.

Korrespondenzadresse:
Dr. rer. med. Norbert Paul M.A.
Institut für Geschichte der Medizin
der Heinrich-Heine-Universität
Postfach 10 10 07
D-40001 Düsseldorf
E-mail: paul@uni-duesseldorf.de

Cay-Rüdiger PRÜLL; geb.1961; Studium der Medizin, Geschichte und Philosophie, Wissenschaftlicher Mitarbeiter am Institut für Geschichte der Medizin der Albert-Ludwigs-Universität Freiburg; Hauptarbeitsgebiete: Geschichte der Pathologie; Geschichte der klinischen Sektion und des Sektionswiderstandes; Geschichte der Psychiatrie; Wissenschaftsgeschichte und Sozialgeschichte der Medizin; jüngste Buchveröffentlichung: Hg. (1998), *The History of Pathology in 20th Century. The Relationship of Theory and Practice*, Sheffield.
Korrespondenzadresse:
Dr. med. Cay-Rüdiger Prüll M.A.
Institut für Geschichte der Medizin der Albert-Ludwigs-Universität Freiburg
Stefan-Meier-Str. 26, D-79104 Freiburg i.Br.
Tel.: 0761/ 203-5042, Fax: 0761/ 203-5039
E-mail: pruell@ruf.uni-freiburg.de

Volker ROELCKE, geb. 1958; Studium der Medizin, Ethnologie, Alten Geschichte und Philosophie, Facharzt für Psychiatrie, Wissenschaftlicher Mitarbeiter am Medizinhistorischen Institut der Universität Bonn; Hauptarbeitsgebiete: Geschichte der Psychiatrie und Psychotherapie; Geschichte der »Zivilisationskrankheiten«; Wechselbeziehungen zwischen Religion und Medizin in unterschiedlichen kulturellen Kontexten; Ethnomedizin (insbes. Körper-, Gesundheits- und Krankheitsvorstellungen in unterschiedlichen religiösen Kontexten);
Korrespondenzadresse:
Priv.-Doz. Dr. med. Volker Roelcke, M. Phil.
Medizinhistorisches Institut der Universität Bonn
Sigmund-Freud-Straße 25
D-53105 Bonn
Tel.: 0228/ 287 50 04, Fax: 0228/ 287 50 07

Lutz SAUERTEIG, geb. 1960; Medizin- und Sozialhistoriker, Studium der Neueren und Neuesten Geschichte, Geschichte Ost- und Südosteuropas und Theaterwissenschaften, Assistent am Institut für Geschichte der Medizin der Albert-Ludwigs-Universität Freiburg; Hauptarbeitsgebiete: Öffentliches Gesundheitswesen im 19. und 20. Jahrhundert; Geschichte der Geschlechtskrankheiten im europäischen Vergleich; Geschichte der Sexualität; jüngste Buchveröffentlichung: (1998), *Krankheit, Sexualität und Gesellschaft. Gesundheitspolitische Strategien gegen Geschlechtskrankheiten in Deutschland im 19. und frühen 20. Jahrhundert*, Stuttgart.
Korrespondenzadresse:
Lutz Sauerteig M. A.
Institut für Geschichte der Medizin der Albert-Ludwigs-Universität Freiburg
Stefan-Meier-Str. 26
D-79104 Freiburg i.Br.
Fax: 0761/203-5039
E-mail: sauertei@ruf.uni-freiburg.de

Thomas SCHLICH, geb. 1962; Medizinhistoriker, Arzt, wissenschaftlicher Mitarbeiter am Institut für Geschichte der Medizin der Universität Freiburg; Hauptarbeitsgebiete: Geschichte der modernen Medizin und Wissenschaft (18.-20. Jahrhundert); Medizin und Judentum; Ethik in der Medizin; jüngste Buchveröffentlichung: (1998), *Die Erfindung der Organtransplan-tation. Erfolg und Scheitern des chirurgischen Organersatzes* (1880-1930), Frankfurt a.M.
Korrespondenzadresse:
Priv.-Doz. Dr. med. Thomas Schlich
Institut für Geschichte der Medizin der Albert-Ludwigs-Universität Freiburg
Stefan-Meier-Straße 26
D-79104 Freiburg i.Br.
E-mail: schlich@ruf.uni-freiburg.de

Michael STOLBERG, geb. 1957; Historiker, Arzt, Priv.-Doz. für Medizingeschichte und Medizinische Soziologie an der TU München, Heisenberg-Stipendiat der DFG; Hauptarbeitsgebiete: Geschichte der Gesundheitsversorgung und öffentlichen Gesundheitspflege; Geschichte der subjektiven Krankheitserfahrung; Medizin und Naturphilosophie der Frühen Neuzeit; jüngste Buchveröffentlichung: (1995), *Die Cholera im Großherzogtum Toskana. Ängste, Deutungen und Reaktionen im Angesicht einer tödlichen Seuche*, Landsberg.
Korrespondenzadresse:
Priv.-Doz. Dr. med. Dr. phil. Michael Stolberg
Institut für Geschichte der Medizin der TU München
Ismaninger Str. 22
D-81675 München
Tel.: 089/41 40 40 41, Fax: 089/ 41 40 49 70

Jörg VÖGELE, geb. 1956; Historiker und Anglist, Wiss. Assistent und stellvertretender Direktor des Instituts für Geschichte der Medizin der Heinrich-Heine-Universität Düsseldorf, Fellow of the University of Liverpool, Department of Economic and Social History; Hauptarbeitsgebiete: Sozial- und Wirtschaftsgeschichte Deutschlands und Englands; Lokal- und Regionalgeschichte im südwestdeutschen Raum und in Nordrhein-Westfalen; Historische Demographie und Epidemiologie; Sozialgeschichte der Medizin; jüngste Buchveröffentlichung: (1998), *Urban Mortality Change in England and Germany, 1870-1910*, Liverpool (erscheint bei Liverpool University Press in der Reihe Liverpool Studies in European Population).
Korrspondenzaddresse:
Dr. phil. Jörg Vögele M.A.
Institut für Geschichte der Medizin der
Heinrich-Heine-Universität Düsseldorf
Postfach 10 10 07
D-40001 Düsseldorf
Tel.: 0211/ 811 39 42, Fax: 0211/ 811 39 49
E-mail: voegele@uni-duesseldorf.de

Eberhard WOLFF, geb. 1959; Volkskundler, Politologe, wissenschaftlicher Mitarbeiter am Institut für Geschichte der Medizin der Robert Bosch Stiftung, Stuttgart; Hauptarbeitsgebiete: Sozialgeschichte der Gesundheit und der Medizin, insbesondere Patientengeschichte, medikale Laienkultur; ärztliches Standeswesen; Geschichte der Pockenschutzimpfung; Geschichte der Homöopathie. Derzeitiges Forschungsprojekt: Judentum und Medizin im späten 18. und frühen 19. Jahrhundert; jüngste Buchveröffentlichung: (1997) *Einschneidende Maßnahmen. Pokkenschutzimpfung und traditionale Gesellschaft im Württemberg des frühen 19. Jahrhunderts*, (= Medizin, Gesellschaft und Geschichte, Beiheft 10), Stuttgart.

Korrespondenzadresse:
Dr. Eberhard Wolff
Institut für Geschichte der Medizin
der Robert Bosch Stiftung
Straußweg 17
D-70184 Stuttgart
Tel.: 0711/ 48 30 13 oder -17, Fax: 0711/ 46 17 55
E-mail: igm.bosch@t-online.de

Personenregister

Alber, Wolfgang   47, 48, 49, 50, 51, 52, 54, 58
Alexander der Große   155
Alexios I. Komnenos   158, 159
Althusser, Louis   48
Amsterdamska, Olga   121
Ankersmit, Frank R.   357
Anna Komnene   158
Anschütz, Felix   161
Armstrong, David   76
Arrisabalaga, Jon   179
Artelt, Walter   246, 358
auf der Horst, Christoph   18

Baker, Keith Michael   195
Baker, Robert   336, 341
Banks, Abraham   342
Barry, Jonathan   56
Barthes, Roland   198, 199
Barton, Tansyn S.   111
Behring, Erich von   157, 244
Beier, Lucinda   56
Berger, Peter L.   81, 115
Berlant, Jeffrey Lionel   71, 341
Berlepsch, Hans-Jörg von   250
Bernard, Claude   203, 230, 231
Bichat, François Xavier   366
Bijker, Wiebe E.   145
Bismarck, Otto von   249
Blanke, Horst Walter   359, 360
Bleker, Johanna   61, 317, 329
Bloch, Iwan   177, 178

Bloch, Marc   267, 268, 270, 271, 274, 275, 282, 283, 284, 285, 286
Bloor, David   110, 111
Boas, Franz   59
Boerhaave, Herman   133
Boissier, François   161
Bonah, Christian   225
Bothe, Detlef   166
Bourdieu, Pierre   99, 251, 258
Braembussche, Antoon A. van den   274
Brand, Ulrich   340
Braun, Ingo   147
Breidbach, Olaf   203
Brinkschulte, Eva   140, 329
Brock, Thomas D.   247
Broeckx, Corneille   360, 361, 362
Brucker, Johann Jakob   188
Brunner, Otto   190, 191, 355, 356
Burrage, Michael   71
Butler, Joseph   341
Bynum, William F.   311

Caesar, Julius   250
Canguilhem, Georges   203
Carrick, Paul   340
Chadarevian, Soraya de   141
Chadwick, Edwin   301
Chartier, Roger   60, 61, 62, 187, 195
Chomeini, Ayatollah   155
Clow, Barbara   329
Coleman, William   229, 230, 231
Collins, Harry   117, 144

Condillac, Etienne Bonnot 196
Conze, Werner 190, 191
Cooter, Roger 227, 336
Corfield, Penelope J. 70
Cunningham, Andrew 111

Damrosch, Leopold 141
Daniel, Ute 148, 323, 329
Darnton, Robert 188
Daston, Lorraine 140, 142
David, Heinz 246
Davidson, Roger 282
de Haen, Anton 134, 138
Dean-Jones, Lesley 164
Demandt, Alexander 155
Derrida, Jaques 197
Dessoir, Max 342
Dezeimeris, (?) 361
Diepgen, Paul 174, 202
Dilthey, Wilhelm 246
Dinges, Martin 325
Dornheim, Jutta 47, 48, 49, 50, 51, 52, 54, 58
Drees, Anette 70, 325
Droysen, Johann Gustav 357
Durkheim, Émile 267, 277
Duruy, Victor 231
Dutour, Olivier 178

Ebstein, Erich 132, 134
Ehrlich, Paul 157
Eisenberg, Christiane 272, 284
Elias, Norbert 32, 33, 36
Elkana, Yehuda 147
Elkeles, Barbara 317, 329
Eloy, (?) 361
Engelhard, Dietrich von 338
Engels, Friedrich 216
Epstein, Steven 120, 165
Eulner, Hans-Heinz 225
Evans, Richard 303
Evans-Pritchard, Edward E. 59

Fahrenheit, Daniel Gabriel 133
Farr, William 301
Faure, Olivier 78, 317
Felt, Ulrike 119
Fissell, Mary E. 56
Fleck, Ludwik 109, 115, 228
Fleischer, Dirk 360
Fliedner, Theodor 103
Florey, Ernst 203
Fogel, Robert W. 300
Foucault, Michel 28, 33, 36, 76, 81, 198
Fracastoro 157 177
Franz, Carl 234
Freidson, Eliot 71
French, Roger 179
Freud, Sigmund 156, 243
Frevert, Ute 34, 76, 78, 317, 325
Freyer, Hans 131, 356
French, Roger 336
Frieden, Nancy Mandelker 71
Frye, Nothron 200

Galen 166, 168, 175
Galilei, Galileo 132
Galison, Peter 142
Garcia-Ballester, Luis 58
Garnot, Benoit 81
Geddes, L.A. 141
Geertz, Clifford 52, 99, 147
Geison, Gerald L. 121
Gélis, Jaques 69, 79
Gestrich, Andreas 250
Geyer-Kordesch, Johanna 336
Geyson, Gerald 257
Giddens, Anthony 81
Gilbert, Felix 193
Gijswijt-Hofstra, Marijke 329
Göckenjan, Gerd 74 ,76, 78, 317
Goethe, Johann Wolfgang 132
Golinski, Jan 144
Goltz, Dietlinde 159

Goubert, Jean-Pierre 79
Goubert, Pierre 296
Gradmann, Christoph 19
Gramsci, Antonio 48, 81
Graunt, John 294, 301
Gray, Alastair M. 55
Greenhow, Edward H. 301
Gregory, John 335, 342, 343
Grmek, Mirko D. 165, 173, 178, 179
Guy, John R. 96

Hagner, Michael 120, 229
Hahn, Johann Sigmund 205, 209
Hahn, Johann 209
Haller, Albrecht von 361
Hamann, Johann Georg 196
Handel, Kai 136
Hankins, Thomas 255
Hannaway, Caroline 165
Hardtwig, Wolfgang 362
Häßner, Hugo 235
Haupt, Heinz-Gerhard 272, 276, 278, 282
Hecker, Justus Friedrich Carl 362, 363, 364, 365, 366
Heintz, Bettina 108, 112, 144, 147
Heisenberg, Werner 145
Helmholtz, Hermann von 246, 258
Henderson, John 179
Hensler, Philipp Gabriel 161, 162
Hentschel, Hans-Dieter 209
Herder, Johann Gottfried 196
Hering, Ewald 257
Herodot 267
Herskovits, Melville J. 81
Hess, Volker 17, 136, 140, 141
Heymann, Bruno 246
Hickmann, Reinhard 316
Hindenburg, Paul von 155
Hintze, Otto 267, 268, 274
Hippokrates 203, 208, 209
Hitler, Adolf 155

Hoff, Hebbel E., 141
Hoffmann, Friedrich 338
Holladay, A.J. 170
Hörz, Herbert 359
Huerkamp, Claudia 70, 71, 76, 318, 325
Hufeland, Christoph Wilhelm 342
Hughes, Thomas P. 145
Humboldt, Alexander von 226
Hume, David 117, 343
Hunt, Lynn 94, 99

Iggers, Georg G. 48
Illich, Ivan 76, 78
Imhof, Arthur E. 299

Jackson-Lears, T.J. 81
Jardine, Nicholas 111
Jewson, Nicholas 77, 140
Joerges, Bernward 138, 145, 146, 148
Johnson, Terence J. 71
Jürgensen, Theodor 141
Jütte, Robert 50, 51, 52, 135, 177, 312, 324, 337

Kaelble, Helmut 269
Kearns, Gerry 302
Kienast, Walther 268
Kinzelbach, Annemarie 179
Kircher, Athanasius 212
Kitasato, Shibasaburo 244
Kleinman, Arthur 51, 52
Kneipp, Sebastian 209
Knorr-Cetina, Karin 119
Koch, Robert 162, 164, 165, 246, 247
Kocka, Jürgen 272, 275, 276, 278, 282
Koenigsberger, Leo 246
Kolumbus, Christopher 177, 178
Koselleck, Reinhard 24, 190, 191, 366
Kracauer, Siegfried 249
Kragh, Helge 121, 253, 254
Kremer, Richard 226

Krepelin, Emil 233, 234
Kuhn, Thomas S. 109, 224, 228, 360
Küppers, Günter 227

LaBerge, Ann F. 74
Labisch, Alfons 34, 35, 76, 312
Labouvie, Eva 69
LaCapra, Dominick 187
Lachmund, Jens 52, 53, 54, 57, 63, 140, 147, 318, 327, 328
Lammel, Hans-Uwe 20
Latour, Bruno 119, 121, 122, 123, 143, 145, 146, 148, 257
Laudan, Larry 229
Leeuwenhoek, Antony von 157
Léonard, Jaques 71, 76, 202
Leven, Karl-Heinz 18, 169, 170, 172, 173, 175, 339, 342
Lewis, Gilbert 59
Linde, Hans 131, 145
Linden, Marcel van der 277
Linné, Carl von 161
Littré, Émile 169
Loetz, Francisca 14, 70, 78, 312, 317, 321, 326
Lovejoy, Arthur O. 189
Luckmann, Thomas 81, 115
Ludwig, Carl 230
Lundgreen, Peter 70
Lüth, Paul 139

MacDonald, Michael 56
Maehle, Andreas-Holger 20
Malthus, Robert 294
Manchester, Keith 175, 176
Mannheim, Karl 108, 110, 115, 144
Martin, Larry 175
Marx, Karl 92, 216, 342
Mauskopf, Seymor 111
McClelland, Charles E. 70
McKeown, Thomas 300, 301

Meier, Christian 250
Meillet, Antoine 267
Meinecke, Friedrich 187
Merton, Robert 108, 110, 115, 144
Mill, John S. 276, 277
Miller, Perry 187
Moll, Albert 338, 342
Moraw, Peter 222, 223
Muchembled, Robert 48, 81
Müller, Heiner 358
Müller, Johannes 203
Munde, Carl 207

Neuburger, Max 202, 219
Nicolson, Malcolm 112
Niethammer, Lutz 359
Nowotny, Helga 119
Nye, Robert 345

Oestreich, Gerhard 33, 36
Oexle, Otto Gerhard 357
Omran, Abdel R. 298
Orth, Johannes 232

Pagel, Julius 219, 342
Palladios 173
Pasteur, Louis 257
Paul, Norbert 16
Payr, Erwin 234
Pelling, Margaret 69
Percival, Thomas 341, 342, 345
Perikles 168
Petersen, Julius 202
Petty, William 204
Pickering, Andrew 120
Pickstone, John 341
Pinch, Trevor 145
Pirenne, Henri 266
Plutarch 267
Poole, J.C.F. 170
Popper, Karl R. 109, 110

Porter, Dorothy 56, 336
Porter, Roy 30, 55, 78, 79, 311, 312, 336
Prießnitz, Vinzenz 206, 209
Probst, Christian 79
Prüll, Cay-Rüdiger 18, 223, 339
Puschmann, Theodor 219

Ramsey, Matthew 79
Reiser, Stanley Joel 139, 142
Remak, Robert 246, 254
Rhazes 166, 167, 174, 175
Rheinberger, Hans-Jörg 120, 145, 229
Rickert, Heinrich 274
Ricoeur, Paul 256
Risse, Guenter B. 55
Roberts, Charlotte 175, 176
Roelcke, Volker 15
Rojahn, Jürgen 277
Rorty, Robert 196
Rosen, George 74
Rothenbacher, Franz 299
Rothschild, Bruce 175
Rothschuh, Karl E. 161, 202
Rüsen, Jörn 280, 357, 360
Rüttimann, Beat 134

Samosata, Lukian von 167
Sander, Sabine 69, 80, 312
Sarfatti-Larson, Magali 71
Sauerteig, Lutz 19, 281, 282
Schaffer, Simon 118
Scheuer, Helmut 250
Schleiner, Winfried 340
Schlich, Thomas 16, 17, 111, 112, 120, 121, 163, 164
Schmiedebach, Heinz-Peter 246, 254
Schneider, Kurt 138, 146
Schofield, Roger S. 301
Schönlein, Johann Lukas 161, 162
Schuhmacher, Ernst 358
Seidler, Eduard 337

Shapin, Steven 112, 118, 124
Shortland, Michael 256
Shortt, Samuel E. D. 70
Sieder, Reinhard 92, 102
Siegerist, Henry 159
Siegrist, Hannes 70
Sismondo, Sergio 124
Simmel, Georg 342
Simon, Maxime 342
Slack, Peter 55
Smith, Russel G. 343
Söderqvist, Thomas 256
Spree, Reinhard 32, 35, 299, 312
Sprengel, Kurt 255, 361, 367
Stalin, Jossif (Joseph) 155
Stern, Fritz 249
Sticker, Georg 178
Stolberg, Michael 15, 79, 80, 318, 327, 328, 330
Stollberg, Gunnar 52, 53, 54, 57, 63, 140, 318
Styrap, Jukes de 342
Sudhoff, Karl 177
Sydenham, Thomas 161

Taschwer, Klaus 119
Thomas, Keith 81
Thukydides 167, 168, 169, 170, 171, 172, 175, 267
Toews, John 197
Torstendahl, Michael 71
Traube, Ludwig 137, 138, 141
Treacher, Andrew 107, 115, 163
Turner, Brian S. 71
Turner, Victor 59, 257

Ullmann, Manfred 174, 175
Unschuld, Paul Ulrich 82

Varro 157
Veatch, Robert 342

Vesalius, Andreas 111
Vico, Gambattista 196
Virchow, Rudolf 165, 203, 231, 232, 246
Vögele, Jörg 19, 302
Volkmann, Antonie 316
Vollmann, R. 133

Waddington, Ivan 70, 341
Wagner, Rudolf 162
Wahrig-Schmidt, Bettina 120
Wallis, Roy 111
Warner, John Harley 111
Wear, Andrew 336
Weber, Max 29, 32, 33, 35, 92, 145, 267, 268, 276, 341
Webster, Charles 69
Welskopp, Thomas 271, 277, 278, 286
White, Hayden 98, 99, 200, 201

Wiesing, Urban 336, 337, 339
Williams, C.P. 257
Wilson, Adrian 69
Wilson, Leonard G. 136
Windelband, Wilhelm 274
Wolf, Jörn Henning 177
Wolff, Eberhard 20, 31, 7, 325
Woolgar, Steve 112, 117, 119, 144
Wrighley, E. Anthony 301
Wright, Peter 107, 115, 163
Wunderlich, Carl August 132, 134, 141, 142

Yearly, Steven 144
Yeo, Richard 256

Zeichner, Christiane 82
Zerbi, Gabriele de 338
Zimmermann, Wilhelm 207

Campus Wissenschaft

Thomas Schlich
Die Erfindung der Organtransplantation
Erfolg und Scheitern des chirurgischen Organersatzes (1880-1930)
1998. 390 Seiten
DM 68,–/sFr 64,–/öS 496
ISBN 3-593-35940-5

Daß man mit der Organtransplantation Krankheiten sinnvoll behandeln kann, erscheint heute selbstverständlich. Doch diese Vorstellung war Ergebnis einer langen historischen Entwicklung. Der Autor spricht zu Recht von der Erfindung der Organtransplantation und beschreibt, warum und unter welchen besonderen Bedingungen die Organtransplantation entstand.

Alfons Labisch, Reinhard Spree (Hg.)
»Einem jeden Kranken in einem Hospitale sein eigenes Zimmer und Bett«
Zur Sozialgeschichte des Allgemeinen Krankenhauses
in Deutschland im 19. Jahrhundert
1996. 470 Seiten
DM 78,–/sFr 73,–/öS 569
ISBN 3-593-35396-2

Das traditionelle Hospital des ausgehenden Mittelalters und der frühen Neuzeit war wesentlicher Teil der städtischen Armenpflege. Gegen Ende des 18. Jhs. verlor das Hospital allmählich seine Aufgaben und wurde bestenfalls Siechen- oder Pflegeanstalt. Die Aufgabe, Kranke zu pflegen und medizinisch-ärztlich zu betreuen, ging auf besondere Heil- und Krankenanstalten über. Heute ist das Krankenhaus ein Zentrum medizinisch-wissenschaftlich ausgerichteter ärztlicher und pflegerischer Hilfe ausschließlich für Kranke. Der Band versammelt Beiträge namhafter in- und ausländischer Experten verschiedener Disziplinen.

Campus Verlag · Frankfurt/New York